# ACTUALITÉS NÉPHROLOGIQUES JEAN HAMBURGER

HÔPITAL NECKER
2001

*Dans la même collection :*

ACTUALITÉS NÉPHROLOGIQUES DE L'HÔPITAL NECKER
des années 1960 à 2000

Cette collection a été créée par Jean HAMBURGER.

Ce livre paraît parallèlement en langue anglaise
chez Mosby (St Louis)
sous le titre « Advances in Nephrology ».

J.-P. GRÜNFELD, J.-F. BACH, H. KREIS

# ACTUALITÉS NÉPHROLOGIQUES JEAN HAMBURGER

## HÔPITAL NECKER 2001

Ce volume a été préparé en collaboration avec
P. LESAVRE, T. DRÜEKE, C. LEGENDRE et P. NIAUDET

Médecine-Sciences
Flammarion
4, rue Casimir-Delavigne, 75006 Paris
http://www.medecine-flammarion.com

*Ce volume est dédié à Doreen Broneer*
*qui nous a tant donné depuis près de 30 ans,*
*et à Jon Winroth qui nous a tant appris.*

Pour recevoir le catalogue Flammarion Médecine-Sciences,
il suffit d'envoyer vos nom et adresse à

**Flammarion Médecine-Sciences**

4, rue Casimir-Delavigne
75006 PARIS

Vous pouvez également consulter notre site internet :
**http://www.medecine-flammarion.com**

ISSN : 0567-8811
ISBN : 2-257-10813-2

Printed in France.

# SOMMAIRE

## APOPTOSE



## HYPERTENSION, ANGIOTENSINE ET REIN



## LEPTINE



## INSUFFISANCE RÉNALE

## BIOLOGIE ET PATHOLOGIE DU PODOCYTE



## TRANSPLANTATION



## GÉNÉTIQUE

# LE SUICIDE DES CELLULES ET LE SYSTÈME IMMUNITAIRE

par

J. C. AMEISEN*

Toutes nos cellules ont le pouvoir de s'autodétruire, et leur survie dépend, en permanence, de leur capacité à percevoir les signaux émis par d'autres cellules qui, seuls, leur permettent de réprimer le déclenchement de leur autodestruction. Ce sursis permanent et l'interdépendance qu'ils font naître sont l'une des sources essentielles de notre pérennité et de notre plasticité, permettant à notre organisme de se reconstruire continuellement et de s'adapter à des environnements changeants [1, 2].

Les phénomènes d'autodestruction que subissent chaque jour plusieurs dizaines de milliards de nos cellules ont reçu les noms de « mort cellulaire programmée », de « suicide cellulaire » et d'« apoptose ». Ce dernier terme décrit la séquence stéréotypée de modifications que subissent le plus souvent les cellules en train de s'autodétruire, caractérisée notamment par un maintien de l'intégrité de leur membrane (empêchant la libération dans l'environnement des enzymes toxiques que contient la cellule) et par l'exposition, sur la membrane, de molécules qui permettent aux cellules voisines d'ingérer la cellule mourante, la faisant ainsi rapidement disparaître [3, 4]. Pour ces raisons, l'apoptose n'entraîne le plus souvent aucune lésion dans les tissus ni dans les organes où elle survient. Au contraire, lors d'une nécrose, la membrane cellulaire se rompt et le contenu cellulaire, souvent agressif, se répand, causant des lésions dans les tissus.

* Centre hospitalo-universitaire Bichat-Université Paris 7 ; EMI-U 9922 de l'INSERM-Paris 7.

FLAMMARION MÉDECINE-SCIENCES — ACTUALITÉS NÉPHROLOGIQUES 2001
(www.medecine-flammarion.com)

# LE CONTRÔLE DU SUICIDE CELLULAIRE

La première preuve de l'existence d'informations génétiques impliquées dans le contrôle du suicide cellulaire a été apportée par l'étude du développement de l'embryon d'un petit ver ancestral, *Caenorhabditis elegans*. La vie et la mort de chaque cellule de l'embryon semblent dépendre de la présence de seulement quatre gènes (ced-3, ced-4, ced-9 et egl-1) et de la quantité respective des quatre protéines correspondantes que fabrique la cellule en réaction aux signaux qu'elle reçoit. La protéine Ced-3, qui joue un rôle d'exécuteur, est une protéase (une caspase), c'est-à-dire une enzyme capable de découper d'autres protéines ; Ced-4 est un activateur qui transforme Ced-3 en une enzyme active ; Ced-9 est une molécule protectrice qui, en se fixant à Ced-4, l'empêche d'activer Ced-3 ; Egl-1 est un antagoniste de Ced-9 qui, en s'y fixant, neutralise son effet protecteur, permettant à Ced-4 de déclencher l'autodestruction [2, 3].

Des gènes homologues, c'est-à-dire apparentés, de ceux qui participent au contrôle de la vie et de la mort des cellules de *Caenorhabditis elegans* sont présents chez l'homme. Une quinzaine d'homologues du protecteur *Ced-9* et de son antagoniste *Egl-1* ; une quinzaine d'homologues de l'exécuteur *Ced-3* (la famille des caspases) et au moins un homologue de l'activateur *Ced-4* (*Apaf-1*), ont été identifiés, révélant à la fois le haut degré de conservation et la diversification qu'ont subi ces gènes au cours de l'évolution. Les protecteurs (*Bcl-2*, *Bcl-XL...*) et leurs antagonistes (*Bid*, *Bax...*), qui se neutralisent respectivement en se fixant les uns aux autres, partagent la capacité de s'insérer dans les membranes qui entourent certains compartiments situés à l'intérieur de la cellule, dont les mitochondries, siège de la respiration cellulaire et l'une des principales sources d'énergie de la cellule. C'est en modifiant la perméabilité de la membrane des mitochondries que les protecteurs et leurs antagonistes exercent une partie de leurs effets opposés, empêchant ou provoquant respectivement la libération de protéines qui résident normalement à l'intérieur des mitochondries et qui, une fois à l'extérieur des mitochondries, déclenchent l'activation des caspases ou des mécanismes d'autodestruction indépendants des caspases (fig. 1) [2, 3, 5].

Les caspases dites « effectrices » découpent de nombreuses protéines, provoquant ainsi les modifications caractéristiques de l'apoptose. L'activation de ces caspases effectrices dépend elle-même de l'activation préalable d'autres caspases, dites « initiatrices », dont certaines sont directement couplées à l'activation de récepteurs de surface, tels les récepteurs Fas. Ces nombreuses cascades d'amplifications peuvent être aussi interrompues à différents niveaux, par exemple par les protéines IAP (protéines inhibitrices de l'apoptose), qui bloquent l'activation des caspases. Et ces protéines inhibitrices peuvent elles-mêmes être inhibées, révélant la complexité des mécanismes qui contrôlent le suicide cellulaire.

L'autodestruction peut être déclenchée en réaction à des signaux qui naissent dans l'environnement extérieur de la cellule, mais aussi dans son environnement interne, et qui traduisent une atteinte à son intégrité. Ainsi, la survenue d'anomalies génétiques déclenche l'activité des protéines de la famille p53 – les « gardiens du génome » – provoquant soit la réparation des altérations, soit le suicide de la cellule, empêchant l'évolution vers un cancer.

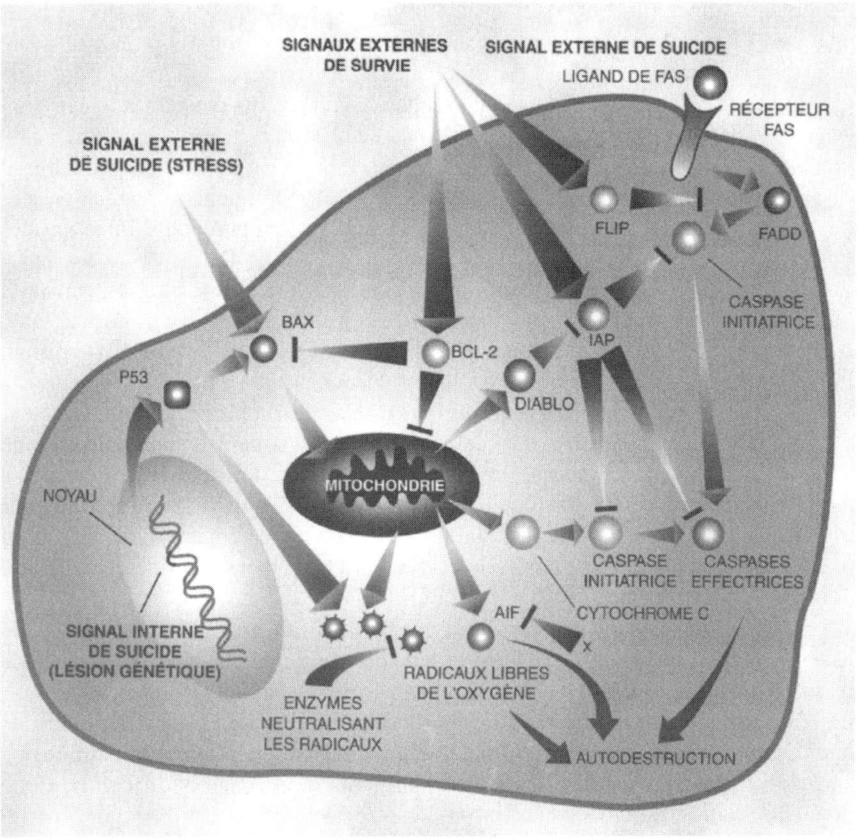


FIG. 1. — Le déclenchement de l'autodestruction est contrôlé par des mécanismes complexes. La cellule reçoit sans cesse des signaux externes de suicide et des signaux de survie. Les signaux externes de suicide sont soit des signaux indiquant un stress, soit la liaison, sur le récepteur FAS, de son ligand spécifique. À l'intérieur de la cellule, les différents maillons de la chaîne de réponse peuvent être activés (flèches) ou inhibés (pointes barrées). Parmi les molécules schématisées, Bax est un activateur du suicide et, au contraire, Bcl-2 un inhibiteur. AIF est un facteur induisant l'apoptose ; X, un inhibiteur (encore inconnu) de l'AIF ; les IAP sont des inhibiteurs de l'apoptose. Les exécuteurs terminaux de l'autodestruction semblent être les caspases effectrices, l'AIF, et des radicaux libres de l'oxygène.

## À L'ÉPREUVE DU SOI

Les phénomènes de suicide cellulaire jouent un rôle essentiel dans le fonctionnement de notre système immunitaire, qui nous défend contre les dangers extérieurs (les microbes) et intérieurs (les cancers) qui nous menacent, et qui conserve une mémoire de nos agresseurs, nous permettant, lors de nouvelles rencontres, de nous défendre de plus en plus rapidement [6, 7]. L'efficacité remarquable de notre système immunitaire est liée, pour partie, à l'extraordinaire diversité des mécanismes de reconnaissance des lymphocytes *T*. Chacun des centaines de millions de lymphocytes *T* qui circulent dans nos organes lymphoïdes (les ganglions et la rate) porte à sa surface plusieurs milliers d'exemplaires d'un récepteur unique, différent de tous les autres. Les structures avec lesquelles ces récepteurs peuvent interagir sont des assemblages exposés à la surface de nos cellules. Ces assemblages sont constitués de petits fragments de protéines (que les cellules produisent en permanence en découpant une partie des protéines qu'elles contiennent) déposés sur des présentoirs – les molécules d'histocompatibilité ou HLA. En l'absence d'infection, les seuls fragments qu'exposent les cellules proviennent des protéines fabriquées à partir des informations contenues dans nos gènes. C'est la somme de ces assemblages qui, pour l'ensemble de nos lymphocytes *T*, constitue le soi, notre identité, que, normalement, ils tolèrent sans l'attaquer. Dès qu'un microbe envahit l'organisme, les cellules qu'il infecte ou qui le capturent découpent une partie de ses protéines et exposent ces fragments étrangers sur les présentoirs. La présence d'un agresseur est ainsi déchiffrée, identifiée, dans le contexte du soi, comme une combinaison de non-soi (un fragment de microbe) enchâssée dans une portion de soi (un présentoir). Ainsi, ce qui caractérise avant tout nos lymphocytes *T*, c'est leur capacité à interagir avec le soi. Cette capacité émerge, durant notre développement embryonnaire, d'un phénomène d'apprentissage dans lequel le hasard et la mort – le suicide cellulaire – jouent un rôle essentiel [6, 7].

La fabrication des récepteurs des lymphocytes fait appel à la puissance du hasard, mettant en jeu un mécanisme qui associe dans chaque lymphocyte, de manière aléatoire, quelques-uns des gènes permettant de fabriquer un récepteur. La réalisation, à partir d'un nombre limité de gènes, de l'ensemble de toutes les combinaisons possibles, donne initialement naissance à une extraordinaire diversité, de l'ordre de plusieurs dizaines de milliards de récepteurs différents. Cette diversité confronte l'embryon à un problème grave : comment distinguer, parmi ces lymphocytes ayant construit leur récepteur « à l'aveugle », ceux qui seront peut-être utiles un jour et ceux qui risquent d'attaquer le corps au lieu de le protéger ? Durant leur voyage obligatoire de trois jours à travers une petite glande, le thymus, le destin de chaque lymphocyte *T* dépend de la nature des signaux que son récepteur lui transmet lors de ses rencontres avec les cellules qui l'entourent. L'embryon étant à l'abri des microbes, ces cellules ne lui présentent que le soi.

Tout lymphocyte *T* dont le récepteur interagit trop étroitement avec le soi risque un jour d'attaquer le corps et de déclencher une maladie auto-immune. Le signal fort que lui transmet l'interaction entre son récepteur et le soi provoque le suicide du lymphocyte : il disparaît au moment même où il révèle sa nature potentiellement dangereuse. Inversement, tout lymphocyte *T* dont le récepteur est totalement incapable d'interagir avec le soi, sera sans doute incapable d'interagir avec aucun des présentoirs sur lesquels seront exposés des fragments de microbes. L'absence de tout signal transmis par son récepteur cause, au bout de trois jours, le suicide du lymphocyte qui a fait la preuve de sa probable inutilité.

Ainsi, la mort cellulaire sculpte notre système immunitaire, sélectionnant, à partir de l'immense diversité initiale, les lymphocytes (un à cinq pour cent de l'ensemble) qui montrent qu'ils sont capables de dialoguer avec l'organisme sans l'agresser. Ce dialogue transmet au lymphocyte le signal modéré qui lui permet de ne pas s'autodétruire. Le corps force le système immunitaire à s'adapter à son identité.

La capacité de chacun de nos lymphocytes *T* à répondre, après notre naissance, à l'univers perpétuellement changeant des microbes ne résulte ni d'une confrontation préalable avec cet univers ni d'une instruction préalable sur sa nature. Lorsqu'un lymphocyte *T* réagit pour la première fois à la présence d'un microbe, c'est paradoxalement parce qu'il ne l'a jamais rencontré, et que son récepteur est, par hasard, capable d'interagir étroitement avec l'assemblage nouveau qui lui est soudain présenté. Toutefois, aussi longtemps qu'un lymphocyte n'aura pas été confronté au non-soi, sa survie dépendra de sa capacité à continuer à dialoguer avec le soi. Cette interaction faible entre ses récepteurs et le soi, qui lui a permis, à l'origine, d'échapper à la mort, constitue l'un des signaux qui lui permettront, jour après jour, de réprimer son autodestruction. Sa survie dépend de sa capacité à continuer à reconnaître, sans l'attaquer, le corps dont il est le gardien. Toutefois, ce dialogue vital n'a aucune manifestation visible : seule son interruption brutale révèle son existence, puisque le lymphocyte disparaît [8].

## LA NOTION DE DANGER

La nécessité d'interagir avec le soi, et de distinguer entre le soi et le non-soi, n'est pas la seule contrainte qui s'exerce sur le système immunitaire. Une autre contrainte importante est, parmi l'infinie variété des incarnations que peut prendre le non-soi, de pouvoir distinguer entre le non-soi dangereux (les microbes et les cancers) et le non-soi inoffensif [9]. Les maladies allergiques et inflammatoires que provoque le système immunitaire lorsqu'il s'attaque à des constituants inoffensifs de notre environnement (tels que des pollens ou des aliments) représentent l'une des conséquences dramatiques que peut entraîner une perte de cette capacité de discrimination.

Cette capacité de distinguer le non-soi dangereux du non-soi inoffensif dépend d'une coopération entre une partie des lymphocytes *T* (les lymphocytes auxiliaires ou *T* CD4) et les cellules dendritiques (les cellules sentinelles ou présentatrices d'antigènes) qui résident dans tous les territoires de l'organisme et qui rejoignent les organes lymphoïdes à intervalles réguliers ; ces cellules exposent à leur surface les assemblages de présentoirs et de fragments de soi avec lesquels les lymphocytes *T* auxiliaires doivent interagir pour survivre, et, chaque fois qu'elles entrent en contact avec le non-soi, les cellules sentinelles en exposent des fragments sur leurs présentoirs.

Lorsqu'un lymphocyte *T* auxiliaire porte des récepteurs qui lui permettent d'interagir fortement avec le nouvel assemblage de soi et de non-soi qui lui est présenté pour la première fois à la surface des cellules sentinelles, ses récepteurs lui transmettent alors un signal puissant (ou premier signal) qui est une condition nécessaire, mais non suffisante, à sa transformation en combattant. Paradoxalement, ce premier signal, quand il est isolé, déclenche soit l'inactivation (l'anergie), soit le suicide du lymphocyte *T*. Sa survie et sa transformation en combattant dépendent de la transmission d'autres signaux (les seconds signaux). Ces derniers lui sont transmis par d'autres récepteurs, tel CD28 [10], lesquels interagissent avec des molécules (tels les membres de la famille B7) que les cellules sentinelles expriment à leur surface lorsqu'elles ont détecté la présence d'un microbe (fig. 2).

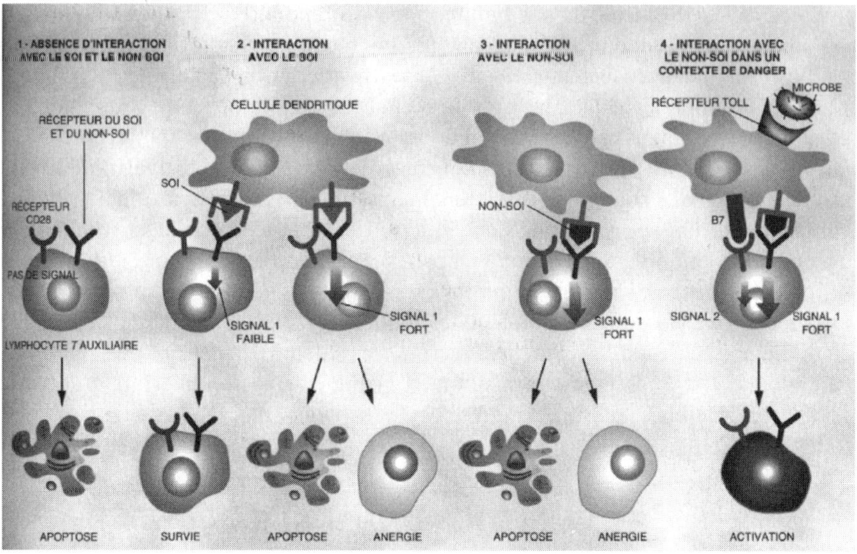


FIG. 2. — La présentation du soi et du non-soi par les cellules dendritiques détermine la réponse des lymphocytes *T* auxiliaires. Les lymphocytes dont les récepteurs ne peuvent interagir avec le soi, c'est-à-dire dont les récepteurs ne transmettent aucun signal dans la cellule (1) s'autodétruisent. Seuls survivent les lymphocytes dont les récepteurs interagissent faiblement avec le soi, transmettant un signal faible (2, à gauche). Une interaction de haute affinité entre les récepteurs d'un lymphocyte et le soi (2, à droite) ou le non-soi (3) transmet un signal fort (signal 1), qui, s'il est seul, entraîne l'autodestruction du lymphocyte ou son inactivation (anergie). En revanche, quand le lymphocyte reçoit non seulement un premier signal fort, mais aussi un second signal (4), qui lui est transmis par la cellule dendritique lorsqu'elle détecte un danger (un microbe, par exemple), le lymphocyte est activé et se transforme en combattant.

Les cellules sentinelles ne distinguent pas l'identité précise des microbes, mais portent des récepteurs (de la famille Toll) qui reconnaissent des motifs moléculaires communs à de vastes familles de microbes [9]. Cette reconnaissance déclenche, d'une part, l'activation immédiate d'un système de défense ancestral (complément, interférons, défensines) et, d'autre part, l'expression de molécules de surface (telles que les membres de la famille B7) et la libération de signaux solubles (des cytokines), qui constituent les seconds signaux apportés par les cellules sentinelles aux lymphocytes *T*.

Ainsi les lymphocytes *T* (qui représentent le système immunitaire adaptatif que nous partageons avec les mammifères, les oiseaux et certains poissons) distinguent le soi du non-soi, mais ce sont les mécanismes de reconnaissance ancestraux de reconnaissance du non-soi des cellules sentinelles (le système immunitaire inné, partagé en partie avec l'ensemble des espèces animales et végétales) qui permettent – et imposent – aux lymphocytes de discriminer entre le non-soi dangereux et le non-soi inoffensif. Ce couplage de la survie des lymphocytes à la détection par les cellules sentinelles d'un contexte infectieux représente l'un des mécanismes essentiels qui restreint les attaques du système immunitaire aux agresseurs dangereux.

Le déclenchement des réactions immunitaires met en jeu d'autres interactions cellulaires. Les lymphocytes *B* portent à leur surface des récepteurs d'une diversité aussi grande que celle des lymphocytes *T* ; ces récepteurs interagissent directement avec des protéines et, une fois libérés, circulent sous forme d'anticorps capables d'attaquer à distance les microbes qui ne sont pas réfugiés à l'intérieur des cellules. Lorsque les récepteurs d'un lymphocyte *B* interagissent fortement pour la première fois avec le non-soi, ils lui transmettent un signal fort qui, isolé, entraîne son suicide. La répression du suicide, qui nécessite la fabrication de la protéine protectrice Bcl-2, requiert d'autres signaux transmis par un lymphocyte *T* auxiliaire ayant au préalable été lui-même activé par des cellules sentinelles [11]. Ainsi, un lymphocyte *B* ne peut survivre à sa première rencontre avec le non-soi – et se transformer en combattant – que s'il rencontre un lymphocyte *T* auxiliaire exprimant à sa surface des molécules (telles que CD40L ou BAFF) qui traduisent sa propre rencontre antérieure avec le non-soi dans un contexte infectieux. Ces cascades de coopérations cellulaires, qui se traduisent en termes de vie ou de mort, couplent le déroulement des réactions immunitaires à la présence de cellules capables de transmettre tour à tour à leurs partenaires une information qui indique l'existence d'un contexte infectieux.

Toutefois, il est d'autres menaces qui peuvent surgir de l'intérieur en l'absence d'un contexte infectieux : les cancers. Les modifications génétiques qu'accumulent progressivement les cellules cancéreuses, et les conditions anormales dans lesquelles elles survivent, provoquent l'expression de molécules de surface (MIC-A, MIC-B), qui traduisent l'existence d'un stress. Les cellules tueuses naturelles qui portent des récepteurs capables d'interagir avec ces molécules déclenchent l'autodestruction des cellules cancéreuses. Ainsi, la notion de danger [12], qui joue un rôle essentiel dans nos défenses, inclut non seulement la perception du non-soi infectieux – la présence d'un microbe – mais aussi celle du soi altéré – la présence d'un cancer.

## LE PRIVILÈGE IMMUNOLOGIQUE

Distinguer le soi du non-soi, et le non-soi dangereux du non-soi inoffensif ne sont pas les seules contraintes qui ont joué un rôle important dans l'évolution de notre système immunitaire. Certains territoires du corps lui sont normalement interdits, même lorsqu'un microbe réussit à y pénétrer : l'œil, le cerveau et l'embryon. Nous sommes les descendants de ceux qui ont un jour fermé ces territoires aux combats qui risqueraient de provoquer, dès l'enfance, des maladies invalidantes, voire la mort, et, plus tard, d'interférer avec la reproduction. Ces territoires interdits sont des sanctuaires dotés d'un « privilège immunologique » (à l'image du « privilège diplomatique » accordé aux ambassades). Ce privilège résulte de l'existence de barrières passives, mais aussi de barrières actives, constituées de cellules qui déclenchent le suicide des combattants qui tentent d'approcher [13].

L'organisme semble divisé en deux régions très différentes : de petits territoires, où l'intégrité du sanctuaire prime sur la défense contre les microbes, et de vastes territoires, où se déroulent les combats que livre notre système immunitaire aux agresseurs qui le menacent. Le privilège immunologique est conféré à un organe par certaines des cellules qui l'entourent et qui fabriquent des protéines permettant de déclencher le suicide des cellules immunitaires. Pour cette raison, il suffit que n'importe quelle autre cellule de l'organisme commence à fabriquer les mêmes protéines pour qu'elle acquière soudain un statut, anormal, de sanctuaire. Ce sont des modifications de ce type qui permettent à des cellules cancéreuses de se doter d'un privilège immunologique anormal et de combattre le système immunitaire qui tente de les éliminer. Certains microbes semblent faire de même, obligeant les cellules qu'ils infectent à se transformer en sanctuaires, ce qui favorise leur persistance.

Nous nous représentons habituellement les combats menés contre les microbes en termes de victoires ou de défaites totales. Pourtant, il s'agit souvent de compromis, qui aboutissent à des infections persistantes, mais contrôlées. Au cours de l'évolution, cette incapacité à éliminer complètement un microbe a parfois eu des conséquences bénéfiques. L'une des plus spectaculaires en est l'apparition même de notre système immunitaire adaptatif, qui résulte de l'infection permanente de l'un de nos lointains ancêtres, il y a environ 400 millions d'années, par un rétrotransposon, dont les gènes se sont intégrés dans les chromosomes de nos ancêtres ; depuis, ce gène « étranger » autorise les mécanismes de recombinaison qui permettent à nos lymphocytes de construire la diversité de leurs récepteurs [14]. Ainsi, notre système immunitaire est à la fois le gardien de l'organisme contre les microbes et le résultat d'une défaite – rétrospectivement heureuse – de l'un de nos ancêtres contre un microbe.

Le concept de privilège immunologique éclaire d'un jour nouveau les notions de soi et de non-soi. Le soi n'est pas simplement cette identité dont la reconnaissance quotidienne est indispensable aux lymphocytes pour survivre ; le soi comporte aussi les territoires où il leur est interdit, sous peine de mort, de combattre le non-soi. Les frontières entre le soi et le non-soi sont fragiles, parfois reconstruites. Ainsi, nous l'avons souligné, certains cancers et maladies infectieuses peuvent instaurer un privilège immunologique anormal et empêcher nos défenses de combattre le non-soi. Inversement, certains organes perdent parfois leur pouvoir de maintenir le privilège immunologique qui les protège, livrant ces sanctuaires aux attaques du système immunitaire. Enfin, des résultats récents suggèrent qu'on pourrait conférer artificiellement un privilège immunologique à un organe avant de le greffer, ce qui éviterait qu'il ne soit rejeté [13]. Toutefois, un tel privilège artificiel risque de transformer l'organe greffé en un sanctuaire pour les microbes qui réussiraient à s'y réfugier. Ainsi, dans ce domaine comme dans beaucoup d'autres, les progrès font naître, à la fois, espoirs et craintes.

## LA MORT ET LA MÉMOIRE

Dans les territoires où l'organisme autorise le système immunitaire à combattre, le suicide cellulaire joue un rôle essentiel dans la limitation de la durée des combats. Chacun des lymphocytes *T* qui se transforme en attaquant se dédouble deux fois par jour, pouvant ainsi donner naissance, en une semaine, à 10 000 combattants, recrutant d'autres cellules, dont certaines se dédoublent à leur tour. Cette expansion rapide du système immunitaire se traduit, notamment lors d'une infection, par l'apparition de gros ganglions. Or, cette multiplication risque d'être dangereuse :

un million de lymphocytes *T* qui se dédoubleraient un mois durant, sans mourir, produiraient une population de descendants dont le poids dépasserait celui de l'organisme, l'empêchant de fonctionner.

Normalement, au bout d'une quinzaine de jours, le déclenchement massif du suicide des combattants entraîne une contraction brutale du système immunitaire. Cette contraction résulte de plusieurs facteurs, notamment de la durée des réactions et de leur efficacité [6, 7]. Seule une petite proportion de lymphocytes qui auront réussi à se différencier en cellules à mémoire survit à cette hécatombe et surveille l'organisme, prête à réagir à une nouvelle rencontre avec le même agresseur. Les lymphocytes *T* naïfs (qui n'ont encore jamais répondu au non-soi) et les lymphocytes *T* à mémoire diffèrent en particulier par le fait que ces derniers n'ont plus besoin, pour survivre, d'interagir régulièrement avec le soi [8]. De plus, lorsque leurs récepteurs sont à nouveau confrontés au non-soi, la survie des lymphocytes *T* à mémoire – et leur transformation en combattants – ne dépend plus de l'émission, par les cellules sentinelles, des seconds signaux qui traduisent leur perception du danger.

Ainsi, l'acquisition d'une mémoire se traduit aussi par une diminution des contraintes exercées sur la survie. Il est possible qu'à mesure que s'élargit le répertoire de la mémoire immunitaire, qui assure une défense de plus en plus rapide contre les microbes, notre capacité à tolérer le soi et le non-soi inoffensif diminue, favorisant le risque de développement de maladies auto-immunes, inflammatoires et allergiques.

Toutefois, la notion même de mémoire est complexe, et il semble qu'il y ait plusieurs formes de mémoire cellulaire. Dans certains cas, elle serait liée à la durée de survie de chaque cellule à mémoire. La répression du suicide représente alors l'une des conditions fondamentales de la persistance de la mémoire. Dans d'autres cas, elle dépendrait de la dynamique de reproduction d'une population de cellules ; le dédoublement cellulaire joue alors un rôle essentiel dans cette persistance. Enfin, d'après des résultats récents, des lymphocytes naïfs (qui se dédoublent en raison d'une absence ou d'une disparition de la plupart des autres lymphocytes) peuvent se transformer, temporairement, en cellules à mémoire, en l'absence de toute rencontre avec le non-soi [8]. La participation respective de ces différentes formes de mémoire à nos défenses et aux dysfonctionnements immunitaires reste encore à découvrir.

## APOPTOSE ET MALADIES

Des anomalies génétiques favorisant une répression anormale du suicide des cellules du système immunitaire peuvent causer des syndromes lymphoprolifératifs (des proliférations excessives de lymphocytes), des maladies auto-immunes, ou des cancers. Ainsi, la surexpression anormale de la protéine Bcl-2 (inhibitrice du suicide) favorise le développement de cancers des lymphocytes. Inversement, des anomalies génétiques favorisant le déclenchement du suicide dans certaines cellules du système immunitaire entraînent des déficits immunitaires. Le système immunitaire peut aussi causer des maladies en provoquant un déclenchement excessif du suicide dans d'autres cellules de l'organisme. Il ne lutte pas seulement contre les microbes en les détruisant, mais aussi en éliminant les cellules infectées.

Le plus souvent, il élimine les cellules anormales (infectées ou cancéreuses) en déclenchant leur autodestruction.

Au contact des cellules anormales, certaines cellules combattantes libèrent des enzymes (granzymes, perforine) qui pénètrent à l'intérieur des cellules et activent directement les exécuteurs de l'autodestruction (telles les caspases effectrices). D'autres cellules combattantes expriment ou libèrent à distance les molécules qui activent des récepteurs de surface (tels les récepteurs Fas), déclenchant ainsi très en amont la cascade qui peut aboutir au suicide.

Dans le premier cas, l'attaque est focalisée, la probabilité d'échappement est faible, mais chaque cellule anormale doit être individuellement ciblée. Dans le deuxième cas, l'attaque est vaste, mais les cellules anormales risquent de réprimer le déclenchement du suicide, et de nombreuses cellules normales risquent de s'autodétruire. Les avantages et les inconvénients respectifs de ces deux mécanismes soulignent la difficulté de parvenir à un compromis entre deux contraintes contradictoires : éviter, d'une part, que les cellules anormales n'échappent à l'attaque et, d'autre part, que les cellules normales ne disparaissent en trop grand nombre.

Ainsi, la mort massive des cellules du foie, survenant lors des hépatites virales fulminantes, et la mort des cellules de la peau, survenant lors de certaines maladies allergiques cutanées, semblent dues à un afflux de lymphocytes *T* activés par le virus (dans le foie) ou par un constituant inoffensif de l'environnement (dans la peau), qui provoquent sur leur passage le suicide de cellules normales en stimulant leurs récepteurs Fas. Certaines maladies auto-immunes semblent être dues non pas à une rupture de la tolérance au soi, mais à des phénomènes de suicide dans des cellules normales, déclenchés par des cytokines qui libèrent le système immunitaire activé par la présence d'un microbe. Inversement, une réaction immunitaire ou inflammatoire persistante risque de provoquer une répression anormale du suicide dans les cellules résidant dans cette région : en effet, des cytokines inhibent la capacité de la protéine p53 à déclencher le suicide dans des cellules ayant subi des perturbations de leur génome, ce qui favorise le développement de cancers [15].

Enfin, le déclenchement et la répression du suicide cellulaire jouent un rôle essentiel dans les maladies infectieuses. Le déclenchement du suicide par les cellules qui viennent d'être infectées et par les cellules au voisinage de l'infection est l'une des stratégies de défense les plus ancestrales et les plus répandues contre les microbes. De nombreuses plantes utilisent cette « stratégie de la terre brûlée », répondant aux infections par des réactions d'hypersensibilité qui activent les phénomènes localisés d'autodestruction dont le seuil de déclenchement est génétiquement contrôlé [16].

Le suicide cellulaire est une arme à double tranchant, à la fois extrêmement efficace et potentiellement dangereuse, dont la mise en jeu excessive peut, à elle seule, provoquer la maladie et la mort. Chez les végétaux, les espèces les plus sensibles aux agents infectieux sont hypersensibles à toute modification minime de leur environnement, à laquelle elles répondent par des phénomènes d'autodestruction qui peuvent compromettre leur survie. Chez les insectes, cette stratégie de la terre brûlée est inhibée par certains virus, les baculovirus. En effet, la capacité de ces virus à se propager dépend de la présence de deux protéines virales, qui bloquent l'activité des caspases, empêchant les cellules de déclencher leur suicide en réaction à l'infection.

La plupart des virus, certaines bactéries et certains parasites qui se propagent dans l'espèce humaine ont un ou plusieurs gènes permettant la fabrication de protéines qui empêchent les cellules infectées de déclencher leur autodestruction en réponse à l'infection, puis en réponse aux attaques du système immunitaire (fig. 3) [17]. Certains microbes répriment tellement les capacités d'autodestruction des cellules infectées qu'ils favorisent le développement de cancers.

Certains virus, bactéries et parasites possèdent aussi la capacité de déclencher le suicide des cellules du système immunitaire qui les menacent, entraînant parfois la survenue de déficits immunitaires graves [18]. Enfin, l'ingestion, par des cellules

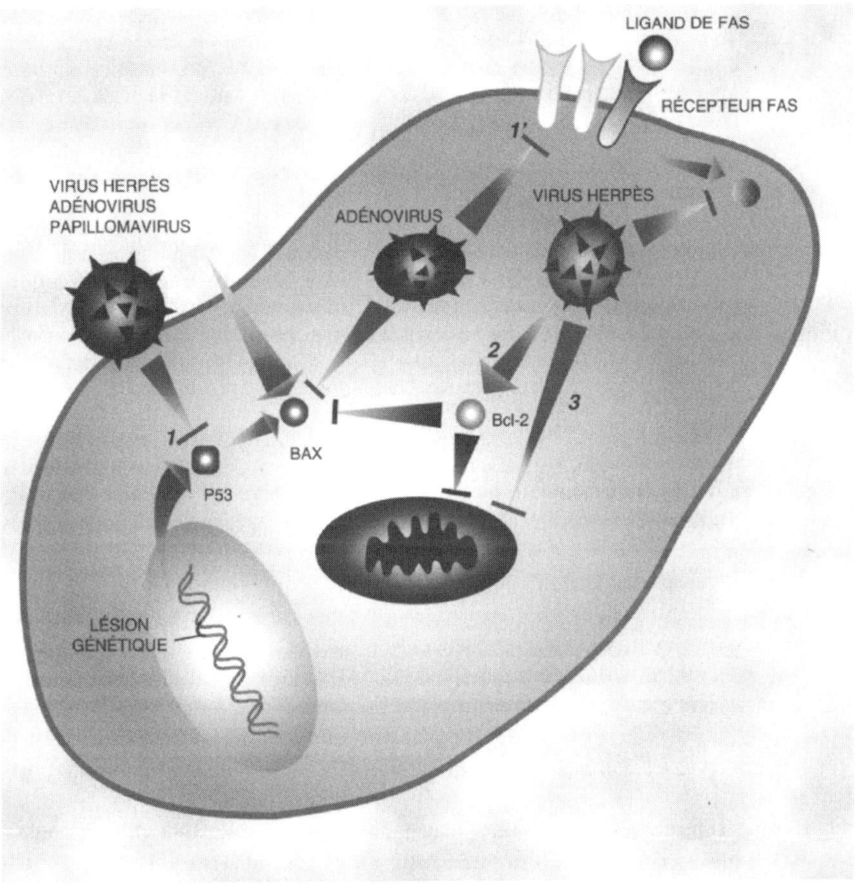


FIG. 3. — De nombreux virus inhibent le déclenchement du suicide des cellules qu'ils infectent, favorisant ainsi leur propre survie. Ils utilisent divers mécanismes. Certaines protéines virales inhibent ou détruisent des protéines cellulaires qui déclenchent le suicide, la P53 (1) ou le récepteur FAS (1'), par exemple ; c'est le cas de certaines protéines des virus Herpès, des adénovirus ou des papillomavirus. D'autres protéines virales activent des protéines cellulaires qui inhibent le déclenchement du suicide, Bcl-2, par exemple (2) ; c'est le cas des virus Herpès. Enfin, d'autres protéines virales (produites par exemple par les virus Herpès), qui ressemblent à des protéines cellulaires (à Bcl-2, notamment), inhibent directement les acteurs du suicide (3).

infectées, des cellules du système immunitaire en train de s'autodétruire peut aussi favoriser, dans certains cas, la multiplication de microbres à l'intérieur des cellules infectées [4]. Ainsi, le contrôle de la vie et de la mort des cellules est au centre des combats qui déterminent, dans l'organisme, la persistance ou l'élimination des microbes, et le développement ou l'arrêt des maladies infectieuses.

Au cours de l'évolution, ces combats ont probablement eu des effets d'une autre nature. Il est difficile de comprendre les innombrables raffinements du contrôle moléculaire de la vie et de la mort des cellules si l'on n'envisage pas qu'ils résultent peut-être, pour partie au moins, d'une série de modifications sélectionnées au cours de la vertigineuse succession d'attaques, de défenses et de contre-attaques que se sont livrés, durant plusieurs centaines de millions d'années, nos ancêtres et les microbes avec lesquels ils ont coévolué [19].

## APOPTOSE, TOLÉRANCE ET DANGER

Le système immunitaire entretient d'autres relations complexes avec la mort cellulaire. Chaque jour, en l'absence de toute maladie, plusieurs dizaines de milliards de cellules s'autodétruisent et sont ingérées par les cellules qui les entourent, dont des cellules sentinelles qui exposent à leur surface les constituants du soi qu'elles ont absorbés. D'après des résultats récents, certaines molécules (telle la phosphatidylsérine) exprimées par les cellules apoptotiques inhibent, dans les cellules sentinelles qui les ingèrent, l'expression des seconds signaux nécessaires à l'activation des lymphocytes [4, 20]. Ainsi, l'apoptose contribuerait au maintien de la tolérance au soi (fig. 4).

En revanche, dans un contexte de danger, l'ingestion par les cellules sentinelles de cellules mourantes infectées ou cancéreuses semble être un mécanisme important de présentation du non-soi aux lymphocytes *T* auxiliaires : les cellules sentinelles qui ingèrent des cellules apoptotiques sont alors soumises à la fois à des signaux inhibiteurs (déclenchés par l'ingestion des cellules apoptotiques) et à des signaux activateurs traduisant la présence d'un danger, dont la conséquence (tolérance ou déclenchement des combats) est encore mal connue. Lors de la pénétration d'un microbe ou du développement d'un cancer, l'agresseur ou la réponse immédiate du système immunitaire inné peuvent provoquer soit le suicide des cellules infectées ou cancéreuses, soit des lésions brutales conduisant à leur nécrose. Le fait que des cellules mourantes infectées ou cancéreuses soient apoptotiques ou nécrotiques semble avoir des conséquences différentes sur les modalités d'activation des cellules sentinelles qui les ingèrent, et pourrait ainsi influer sur les modalités de réaction des lymphocytes *T* au non-soi qui leur est présenté [4, 20].

Comment la façon dont meurent nos cellules lors d'une agression retentit-elle sur le maintien de la tolérance au soi ? Sur l'efficacité des défenses contre les dangers qui nous menacent ? Quel est le rôle du contexte dans lequel elles meurent ? Autant de questions ouvertes sur le rôle de la mort cellulaire dans le fonctionnement du système immunitaire. L'évolution rapide des concepts et des connaissances dans les domaines de la mort cellulaire et de l'immunologie devrait ouvrir de nouvelles voies pour la prévention et le traitement des nombreuses maladies liées aux dysfonctionnements du système immunitaire.

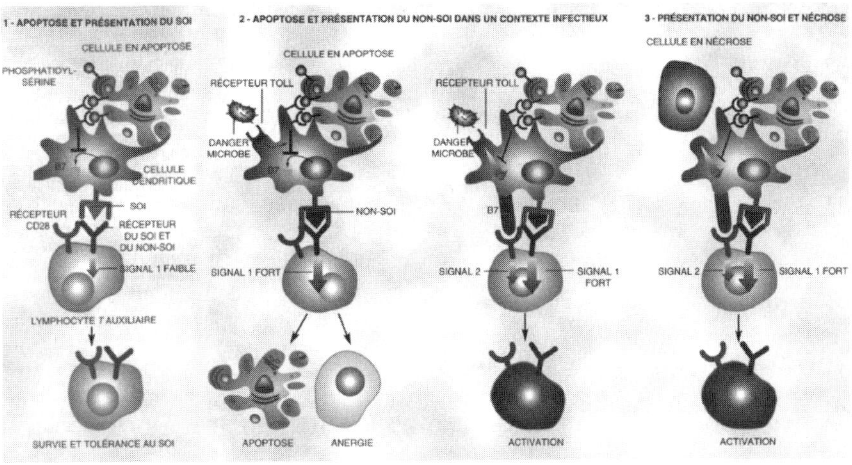


FIG. 4. — L'ingestion de cellules mourantes par les cellules dendritiques joue un rôle important dans la présentation du soi et du non-soi aux lymphocytes *T* auxiliaires, ce qui influe sur leur réponse. Certaines molécules exprimées à la surface des cellules en apoptose (telle la phosphatidylsérine) inhibent, dans les cellules dendritiques, l'expression des seconds signaux activateurs des lymphocytes (tel B7). La présentation du soi dans un tel contexte favorise le maintien de la tolérance au soi (*1*). Lors d'une infection, ces signaux inhibiteurs entrent en conflit avec les signaux activateurs (signaux de danger) que le récepteur Toll transmet aux cellules dendritiques. Ces signaux contradictoires vont empêcher ou provoquer l'expression du récepteur B7, entraînant, dans le premier cas, l'apoptose ou l'anergie des lympohcytes *T* (*2, à gauche*), et, dans le deuxième cas, leur transformation en combattants (*2, à droite*), en réponse au non-soi qui leur est présenté. La perception d'un danger peut aussi être renforcée dans les cellules dendritiques par l'ingestion de cellules nécrotiques (détruites par des lésions brutales), favorisant ainsi la transformation des lymphocytes *T* auxiliaires en combattants (3).

*Article paru dans le Dossier intitulé* « Les défenses de l'organisme », *publié par la revue* Pour la Science *en octobre 2000 (pages 54 à 61) et reproduit avec l'aimable autorisation de l'auteur et de la rédaction de* Pour la Science.

## BIBLIOGRAPHIE

1. AMEISEN JC. *La Sculpture du vivant. Le suicide cellulaire ou la mort créatrice,* Paris, Éditions du Seuil, 1999 (2ème éd. 2000), 352 pages.
2. MEIER P, FINCH A, EVAN G. Apoptosis in development. Nature, 2000; **407**: 796-801.
3. HENGARTNER M. The biochemistry of apoptosis. Nature, 2000; **407**: 770-776.
4. SAVILL J, FADOK V. Corpse clearance defines the meaning of cell death. Nature, 2000; **407**: 784-788.
5. GREEN DR. Apoptotic pathways: Paper wraps stone blunt scissors. Cell, 2000; **102**: 1-4.
6. GOLDRATH A, BEVAN M. Selecting and maintening a diverse T-cell repertoire. Nature, 1999; **402**: 255-262.
7. KRAMMER P. CD95's deadly mission in the immune system. Nature, 2000; **407**: 789-795.
8. SURH C, SPRENT J. Homeostatic T-cell proliferation: how far can T cells be activated by self-ligands? J Exp Med, 2000; **4**: F9-F14.

9. HOFFMANN JA, KAFATOS FC, JANEWAY CA ET AL. Phylogenetic perspectives in innate immunity. Science, 1999; **284**: 1313-1318.

10. BOISE LH, THOMPSON CB. Hierarchical control of lymphocyte survival. Science, 1996; **274**: 67-68.

11. LAÂBI Y, STRASSER A. Immunology: Lymphocyte survival – ignorance is BLys. Science, 2000; **289**: 883-884.

12. MATZINGER P. Tolerance, danger, and the extended family. Annual Rev Immunol, 1994; **12**: 991-1045.

13. CHEN JJ, SUN Y, NABEL GJ. Regulation of the proinflammatory effects of Fas ligand (CD95L). Science, 1998; **282**: 1714-1717.

14. AGRAWAL A, EASTMAN Q, SCHATZ D. Transposition-mediated by RAG1 and RAG2 and its implications for the evolution of the immune system. Nature, 1998; **394**: 744-751.

15. CORDON-CARDO C, PRIVES C. At the crossroads of inflammation and tumorigenesis. J Exp Med, 1999; **190**: 1367-1370.

16. GREENBERG JT. Programmed cell death: a way of life for plants. Proc Natl Acad Sci USA, 1996; **93**: 12094-12097.

17. TEODORO JB, BRANTON PE. Regulation of apoptosis by viral gene products. J Virol, 1997; **71**: 1739-1746.

18. AMEISEN JC, ESTAQUIER J, IDZIOREK T. From AIDS to parasite infection: pathogen-mediated subversion of programmed cell death as a mechanism for immune dysregulation. Immunological Reviews, 1994; **142**: 9-51.

19. AMEISEN JC. The origin of programmed cell death. Science, 1996; **272**: 1278-1279.

20. GREEN DR, BEERE HM. Gone but not forgotten. Nature, 2000; **405**: 28-29.

# LE CONTRÔLE DE L'APOPTOSE. QUEL AVENIR THÉRAPEUTIQUE ?

par

A. KAHN*, F. TERZI** et A. MIGNON***

La mort cellulaire programmée correspond à un ensemble de phénomènes aboutissant à la mort cellulaire par mise en œuvre de systèmes endogènes. Historiquement, l'apoptose désigne une forme de mort cellulaire programmée observée dans des tissus animaux [1, 2]. Aujourd'hui, la tendance est d'utiliser le terme d'apoptose pour désigner tous ces phénomènes, ou bien d'employer indifféremment les deux termes. L'apoptose est, dans l'évolution, un phénomène ancien qui s'est établi sous une forme proche de ce qui est connu aujourd'hui dès l'apparition des métazoaires [3]. C'est que « la sculpture des formes » des organismes unicellulaires met en œuvre aussi bien la croissance différentielle que l'apoptose sélective. L'apoptose est donc l'un des mécanismes fondamentaux de la morphogenèse, dans le monde animal aussi bien que végétal [4, 5].

Par ailleurs, ce même mécanisme a été sélectionné comme un moyen efficace de provoquer le suicide de cellules sans cela menaçantes. Des cellules infectées par des agents pathogènes peuvent déclencher un programme d'apoptose, qui sera d'ailleurs souvent contrecarré par des fonctions propres de l'agent pathogène [6]. Dans ce cas, chez les vertébrés, le système immunitaire pourra néanmoins éliminer les cellules infectées, évitant ainsi la perpétuation et la dissémination de l'infection. Plus généralement, des cellules endommagées de manière irréversible par des mécanismes divers, par exemple la production de radicaux actifs de l'oxygène en cas d'ischémie-reperfusion [7], ou bien des dommages irréversibles de l'ADN [8], seront le siège d'une apoptose. Celle-ci permettra la phagocytose des cellules mortes par des macrophages sans libération de son contenu intra-cellulaire, et donc, en principe, sans réaction inflammatoire [9]. Des anomalies asynchrones des méca-

* Département de Génétique, Développement et Pathologie Moléculaire, Institut Cochin de Génétique Moléculaire, 75014 Paris.

** Inserm U 426, Faculté de Médecine Xavier Bichat, 75870 Paris Cedex 18.

*** Hôpital Xavier Bichat, Département Anesthésie-Réanimation, 75018 Paris.

nismes contrôlant la division cellulaire aboutissent fréquemment au déclenchement d'une apoptose, qui est alors un moyen de protection contre la transformation cellulaire maligne [10]. En dehors de ces situations, une apoptose incontrôlée est à la base de dégâts tissulaires définitifs provoqués par différents types de dysfonctionnements cellulaires ou de maladies auto-immunes. L'apoptose est finement réglée au sein de chaque cellule par l'équilibre qui règne entre une machinerie pro-apoptotique puissante, principalement constituée de récepteurs à domaine de mort activant des protéases à cystéine, les caspases, et des molécules anti-apoptotiques, constitutives ou inductibles, comme la famille des protéines Bcl-2, des IAP (*Inhibitors of Apoptosis*), ou des gènes contrôlés par NF-κB. Ces différents acteurs constituent autant de cibles thérapeutiques pour le contrôle de l'apoptose, via l'utilisation de stratégies anti-sens, de protéines recombinantes activants les récepteurs à domaine de mort, ou encore d'inhibiteurs synthétiques des caspases. L'ampleur des situations pathologiques impliquant une dérégulation des phénomènes d'apoptose, ou bien qui pourraient bénéficier de la maîtrise de ceux-ci, explique l'importance des recherches menées partout dans le monde sur les approches thérapeutiques impliquant l'inhibition ou l'activation des phénomènes d'apoptose [11]. Cependant, l'ubiquité de ceux-ci et leur fréquente absence de spécificité constituent autant de difficultés à surmonter pour parvenir à des succès significatifs.

## INDUCTION DE L'APOPTOSE À VISÉE THÉRAPEUTIQUE

Il existe plusieurs situations pathologiques où la destruction par apoptose de populations cellulaires menaçantes constitue une stratégie thérapeutique logique.

Ainsi, discuterons nous ici de l'induction de l'apoptose au sein de tissus tumoraux, ou de la restauration de leur sensibilité à la chimiothérapie (elle-même inductrice d'apoptose). Sera également évoquée l'induction de l'apoptose des cellules immunitaires, principalement des lymphocytes cytotoxiques activés contre les greffes allogéniques, pour conférer à ces dernières un privilège immun les protégeant du rejet.

### Les cancers

La conception moderne de la maladie cancéreuse est celle de l'envahissement tissulaire par des cellules caractérisées par une grande instabilité génétique et une prolifération incontrôlée. La labilité génétique facilite l'apparition et la sélection d'anomalies qui, associées, concourent à l'avantage sélectif de la cellule maligne. Outre une activation de mécanismes oncogéniques et une inhibition de signaux freinateurs de prolifération, on retrouve presque constamment dans les cellules cancéreuses une diminution de la sensibilité à l'apoptose [10]. Celle-ci peut résulter à la fois, et éventuellement en même temps, de l'exacerbation des fonctions anti-apoptotiques et de l'inactivation des effecteurs de l'apoptose. L'induction de l'apoptose de cellules cancéreuses constitue donc une stratégie thérapeutique parfaitement logique. Celle-ci est cependant rendue de mise en œuvre difficile par la nécessité d'induire une destruction sélective des cellules cancéreuses, c'est-à-dire d'épargner les nombreuses cellules normales qui sont elles aussi sensibles à l'apoptose. Deux stratégies ont fait l'objet d'études particulièrement poussées.

Puisque les cellules cancéreuses possèdent très fréquemment une hyper-activité des protéines à fonction anti-apoptotique, l'inhibition de celles-ci, par exemple par une stratégie d'oligonucléotides anti-sens, apparaît prometteuse. L'activation de plusieurs oncogènes, par exemple c-Myc et E2F1, aboutit, à elle seule, à l'apoptose [12, 13], mais ce processus est inhibé par la mise en jeu des molécules anti-apoptotiques. Par exemple, la protéine Bcl-2, ainsi que d'autres membres de cette famille tels que Bcl-$X_L$, sont accumulées dans divers cancers. L'inhibition de leurs fonctions pourrait aboutir à l'apoptose de la cellule cancéreuse [14, 15], ou restaurer sa sensibilité aux agents de chimiothérapie. Une autre protéine anti-apoptotique, la survivine, qui appartient à la famille des protéines IAP (*inhibitor of apoptosis*), joue un rôle important dans le couplage entre division cellulaire et apoptose [16]. La quantité de survivine est très habituellement augmentée dans nombre de cancers [17]. Des oligonucléotides anti-sens modifiés, d'affinité augmentée pour leurs cibles, ont été testés quant à leur potentiel d'induction de l'apoptose de cellules cancéreuses dans des essais pré-cliniques. Des résultats particulièrement significatifs ont été obtenus sur le mélanome avec les anti-sens anti-Bcl-2 [18, 19], et font actuellement l'objet d'essais cliniques de phase I-II, y compris dans d'autres types de cancers (lymphomes, cancers à petites cellules du poumon, cancers de la prostate et du sein) [11].

La deuxième stratégie consiste à activer à la membrane cellulaire des signaux d'apoptose. Ceux-ci transitent par des récepteurs membranaires caractérisés par un *death-domain* dans leur partie carboxy-terminale intra-cytoplasmique [20, 21]. La transduction du signal apoptotique est physiologiquement contrôlée de façon négative par des inhibiteurs de type c-FLIP [22]. Parmi les nombreux récepteurs possédant un *death-domain* et dont l'activation aboutit au déclenchement de l'apoptose, les récepteurs TRAIL semblent présenter un intérêt particulier. TRAIL est une molécule soluble appartenant à la super-famille du TNF (*tumor necrosis factor*). Les récepteurs TRAIL de type DR4 et DR5 sont les relais d'un signal apoptotique alors que les récepteurs de type DcR1 fixent le ligand mais sont incapables de déclencher l'apoptose. Or, ces récepteurs DcR1 sont souvent abondamment synthétisés par des cellules normales et beaucoup moins par des cellules cancéreuses qui, de ce fait, apparaissent parfois être électivement exposées à l'apoptose déclenchée par le ligand TRAIL [23, 24]. Ces résultats ont entraîné un grand espoir, malheureusement tempéré par une double observation. D'une part, de nombreuses cellules cancéreuses ne sont pas très sensibles à l'apoptose induite par TRAIL, notamment car la première protéase à cystéine activée par TRAIL, la caspase 8, responsable de l'activation en cascade des autres caspases exécutrices de l'apoptose, est souvent réprimée ou mutée [25]. D'autre part, des cellules normales, et notamment les hépatocytes et les neurones humains, semblent quant à eux fort sensibles à l'induction de l'apoptose par TRAIL [26, 27].

Enfin, différentes stratégies de transfert de gènes pro-apoptotiques dans les cellules cancéreuses à l'aide de vecteurs de thérapie génique ont été mises en œuvre dans des cancers expérimentaux chez l'animal [28, 29]. Leur principale limitation est qu'il s'agit là d'une forme particulière de traitement tumoricide local qui ne prend pas en compte le caractère disséminé, métastatique de la maladie cancéreuse, et dont l'effet peut être limité par l'efficacité du transfert de gène. Par ailleurs, l'effet « *bystander* » de l'expression d'un transgène apoptotique, c'est-à-dire la diffusion de son action aux cellules environnantes dépourvues du transgène, est pour le moins incertaine. On peut évidemment rapprocher de la thérapie génique à effet pro-apoptotique le transfert du gène p53 à l'aide de vecteurs rétroviraux ou adénoviraux [30, 31] qui ont fait ou font encore l'objet d'essais cliniques de phases II-III. Enfin, l'utilisation d'un vecteur adénoviral réplicatif puis lytique (par apoptose) dans les cellules tumorales déficientes en p53, combinée à la chimiothérapie, fait elle aussi l'objet d'un essai clinique de phase III dans les tumeurs de la tête et du cou. Les résultats globaux n'ont pas encore été dépouillés, mais des régressions locales ont été rapportées cette année [32].

## Privilège immun, maladies auto-immunes et rejet de greffes

Les lymphocytes T cytotoxiques sont capables d'induire l'apoptose de leurs cellules cibles [33, 34]. Pour ce faire, ils activent, entre autres, la molécule Fas (CD95/Apo-1) à l'aide du ligand membranaire FasL. Fas est un récepteur à *death domain* présent à la surface de la cible et dont l'activation entraîne l'apoptose. Cependant, les lymphocytes T cytotoxiques activés synthétisent eux-aussi le récepteur Fas, et sont donc eux-mêmes sensibles à l'apoptose relayée par Fas. Celle-ci peut résulter d'une autoactivation de Fas par FasL à la surface des lymphocytes T, contribuant ainsi à limiter le phénomène de cytotoxicité. Alternativement, un lymphocyte T activé peut être détruit par une cible qui synthétise également la molécule FasL. Plusieurs articles proposèrent à partir de 1995 que le privilège immun de certaines cellules ou de certains sites de l'organisme était lié à la synthèse de la molécule FasL par des cellules cibles potentielles, qui déclenchaient alors l'apoptose des lymphocytes T cytotoxiques venus pour les détruire. Les cellules de Sertoli du testicule, qui synthétisent constitutivement FasL, ne sont pas rejetées lorsqu'elles sont greffées à des receveurs allogéniques [35]. Le privilège immun des greffes de cornées allogéniques, parfaitement tolérées sans avoir recours aux immunosuppresseurs, serait expliqué par le même phénomène [36]. Enfin, la transplantation allogénique de cellules endocrines du pancréas associées à des myoblastes synthétisant FasL semble bien tolérée [37] et, dans une expérience, a permis la correction d'un diabète induit par la streptozotocine. Cependant, ces résultats semblent n'avoir pas été reproduits par d'autres auteurs. Par la suite, ce phénomène de protection contre la réponse immune a été étendu à des mélanomes semblant exprimer le ligand FasL [38]. L'idée a alors germé d'augmenter la tolérance à des greffons allogéniques en commandant la synthèse par ceux-ci de FasL. Des souris transgéniques ont ainsi été créées dont les cellules insulino-secrétrices des îlots de Langerhans synthétisaient FasL [39]. L'expression du transgène par les cellules β-langerhansienne provoquait une infiltration du pancréas par des polynucléaires et ne conférait aucune tolérance améliorée en cas de greffe. Au contraire, les îlots de Langerhans transgéniques étaient en réalité rejetés plus rapidement que des greffons normaux. Ces résultats négatifs et l'effet pro-inflammatoire de FasL devaient par la suite être retrouvés dans plusieurs modèles [40]. Cet effet pourrait être rapporté à l'activation des caspases dans les lymphocytes en apoptose, en particulier de la caspase-1. Cette caspase activée serait alors responsable de la maturation de l'interleukine 1β, une cytokine pro-inflammatoire bien connue.

La stratégie consistant à conférer à des tissus greffés un privilège immunitaire par induction de la synthèse de FasL n'a donc pas confirmé les espoirs initiaux. De plus, des études complémentaires portant sur les cellules cancéreuses ont contredit la vision d'une dérépression généralisée de la synthèse de la molécule FasL par les tissus malins rendant compte de leur résistance au rejet par le système immunitaire [40]. Cependant, les tissus cibles d'une réaction immune, maladies auto-immunes ou rejets de greffes, pourraient néanmoins bénéficier d'une approche thérapeutique de contrôle de l'apoptose. Il s'agirait alors plutôt de protéger les tissus cibles de l'apoptose en renforçant leur tonus anti-apoptotique, et non plus de détruire les cellules cytotoxiques. Cette approche doit donc être rangée dans les perspectives thérapeutiques d' inhibition de l'apoptose présentées au chapitre suivant.

## INHIBITION DE L'APOPTOSE

Qu'il s'agisse de l'exacerbation d'un phénomène physiologique de défense antivirale, ou d'un processus pathologique d'activation incontrôlée des mécanismes apoptotiques, nombreuses sont les maladies dont la gravité est liée aux dommages tissulaires secondaires à l'apoptose. Nous envisagerons particulièrement ici les cytolyses hépatiques, la nécrose myocardique secondaire aux phénomènes d'ischémie/reperfusion, les affections neuro-dégénératives et les maladies rénales.

### Maladies hépatiques

Les hépatocytes semblent être électivement sensibles à l'apoptose. L'injection à la souris d'un anticorps agoniste du récepteur Fas provoque la mort rapide dans un tableau mimant celui des hépatites fulminantes alors que les autres organes semblent préservés [41, 42]. Les hépatites fulminantes d'origine virale ou immuno-allergique semblent directement liées à une induction massive de l'apoptose hépatique sous l'action des lymphocytes T cytotoxiques, via (entre autres) l'activation de la voie Fas. Certaines hépatites toxiques médicamenteuses, comme celle secondaire à l'intoxication par le paracétamol (acétaminophène) [43], et la maladie de Wilson [44], pourraient également impliquer une activation pathologique de l'apoptose relayée par Fas.

Au cours du choc septique, la libération de TNF et l'activation des récepteurs du TNF entraînent une réponse inflammatoire et, selon les cas, des lésions de cytolyse hépatique d'origine apoptotique. Expérimentalement, cependant, le TNF n'induit l'apoptose hépatique que lorsqu'il est associé à des produits inhibant la transcription des gènes dans le foie [45]. En effet, la voie de signalisation du TNF aboutit, entre autres, à l'activation du système NF-κb qui induit la transcription d'une série de gènes à effet anti-apoptotique [46]. Au cours du développement ou lors des processus de régénération hépatique, l'inhibition du système NF-κb par différents moyens (inactivation ou transfert génique) aboutit à une apoptose hépatique massive. Les inhibiteurs transcriptionnels sensibilisent donc le foie à l'effet pro-apoptotique de TNF en inhibant la réponse de type NF-κb [47]. L'apoptose relayée par TNF semble jouer également un rôle important dans les hépatites alcooliques, les dégâts hépatiques liés au rejet de greffe, et dans les phénomènes d'ischémie/reperfusion affectant les greffons [48].

Une des raisons de la grande sensibilité des hépatocytes à l'apoptose pourrait être la richesse de ces cellules en récepteurs Fas et TNF, associée à une synthèse extrêmement faible des protéines anti-apoptotiques Bcl-2 et Bcl-$X_L$. [41, 42, 47] Différentes stratégies expérimentales anti-apoptotiques ont été testées sur des modèles divers de maladies hépatiques. Ainsi, l'injection de formes solubles du récepteur Fas, qui détournent FasL du récepteur Fas membranaire, permet de prévenir l'hépatite aiguë provoquée par l'injection de lymphocytes T cytotoxiques anti-HBs à des souris transgéniques synthétisant cet antigène du virus de l'hépatite B [49]. Un oligonucléotide anti-sens, dirigé contre le messager de Fas, protège des souris de l'hépatite fulminante provoquée par l'anticorps agoniste anti-Fas, mais aussi par le paracétamol [50]. L'expression dans le foie d'un transgène Bcl-2 permet de protéger complètement les souris transgéniques contre l'hépatite fulminante provoquée par l'anticorps agoniste dirigé contre Fas, mais est inefficace contre les lésions hépatiques provoquées par le TNF ou des modèles de chocs infectieux [42, 47]. En revanche, l'hyper-expression d'un transgène Bcl-$X_L$ protège à la fois contre l'apoptose relayée par Fas et contre celle provoquée par la mise en jeu du système TNF (modèle de choc septique) [47]. Les animaux transgéniques synthétisant Bcl-2 ou Bcl-$X_L$ dans le foie ont également été soumis dans le laboratoire à l'induction d'une hépatite virale expérimentale provoquée par l'injection d'un haut titre d'adénovirus recombinant codant le gène *lacZ*. (Mignon *et al*, résultats non publiés). Par rapport aux souris témoins, les souris transgéniques sont moins sensibles à la cytolyse précoce, mais présentent un tableau d'hépatite prolongée avec persistance d'hépatocytes exprimant le génome viral. (fig. 1 page 305). Ces résultats rappellent évidemment la sensibilité des malades immunodéprimés aux hépatites prolongées et chroniques actives de type B ou C, qui éliminent mal les hépatocytes infectés.

Comme nous l'avons vu plus haut, des protéases de la famille des caspases jouent un rôle essentiel dans l'induction et dans l'exécution de l'apoptose [51, 52]. Les caspases peuvent être inhibées par des peptides de synthèse attachés à des groupements fluorométhylkétone ou chlorométhylkétone [11]. Ces produits se sont montrés remarquablement efficaces contre la cytolyse hépatique provoquée par la stimulation de la voie Fas (fig. 2 page 306) ou dans des modèles de choc septique [45, 53]. Mieux, même, ils conservent une efficacité incontestable lorsqu'ils sont administrés jusqu'à deux heures après l'injection des agents responsables du déclenchement de l'apoptose et de la mort observée en 6 à 8 heures. Au cours de l'ischémie reperfusion hépatique, une situation fréquemment rencontrée en chirurgie ou transplantation hépatique, les inhibiteurs de caspases ont aussi démontré des effets très spectaculaires et prometteurs [54].

Enfin, un des mécanismes fréquemment invoqué en tant que responsable ou impliqué dans l'apoptose est la production de radicaux actifs de l'oxygène [55]. L'importance de ce mécanisme est attestée par l'activité anti-apoptotique d'un mimétique non peptidique de la superoxyde dismutase sur l'apoptose hépatocytaire déclenchée par l'activation de la voie Fas ou l'intoxication par le paracétamol. [Batteux F et al, *sous presse*].

## Maladies neurologiques

La survie des différentes populations neuronales dépend de la présence de facteurs neurotrophiques divers. Ceux-ci semblent notamment agir en inhibant l'apoptose observée en leur absence [56]. L'apoptose neuronale peut d'ailleurs être inhibée par hyper-expression de Bcl-2 ou d'autres membres de cette famille

[57, 58]. À l'opposé, l'inactivation par recombinaison homologue des gènes de caspases 3 et 9 entraîne de profonds désordres du développement cérébral par défaut d'apoptose [59, 60]. Une apoptose anormale est très probablement impliquée dans de nombreuses maladies du système nerveux central [56]. Citons, sans que cette liste soit exhaustive, l'ischémie et le syndrome d'ischémie/reperfusion [61] ; les phénomènes d'excito-toxicité [62] ; la sclérose latérale amyotrophique [63] ; l'amyotrophie spinale et les autres formes de dégénérescence motoneuronale, les maladies neurodégénératives caractérisées par l'accumulation de protéines avec expansion d'une séquence polyglutamine [64] et la maladie d'Alzheimer [65] ; Au cours de cette dernière, l'accumulation du peptide β-amyloïde semble jouer un rôle essentiel [63]. Or, des neurones déficients en caspases 2 et 12 sont moins vulnérables à la toxicité de ce composé [56, 66]. De même, des caspases semblent impliquées dans la mort neuronale en cas d'accumulation de protéines avec expansion de polyglutamine [67, 68]. Enfin, l'inhibition de la caspase1 à l'aide d'un mutant dominant négatif de cette protéase ou d'inhibiteurs chimiques, ralentit la progression d'un modèle murin de maladie de Huntington [68].

Certaines formes de scléroses latérales amyotrophiques sont liées à des mutations de la superoxyde dismutase à Cu/Zn, ce qui attire évidemment l'attention sur le rôle de radicaux libres de l'oxygène [69, 70]. L'expression d'un transgène Bcl-2 ralentit l'évolution d'un modèle murin de ces formes de la maladie [71]. Les caspases 1 et 3 sont activées dans des modèles murins de sclérose latérale amyotrophique, ainsi que dans la moelle de malades [72, 73]. Dans un modèle murin, l'administration continue d'un inhibiteur des caspases 1 et 3 par voie intra-cérébroventriculaire ralentit l'évolution de la maladie [74].

## Ischémie myocardique

Les lésions entraînées par une ischémie myocardique résultent de deux phénomènes surajoutés. L'ischémie elle-même, conséquence d'une obstruction coronarienne, provoque une nécrose ischémique irréversible. Cette zone lésionnelle est entourée d'une population de cardiomyocytes fonctionnellement altérés, accumulant notamment du calcium, mais encore vivants. L'afflux d'oxygène après reperméabilisation coronarienne va engendrer la production de radicaux libres de l'oxygène susceptibles d'induire l'apoptose de ces cardiomyocytes périlésionnels [75, 76]. La conséquence en est une aggravation de la zone nécrotique, et donc des conséquences fonctionnelles de l'infarctus.

Les lésions secondaires à l'ischémie/reperfusion myocardique peuvent être expérimentalement atténuées par administration d'inhibiteurs de caspase [77, 78] et par hyper-expression dans le cœur d'un transgène Bcl-2 [79] (fig. 3 page 307).

## Maladies rénales

La mort cellulaire par apoptose a été décrite dans plusieurs affections rénales, des glomérulonéphrites aiguës aux néphropathies chroniques tubulo-interstitielles. Dans le rein, l'apoptose peut concerner aussi bien les cellules résidentes (glomérulaires, tubulaires, fibroblastiques, endothéliales), que les leucocytes infiltrants. Le rôle de l'apoptose dans toutes ces situations reste très controversé [80]. D'une part, l'apoptose pourrait avoir un effet bénéfique, en éliminant l'excès de cellules au cours des processus prolifératifs et/ou infiltrants. D'autre part, elle participerait à la perte du parenchyme rénal au cours de phénomènes de détérioration rénale. Les deux altérations peuvent d'ailleurs se succéder au cours d'un même processus pathologique. Dans le modèle expérimental de la glomérulonéphrite provoquée par injection d'un anticorps anti-Thy 1.1, par exemple, l'apoptose est responsable de la résolution de la maladie en normalisant le nombre de cellules mésangiales. Cependant, si le phénomène persiste, le nombre des cellules mésangiales diminue, ce qui entraîne une sclérose glomérulaire [81]. Le même mécanisme serait à l'origine de la sclérose glomérulaire dans les glomérulonéphrites mésangio-prolifératives chez l'homme, telle que la néphropathie à IgA ou le lupus érythémateux disséminé [81]. Un rôle bivalent de l'apoptose est aussi observé dans les pathologies tubulo-interstitielles. Elle aurait un effet bénéfique dans la phase de guérison des néphropathies toxiques en favorisant la clairance des cellules tubulaires proximales riches en cadmium, cisplatine, acide folique ou chlorure de mercure [82]. De la même façon, après une ischémie rénale modérée, l'apoptose favoriserait l'élimination des cellules hypoxiques. Si l'ischémie rénale est plus sévère, la nécrose est le phénomène prépondérant et l'apoptose devient alors un des mécanismes de contrôle de la prolifération cellulaire lors de la phase de régénération tubulaire. Cependant, le maintien de l'apoptose au-delà de cette phase participe à la destruction des structures tubulaires et au développement des lésions tubulo-interstitielles [82]. L'apoptose des cellules tubulaires et interstitielles serait également à l'origine de l'atrophie tubulo-interstitielle secondaire à une uropathie obstructive [83], à une réduction des 5/6$^{e}$ de la masse rénale [84], ou à l'administration de cyclosporine [85]. Le rôle de l'apoptose dans la polykystose humaine et expérimentale est encore plus complexe. En effet, elle semble ici favoriser à la fois l'atrophie tubulaire et le développement des kystes [86].

L'expression, lors d'une atteinte rénale, des molécules impliquées dans le contrôle de l'apoptose est extrêmement variable [87], ce qui complique la compréhension de son rôle. Premièrement, les réponses varient selon la partie du néphron analysée : les glomérules sont très sensibles à l'apoptose induite par le ligand du récepteur Fas, alors que les tubules proximaux sont résistants [88]. De plus, la sensibilité peut varier en fonction de l'environnement cellulaire : cytokines et facteurs de croissance modifient sensiblement la réponse cellulaire aux stimulus pro-apoptotiques : en présence de cytokines, par exemple, les cellules tubulaires deviennent sensibles à l'apoptose induite par Fas [88, 89]. L'équilibre entre les différentes molécules régulatrices de l'apoptose est ainsi déterminant. Cela peut expliquer le fait que des modifications opposées du même facteur soient parfois associées à des phénotypes voisins. L'exemple le plus caractéristique concerne Bcl-2. En effet, alors que l'inactivation de ce gène par recombinaison homologue entraîne le développement d'une polykystose rénale sévère, l'expression de Bcl-2 est augmentée dans les kystes de polykystoses expérimentales et de la maladie humaine [86].

Afin d'élucider le rôle joué par Bcl-2 dans le développement des lésions rénales, nous avons évalué l'impact d'une agression rénale chez des souris transgéniques qui surexpriment Bcl-2 dans le tubule proximal du rein. [Terzi F et al, *résultats non publiés*]. Ces souris se développent et se reproduisent sans phénotype apparent [42]. Un mois après une ischémie rénale prolongée ou après une injection de cisplatine, la surexpression de Bcl-2 aggrave la sévérité et la distribution des lésions tubulo-interstitielles. Ces modifications sont associées à une réduction de l'apoptose et à une augmentation de la prolifération des cellules tubulaires proximales. L'effet favorisant la prolifération de Bcl-2 a été confirmé : (i) *in vivo*, au cours de la néphropathie induite par l'acide folique, un modèle expérimental caractérisé par une prolifération cellulaire accrue ; (ii) *in vitro*, dans des cultures primaires de cellules tubulaires proximales provenant de souris transgéniques et des souris normales. Cet effet prolifératif de Bcl-2 au niveau des cellules tubulaires rénales contraste avec les études antérieures qui lui assignent plutôt un effet anti-prolifératif dans d'autres modèles cellulaires [89]. Par ailleurs, l'effet prolifératif ou anti-prolifératif de Bcl2 pourrait dépendre de la phase du cycle cellulaire [89]. En cas d'inhibition de la prolifération, il est difficile de déterminer s'il s'agit là d'une action primaire, ou bien des conséquences de l'action anti-apoptotique, et donc d'une diminution de la regénération cellulaire.

En conclusion, l'ensemble des études publiées ne permet pas, à ce jour, de définir si l'apoptose favorise, ou, au contraire, protège de la détérioration rénale. Cette incertitude sur le rôle exact de l'apoptose dans l'étiologie et l'évolution des maladies rénales rend difficile l'utilisation thérapeutique de ses modulateurs. Cependant des stratégies capables de modifier à la fois l'apoptose et le processus lésionnel rénaux ont été déjà développées. Comme dans d'autres études sur la greffe d'organe [36, 37, 39, 40], FasL augmente la survie du greffon au cours de la greffe rénale [90]. Par ailleurs, les inhibiteurs de l'HMG-CoA réductase stimulent l'apoptose des cellules tubulaires et réduisent la progression des lésions rénales au cours de la réduction néphronique [91].

## Apoptose ménagée et repopulation hépatique

La sensibilité extrême des hépatocytes aux inducteurs d'apoptose a été utilisée dans notre laboratoire dans des expériences de repopulation du foie par des hépatocytes génétiquement modifiés. La stratégie consiste à induire la résistance à l'apoptose d'une petite quantité d'hépatocytes, et de provoquer alors leur expansion élective par des cycles répétés d'apoptose ménagée induite à l'aide d'un agoniste de Fas. La résistance est aisément obtenue par hyper-expression d'un transgène Bcl-2, soit dans des hépatocytes transplantés [92], soit dans des cellules natives du foie en utilisant un vecteur rétroviral [93].

Suivant les conditions, cette procédure permet d'obtenir une repopulation de 30 à 70 p. 100 du foie par les hépatocytes génétiquement modifiés. Lorsque des hépatocytes normaux résistants à l'apoptose sont ainsi transplantés chez une souris déficiente en apolipoprotéine E, la repopulation de son foie permet d'induire la synthèse et la secrétion de cette protéine. Chez ces animaux, un tel traitement permet de corriger l'hypercholestérolémie et d'éviter le développement d'une athérosclérose [94]. L'utilisation d'un vecteur rétroviral peut permettre de transférer une construction polycistronique, l'un des cistrons codant Bcl-2 et l'autre une protéine d'intérêt [93].

Quoique spectaculaire, ces résultats restent encore expérimentaux car l'induction de l'apoptose par activation de la voie Fas est potentiellement trop brutale et difficile à contrôler pour pouvoir être utilisée en pratique clinique.

Cependant, d'autres inducteurs plus progressifs de l'apoptose peuvent probablement être mis au point à l'occasion de l'intense activité de recherches sur l'éventuel effet anti-cancéreux de tels produits. L'utilisation d'une stratégie de ce type recèle d'importantes possibilités. En effet, on pourrait repeupler au niveau requis un foie à l'aide d'hépatocytes corrigés ou modifiés pour coder une substance d'intérêt thérapeutique. Une telle approche serait en principe adaptée à de nombreuses maladies hépatiques ou à toute affection pouvant bénéficier de la secrétion dans le sang d'une protéine biologiquement active.

## CONCLUSION

À la multiplicité et à la diversité des situations pathologiques impliquant une activité augmentée ou inhibée des voies apoptotiques correspond l'ampleur des perspectives thérapeutiques. Alors que de nombreux essais expérimentaux chez l'animal témoignent de la réalité de ces espoirs, des obstacles sérieux demeurent pour qu'ils deviennent réalité.

Compte tenu des rôles multiples joués par l'apoptose et de la complexité de leur régulation, les agents modulateurs de l'apoptose, produits pro-apoptotiques à visée anti-proliférative ou anti-apoptotique à visée protectrice, devraient impérativement témoigner d'une bonne spécificité pour les cellules cibles de la maladie. Par ailleurs, dans certains cas, l'observation d'une apoptose associée à des phénomènes pathologiques ne permet pas de conclure qu'il s'agit là d'un phénomène causal : l'apoptose peut être un mode de mort cellulaire qui, si elle est bloquée, serait remplacée par des phénomènes de nécrose dont l'une des caractéristiques est, contrairement à l'apoptose, d'induire une réaction inflammatoire. Ainsi, sur des modèles cellulaires, les inhibiteurs de caspases peuvent favoriser la nécrose cellulaire [95, 96]. L'effort international consenti pour surmonter ces difficultés est cependant considérable, notamment dans les plus grands groupes pharmaceutiques. Ceux-ci étant rarement mus par l'unique désir d'accéder au savoir, un optimisme raisonnable est donc de rigueur.

## BIBLIOGRAPHIE

1. KERR JF, WYLLIE AH, CURRIE AR. Apoptosis: a basic biological phenomenon with wide-ranging implications in tissue kinetics. Br J cancer, 1972; **26**: 239-257.
2. WYLLIE AH, KERR J. F, CURRIE AR. Cell death: the significance of apoptosis. Int Rev Cytol, 1980; **68**: 251-306.
3. CIKALA M, WILM B, HOBMAYER E ET AL. Identification of caspases and apoptosis in the simple metazoan Hydra. Curr Biol, 1999; **9**: 959-962.
4. VAUX DL, KORSMEYER SJ. Cell death in development. Cell, 1999; **96**: 245-254.
5. PENNEL RL, LAMB C. Programmed cell death implant. Plant Cell, 1997; **9**: 1157-1168.
6. TSCHOPP J, THOME M, HOFMANN K *et al.* The fight of viruses against apoptosis. Curr Opin Genet Dev, 1998; **8**: 82-87.
7. WEBSTER KA, DISCHER DJ, KAISER S ET AL. Hypoxia-activated apoptosis of cardiac myocytes requires reoxygenation or a pH shift and is independent of p53. J Clin Invest, 1999; **104**: 239-252.
8. RICH T, ALLEN RL, WYLLIE AH. Defying death after DNA damage. Nature, 2000; **407**: 77-783.
9. SAVILL J, FADOK V. Corpus clearance defines the meaning of cell death. Nature, 2000; **407**: 784 - 788.
10. EVAN G, LITTLEWOOD T. A matter of life and cell death. Science, 1998; **281**: 1317-1322.
11. NICHOLSON DW. From bench to clinic. Nature, 2000; **407**: 810-816.

12. WANG JL, LIU D, ZHANG ZJ ET AL. Structure-based discovery of an organic compound that binds bcl-2 protein and induces apoptosis of tumor cells. Proc Natl Acad Sci USA, 2000; **97**: 7124-7129.

13. ADAMS J. M, CORY S. The Bcl-2 protein family: arbiters of cell survival. Science, 1998; **281**: 1322-1326.

14. PRENDERGAST GC. Mechanisms of apoptosis by c-Myc. Oncogene, 1999; **18**: 2967-2987.

15. PHILIPS A, BATES S, RYAN K ET AL. Induction of DNA synthesis and apoptosis are separable function of E2F1. Genes Dev, 1997; **11**: 1853 -1863.

16. FENGZHI L, ACKERMANN EJ, BENNETT F ET AL. Pleiotropic cell-division defects and apoptosis induced by interference with survivin function. Nat New Biol, 1999; **1**: 461-466.

17. AMBROSINI G, ADIDA C, ALTIERI DC. A novel anti-apoptosis gene, survivin, expressed in cancer and lymphoma. Nat Med, 1997; **3**: 917-921.

18. JANSEN B, SCHLAGBAUER-WADL H, BROWN BD ET AL. Bcl-2 antisense therapy chemosensitizes human melanoma in SCID mice. Nat Med, 1998; **4**: 232-234.

19. JANSEN B, WACHECK V, HEERE-RESS E ET AL. Chemosensitisation of malignant melanoma by Bcl-2 antisense therapy. Lancet, 2000; **356**: 1728.

20. ASHKENAZI A, DIXIT VM. Death receptors: signalling and modulation. Science, 1998; **281**: 1305-1308.

21. SCHNEIDER P, TSCHOPP J. Apoptosis induced by death receptors. Pharm. Acta Helv, 2000; **74**: 281-286.

22. THOME M, SCHNEIDER P, HOFMANN K ET AL. Viral FLICE-inhibitory protein (FLIPs) prevent apoptosis induced by death receptors. Nature, 1997; **386**: 517-521.

23. PAN G, NI J, WEI Y-F ET AL. An antagonist decoy receptor and a death domain-containing receptor for TRAIL. Science, 1997; **277**: 815-818.

24. SHERIDAN JP, MARSTERS SA, PITTIR M. Control of TRAIL-induced apoptosis by a family of signalling and decoy receptors. Science, 1997; **277**: 818-821.

25. GROTZER MA, EGGERT A, ZUGAK TJ ET AL. Resistance to TRAIL-induced apoptosis in primitive neuroectodermal brain tumor cells correlates with a loss of caspase-8 expression. Oncogene, 2000; **19**: 4604-4610.

26. JO M, KIM TH, SCOL DW ET AL. Apoptosis-induced in normal human hepatocytes by tumor necrosis factor-related apoptosis - inducing ligand. Nat Med, 2000; **6**: 564-567.

27. NITSCH R, BECHMANN I, DEISZ RA ET AL. Human brain-cell death induced by tumour-necrosis-factor-related apoptosis-inducing ligand (TRAIL). Lancet, 2000; **356**: 827-828.

28. CLARCKE MF, APEL IJ, BENEDICT MA ET AL. A recombinant Bcl-Xs adenovirus selectively induces apoptosis in cancer cells but not in normal bone marrow cells. Proc Natl Acad Sci USA, 1995; **92**: 11024-11028.

29. ARAI H, GORDON D, NABEL E ET AL. Gene transfer of Fas ligand induces tumor regression *in vivo*. Proc Natl Acad Sci USA, 1997; **94**: 13826-13867.

30. FUJIWARA TD, CAI RN, GEORGES T ET AL. Therapeutic effect of a retroviral wild-type p53 expression vector in an orthotopic lung cancer model. J Natl Cancer Sci, 1994; **86**: 1458-1462.

31. CLAYMAN GL, EL-NAGGAR JA, ROTH WW ET AL. *In vivo* molecular therapy with p53 adenovirus for microscopic residual head and neck squamous carcinoma. Cancer Res, 1995; **55**: 1-6.

32. KHURI FR, NEMUNAITIS J, GANLY I ET AL. A controlled trial of intratumoral ONYX-015, a selectively-replicating adenovirus, in combination with cisplatin and 5-fluorouracil in patients with recurrent head and neck cancer. Nat Med, 2000; **6**: 879-885.

33. GOLDSTEIN P. Controlling cell death. Science, 1997; **275**: 1081-1082.

34. KRAMMER PH. CD95's deadly mission in the immune system. Nature, 2000; **407**: 789-795.

35. BELLGRAU D, GOLD D, SELAWRY H ET AL. A role for CD95 ligand in preventing graft rejection. Nature, 1995; **377**: 630-632.

36. GRIFFITH TS, BRUNNER T, FLETCHER SM ET AL. Fas ligand-induced apoptosis as a mechanism of immune privilege. Science, 1995; **270**: 1189-1192.

37. LAU HT, FONTANA Y, STOECKERT JJ . Prevention of islet allograft rejection with engineered myoblasts expressing FasL in mice. Science, 1996; **273**: 109-112.

38. HAHNE M, RIMOLDI D, SCHROTER M ET AL. Melanoma cell expression of Fas (Apo1/CD95) ligand: implications for tumor immune escape. Science, 1996; **274**: 1363-1366.

39. ALLISON J, GEROGIOU HM, STRASSER A ET AL. Transgenic expression of CD95 ligand on islet beta cells induces a granulocytic infiltration but does not confer immune privilege upon islet allografts. Proc Natl Acad Sci USA, 1997; **94**: 3943-3947.

40. RESTIFO NP. Not so Fas: Re-evaluating the mecanisms of immune privilege and tumor escape. Nat Med, 2000; **6**: 493-495.

41. OGASAWARA J, WATANABE-FUKUNAGA R, ADACHI M ET AL. Lethal effect of the anti-Fas antibody in mice. Nature, 1993; **364**: 806-809 (erratum : 1993 ; 365-568).

42. LACRONIQUE V, MIGNON A, FABRE M ET AL. Bcl-2 protects from lethal hepatic apoptosis induced by an anti-Fas antibody in mice. Nat Med, 1996; **2**: 80-86.

43. ZHANG H, COOK J, NICKEL J ET AL. Reduction of liver Fas expression by an antisense oligonucleotide protects mice from fulminant hepatitis. Nat Biotech, 2000; **18**: 862-867.

44. STRAND S, HOFMANN WJ, GRAMBIHLER A ET AL. Hepatic failure and liver cell damage in acute Wilson's disease involve CD95 (APO-1/Fas) mediated apoptosis. Nat Med, 1998; **4**: 588-593.

45. MIGNON A, ROUQUET N, FABRE M ET AL. LPS challenge in D-galactosamine-sensitized mice accounts for caspase-dependent fulminant hepatitis, not for septic shock. Am J Respir Crit Care Med, 1999; **159**: 1308-1315.

46. GALANOS C, FREUNDENBERG MA, REUTTER W. Galactosamine induced sensitization to the lethal effects of endotoxin. Proc Natl Acad Sci USA, 1979; **76**: 5939-5943.

47. DE LA COSTE A, FABRE M, MC DONELL N ET AL. Differential protective effects of Bcl-$X_L$ and Bcl-2 on apopotic injury in transgenic mice. Am J Physiol, 1999; **277**: 6702-6708.

48. PATEL T, GORES GJ. Apoptosis and hepatobiliary disease. Hepatology, 1995; **21**: 1725-1741.

49. KONDO T, SUDA T, FUKUYAMA H ET AL. Essential roles of the Fas ligand in the development of hepatitis. Nat Med, 1997; **3**: 409-413.

50. ZHANG H, COOK J, NICKEL J ET AL. Reduction of liver Fas expression by an antisense oligonucleotide protects mice from fulminant hepatitis. Nat Biotech, 2000; **18**: 862-867.

51. BUDIHARDJO I, OLIVER H, LUTTER M ET AL. The biochemistry of apoptosis. Annu Rev Cell Dev Biol, 1999; **15**: 269-290.

52. HENGARTNER MO. The biochemistry of apoptosis. Nature, 2000; **407**: 770-776.

53. ROUQUET N, PAGES JC, MOLINA T ET AL. ICE inhibitor YVAD-cmR is potent against liver apoptosis *in vivo.* Curr Biol, 1996; **6**: 1192-1195.

54. CURSIO R, GUGENHEIM J, EHRLAND RICCI J ET AL. A caspase inhibitor fully protects rats against lethal normothermic liver ischemia by inhibition of liver apoptosis. Faseb J, 1999; **13**: 253.

55. JACOBSON MD. Reactive oxygen species and programmed cell death. Trends Biochem Sci, 1196; **21**: 83-86.

56. YUAN J, YANKNER BA. Apoptosis in the nervous system. Nature, 2000; **407**: 802-809.

57. MARTINOU JC, DUBOIS-DAUPHIN M, STAPLE JK ET AL. Overexpression of Bcl-2 in transgenic mice protects neurons from naturally occuring cell death and experimental ischemia. Neuron, 1994; **13**: 1017-1030.

58. MERRY DE, KORSMEYER SJ. Bcl-2 gene family in the nervous system. Annu Rev Neurosci, 1997; **20**: 245-267.

59. KUIDA K, HAYDAR TF, KUAN CY ET AL. Decreased apoptosis in the brain and premature lethality in CPP32-deficient mice. Nature, 1996; **384**: 368-372.

60. KUIDA K, ZHANG TS, NA S ET AL. Reduced apoptosis and cytochrome *c*-mediated caspase activation in mice lacking caspase9. Cell, 1998; **94**: 325-337.

61. NAMURA S, ZHUA J, FINK K ET AL. Activation and cleavage of caspase-3 in apoptosis induced by experimental cerebral ischemia. J Neurosci, 1998; **18**: 3659-3668.

62. MARTIN LJ, AL-ABDULLA NA, BRAMBRINK AM ET AL. Neurodegeneration in excitotoxicity, global cerebral ischemia, and target deprivation : a perspective on the contributions of apoptosis and necrosis. Brain Res Bull, 1998; **46**: 281-309.

63. RABIZADEH S, GRALLA EB, BORCHELT DR ET AL. Mutations associated with amyotrophic lateral sclerosis covert superoxide dismutase from an antiapoptotic gene to a proapoptotic gene: studies in yeast and neural *cells*. Proc Natl Acad Sci USA, 1995; **92**: 3024-3028.

64. SAUDOU F, FINKBEINER S, DEVYS D ET AL. Huntingtin acts in the nucleus to induce apoptosis but death does not correlate with the formation of intranuclear inclusions. Cell, 1998; **95**: 55-66.

65. SU JH, ANDERSON AJ, CUMMINGS BJ ET AL. Immunohistochemical evidence for apoptosis in Alzheimer's disease. Neuroreport, 1994; **5**: 2529-2533.

66. NAKAGAWA T, ZHU H, MORISHIMA N ET AL. Caspase-12 mediates endoplasmic-reticulum-specific apoptosis and cytotoxicity by amyloid-β. Nature, 2000; **403**: 98-103.

67. SANCHEZ L, XU Cj, KATIZAKA A ET AL. Caspase-8 is required for cell death induced by expanded polyglutamine repeats. Neuron, 1999; **22**: 623-633.

68. ONA VO, LI M, VONSATTEL JP ET AL. Inhibition of caspase-1 slows disease progression in a mouse model of Huntington's disease. Nature, 1999; **399**: 204-205,207.

69. ROSEN DR, SIDDIQUE T, PATTERSON D ET AL. Mutations in Cu/Zn superoxide dismutase gene are associated with familial amyotrophic lateral sclerosis. Nature, 1993; **362**: 59-62.

70. CLEVELAND DW. From Charcot to SOD1: mechanisms of selective motor neuron death in ALS. Neuron, 1999; **24**: 514-520.

71. KOSTIC V, JACKSON-LEWIS V, DE BILBAO F ET AL. Bcl-2 : prolonging life in a transgenic mouse model of familial amyotrophic lateral sclerosis. Science, 1997; **277**: 559-562.

72. PASINELLI P, BORCHELT DR, HOUSEWEART MK ET AL. Caspase-1 in activated in neuron cells and tissue with amyotrophic lateral sclerosis-associated mutations in copper-zinc superoxide dismutase. Proc Natl Acad Sci USA, 1998; **95**: 15763-15768.

73. FRIEDLANDER RM, BROWN RH, GAGLIARDINI V ET AL. Inhibition of ICE slows ALS in mice. Nature, 1997; **388**: 31.

74. LI M, ONA V, GUEGAN C, CHEN M. Functional role of caspase-1 and caspase-3 in an ALS transgenic mouse model. Science, 2000; **288**: 335-339.

75. FLISS H, GATTINGER D. Apoptosis in ischemic and reperfused rat myocardium. Cir Res, 1996; **79**: 949-956.

76. WEBSTER KA, DISCHER DJ, KAISER S ET AL. Hypoxia-activated apoptosis of cardiac myocytes requires reoxygenation or a pH shift and is indenpendent of p53. J Clin Invest, 1999; **104**: 239-252.

77. YAOITA H, OGAWA K, MACHARA K ET AL. Attenuation of ischemia/reperfusion injury in rats by a caspase inhibitor. Circulation, 1998; **97**: 276-281.

78. MOCANU MM, BAXTER GF, YELLON DM. Caspase inhibition and limitation of myocardial infarct size: protection against lethal reperfusion injury. Br J Pharmacol, 2000; **130**: 196-200.

79. BROCHERIOU V, HAGÈGE AA, OUBENAÏSSA A ET AL. Cardiac functional improvement by a human Bcl-2 transgene in a mouse model of ischemia/reperfusion injury. J Gene Med, 2000; **2**: 326-333.

80. SAVIL J, MOONEY A, HUGHES J. What role does apoptosis play in progression of renal disease. Curr Opin Nephrol Hypert, 1996; **5**: 369-374.

81. SAVIL J. Regulation of glomerular cell number by apoptosis. Kidney Int, 1999; **56**: 1216-1222.

82. LIEBERTHAL W, KOH JS, LEVINE JS. Necrosis and apoptosis in acute renal failure. Semin Nephrol, 1998; **18**: 505-518.

83. CHEVALIER RL. Growth factors and apoptosis in neonatal ureteral obstruction. J Am Soc Nephrol, 1996; **7**: 1098-1105.

84. THOMAS GL, YANG B, WAGNER BE ET AL. Cellular apoptosis and proliferation in experimental renal fibrosis. Nephrol Dial Transplant, 1998; **13**: 2216-22.

85. THOMAS SE, ANDOH TF, PICHLER RH ET AL. Accelerated apoptosis characterizes cyclosporin-associated interstitial fibrosis. Kidney Int, 1998; **53**: 897-908.

86. MURCIA NS, SWEENEY WE, AVNER ED. New insights into molecular pathophysiology of polycystic kidney disease. Kidney Int, 1999; **55**: 1187-1197.

87. ORTIZ A. Apoptotic regulatory proteins in renal injury. Kidney Int, 2000; **58**: 467-485.

88. ORTIZ A, LORZ C, EGIDO J. The Fas ligand/Fas system in renal injury. Nephrol Dial Transplant, 1999; 1831-1834.

89. O'REILLY LA, HUANG TC, STRASSER A. The cell death inhibitor bcl-2 and its homologues influence control of cell cycle entry. EMBO, 1996; **15**: 6979-6990.

90. SWENSON KM, KE B, WANG T. Fas ligand gene transfer to renal allograft in rats: effect on allograft survival. Transplantation, 1998; **65**: 155-160.

91. IMURA O, VRTOVSNIK F, TERZI F ET AL. HMG-CoA reductase inhibitors induce apoptosis in mouse tubular cells in primary culture. Kidney Int, 1997; **52**: 962-972.

92. MIGNON A, GUIDOTTI JE, MITCHELL C ET AL. Selective repopulation of normal mouse liver by Fas/CD95-resistant hepatocytes. Nat Med, 1998; **4**: 1185-1188.

93. GUIDOTTI JE, MALLET VO, MITCHELL C ET AL. Selection of in vivo retrovirally transduced hepatocytes leads to efficient and predictable mouse liver repopulation. FASEB J, 2001, (*in press*).

94. MITCHELL C, MIGNON A, GUIDOTTI JE ET AL. Therapeutic liver repopulation in a mouse model of hypercholesterolemia. Hum Mol Genet, 2000; **9**: 1597-1602.

95. LEMAIRE C, ANDREAU K, SOUVANNAVONG V ET AL. Inhibition of caspase activity induces a switch from apoptosis to necrosis. FEBS Lett, 1998; **27**: **425** (2) : 266-70.

96. VERCAMMEN D, BEYAERT R, DENECKER G ET AL. Inhibition of caspases increases the sensitivity of L929 cells to necrosis mediated by Tumour Necrosis Factor. J Exp Med, 1998; **187**: 1477-85.

# CLEARANCE PHAGOCYTAIRE DES CELLULES EN VOIE D'APOPTOSE ET RÉGULATION DE L'INFLAMMATION GLOMÉRULAIRE

par

J. SAVILL*

L'inflammation glomérulaire peut disparaître mais persiste fréquemment, menant à une perte des cellules glomérulaires résidentes, à une réparation cicatricielle puis à l'insuffisance rénale. La clearance macrophagique des leucocytes et des cellules résidentes en voie d'apoptose est un des aspects essentiels de l'évolution des glomérulonéphrites [1, 2, 3].

## INFLAMMATION GLOMÉRULAIRE, RÉSOLUTION OU PROGRESSION DE LA GLOMÉRULONÉPHRITE ET APOPTOSE

Les causes de glomérulonéphrites (GN) sont nombreuses, mais la caractéristique commune est l'infiltration glomérulaire par les macrophages, les neutrophiles et plus rarement par les lymphocytes. Il existe une prolifération et une altération du phénotype des cellules glomérulaires résidentes, étroitement corrélée à la production excessive d'une matrice extracellulaire (MEC) anormale. Pour finir, il existe tardivement et de façon variable une perte de cellules résidentes, s'accompagnant d'une perte permanente de fonction [4]. La GN étant installée lors de la présentation clinique, l'objectif principal du traitement est de promouvoir sa résolution, mais les cibles thérapeutiques sont mal connues, et les traitements ont une efficacité limitée [5]. C'est dans cette idée que nous avons étudié les mécanismes,

* Centre for Inflammation Research, Department of Clinical and Surgical Sciences (Internal Medicine), Royal Infirmary, Lauriston Place, Edimburgh, Scotland, UK.

jusqu'à présent mal compris, qui gouvernent la clearance des cellules indésirables au sein des glomérules inflammatoires à l'occasion de la résolution des GN. Nous avons tout d'abord montré que les PMN sont programmés pour mourir d'apoptose, puis être éliminés *in vitro* et *in vivo* par les cellules phagocytaires [6] ; nous avons ensuite montré que les PMN infiltrant les glomérules étaient éliminés par apoptose au cours des glomérulonéphrite [7], en particulier lorsqu'ils étaient situés dans le mésangium ou dans les capillaires occlus [8], en étant ingérés par les macrophages, mais aussi par les cellules mésangiales [7, 9]. Bien que le destin habituel des macrophages soit d'émigrer à partir des sites inflammatoires [10], les cellules monocytaires/macrophagiques peuvent être éliminées par apoptose, à l'occasion d'une clearance phagocytaire in situ [11].

Nous avons été par ailleurs les premiers [12] à montrer qu'un excès de cellules résidentes (mésangiales) était délété par apoptose durant la guérison de l'hypercellularité mésangiale des glomérulonéphrites. Sachant qu'il existe un excès de perte de cellules mésangiales dans les glomérulonéphrites progressives, plusieurs études ont sans surprise montré que l'apoptose des cellules résidentes était un élément important de la cicatrisation glomérulaire [13, 14]. Bien que l'accumulation de matrice extracellulaire dans les glomérules lésés favorise l'apoptose des cellules mésangiales [15], le puissant effet anti-apoptotique de certaines cytokines ubiquitaires telle que IGF-1 [16] suggérait que l'évolution glomérulaire vers une cicatrice pauvre en cellules était en fait le reflet d'une destruction active des cellules glomérulaires résidentes [3].

Après la découverte par Lang qu'il existe dans l'œil du rongeur en cours de développement une délétion des vaisseaux due à une apoptose des cellules endothéliales favorisée par les macrophages [17, 18], nous avons récemment montré que les macrophages isolés à partir de glomérules de rongeurs rendus expérimentalement inflammatoires, ou produit *in vitro* par stimulations de macrophages provenant de moelle osseuse de rongeurs (BMDM), étaient capables d'inhiber la mitose et d'induire l'apoptose de cellules mésangiales en culture, après relargage de NO par les macrophages [19]. De plus, des cellules mésangiales marquées par des cytokines, provenant de rongeurs ou d'hommes, meurent après contact avec le TNF α présent sur les surfaces macrophagiques [20]. Pour toutes ces raisons, l'action des macrophages est un nouveau mécanisme candidat pour expliquer une perte persistante et excessive des cellules résidentes glomérulaires au cours de la phase de guérison cicatricielle des glomérulonéphrites.

## L'ÉLIMINATION DES CORPS CELLULAIRES PAR LES MACROPHAGES TÉMOIGNE DE LA MORT CELLULAIRE AU SEIN DES SITES INFLAMMATOIRES

Une élimination tranquille : l'apoptose aboutit habituellement à un processus d'élimination phagocytaire de corps cellulaires enveloppés de membrane, n'occasionnant pas de lésion inflammatoire, par contraste avec la nécrose, au cours de laquelle l'exposition du contenu cellulaire aboutit à une réaction inflammatoire [21, 1]. Ainsi, les polynucléaires en voie d'apoptose sont éliminés sans relarguer leur contenu nocif [4], à l'aide de mécanismes spécifiques qui ne stimulent pas le relargage de médiateurs pro-inflammatoires macrophagiques [22] ou mésangiaux [9] ; ceci contraste avec l'élimination des polynucléaires nécrotiques, qui stimule le relargage de médiateurs inflammatoires [23].

### Clearance anti-inflammatoire

Fadok a montré que l'ingestion de cellules apoptotiques (mais pas nécrotiques) était capable de supprimer la sécrétion macrophagique (après stimulation par LPS) de cytokines pro-inflammatoires telle que TNFα, en induisant une libération macrophagique de TGFβ1, qui est une cytokine anti-inflammatoire. D'autres effets suppresseurs paracrines contribuent à limiter la réaction inflammatoire, telle que la libération de $PGE_2$ (prostaglandine $E_2$) et de PAF (*platelet activiting factor*) [24], mais notre travail indique que la libération de TGFβ1 par les macrophages ingérants des cellules en voie d'apoptose est le mécanisme majeur inhibant la libération de TNFα après stimulation par LPS.

### La clearance des cellules apoptotiques régule la capacité lytique des macrophages

Selon la cible et le mécanisme effecteur impliqué, la clairance des cellules apoptotiques peut favoriser ou inhiber la capacité lytique des macrophages. L'élimination apoptotique de polynucléaires par les cellules macrophagiques humaines favorise la libération de Fas ligand, l'activation de la voie Fas ligand et la mort des leucocytes régionaux [25]. D'un autre côté, l'élimination apoptotique par des macrophages murins inhibe la lyse macrophagique de cellules tumorales régionales [26], de même qu'elle est capable d'inhiber la capacité lytique des macrophages à l'égard de parasites (trypanosomes) [27]. De plus, nous avons observé que la capacité lytique du TNFα présent à la surface macrophagique à l'égard des cellules mésangiales était totalement supprimée lorsque les macrophages ingéraient des cellules apoptotiques. En pratique, il semble qu'une réduction de la capacité macrophagique à éliminer les cellules apoptotiques peut non seulement faciliter la persistance de l'inflammation, mais aussi péréniser la lyse macrophagique des cellules glomérulaires résidentes.

## ARGUMENT : DÉFICIT EN C1q, RÉDUCTION DE L'ÉLIMINATION DES CELLULES APOPTOTIQUES ET LÉSIONS GLOMÉRULAIRES

Bien que de multiples mécanismes contribuent à la clearance des cellules apoptotiques par les cellules phagocytaires, C1q, le premier composant du complément, mérite une attention particulière car il fait le lien entre les macrophages et les cellules apoptotiques [28]. Les patients atteints de déficit en C1q développent dans la majorité des cas un lupus érythémateux disséminé (LED) accompagné de lésions inflammatoires organiques, et notamment rénales. Les souris invalidées C1q-/- [29] développent un syndrome lupique avec une glomérulonéphrite sévère au cours de laquelle la présence de 5 à 10 p. 100 de cellules apoptotiques suggère vivement un défaut de clearance (en effet les cellules apoptotiques sont normalement éliminées en une heure en moyenne ; en l'absence de mitose, la présence de 1 p. 100 d'apoptose dans un tissu équivaut à la disparition de 24 p. 100 des cellules en une journée). Nous avons contribué au développent d'un test *in vivo* qui consiste en l'élimination macrophagique de cellules apoptotiques injectées dans le péritoine de souris invalidé pour C1q ; ce modèle a confirmé l'existence d'un défaut de clearance des cellules apoptotiques [30]. Les résultats sont transposables à l'homme, dans la mesure ou les macrophages provenant de monocytes extraits chez des patients déficients en C1q ont le même défaut d'ingestion de cellules apoptotiques, réversible après apport exogène de C1q [30].

Le groupe de Walport a souligné le rôle potentiel d'un défaut de clairance des cellules apoptotiques dans les maladies auto-immunes [30] ; cependant la sévère inflammation glomérulaire des souris C1q-/- peut aussi refléter un défaut d'élimination anti-inflammatoire des cellules apoptotiques. Le pourcentage élevé de cellules apoptotiques présent dans le glomérule des animaux C1q-/- ne peut pas être seulement expliqué par un défaut de l'ordre de 50 p. 100 de la clearance des cellules apoptotiques, si bien que nous supposons que les souris C1q-/- ont aussi un défaut d'inhibition de lyse macrophagique des cellules glomérulaires résidentes.

## AUTRES CAUSES DE CLEARANCE ANORMALE DES CELLULES APOPTOTIQUES

Le déficit en C1q est une cause rare de défaut de clearance apoptotique ; d'autres anomalies pouraient contribuer à la persistance de la sécrétion macrophagique de médiateurs pro-inflammatoires et de lyse macrophagique de cellules résidentes [31]. Les modifications du micro-environnement, telle qu'une baisse du pH [32] ou l'accumulation de molécules électriquement chargées [33] se produisent au sein des sites d'inflammation chronique et pourraient altérer la prise en charge des cellules apoptotiques par les macrophages [34]. L'auto-immunité pourrait être la conséquence d'un défaut de clearance, mais pourrait être aussi sa cause, dans la mesure ou de telles anomalies ont été rapportées au cours de la polyarthrite rhumatoïde [35], et au cours du lupus érythémateux disséminé [36], un des facteurs favorisant étant la présence d'anticorps anti-C1q [30]. Au cours des vascularites, les anticorps anti-cytoplasmes des polynucléaires (ANCA) perturbent l'apoptose des polynycléaires, en accélérant leur évolution vers la nécrose secondaire [37] sans mettre en jeu le signal d'apoptose lié à l'exposition de la phosphatidyleserine [38], ce qui réduit l'espace de temps nécessaire pour une élimination non-inflammatoire [37]. Les auto-anticorps anti-phospholipides reconnaissent fréquemment la phosphatidylsérine et sont susceptibles d'opsoniser les cellules apoptotiques via les récepteurs Fc des macrophages, et favorisent ainsi la libération de TNF$\alpha$ [39].

Une prédispositon héréditaire à une diminution de la clearance apoptotique est soulignée par le cas très particulier du déficit en C1q, mais une recherche systématique de polymorphismes de C1q, et de déficits d'autres molécules impliquées dans l'ingestion macrophagique des cellules apoptotiques, pourrait être envisagée dans les GN sporadiques [40].

## TRAITEMENTS SUSCEPTIBLES DE RESTAURER UNE CLEARANCE MACROPHAGIQUE NORMALE

Les glucocorticoïdes sont capables de faciliter *in vitro* et *in vivo* une élimination sans danger des cellules apoptotiques : nous avons démontré que l'administration durant 24 heures à des phagocytes (mais pas aux cellules apoptotiques) d'une concentration pharmacologique de glucocorticoïdes était capable de promouvoir de façon spécifique, de façon doses et récepteurs-dépendantes, une augmentation (4 ×) de la phagocytose des cellules apoptotiques, par des macrophages de provenance humaine ou murine, et par des cellules mésangiales de rat [41]. Cependant, alors que la phagocytose induite par les stéroïdes ne stimulait pas la libération macrophagique de TNFα ou de chémokines [41], on ne sait toujours pas s'il s'agit d'une réponse macrophagique anti-inflammatoire ou anti-cytolytique.

Pour valider ces résultats *in vivo*, nous avons étudié les effets d'un traitement stéroïde (dexaméthasone 0,4 mg/kg, équivalent chez la souris à 28 mg chez un homme de 70 kg) 24 heures avant d'effectuer le test de phagocytose par macrophages péritonéaux de cellules apoptotiques administrées par voie intrapéritonéale. Le pourcentage d'ingestion macrophagique de cellules apoptotiques a augmenté sous traitement de 20 à 40 p. 100, sachant qu'il n'y avait pas de différence de nombre des macrophages ni de pourcentage de captation des cellules nécrotiques. Par ailleurs, des études préliminaires effectuées chez les souris C1q-/- avaient montré que le traitement par stéroïdes augmentait la clairance macrophagique des cellules apoptotiques, ce qui renvoie aux effets bénéfiques observés grâce aux fortes doses de stéroïdes au cours du lupus érythémateux disséminé chez l'homme.

### La 11 β-hydroxystéroïde deshydrogénase de type I (11 β-HSD1)

Cet enzyme catalyse la conversion des glucocorticoïdes inactifs (cortisone chez l'homme, corticostérone chez la souris), typiquement présente dans le plasma à des concentrations libres de $10^{-7}$ M, en glucocorticoïdes actifs (cortisol chez l'homme, 11 DHA chez la souris) dont la concentration libre plasmatique varie entre $10^{-9}$ et $10^{-8}$ M. Des cellules provenant de lignées diverses peuvent utiliser leur 11 β-HSD pour maintenir une concentration intracellulaire stable de glucocorticoïdes actifs, par conversion de glucocorticoïdes exogènes, ou présents sous forme de stock endogène [42]. Nous avons démontré que les macrophages murins provenant de moelle osseuse ou de macrophages, les macrophages humains provenant de monocytes, ainsi que les cellules mésangiales de rat, exprimaient la 11 β-HSD1, et étaient capables de convertir efficacement les glucocorticoïdes inactifs en glucocorticoïdes actifs. Un traitement durant 24 heures par glucocorticoïdes inactifs des cellules de macrophages péritonéaux murins était capable d'augmenter la phagocytose des cellules apoptotiques de façon équivalente aux résultats obtenus avec les glucocorticoïdes actifs ; la spécificité de cette action a été démontrée en utilisant la carbenoxolone, inhibiteur de 11 β-HSD1, qui bloque la conversion enzymatique et la phagocytose, sans altérer la capacité ultérieure à répondre aux glucocorticoïdes actifs. Les monocytes humains fraichement isolés, qui ont normalement besoin d'une maturation de 48 à 72 heures avant d'acquérir des capacités phagocytaires à l'égard des cellules apoptotiques, n'expriment pas la 11 β-HSD1 et ne sont pas capables d'opérer la conversion des glucocorticoïdes en leur forme active. Cependant, une expression de 11 β-HSD1 et une activité phagocytaire sont détectables à la 72e heure, permettant à ce moment aux glucocorticoïdes inactifs d'augmenter la phagocytose des cellules apoptotiques. Ces données suggèrent la possibilité de cibler de façon spécifique les effets des glucocorticoïdes actifs vis-à-vis de la clearance des cellules apoptotiques, en favorisant l'expression de la 11 β-HSD1 chez les monocytes en cours de maturation, ce qui permettrait aux glucocorticoïdes inactifs d'assurer précocément une plus grande capacité de clearance des cellules apoptotiques.

## CONCLUSION

La clearance phagocytaire des leucocytes et des cellules résidentes est un élément clé de la guérison de l'inflammation glomérulaire. Un défaut d'élimination des cellules apoptotiques peut conduire à une inflammation persistante et à une destruction des cellules résidentes par les macrophages. Des défauts de clearance des cellules apoptotiques devraient être systématiquement recherchés à l'occasion des glomérulonéphrites persistantes. On peut espérer que de telles anomalies seront réversibles grâce à une action intra-macrophagique ciblée des glucocorticoïdes.

**Remerciements**

*Carolyn Gilchrist pour le manuscrit. L'auteur remercie pour son aide la Wellcome Trust, le Medical Research Council, et le National Kidney Research Fund.*

Nous remercions très vivement le Docteur Dominique Joly qui a bien voulu se charger de la traduction de ce texte.

## BIBLIOGRAPHIE

1. SAVILL J. Apoptosis, Phagocytic docking without shocking. Nature, 1998; **392**: 442-443.
2. SAVILL J, FADOK V. Corpse clearance defines the meaning of cell death. Nature, 2000; **407**: 784-788.
3. SAVILL J. Regulation of glomerular cell number by apoptosis. Kidney Int, 1999; **56**: 1216-1222.
4. SAVILL J, REES AJ. Mechanisms of glomerular inflammation. *In*: Davison AM, JS Cameron, J-P Grunfeld, DNS Kerr, E Ritz (eds) Oxford Textbook of Clinical Nephrology. Oxford University Press, 1998; pp.403-439.
5. SAVILL J, JOHNSON RJ. Glomerular remodelling after inflammatory injury. Exp Nephrol, 1995; **3**: 149-158.
6. SAVILL JS, WYLLIE AH, HENSON JE ET AL. Macrophage phagocytosis of aging neutrophils in inflammation. Programmed cell death in the neutrophil leads to its recognition by macrophages. J Clin Invest, 1989; **83**: 865-875.
7. SAVILL J, SMITH J, REN Y ET AL. Glomerular mesangial cells and inflammatory macrophages ingest neutrophils undergoing apoptosis. Kidney Int, 1992; **42**: 924-936.
8. HUGHES J, JOHNSON RJ, MOONEY A ET AL. Neutrophil fate in experimental glomerular capillary injury in the rat emigration exceeds in situ clearance by apoptosis. Am J Pathol, 1997; **150**: 223-234.

9. Hughes J, Liu Y, Ren Y et al. Human glomerular mesangial cell phagocytosis of apoptotic neutrophils: mediation by a novel CD36-independent vitronectin receptor/thrombospondin recognition mechanism that is uncoupled from chemokine secretion. J Immunol, 1997; **158**: 4389-4397.

10. Bellingan, GJ, Caldwell, H, Howie, S.E.M et al. In vivo fate of the inflammatory macrophage during the resolution of inflammation : Inflammatory macrophages do not die locally, but emigrate to the draining lymph nodes. J Immunol, 1996; **157**: 2577-2585.

11. Lan HY, Mitsuhashi H, Ng YY et al. Macrophage apoptosis in rat crescentic glomerulonephritis. Am J Pathol, 1997; **151**: 531-538.

12. Baker AJ, Mooney A, J Hughes et al. Mesangial cell apoptosis : The major mechanism for resolution of glomerular hypercellularity in experimental mesangial proliferative nephritis. J Clin Invest, 1994; **94**: 2105-2116.

13. Sugiyama, H, Kashihara, N, Makino, H et al. Apoptosis in glomerular sclerosis. Kidney Int, 1996; **49**: 103-111.

14. Shimizu A, Masuda Y, Kitamura H et al. Apoptosis in progressive crescentic glomerulonephritis. Lab Invest, 1996; **74**: 941-951.

15. Mooney A, Jackson K, Bacon R et al. Type IV collagen and laminin regulate glomerular mesangial cell susceptibility to apoptosis via β1 integrin-mediated survival signals. Am J Pathol, 1999; **155**: 599-606.

16. Mooney A, Jobson T, Bacon R et al. Cytokines promate glomerular mesangial cell survival in vitro by stimulus-dependent inhibition of apoptosis. J Immunol, 1997; **159**: 3949-3960.

17. Lang RA, Bishop JM. Macrophages are required for cell death and tissue remodelling in the developing mouse eye. Cell, 1993; **74** : 453-462.

18. DiezRoux G, Lang RA. Macrophages induce apoptosis in normal cells in vivo. Development, 1997; **124**: 3633-3638.

19. Duffield JS, Erwig LP, Wei XQ et al. Activated macrophages direct apoptosis and suppress mitosis of mesangial cells. J Immunol, 2000; **164**: 2110-2119.

20. Sugiyama H, Savill J, M et al. Selective sensitization to TNF-α induced apoptosis by blockade of NF-κB in primary glomerular mesangial cells. J Biol Chem, 1999; **274** : 19532-19537.

21. Kerr JF, Wyllie AH, Currie AR. Apoptosis: A basic biological phenomenon with wid-ranging implications in tissue kinetics. Brit J Cancer, 1972; **26**: 239-257.

22. Meagher LC, Savill JS, Baker A et al. Phagocytosis of apoptotic neutrophils does not induce macrophage release of Thromboxane B2. J Leukocyte Biol, 1992; **52**: 269-273.

23. Stern M, Savill J, Haslett C. Human monocyte-derived macrophage phagocytosis of senescent eosinophils undergoing apoptosis: Mediation by $\alpha_v\beta_3$/CD36/thrombospondin recognition mechanism and lack of phlogistic response. Am J Pathol, 1996; **149**: 911-921.

24. Fadok VA, Bratton DL, Konowal A et al. Macrophages that have ingested apoptotic cells in vitro inhibit proinflammatory cytokine production through autocrine/paracrine mechanisms involving TGF-β, $PGE_2$ and PAF. J Clin Invest, 1998; **101**: 890-898.

25. Brown SB, Savill J. Phagocytosis triggers macrophage release of Fas-ligand and induces apoptosis of bystander leucocytes. J Immunol, 1999; **162**: 480-485.

26. Reiter I, Krammer B, Schwamberger G. Cuttin edge: Differential effect of apoptotic versus necrotic tumor cells on macrophage antitumor activities. J Immunol, 1999; **163**: 1730-1732.

27. Freire-de-Lima CG, Nascimento DO, Soares MB et al. Uptake of apoptotic cells drives the growth of a pathogenic trypanosome in macrophages. (published erratum appears in Nature 2000 ; 404 : 904) Nature, 2000; **403**: 199-203.

28. Korb, LC, Ahern, JM. C1q binds directly and specifically to surface blebs of apoptotic human keratinocytes. Complement deficiency and systemic lupus erythematosis revisited. Journal of Immunol, 1997; **158**: 4525-4528.

29. Botto M, Dell'Agnola C, Bygrave AE et al. Homozygous C1q deficiency causes glomerulonephritis associated with multiple apoptotic bodies. Nat Genet, 1998; **19**: 56-59.

30. Taylor PR, Carugati A, Fadok VA et al. A hierarchical role for classical pathway complement proteins in the clearance of apoptotic cells in vivo. J Exp Med, 2000; **192**: 359-366.

31. Ren Y, Savill J. Apoptosis: The importance of being eaten. Cell Death Differ, 1998; **5**: 563-568.

32. HUNT TK, BANDA MJ, SILVER IA. Cell interactions in post-traumatic fibrosis. Ciba Found. Symp, 1985; **114**: 127-149.

33. MENKEN V. Biology of inflammation: chemical mediators and cellular injury. Science, 1956; *123*: 527-534.

34. SAVILL JS, HENSON PM, HASLETT C. Phagocytosis of aged human neutrophils by macrophages is mediated by a novel "charge-sensitive" recognition mechanism. J Clin Invest, 1989; **84**: 1518-1527.

35. VAISHNAW AK, MCNALLY JD, ELKON KB. Apoptosis in the rheumatic diseases. Arthritis Rheum, 1997; **40**: 1917-1927.

36. HERRMANN M, ZOLLER OM, HAGENHOFER M ET AL. What triggers anti-dsDNA antibodies? Mol Biol Rep, 1996; **23**: 265-267.

37. HARPER L, REN Y, SAVILL J ET AL. Antineutrophil cytoplasmic antibodies induce reactive oxygen-dependent dysregulation of primed neutrophil apoptosis and clearance by macrophages. Am J Pathol, 2000; **157**: 211-220.

38. FADOK, VA, BRATTON, DL, FRASCH, SC ET AL. The role of phosphatidylserine in recognition of apoptotic cells by phagocytes. Cell Death Differ, 1998; **5**: 551-562.

39. MANFREDI AA, ROVERE P, GALATI G ET AL. Apoptotic cell clearance in systemic lupus erythematosus.I. Opsonization by antiphospholipid antibodies. Arthritis Rheum, 1998; **41**: 205-214.

40. NOZAKI S, H KASHIWAGI, S YAMASHITA ET AL. Reduced uptake of oxidized low density lipoproteins in monocyte-derived macrophages from CD36-deficient subjects. J Clin Invest, 1995; **96**: 1859-65.

41. LIU Y, COUSIN JM, HUGHES J ET AL. Glucocorticoids promote nonphlogistic phagocytosis of apoptotic leukocytes. J Immunol, 1999; **162**: 3639-3646.

42. SECKL JR AND KE CHAPMAN. Medical and physiological aspects of the 11 β-hydroxysteroid dehydrogenase system. J Biochem, 1997; **249**: 361-364.

# DÉFICIT EN COMPLÉMENT, MALADIE LUPIQUE ET APOPTOSE

par

H. T. COOK*

Le lupus érythémateux disséminé (LED) s'accompagne de la présence d'auto-anticorps circulants dirigés contre une batterie d'auto-antigènes qui peuvent être des molécules intracellulaires, membranaires ou des protéines plasmatiques. Les complexes immuns contenant ces auto-anticorps sont présents dans les tissus atteints et s'accompagnent de dépôts de protéines du système du complément dans le rein. La plupart des patients atteints de LED ont des dépôts de complexes immuns glomérulaires. La présence de dépôts glomérulaires contenant toutes les classes d'immunoglobulines et les composés du complément, démontrés par l'étude en immunofluorescence, est caractéristique de l'atteinte glomérulaire lupique. L'existence de dépôts d'IgA, d'IgG, d'IgM, de C1q, de C4 et de C3 est caractéristique du lupus et les dépôts de C1q et de C4 sont inhabituels dans d'autres types de glomérulonéphrite et doivent toujours conduire à discuter la possibilité d'un lupus.

Parallèlement à l'existence de dépôts de complément dans les tissus atteints, les taux de complément circulant sont diminués chez la plupart des patients. Ceci est particulièrement vrai pour les composants de la voie classique, C1q, C2 et C4. Le taux de C3 est plus rarement abaissé et les taux bas de C3 sont associés aux formes sévères de la maladie. Ces résultats suggèrent que le dépôt de complexes immuns dans les glomérules et dans d'autres tissus est capable d'activer le complément par la voie classique. Les composants du complément activé jouent un rôle lésionnel par la production des opsonines C3b et C3bi, des anaphylatoxines C3a et C5a et du complexe d'attaque membranaire C5b-9.

Toutefois, ce mécanisme peut difficilement être compatible avec le fait que les déficits héréditaires des composés précoces de la voie classique sont étroitement associés à une prédisposition au lupus. De plus, l'atteinte glomérulaire peut dans

* Département d'Histopathologie, Imperial College School of Medicine, Hammersmith Hospital, Du Cane Road, London W12 0NN, UK.

FLAMMARION MÉDECINE-SCIENCES — ACTUALITÉS NÉPHROLOGIQUES 2001
(www.medecine-flammarion.com)

certains modèles animaux être indépendante de l'activation du complément. Nous discuterons dans cette revue les résultats récents qui suggèrent que le complément joue un rôle protecteur contre le développement d'une maladie auto-immune telle que le lupus et nous proposerons que cet effet protecteur du complément semble être lié à son rôle dans la clairance des cellules apoptotiques qui sont la source de nombreux auto-antigènes au cours du lupus.

## Déficit génétique en protéine du complément et lupus érythémateux disséminé (LED)

L'association entre une susceptibilité accrue au lupus et les déficits héréditaires des composés précoces de la voie classique du complément C1q, C1r, C1s, C4 et C2 a été récemment largement revue par Pickering et al [1]. La fréquence de cette association est d'autant plus grande que la protéine déficitaire intervient précocement dans la cascade de la voie classique. L'association la plus forte est observée avec les déficits en C1q.

Quarante-deux sujets atteints de déficit homozygote en C1q ont été décrits aujourd'hui. Trente-neuf d'entre eux (93 p. 100) ont une maladie de type lupique fréquemment sévère [2]. L'atteinte cutanée est observée chez 37 de ces 42 sujets, l'atteinte glomérulaire chez 16 et une atteinte neurologique centrale chez 8. Dans la plupart des cas, l'atteinte glomérulaire est une atteinte proliférative mésangiale [3].

Le déficit génétique de la voie classique le plus fréquent est le déficit homozygote en C2. Sa prévalence dans les populations caucasoïdes de l'Ouest de l'Europe est estimée à 1/20 000. À la différence des autres déficits des composés précoces de la voie classique du complément, la plupart des sujets atteints de déficit homozygote en C2 sont bien portants. Il existe cependant chez ces sujets une fréquence accrue de maladies lupiques qui touche environ 10 p. 100 des sujets déficients en C2. L'existence d'un déficit homozygote en C2 est rencontrée chez environ 1 p. 100 des patients atteints de lupus. Les manifestations du lupus chez les patients ayant un déficit en C2 sont comparables à celles qui sont observées dans les formes spontanées. Toutefois, dans les formes avec déficit en C2, l'atteinte rénale et l'atteinte cérébrale semblent moins fréquentes alors que les signes articulaires et cutanés sont plus fréquents.

Contrairement à la forte association entre lupus et déficit des composés précoces de la voie classique du complément, l'association avec le déficit en C3 est beaucoup plus faible. Un déficit en C3 homozygote a été observé chez 23 sujets dans 16 familles différentes. Une maladie de type lupique était présente chez seulement trois de ces patients. Les facteurs antinucléaires étaient négatifs dans les trois cas. Des infections bactériennes récidivantes et sévères, notamment par des germes encapsulés, sont habituelles dans les déficits en C3. L'existence d'une glomérulonéphrite avec prolifération mésangiale, probablement liée aux infections récidivantes, a été décrite dans 4 cas.

Il existe donc une association certaine entre le déficit en composés précoces de la voie classique du complément et le développement de maladies de type lupique avec dépôts glomérulaires de complexes immuns.

Quelles sont les raisons de cette association ? Une possibilité serait que l'anomalie du complément soit responsable d'un défaut d'élimination des complexes immuns. Le complément joue un rôle en maintenant les complexes immuns sous forme soluble. Ceci permet leur transport dans la circulation, à distance des sites de l'inflammation. Chez les primates, le récepteur CR1 des érythrocytes lie les immuns complexes couverts de C3b et permet aux cellules phagocytaires mononucléées de transporter ces complexes jusqu'au foie, la rate et la moelle osseuse. En l'absence d'activation du complément, les complexes immuns pourraient être éliminés moins efficacement et se déposer dans les tissus. Ce mécanisme pourrait aggraver les lésions tissulaires du lupus. À l'inverse le rôle du déficit en complément dans l'apparition des auto-anticorps observés chez les patients atteints de lupus n'a pas été établi. Les relations entre auto-immunité et déficit en complément sont susceptibles de bénéficier de l'étude des modèles animaux et, en particulier, des souris déficientes pour certains composants du complément.

## Souris déficientes en complément

Des souris déficientes en C1q ont été obtenues par recombinaison homologue du premier exon de la chaîne C1qA [4]. Ceci a donné une souris qui n'a pas de transcript C1qA détectable en Northern blot et qui n'a pas de protéine C1q circulante détectable soit par Western blot, soit par ELISA ou par tests fonctionnels. Ces souris gardent une voie alterne normale.

Les souris déficientes en C1q ont tendance à développer une maladie auto-immune de type lupique. Nous avons étudié une importante cohorte de 226 souris *C1qa-/-* et de 108 souris contrôle de type sauvage, de background génétique 129 × C57BL/6. Les souris de type sauvage ayant ce background génétique ont une prédisposition à l'auto-immunité. Cette prédisposition était augmentée par le déficit en C1q. Ainsi, à l'âge de 8 mois, 54 p. 100 des souris déficientes en C1q avaient des facteurs antinucléaires (FAN) élevés et 25 p. 100 avaient des signes histologiques de glomérulonéphrite par dépôts de complexes immuns alors que ces anomalies histologiques n'étaient observées que chez 4 p. 100 des souris-contrôles ($p < 0{,}0001$). Les lésions glomérulaires chez ces souris consistaient en une prolifération cellulaire principalement mésangiale mais également capillaire. Des croissants cellulaires étaient observés chez les souris les plus sévèrement atteintes. Il existait des dépôts d'IgG et de C3 et l'étude en microscopie électronique confirmait la présence de dépôts denses aux électrons mésangiaux, sous-entothéliaux et extramembraneux. La présence de C3 dans les glomérules et l'absence de C1q suggéraient qu'il existait chez ces souris une activation de la voie alterne.

La grande quantité de corps apopotiques présents dans les glomérules atteints constitue un fait frappant. L'augmentation des corps apopotiques chez les souris déficientes en C1q n'était pas seulement liée à l'inflammation glomérulaire. En effet, le nombre de corps apoptotiques présents dans les glomérules non lésés chez les souris déficitaires en C1q était significativement élevé par rapport à celui observé dans les glomérules des souris contrôle. Ceci suggérait qu'il existait chez les souris déficientes en C1q un défaut de clairance des cellules apoptotiques. Les relations possibles entre ce défaut de clairance et la survenue de l'auto-immunité sont discutées plus bas.

Lorsque le déficit en C1q était induit chez des souris de lignée pure C57BL/6, il n'existait pas de signe de maladie auto-immune ou de glomérulonéphrite. Cependant, le déficit en C1q entraînait une augmentation de la fréquence des auto-anticorps et des lésions de glomérulonéphrite lorsque ces souris étaient croisées avec des souris de la lignée MRL/Mp (observation non publiée). Ces souris MRL/Mp, comme les souris hybrides 129 × 57LB/6, ont tendance à développer des maladies auto-immunes. Ceci indique que, chez la souris au moins, le déficit en C1q n'est pas suffisant à lui seul pour entraîner une réponse auto-immune mais que ceci requiert la présence d'autres facteurs génétiques prédisposants.

Le ciblage génique a été utilisé pour produire des souris déficitaires à la fois en C2 et en facteur B de la voie alterne [5] (souris *H2-BfC2-/-*). Ces souris sont générées sur un background génétique mixte 129 × C57BL/6 et ont également été croisées avec *C1qa-/-* pour générer des souris *C1qa/H2-Bf/C2-/-* déficitaires dans les trois composants du complément. À l'âge de 8 mois, les facteurs antinucléaires de classe IgG étaient présents chez 40 p. 100 des souris *C1qa/H2-Bf/C2-/-* et seulement chez 4 p. 100 des souris de type sauvage et chez 1 p. 100 des souris *H2-BfC2-/-*. Une glomérulonéphrite était présente chez 64 p. 100 des souris *des C1qa/H2-Bf/c2-/-* à 8 mois alors qu'elle n'était observée que chez 8 p. 100 des *H2-BfC2-/-* et chez aucune des souris de type sauvage. Ces résultats montrent, que sur ce background génétique, les déficits en facteur C2 et en facteur B ne prédisposent pas à l'auto-immunité mais que le déficit en C1q est capable d'entraîner une réponse auto-immune, même en l'absence d'une activation du C3. Les souris déficitaires en C1q, C2 et facteur B ont, comme les souris déficitaires en C1q de façon isolée, un nombre augmenté de corps apoptotiques glomérulaires. Ceci suggère que le rôle du C1q dans la clairance des cellules apoptotiques est indépendant de l'activation du C3.

Ces souris permettent également de préciser le rôle du complément dans le développement de l'inflammation glomérulaire. Les souris déficitaires en C1q avaient des lésions de glomérulonéphrite proliférative avec dépôts d'IgG et de C3 glomérulaires. Les souris déficitaires en C1q, C2 et facteur B montraient des dépôts glomérulaires d'IgG abondants mais pas de C3 détectable. Malgré cela, ces souris avaient une hypercellularité glomérulaire modérée ou sévère avec des dépôts denses aux électrons en microscopie électronique, à la fois mésangiaux et sous-endothéliaux. Ainsi, la glomérulonéphrite lupique peut se développer indépendamment de l'activation du complément. Ces résultats vont dans le même sens que ceux qui ont suggéré que les récepteurs pour le fragment Fc jouaient un rôle primordial dans le développement de la néphrite lupique. Les souris NZB/NZW constituent un modèle de néphrite lupique spontanée. Ces souris produisent des anticorps anti-ADN et ont une glomérulonéphrite qui conduit à la mort vers l'âge de 6 mois. Ces souris sont croisées avec des souris dépourvues de la chaîne gamma du récepteur pour le Fc. Elles sont alors incapables de mettre en jeu l'activation dépendante du FcγRI ou FcγRIII [6]. Chez les souris NZB/NZW dépourvues de la chaîne gamma du récepteur Fc, il existait une augmentation significative de la survie et une diminution de la fréquence de la protéinurie. Dans ces modèles de souris lupiques, les glomérules montraient des lésions histologiques et une prolifération cellulaire moindre, malgré que les dépôts d'IgG et de C3 observés dans les deux groupes étaient équivalents. Ces résultats suggèrent que le mécanisme principal des lésions glomérulaires est le dépôt des IgG avec activation du récepteur Fc qui est présent à la fois à la membrane des leucocytes circulants, mais également à la membrane des cellules glomérulaires mésangiales résidentes. L'activation du C3 ne semble ni nécessaire, ni suffisante pour produire des lésions histologiques typiques de glomérulonéphrite lupique.

Le déficit en C4 est capable d'entraîner une réponse auto-immune chez la souris. Chen et al [7] ont étudié des souris C4 déficientes sur un background hybride B6/129. Ces auteurs ont trouvé que toutes les souris femelles et la plupart des souris mâles développaient des facteurs antinucléaires vers l'âge de 10 mois. Une glomérulonéphrite par dépôts de complexes immuns (IgG et C3) était observée chez la moitié des souris femelles C4 déficientes. L'effet du déficit en C4 a également été étudié chez des souris déficientes en Fas [8]. Les souris C57BL/6.*lpr/lpr* déficientes en Fas développent une maladie d'allure lupique, de gravité modérée et produisent des auto-anticorps sans atteinte glomérulaire. Lorsque les souris déficitaires en C4 sont croisées avec les souris C57BL/6.*lpr/lpr*, ces souris ont une augmentation des taux de facteurs antinucléaires et d'anticorps anti-ADN natifs associés à une prolifération cellulaire glomérulaire avec des dépôts glomérulaires d'IgG et de C3. À l'inverse, les souris déficitaires en C3, croisées de la même manière, ne produisent pas d'auto-anticorps et n'ont que des dépôts discrets d'IgG glomérulaires. Il n'existe aucune observation montrant la prédisposition auto-immune des souris déficitaires en C3.

## Apoptose et LED

Il est de plus en plus vraisemblable que les cellules apoptotiques sont la source des auto-antigènes qui induisent la production d'auto-anticorps chez des sujets génétiquement prédisposés au lupus. Les auto-antigènes peuvent être classés en 3 catégories. Premièrement, les antigènes intracellulaires qui incluent différentes nucléoprotéines, certaines d'entre elles contenant de l'ADN (nucléosomes) et d'autres contenant de l'ARN (notamment les petites ribonucléoprotéines, les ribonucléoprotéines cytoplasmiques, le complexe ribonucléoprotéine cytoplasmique Ro/La et les ribosomes). Deuxièmement, les antigènes membranaires, notamment les phospholipides de la membrane cellulaire telles que la phosphatidylsérine. Troisièmement, certaines protéines plasmatiques telles que la bêta-2-glycoprotéine 1 et le C1q. La question importante est donc de comprendre pourquoi une famille particulière de protéines est cible auto-antigénique dans le LED. Il est possible qu'il s'agisse d'un groupe de protéines qui deviendrait accessible à la surface de la cellule apoptotique et qui, en interagissant les unes avec les autres, pourrait jouer un rôle au cours de l'apoptose.

Cette hypothèse a été confortée par l'observation que les kératinocytes humains en culture, irradiés par des rayons UV, expriment des antigènes de surface qui sont capables de lier les auto-anticorps circulants présents chez les patients atteints de LED [9]. En effet, les antigènes SSA/Ro, RNP et Sm sont rendus accessibles à la surface de ces cellules par le traitement UV et sont alors capables de lier les auto-anticorps correspondants. Ces cellules traitées par les UV gardent leur intégrité membranaire mais sont clairement engagées dans la voie de l'apoptose. Il est intéressant de noter que la quantité d'irradiations UV nécessaire pour entraîner l'expression de ces antigènes sur les kératinocytes en culture était plus faible lorsque les cellules cultivées provenaient de patients ayant un LED en rémission par rapport à des cellules cultivées à partir de sujets normaux [10].

La translocation des antigènes intracellulaires à la surface des kératinocytes irradiés par les UV a été étudiée en détail par Rosen et collaborateurs [11]. Ces auteurs ont montré qu'après 6 heures d'irradiation UV, les kératinocytes montraient des modifications morphologiques du type apoptotique. Au cours de l'apoptose, on observe une succession d'évènements : condensation nucléaire, soufflure membranaire, contraction cytoplasmique, isolement des composants cellulaires par les membranes suivi de leur extrusion de la cellule sous forme de corps apoptotique. L'examen morphologique des kératinocytes apoptotiques a montré qu'il existait deux types de boursouflures membranaires : les unes nombreuses, de petite taille, et les autres plus rares, de grande taille. Les boursouflures de petite taille sont fortement marquées par l'iodure de propidium et ce marquage peut être aboli par la ribonucléase, ce qui indique un contenu en ARN.

L'étude en immunofluorescence a montré que ces petites boursouflures contenaient de grandes quantités de protéines Ro, alors que le marquage cytoplasmique observé dans des cellules normales était beaucoup moins intense. Les petites boursouflures contiennent également des protéines du réticulum endoplasmique et des granules compatibles avec des ribosomes en microscopie électronique. À l'inverse, les boursouflures membranaires de plus grande taille contenaient des fragments nucléaires condensés et de l'ADN. Ces boursouflures fixaient les anticorps anti-La et anti-U1-RNP et également les anticorps dirigés contre le triméthylguanosine (TMG) qui sont fréquemment observés dans le lupus et qui reconnaissent les modifications en 5'de l'ARN lors de l'épissage. Au total, cette étude a montré que la plupart des auto-antigènes du lupus était localisée dans des structures de surface des cellules apoptotiques.

Par ailleurs, en plus des anticorps reconnaissant les antigènes intracellulaires, un tiers environ des patients atteints de LED ont des anticorps dirigés contre des phospholipides et particulièrement contre la phosphatidylsérine, un phospholipide de la membrane cellulaire négativement chargé. Cet antigène est présent dans le feuillet interne de la membrane cellulaire des cellules normales et subit une translocation active vers la couche externe de la membrane dans les cellules lors de l'apoptose [12, 13]. La phosphatidylsérine, présente à la surface des cellules apoptotiques, joue un rôle important comme molécule de reconnaissance lors de l'élimination de ces cellules.

Le pouvoir immunogène des cellules apoptotiques et leur capacité à induire la production des auto-anticorps ont été démontrés chez la souris immunisée par des cellules apoptotiques [14]. Des souris ont été immunisées de façon hebdomadaire durant 4 semaines par des thymocytes syngéniques apoptotiques ou par des thymocytes ou des cellules spléniques normales. Les souris injectées par des cellules apoptotiques produisaient des anticorps contre l'ADN simple brin et la cardiolipine. Ces souris avaient également des dépôts d'IgG glomérulaires. Ces dépôts n'étaient pas observés chez les souris non immunisées contrôles ou chez les souris immunisées par des cellules spléniques. Cependant, on observait quelques dépôts glomérulaires d'IgG chez les souris immunisées par des thymocytes lysés, mais il n'y avait pas de protéinurie chez aucune des souris étudiées.

Ainsi, il existe des éléments de preuve que les antigènes reconnus au cours du LED sont exprimés à la surface des cellules apoptotiques et que, dans certaines circonstances d'immunisation par ces cellules, une auto-immunité peut être induite.

Dans la mesure où il existe un renouvellement rapide des cellules apoptotiques dans l'organisme, la question se pose de savoir quelles anomalies conduisent à une réponse auto-immune contre des antigènes aussi largement répandus. Il est possible que les antigènes des cellules apoptotiques soient modifiés et qu'apparaissent des néo-épitopes [15]. Il est également possible que les cellules apoptotiques soient présentées avec les antigènes viraux et que la proximité d'antigènes self et non self conduise à la rupture de tolérance [16]. Une autre possibilité est qu'il existe une anomalie de fonction des mécanismes conduisant à l'élaboration des cellules apoptotiques. Les mécanismes permettant l'élimination des cellules apoptotiques sont extrêmement efficaces. Ils permettent une élimination rapide sans induire de réponse inflammatoire. C'est en effet une caractéristique particulière de l'apoptose qui, à l'inverse de la nécrose, est un évènement silencieux, en ce sens qu'elle n'induit pas d'inflammation. Il existe de nombreuses molécules à la surface des cellules apoptotiques qui permettent leur reconnaissance, à la fois par des phagocytes spécialisés mais également par d'autres types cellulaires. De nombreux récepteurs permettant l'élimination des cellules apoptotiques ont été identifiés. Ces récepteurs incluent le récepteur pour la phosphatidylsérine [17], le récepteur pour la vitronectine ($\alpha_v\beta_3$), CD36 [19], CD14 [20], le scanvenger receptor A [21]. Comme nous le discuterons plus bas, le complément semble également jouer un rôle important dans l'élimination des cellules apoptotiques.

Un défaut de clairance des cellules apoptotiques par les mécanismes physiologiques normaux pourrait avoir deux conséquences susceptibles de promouvoir une réponse auto-immune. Premièrement, le défaut de phagocytose des cellules apoptotiques par des cellules résidentes (comme par exemple les cellules mésangiales glomérulaires) ou par les macrophages tissulaires, peut conduire les débris cellulaires apoptotiques à être phagocytés par les cellules dendritiques et ainsi présentés aux lymphocytes T. Les cellules dendritiques immatures sont capables d'ingérer les cellules apoptotiques et de présenter les antigènes dérivés de ces cellules aux lymphocytes T restreints aux complexes majeurs d'histocompatibilité de classe I et II [22, 23]. Toutefois, si les cellules dendritiques immatures sont bien capables de présenter les antigènes aux lymphocytes T, elles nécessitent pour cela d'autres signaux capables d'induire leur maturation ainsi que l'expression du MHC et des molécules de co-stimulation. Ces signaux incluent les médiateurs de l'inflammation, notamment les molécules typiquement associées avec les infections comme le LPS, les cytokines du type TNF-$\alpha$ et interféron-$\gamma$. La phagocytose des cellules apoptotiques par les macrophages entraîne une diminution de synthèse des médiateurs inflammatoires ainsi qu'une synthèse accrue de molécules anti-inflammatoires comme le TGF$\beta$1, la $PGE_2$ et l'IL-10 [24, 25]. Il est possible que le défaut de clairance des cellules apoptotiques par les mécanismes normaux puisse également conduire à un défaut de la génération de cytokines immunosuppressives qui sont normalement produites. Dans certaines circonstances, ceci pourrait conduire à la fois à la phagocytose des cellules apoptotiques par les cellules dendritiques et à la maturation des cellules dendritiques en cellules capables de présenter les antigènes cellulaires apoptotiques aux cellules T, événement conduisant finalement au développement d'une réponse auto-immune.

## Rôle du complément dans l'élimination des cellules apoptotiques

Le complément pourrait jouer un rôle dans la clairance des cellules apoptotiques comme le suggère l'observation que le C1q a la propriété de se lier à la surface des cellules apoptotiques [26]. Korb et Ahearn ont induit l'apoptose de kératinocytes humains en culture et ont montré que ces cellules, incubées avec du sérum humain, pouvaient lier le C1q. Observé en microscopie confocale, le C1q se localisait à la surface des boursouflures membranaires apoptotiques. La liaison membranaire était également observée après incubation avec du C1q purifié, montrant que cette liaison était indépendante de l'anticorps. Nous avons récemment démontré *in vitro* que le C1q se liait aux kératinocytes apoptotiques de la peau des souris irradiées par les UV (Pickering et al, texte soumis).

Comme nous en avons discuté plus haut, les souris déficitaires en C1q ont un nombre accru de corps apoptotiques dans les glomérules. Ceci suggère qu'il existe chez ces souris une défaillance de la clairance tissulaire normale rapide des cellules apoptotiques. Nous avons donc étudié *in vivo* la clairance des cellules apoptotiques chez ces souris et chez les souris déficitaires en C3 et en C4 [27]. Nous avons injecté des cellules apoptotiques dans la cavité péritonéale et mesuré la vitesse à laquelle ces cellules étaient ingérées, soit par des macrophages péritonéaux résidents soit par des macrophages inflammatoires qui avaient rejoint la cavité péritonéale, après injection de thioglycollate, 4 jours auparavant. Nous avons observé que les macrophages inflammatoires induits éliminaient très rapidement les cellules apoptotiques. En effet, après 15 minutes, 50 p. 100 environ des macrophages péritonéaux avaient ingéré des corps apoptotiques et le nombre de cellules apoptotiques libres dans la cavité péritonéale était inférieur au tiers de celui présent au moment de l'injection. Chez les souris déficitaires en C1q, la vitesse d'ingestion des cellules apoptotiques et le nombre de macrophages ayant ingéré des corps apoptotiques étaient réduits au cours des 30 premières minutes suivant l'injection. Il est important de noter que ce phénomène était indépendant de la lignée génétique de la souris étudiée (C57BL/6, 129 Sv ou C57BL/6 × 129/Sv) et que le déficit en C1q n'avait pas d'effet sur le recrutement des macrophages dans la cavité péritonéale. Lorsque les thymocytes de souris apoptotiques étaient utilisés comme cellules cibles, nous avons observé que la vitesse de phagocytose était diminuée chez les souris déficientes en C1q ainsi qu'en C4, mais que ce déficit était plus important chez les souris déficientes en C1q. Ceci implique que, quoique capable d'intervenir par le biais d'une activation de la voie classique, le C1q pourrait également jouer un rôle spécifique indépendant de cette activation. Nous avons confirmé que le déficit en C1q était directement en cause dans la diminution de l'ingestion des cellules apoptotiques en montrant que ce défaut pouvait être corrigé, chez les animaux déficients en C1q, par la pré-incubation des cellules apoptotiques dans du sérum normal, mais pas dans du sérum déficient en C1q. Il n'a pas été possible d'étudier le rôle du C3 dans l'élimination des cellules apoptotiques dans ces modèles puisque les souris déficitaires en C3 ne sont pas capables de recruter des neutrophiles ou des macrophages à la suite d'une injection intrapéritonéale de thioglycollate. Nous avons donc étudié l'ingestion des thymocytes apoptotiques par des macrophages péritonéaux résidents chez les souris de type sauvage ou chez les souris déficitaires en C1q, C3 ou C4. Dans ces expériences, seules les souris déficitaires en C1q avaient un défaut constant d'élimination des cellules apoptotiques confirmant à nouveau un rôle indépendant du C1q. Ces observations sont la première démonstration de l'existence d'un défaut de phagocytose des cellules apoptotiques par les macrophages dans un modèle *in vivo* chez un mammifère. Ces résultats apportent des éléments supplémentaires, confortant l'hypothèse que le défaut d'élimination des cellules apoptotiques chez les souris déficientes en C1q pourrait être en cause dans le développement d'une réponse auto-immune dirigée contre une famille d'antigènes présente à la surface des cellules apoptotiques.

Nous avons également cherché s'il existait un défaut identique d'élimination des cellules apoptotiques chez les humains déficients en C1q. Nous avons mis en culture des macrophages dérivés de monocytes provenant de trois sujets ayant un déficit héréditaire en C1q. Nous avons étudié la phagocytose des cellules T Jurkat apoptotiques en comparaison avec des sujets normaux. Après 60 minutes, il existait une diminution significative de l'ingestion des cellules apoptotiques par les macrophages déficitaires en C1q. Ce défaut était corrigé par l'addition de C1q purifié.

D'autres éléments permettent de penser que le défaut d'ingestion des cellules apoptotiques serait un phénomène général au cours du LED et qu'il ne serait pas limité aux cas où est observé un déficit en complément. Ainsi, Herrmann et al [28] ont montré qu'il existait une diminution de l'ingestion des cellules apoptotiques autologues aussi bien qu'hétérologues par les cellules mononucléées du sang périphérique en culture provenant de patients atteints de LED.

## Élimination des auto-antigènes et lupus

Les résultats que nous avons décrits ici confortent l'hypothèse que les déficits de la voie classique du complément, notamment du C1q, favorisent la survenue d'une maladie de type LED en raison d'un défaut de la clairance normale des cellules apoptotiques. D'autres modèles animaux mettent en évidence le rôle d'autres protéines impliquées dans l'élimination des débris cellulaires et dont le déficit pourrait conduire au développement d'une réponse auto-immune.

Le composant amyloïde P du sérum (SAP) est une protéine sérique qui se lie à la chromatine, favorise sa solubilisation et peut ainsi rendre la chromatine inaccessible à l'appareil immunitaire. *In vivo*, il a été démontré que la SAP se liait à la surface des cellules apoptotiques et des débris cellulaires libérés au cours de la nécrose cellulaire [29]. Les souris dont le gène de la SAP a été invalidé développent des auto-anticorps contre la chromatine, l'ADN et les histones. Ces souris ont une glomérulonéphrite proliférative par dépôts de complexes immuns [30]. Une prédisposition comparable à l'auto-immunité a été observée chez des souris déficientes en DNase1 [31]. La DNase1 est la nucléase du sérum la plus représentée. Elle est vraisemblablement nécessaire pour l'élimination de l'ADN provenant des antigènes nucléaires libérés par les cellules à renouvellement rapide. Des souris déficitaires en DNase1 ont une maladie lupique avec des facteurs antinucléaires circulants et une glomérulonéphrite par dépôts de complexes immuns. Finalement, des souris dépourvues d'IgM sécrétée, mais capables d'exprimer l'IgM de surface et de produire les autres classes d'immunoglobulines ont été développées [32, 33]. Ces souris produisent spontanément des IgG à activité auto-anticorps anti-ADN double brin et ont des dépôts glomérulaires d'IgG et de C3 [32]. Lorsque ces souris sont croisées avec la lignée de souris spontanément auto-immune MRL/*lpr*, elles ont aussi une plus grande fréquence des FAN et des lésions de glomérulonéphrite par rapport à la lignée parentale [33]. Ce fait pourrait être lié à ce que le mécanisme d'élimination des débris cellulaires par les anticorps IgM autoréactifs serait défaillant chez ces souris et favoriserait le développement d'une réponse auto-immune.

## Conclusion

Les travaux récents ont fondamentalement renouvelé notre compréhension du rôle du complément dans le lupus. Le complément était traditionnellement considéré comme un médiateur de la lésion tissulaire. Cependant, il est maintenant clair qu'au moins dans le glomérule, les lésions typiques de glomérulonéphrite lupique peuvent se développer en l'absence d'activation du complément. Il existe maintenant des preuves que le complément joue également un rôle protecteur dans le LED et qu'il appartient à un plus grand groupe de protéines dont la fonction est de faciliter l'élimination des débris provenant des cellules apoptotiques et des cellules mortes. Cette élimination prévient l'induction d'une réponse auto-immune à l'encontre de ces débris.

**Remerciements**

Nous remercions très vivement le Professeur Philippe Lesavre qui a bien voulu se charger de la traduction de ce texte.

## Bibliographie

1. Pickering MC, Botto M, Taylor PR et al. Systemic lupus erythematosus, complement deficiency and apoptosis. Adv Immunol, 2000; **76**: 227-324.
2. Walport MJ, Davies KA, Botto M. C1q and systemic lupus erythematosus. Immunobiology, 1998; **199**: 265-285.
3. Lhotta K, Thoenes W, Glatzl J et al. Hereditary complete deficiency of the fourth component of complement: effects on the kidney. Clin Nephrol, 1993; **39**: 117-124.
4. Botto M, Dell'Agnola C, Bygrave A et al. Homozygous C1q deficiency causes glomerulonephritis associated with multiple apoptotic bodies. Nature Genet, 1998; **19**: 56-59.
5. Taylor PR, Nash JT, Theodoridis E et al. A targeted disruption of the murine complement factor B gene resulting in loss of expression of three genes in close proximity, factor B, C2 and D17H6S45. J Biol Chem, 1998; **273**: 1699-1704.
6. Clynes R, Dumitru C, Ravetch JV. Uncoupling of immune complex formation and kidney damage in autoimmune glomerulonephritis. Science, 1998; **279**: 1052-1054.
7. Chen ZB, Koralov SB, Kelsoe G. Complement C4 inhibits systemic autoimmunity through a mechanism independent of complement receptors CR1 and CR2. J Exp Med, 2000; **192**: 1339-1351.
8. Prodeus AP, Goerg S, Shen LM et al. A critical role for complement in maintenance of self-tolerance. Immunity, 1998; **9**: 721-731.
9. LeFeber WP, Norris DA, Ryan SR et al. Ultraviolet light induces binding of antibodies to selected nuclear antigens on cultured human keratinocytes. J Clin Invest, 1984; **74**: 1545-1551.
10. Golan TD, Elkon KB, Gharavi AE et al. Enhanced membrane binding of autoantibodies to cultured keratinocytes of systemic lupus erythematosus patients after ultraviolet B/ultraviolet A irradiation. J Clin Invest, 1992; **90**: 1067-1076.
11. Casciola-Rosen LA, Anhalt G, Rosen A. Autoantigens targeted in systemic lupus erythematosus are clustered in two populations of surface structures on apoptotic keratinocytes. J Exp Med, 1994; **179**: 1317-1330.
12. Fadok VA, Voelker DR, Campbell PA et al. Exposure of phosphatidylserine on the surface of apoptotic lymphocytes triggers specific recognition and removal by macrophages. J Immunol, 1992; **148**: 2207-2216.
13. Casciola-Rosen L, Rosen A, Petri M et al. Surface blebs on apoptotic cells are sites of enhanced procoagulant activity: implications for coagulation events and antigenic spread in systemic lupus erythematosus. Proc Natl Acad Sci USA, 1996; **93**: 1624-1629.
14. Mevorach D, Zhou JL, Song X et al. Systemic exposure to irradiated apoptotic cells induces autoantibody production. J Exp Med, 1998; **188**: 387-392.
15. Casciola-Rosen LA, Andrade F, Ulanet D et al. Cleavage by granzyme B is strongly predictive of autoantigen status: implications for initiation of autoimmunity. J Exp Med, 1999; **190**: 815-825.

16. Rosen A, Casciola-Rosen L, Ahearn J. Novel packages of viral and self-antigens are generated during apoptosis. J Exp Med, 1995; **181**: 1557-1561.

17. Fadok VA, Bratton DL, Rose DM et al. A receptor for phosphatidylserine-specific clearance of apoptotic cells. Nature, 2000; **405**: 85-90.

18. Savill J, Dransfield I, Hogg N et al. Vitronectin receptor-medited phagocytosis of cells undergoing apoptosis. Nature, 1990; **343**: 170-173.

19. Ren Y, Silverstein RL, Allen J et al. CD36 gene transfer confers capacity for phagocytosis of cells undergoing apoptosis. J Exp Med, 1995; **181**: 1857-1862.

20. Devitt A, Moffatt OD, Raykundalia C et al. Human CD14 mediates recognition and phagocytosis of apoptotic cells. Nature, 1998; **392**: 505-509.

21. Platt N, Suzuki H, Kurihara Y et al. Role for the class A macrophage scavenger receptor in the phagocytosis of apoptotic thymocytes in vitro. Proc Natl Acad Sci USA, 1996; **93**: 12456-12460.

22. Albert ML, Pearce SF, Francisco LM et al. Immature dendritic cells phagocytose apoptotic cells via alphavbeta5 and CD36 and cross-present antigens to cytotoxic T lymphocytes. J Exp Med, 1998; **188**: 1359-1368.

23. Inaba K, Turley S, Yamaide F et al. Efficient presentation of phagocytosed cellular fragments on the major histocompatibility complex class II products of dendritic cells. J Exp Med, 1998; **188**: 2163-2173.

24. Fadok VA, Bratton DL, Konowal A et al. Macrophages that have ingested apoptotic cells in vitro inhibit proinflammatory cytokine production through autocrine/paracrine mechanisms involving TGF-beta, PGE2 and PAF. J Clin Invest, 1998; **101**: 890-898.

25. Voll RE, Herrmann M, Roth EA et al. Immunospressive effects of apoptotic cells. Nature, 1997; **390**: 350-351.

26. Korb LC, Ahearn JM. C1q binds directly and specifically to surface blebs of apoptotic human keratinocytes. Complement deficiency and systemic lupus erythematosus revisited. J Immunol, 1997; **158**: 4525-4528.

27. Taylor PR, Carugati A, Fadok VA et al. A hierarchical role for classical pathway complement protein in the clearance of apoptotic cells in vivo. J Exp Med, 2000; **192**: 359-366.

28. Herrmann M, Voll RE, Zoller OM et al. Impaired phagocytosis of apoptotic cell material by monocyte-derived macrophages from patients with systemic lupus erythematosus. Arthritis Rheum, 1998; **41**: 1241-1250.

29. Hintner H, Booker J, Ashworth J et al. Amyloid P component binds to keratin bodies in human skin and to isolated keratin filament aggregates in vitro. J Invest Dermatol, 1988; **91**: 22-28.

30. Bickerstaff MC, Botto M, Hutchinson WL et al. Serum amyloid P component controls chromatin degradation and prevents antinuclear autoimmunity. Nature Med, 1999; **5**: 694-697.

31. Napirei M, Karunsky H, Zevnik B et al. Features of systemic lupus erythematosus in Dnase1-deficient mice. Nature Genet, 2000; **25**: 177-181.

32. Ehrenstein MR, Cook HT, Neuberger MS. Deficiency in serum immunoglobulin (Ig)M predisposes to development of IgG autoantibodies. J Exp Med, 2000; **191**: 1253-1257.

33. Boes M, Schmidt T, Linkemann K et al. Accelerated development of IgG autoantibodies and autoimmune disease in the absence of secreted IgM. Proc Natl Acad Sci USA, 2000; **97**: 1184-1189.

# QUELLE EST LA CIBLE OPTIMALE DE PRESSION ARTÉRIELLE CHEZ LES SUJETS AVEC UNE MALADIE RÉNALE ?

par

L. M. RUILOPE, C. CAMPO, J. SEGURA et J. L. RODICIO*

Le rein et l'hypertension artérielle sont étroitement liés. Un défaut d'élimination du contenu de l'alimentation en sodium semble expliquer l'augmentation initiale de la pression artérielle et diverses anomalies rénales primitives peuvent être à l'origine de formes héréditaires d'hypertension artérielle [1]. Cependant la cause la plus plausible du défaut d'excrétion rénale du sodium est la vasoconstriction rénale [2] qui pourrait représenter non pas un défaut intrinsèque du rein mais la réponse du rein à l'hypertension artérielle [3]. La vasoconstriction rénale est fonctionnelle aux stades initiaux de la maladie où elle peut être supprimée par les bloqueurs des canaux calciques (CCB) et les inhibiteurs de l'enzyme de conversion de l'angiotensine (IEC) [4, 5, 6]. D'autre part, les formes primitives et secondaires de maladie rénale s'accompagnent d'une élévation progressive de la pression artérielle (PA) et la grande majorité des patients en insuffisance rénale terminale (IRT) se présentent avec une hypertension artérielle [7].

La présence d'une hypertension artérielle, qu'elle soit essentielle ou secondaire à une maladie rénale, contribuera tout d'abord à augmenter le risque cardiovasculaire et ensuite à entraîner des lésions rénales et/ou à augmenter la vitesse de progression de l'insuffisance rénale déjà existante. Donc, en présence d'une insuffisance rénale, le contrôle de la PA est nécessaire aussi bien pour la prévention primaire des événements et de la mort cardiovasculaires que pour retarder le début et/ou la progression de l'insuffisance rénale jusqu'à l'IRT. Dans ces conditions, une cible tensionnelle adéquate doit tenir compte de ces deux objectifs.

* Unidad de Hipertension, Servicio de Nefrologia, Hospital 12 de Octubre, Madrid, Espagne.

## PRÉVALENCE ET PERTINENCE DES LÉSIONS RÉNALES DANS L'HYPERTENSION ESSENTIELLE

Dans la dernière décennie, la néphro-angiosclérose a été reconnue comme une cause très fréquente d'IRT [8, 9]. Cela a conduit à conclure que l'atteinte rénale dans l'hypertension artérielle devait être fréquente et qu'une protection rénale de meilleure qualité devait être obtenue chez les malades avec hypertension artérielle. Ces conclusions étaient en désaccord apparent avec les données publiées dans quelques séries de patients chez lesquels la fonction rénale a été analysée avec des critères adéquats pour le contrôle de la pression artérielle [10, 11] et dans lesquelles moins de 2 p. 100 des malades se sont présentés avec une insuffisance rénale discrète, diagnostiquée par des valeurs élevées de créatinine sérique. La limite supérieure de la créatinine sérique pour affirmer la présence d'une insuffisance rénale débutante a été récemment établie à 15 mg/l pour les hommes et 14 mg/l pour les femmes [12, 13]. L'étude HOT (Hypertension Optimal Treatment) a inclus plus de 18 000 patients âgés de plus de 50 ans, la moitié d'entre eux n'étant pas traités à l'entrée dans l'étude. Les valeurs de créatinine sérique à l'état basal ont révélé qu'une insuffisance rénale débutante (valeurs supérieures à 15 mg/l) était présente chez seulement 2,6 p. 100 du total [14]. Cette valeur est relativement faible mais importante si nous considérons la haute prévalence de l'hypertension artérielle dans la population générale. Cependant la prévalence réelle de l'insuffisance rénale légère dans la population des hypertendus pourrait avoir été sous-estimée dans l'étude HOT d'après ce qui a été récemment décrit dans la population de la Framingham Heart Study où des valeurs élevées de la créatinine sérique ont été trouvées chez environ 8 p. 100 des hommes et des femmes [12]. Une prévalence élevée d'insuffisance rénale débutante (10,5 p. 100) marquée par une créatinine sérique supérieure à 14 mg/l a également été décrite dans la population incluse dans l'étude HOPE [15]. Cette étude a compris un total de 9 297 patients avec un risque cardiovasculaire élevé parmi lesquels 50 p. 100 seulement étaient hypertendus et 35 p. 100 diabétiques. En outre, pour cette publication, nous avons revu les caractéristiques cliniques de la population hypertendue suivie à notre unité d'hypertension à Madrid. Comme cela est montré dans la figure 1, la prévalence de l'insuffisance rénale débutante est supérieure à ce qui a été trouvé dans l'étude HOT. Si on se fie aux concentrations de créatinine sérique, 7,6 p. 100 des patients ont une diminution de la fonction rénale et 1 patient sur 5 a une diminution de la clearance de la créatinine (< 60 ml/min). Ces patients se présentent avec un risque cardiovasculaire élevé ou très élevé du fait d'une élévation de la PA et/ou d'autres facteurs de risque associés, selon les recommandations récemment publiées [16, 17]. La prévalence de l'insuffisance rénale débutante appréciée selon les valeurs de la créatinine sérique est identique dans notre unité à ce qu'elle est dans l'étude HOPE qui a inclus des patients avec des niveaux de risque similaires.

D'autre part, il est bien connu que la créatinine sérique est un indicateur médiocre de la capacité de filtration rénale, et la mesure du débit de filtration glomérulaire (DFG) est un index bien plus fiable [18]. Malheureusement nous disposons rarement d'une méthode précise pour estimer le DFG en pratique clinique. Cela a conduit à l'utilisation de différentes formules pour estimer la clearance de la créatinine [12, 20] pour mieux interpréter la présence d'une insuffisance rénale débutante dans l'hypertension essentielle. Nous avons utilisé la formule de Cockcroft et Gault [19] et une valeur inférieure de 60 ml/l dans l'étude HOT où nous avons

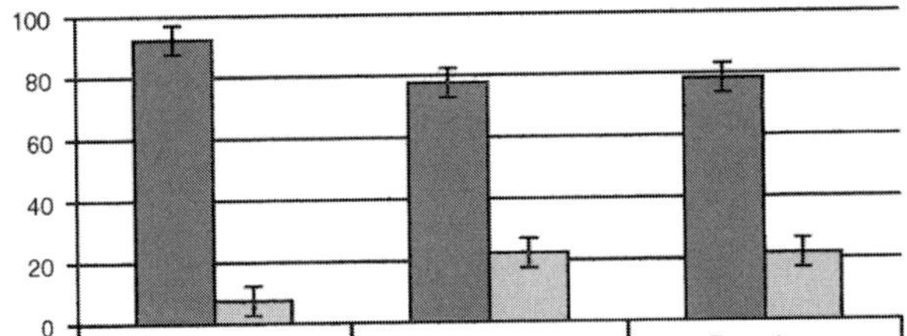


| | Scr | Cr Clearance | Formule |
|---|---|---|---|
| Normal | 92,4 | 77,7 | 78,5 |
| IRL | 7,6 | 22,3 | 21,5 |

FIG. 1. — Fréquence (en p. 100) de l'insuffisance rénale légère dans la population de patients hypertendus suivis dans notre unité d'hypertension.
Scr = créatinine sérique ; Cr = créatinine ; formule = formule de Cockcroft-Gault ; IRL = insuffisance rénale légère (voir le texte pour les définitions).

trouvé une prévalence d'insuffisance rénale débutante par ce critère de 12,3 p. 100 [14]. En utilisant une méthodologie identique, les données de l'étude NHANES III, une étude transversale menée entre 1988 et 1994, a conduit à montrer que la présence d'une clearance de la créatinine estimée basse est aussi significativement plus élevée qu'on pourrait s'y attendre dans la population générale [20].

On a trouvé que la présence d'une augmentation de la créatininémie (> 17 mg/l) à l'entrée était un prédicteur très puissant pour la mortalité de toute cause, dans les 5 et 8 ans qui suivent, dans l'étude Hypertension Detection and Follow-up Program [21]. L'association de la créatininémie avec la mortalité a été rapportée dans plusieurs autres études [22, 23, 24, 25] où il a été montré que la créatininémie était un prédicteur aussi puissant que la présence de l'insuffisance cardiaque. Les données de l'étude HOT [14] ont confirmé la pertinence de la créatininémie de façon prédictive, en démontrant que des valeurs supérieures à 15 mg/l sont associées à un risque cardiovasculaire élevé, en particulier mortalité cardiovasculaire ou non. Des données similaires ont été extraites de l'analyse de l'étude HOPE [15]. Une valeur prédictive positive pour les événements et la mort cardiovasculaires a également été observée pour des valeurs de la clearance de la créatinine inférieure à 60 ml/min dans l'étude HOT [14]. Une telle prévalence élevée d'évènements et de mort accompagnant la présence d'une insuffisance rénale débutante survient en présence d'un «excellent» contrôle de la pression artérielle, au moins pour la protection cardiovasculaire dans l'étude HOT. De plus, on a montré que la créatininémie était le prédicteur le plus puissant, bien supérieur à tous les autres facteurs de risque associés [26]. À la fois dans la population générale [12] et dans l'hypertension essentielle [27] le risque cardiovasculaire élevé a été interprété comme secondaire à l'association de l'insuffisance rénale débutante aux autres facteurs de risque cardiovasculaire. Le tableau I montre les caractéristiques cliniques du groupe des hypertendus essentiels se présentant avec une insuffisance rénale débutante dans notre unité, comparé aux patients avec une fonction rénale préservée ; comme on peut le voir, la plupart des facteurs de risque associés sont plus fréquents lorsque l'insuffisance rénale débutante est présente.

TABLEAU I. — CARACTÉRISTIQUES CLINIQUES D'UN GROUPE DE 2 482 PATIENTS SUIVIS PENDANT PLUS D'UN AN DANS NOTRE UNITÉ D'HYPERTENSION À L'HÔPITAL DU 12 OCTOBRE À MADRID.

| | Créatinine sérique | | Clearance créatinine | | Formule Cockcroft-Gault | |
|---|---|---|---|---|---|---|
| | Normale | Insuffisance rénale | Normale | Insuffisance rénale | Normale | Insuffisance rénale |
| n | 2 482 | 204 | 2 088 | 598 | 2 107 | 579 |
| Âge (années) | 57 ± 14 | 67 ± 12** | 56 ± 14 | 65 ± 13** | 55 ± 14 | 70 ± 10** |
| Poids (kg) | 76 ± 14 | 75 ± 13 | 78 ± 14 | 72 ± 13** | 79±14 | 67 ± 11** |
| PAS (mmHg) | 156 ± 23 | 165 ± 31** | 155 ± 23 | 163 ± 25** | 155±23 | 165 ± 26** |
| PAD (mmHg) | 95 ± 13 | 95 ± 18 | 95 ± 13 | 94 ± 14 | 95±12 | 94 ± 16 |
| Cholestérol total | 223 ± 43 | 230 ± 45* | 221 ± 42 | 232 ± 46** | 221±42 | 232 ± 46** |
| LDL cholestérol | 147 ± 38 | 154 ± 40* | 147 ± 37 | 152 ± 39** | 145 ± 37 | 153 ± 39** |
| Acide urique | 5,7 ± 1,6 | 7,9 ± 2,0** | 5,8 ± 1,7 | 6,3 ± 2,0** | 5,7±1,6 | 6,6 ± 2,0** |
| Glucose | 109 ± 33 | 116 ± 36** | 108 ± 30 | 116 ± 41** | 108±29 | 117 ± 43** |
| Potassium | 4,2 ± 0,4 | 4,4 ± 0,6** | 4,2 ± 0,4 | 4,4 ± 0,5** | 4,2±0,4 | 4,3 ± 0,5* |

* $p < 0,05$
** $p < 0,01$

La pertinence de la protéinurie pour le pronostic cardiovasculaire dans la population générale a été décrite dans la Framingham Heart Study [28]. La prévalence de la protéinurie dans l'hypertension essentielle oscille entre 4 et 7 p. 100 dans différentes séries, et est associée avec une prévalence plus élevée des événements et de la mort cardiovasculaires [29]. L'étude INSIGHT récemment publiée [30], a comparé la capacité d'une dihydropiridine à action prolongée et d'un diurétique pour diminuer les événements et la mort cardiovasculaires chez des hypertendus essentiels, avec au moins un facteur de risque associé. Dans cette étude, la protéinurie a été considérée pour la première fois comme un facteur de risque associé. L'analyse de la puissance prédictive des différents facteurs de risque a montré que la protéinurie était le plus puissant. La présence d'une microalbuminurie, qui constitue l'expression rénale d'une dysfonction endothéliale généralisée, est également corrélée avec un risque cardiovasculaire accru [31].

Toutes ces données indiquent que la prévalence de l'insuffisance rénale débutante dans la population générale aussi bien que chez les hypertendus essentiels est plus élevée qu'on le pensait auparavant. Ces résultats montrent également que l'atteinte rénale dans la maladie cardiovasculaire est un prédicteur très puissant d'un pronostic cardiovasculaire plus mauvais et ainsi renforce le besoin de maintenir la fonction rénale aussi proche que possible de la normale de façon à éviter une mauvaise évolution, à la fois du rein et du système cardiovasculaire.

## CONSÉQUENCES RÉNALES DU CONTRÔLE DE LA PRESSION ARTÉRIELLE

En l'absence de traitement antihypertenseur, l'atteinte rénale était très fréquente dans l'hypertension artérielle primitive. Perera [32] a suivi une série de 500 malades non traités ayant une hypertension essentielle, jusqu'à leur mort. Cet auteur décrit la présence d'une protéinurie chez 42 p. 100 d'entre eux, et d'insuffisance rénale chez 18 p. 100, alors que 7 p. 100 seulement développent une hypertension maligne. Dc façon intéressante, l'espérance de vie des malades avec une atteinte rénale était seulement de 5 à 7 ans, montrant bien la pertinence de l'atteinte rénale dans la maladie cardiovasculaire pour prédire le risque de mort.

Le pronostic de la fonction rénale s'est amélioré de façon très significative avec l'utilisation du traitement pharmacologique bien que le premier essai dans lequel l'évolution de la fonction rénale ait été examiné, le Hypertension Detection and Follow-up Program, ait montré une augmentation progressive des valeurs de la créatinine sérique [21]. L'idée d'un contrôle plus strict de la pression artérielle s'est dégagée avec une cible tensionnelle inférieure à 140/90 mmHg, comme celle obtenue par le groupe d'Alderman à New York qui montrait que moins de 2 p. 100 des malades avaient une augmentation de la créatininémie [11]. Confirmant ces résultats, dans l'étude HOT, moins de 1 p. 100 des malades se présentaient avec une insuffisance rénale progressive, définie par une augmentation de la créatininémie atteignant des valeurs supérieures à 20 mg/l à la fin de l'étude [14]. Cependant une augmentation de ce paramètre de plus de 30 p. 100 par rapport à la valeur de base a été observée chez 7,8 p. 100 des malades [14]. On a besoin d'études au cours desquelles l'évolution de la fonction rénale est suivie, comportant une estimation adéquate du DFG parce que l'évolution de la créatininémie sous-estime largement l'évolution réelle de la fonction rénale. Une chute progressive et non détectée du DFG peut survenir en présence d'un contrôle adéquat de la pression artérielle. À cet égard, les données de l'étude INSIGHT ont montré certaines différences subtiles mais intéressantes entre les deux traitements comparés : une chute plus importante de la clearance estimée de la créatinine a été observée chez les malades traités par diurétique par rapport à ceux recevant la dihydropiridine [30].

## LA CIBLE TENSIONNELLE SELON LES RECOMMANDATIONS. PEUT-ON L'ATTEINDRE ET À QUEL COÛT ?

Les recommandations de JNC-VI et celles de l'OMS-ISH [16, 17], sont concordantes pour indiquer qu'en présence d'insuffisance rénale, la PA doit être abaissée à des valeurs inférieures à 130/85 mmHg ; cette cible est même plus basse, inférieure à 125/75 mmHg, si l'insuffisance est accompagnée d'une protéinurie supérieure à 1 g/jour. Il est bien connu qu'en présence d'une insuffisance rénale chronique avancée, le contrôle de la pression artérielle est très difficile et nécessite plusieurs classes d'antihypertenseurs dans la grande majorité des cas [7]. Comme l'avait montré l'étude HOT, la présence d'une insuffisance rénale débutante n'empêche pas d'atteindre une pression artérielle diastolique inférieure à 90 mmHg dans l'hypertension essentielle, bien qu'il faille utiliser plus de médicaments [33]. Il n'y a pas de donnée disponible concernant la possibilité d'abaisser la pression artérielle jusqu'à la cible souhaitable en présence d'une insuffisance rénale.

Dans une étude récemment effectuée [34], nous avons testé l'hypothèse que, pour atteindre cette nouvelle cible tensionnelle en présence d'une insuffisance rénale, un seuil plus bas de pression artérielle et un début plus précoce du traitement pharmacologique sont nécessaires. Dans cette étude, nous avons comparé en double aveugle la capacité de trois différentes monothérapies (bêtabloquant, CCB, IEC) et la combinaison de deux d'entre eux (CCB + IEC) pour abaisser la PA chez des malades avec une maladie rénale primitive et une protéinurie > 1 g/jour. Nous avons inclus des malades avec une pression artérielle de base (après une période de placebo de 4 semaines) autour de 140/90 mmHg. Comme on peut le voir dans le tableau II, la pression artérielle s'est abaissée à des valeurs moyennes autour de l'objectif tensionnel attendu chez les malades avec insuffisance rénale et une protéinurie supérieure à 1 g/jour. De façon intéressante, le bon effet sur la PA a été atteint dans la grande majorité des malades à l'aide d'une titration adéquate de la monothérapie, un diurétique étant nécessaire chez seulement 15 p. 100 des patients. Ces résultats indiquent que si le traitement est mis en œuvre tôt, l'objectif tensionnel attendu peut être atteint facilement.

TABLEAU II. — ÉVOLUTION DE LA PRESSION ARTÉRIELLE ET DE LA PROTÉINURIE DANS L'ÉTUDE PROCOPA (N = 119 PATIENTS AVEC MALADIE RÉNALE PRIMITIVE).

| | | AVANT | 6 MOIS | P |
|---|---|---|---|---|
| Aténolol | PAS mmHg | 138 ± 22 | 122 ± 15 | < 0,0005 |
| | PAD mmHg | 89 ± 14 | 77 ± 10 | < 0,0005 |
| | Protéinurie en g/24 heures | 4,7 ± 3,4 | 4,2 ± 4,2 | 0,088 |
| Vérapamil | PAS mmHg | 135 ± 18 | 128 ± 18 | < 0,0005 |
| | PAD mmHg | 84 ± 12 | 77 ± 8 | < 0,0005 |
| | Protéinurie en g/24 heures | 4,7 ± 2,3 | 4,8 ± 3,3 | 0,629 |
| Trandolapril | PAS mmHg | 138 ± 16 | 126 ± 12 | < 0,0005 |
| | PAD mmHg | 89 ± 11 | 79 ± 7 | < 0,0005 |
| | Protéinurie en g/24 heures | 5,0 ± 3,2 | 3,0 ± 2,8 | < 0,0005 |
| Vérapamil + Trandolapril | PAS mmHg | 140 ± 20 | 125 ± 13 | < 0,0005 |
| | PAD mmHg | 90 ± 10 | 78 ± 8 | < 0,0005 |
| | Protéinurie en g/24 heures | 4,1 ± 2,8 | 1,9 ± 1,4 | < 0,0005 |

## LA MAÎTRISE STRICTE DE LA PRESSION ARTÉRIELLE SE COMPARE-T-ELLE AU BLOCAGE DE L'ANGIOTENSINE DANS LE CONTRÔLE DE LA PROTÉINURIE ?

Un autre aspect intéressant est la relation entre le contrôle de la pression artérielle systémique et la baisse de la protéinurie. Il est bien connu que le contrôle de la pression artérielle avec n'importe quel traitement peut être accompagné d'une chute significative de la protéinurie [7]. En outre, quand la pression artérielle moyenne (équivalente à la pression de perfusion rénale) est abaissée d'une valeur moyenne de 20 mmHg, l'IEC ne semble pas avoir un avantage particulier pour réduire la protéinurie, par rapport aux autres traitements [35]. En d'autres termes, une pression artérielle systémique élevée peut, en présence d'une autorégulation rénale déficiente, être transmise aux glomérules et déclencher ainsi le passage de protéines à travers la barrière glomérulaire [36]. Dans ces conditions, la baisse de la pression systémique est parallèle à la chute de la protéinurie, indépendamment du type de médicament antihypertenseur utilisé.

D'autre part, on a montré que les IEC étaient capables d'abaisser la protéinurie, en l'absence de modification de la pression artérielle systémique [35]. La question reste ouverte de savoir si un strict contrôle tensionnel, par exemple la cible tensionnelle recommandée aujourd'hui en présence d'une insuffisance rénale et d'une protéinurie, obtenu par n'importe quel moyen serait suffisant pour entraîner une baisse de la protéinurie comparable à celle obtenue avec un IEC ou un antagoniste du récepteur AT1 de l'angiotensine. Les données de notre travail précédemment citées [34] semblent indiquer, comme le montrent les résultats illustrés dans le tableau II, que, à des taux similaires de contrôle tensionnel obtenu, l'aténolol et le verapamil diffèrent très significativement du trandolapril, seul ou en association, par leurs capacités à abaisser la protéinurie. Bien que ces données demandent à être confirmées, elles indiquent qu'une cible tensionnelle plus basse nécessite un IEC comme première étape du traitement si notre but est de contrôler simultanément la pression artérielle et la protéinurie.

En résumé, l'insuffisance rénale chronique et l'hypertension artérielle évoluent parallèlement. De nouvelles cibles de la tension artérielle ont été établies à 130/85 mmHg et 125/75 mmHg, selon le niveau de protéinurie, inférieur ou supérieur à 1 g/jour. Un seuil de pression artérielle nouveau et plus bas (supérieur à 130/85 mmHg) pour mettre en œuvre un traitement pharmacologique, est nécessaire en présence d'insuffisance rénale de façon à faciliter le strict contrôle de la pression artérielle qui est nécessaire. L'insuffisance rénale est accompagnée, depuis ces stades initiaux, par une augmentation marquée du risque cardiovasculaire ; la créatininémie, la clearance estimée de la créatinine et la présence d'une protéinurie sont des prédicteurs très puissants d'un mauvais pronostic cardiovasculaire. C'est pourquoi il est nécessaire de considérer que la protection à la fois du rein et du système cardiovasculaire sont obtenus avec un strict contrôle tensionnel qui en outre semble nécessiter le blocage des effets de l'angiotensine II quand la protéinurie est supérieure à 1 g/jour.

## Bibliographie

1. Woolfson RG, de Wardener HE. Primary renal abnormalities in hereditary hypertension. Kidney Int, 1996; **50**: 717-731.

2. Ruilope LM, Lahera V, Rodicio JL et al. Are renal hemodynamics a key factor in the development and maintenance of arterial hypertension in humans? Hypertension, 1994; **23**: 3-9.

3. Folkow B. Kidneys in primary hypertension initiators, stabilizers, or/and victim aggravators? Blood Pressure, 1994; **3**: 212-215.

4. Blackshear JL, Garnic D, Williams GH et al. Exaggerated renal vasodilator response to calcium entry blockade in first-degree relatives of essential hypertensive subjects. Hypertension, 1987; **9**: 384-389.

5. Montanari A, Vallisa D, Ragni G et al. Abnormal renal responses to calcium entry blockade in normotensive offspring of hypertensive patients. Hypertension, 1988; **12**: 498-505.

6. Ramirez AJ, Gimenez MI, Gallo G et al. Renal sodium handling abnormalities in hypertensive and normotensive patients with a family history of hypertension. J Hypertens, 1989; **7** (suppl 6): S178-S179.

7. Locatelli F, Marcelli D, Cornelli M et al. Proteinuria and blood pressure as casual components of progression to end-stage renal failure. Nephrol Dial Transplant, 1996; **11**: 461-467.

8. National Institute of Diabetes and Digestive and Kidney diseases. US Renal Data System: annual data report. Bethesda, MD: National Institutes of Health, 1989.

9. Ruilope LM, Alcazar JM, Rodicio JL. Renal consequences of arterial hypertension. J Hypertens, 1992; **10** (suppl 7): S85-S90.

10. Weisstuch JM, Dworkin LD. Does essential hypertension cause end-stage renal failure? Kidney Int, 1992; **41** (suppl 36): S33-S37.

11. Mandhavan S, Stockwell D, Cohen H et al. Renal function during antihypertensive treatment. Lancet, 1995; **345**: 749-751.

12. Culleton BF, Larson MG, Wilson PWF et al. Cardiovascular disease and mortality in a community-based cohort with mild renal insufficiency. Kidney Int, 1999; **56**: 2214-2219.

13. Levey AS, Bosch JP, Lewis JB et al. A more accurate method to estimate glomerular filtration rate from serum creatinine: a new prediction equation. Modification of Diet in Renal Disease Study Group. Ann Intern Med, 1999; **130**: 461-470.

14. Ruilope LM, Salvetti A, Jamerson K et al. Renal function and intensive lowering of blood pressure in the hypertensive participants of the Hypertension Optimal Treatment (HOT) Study. J Am Soc Nephrol, 2001; **12**: 218-225.

15. Mann JFE, Gerstein HC, Pogue J et al. Renal insufficiency as predictor of cardiovascular outcomes and impact of ramipril: The HOPE randomization trial. Ann Intern Med, 2000 (*in press*).

16. The Sixth Report of the Joint National Committee on Prevention, Detection, Evaluation, and Treatment of High Blood Pressure. Arch Intern Med, 1997; **157**: 2413-2428.

17. Guidelines Subcommittee. 1999 World Health Organization-International Society of Hypertension Guidelines for the Management of Hypertension. J Hypertens, 1999; **11**: 905-918.

18. Zanchetti A, Stella A. Cardiovascular disease and the kidney: an epidemiologic overview. J Cardiovasc Pharmacol, 1999; **33** (suppl 1): S1-S6.

19. Cockroft DW, Gault MH. Prediction of creatinine clearance from serum creatinine. Nephron, 1976; **16**: 31-41.

20. Clase CM, Kiberd BA. Prevalence of renal insufficiency in non-diabetic adults: Third National Health and Nutrition Examination Survey (NHANES III). J Am Soc Nephrol, 2000; **11**: 58A (abstract).

21. Shulman NB, Ford CE, Hall WD et al. Prognostic value of serum creatinine and effect of treatment of hypertension on renal function. Results from the Hypertension Detection and Follow-up Program. Hypertension, 1989; **13** (suppl I): I-80-I-93.

22. Wannamethee SG, Shaper AG, Perry IJ. Serum creatinine concentration and risk of cardiovascular disease: a possible marker for increased risk of stroke. Stroke, 1997; **28**: 557-563.

23. MATTS JP, KARNEGIS JN, CAMPOS CT ET AL. Serum creatinine as an independent predictor of coronary heart disease mortality in normotensive survivors of myocardial infarction. J Fam Pract, 1993; **36**: 497-503.

24. FRIEDMAN PJ. Serum creatinine: an independent predictor of survival after stroke. J Intern Med, 1991; **229**: 175-179.

25. FRIED LP, KRONMAL RA, NEWMAN AB ET AL. Risk factors for 5-year mortality in older adults: The Cardiovascular Health Study. JAMA, 1998; **279**: 585-592.

26. ZANCHETTI A, HANSSON L, ON BEHALF OF THE HOT INVESTIGATORS. The incidence of cardiovascular events in the hypertensive patients of the Hypertension Optimal Treatment (HOT) study: effects of additional risk factors. J Hypertens, 1999; **17** (suppl 3): S86 (abstract).

27. RUILOPE LM. The kidney as part of the cardiovascular system. J Cardiovasc Pharmacol, 1999; **33** (suppl 1): S7-S10.

28. KANNEL WB, STAMPFER MJ, CASTELLI WP ET AL. The prognostic significance of proteinuria. Am Heart J, 1984; **108**: 1347-1352.

29. SAMUELSSON O. Hypertension in middle-aged man: management, morbidity and prognostic factors during long-term hypertensive care. Acta Med Scand, 1985; **702** (suppl): 1-79.

30. BROWN MJ, PALMER CR, CASTAIGNE A ET AL. Morbidity and mortality in patients randomised to double-blind treatment with a long-acting calcium-channel blocker or diuretic in the International Nifedipine GITS study: Intervention as a Goal in Hypertension Treatment. Lancet, 2000; **356**: 366-372.

31. AGRAWAL B, BERGER A, WOLF K ET AL. Microalbuminuria screening by reagent strip predicts cardiovascular risk in hypertension. J Hypertens, 1996; **14**: 223-228.

32. PERERA GA. Hypertensive vascular disease: description and natural history. J Chronic Dis, 1955; **1**: 33-42.

33. RUILOPE LM, HANSSON L, ZANCHETTI A, FOR THE HOT STUDY GROUP. Renal aspects of the HOT study. J Nephrol, 1996; **9**: 147-151.

34. THE PROCOPA STUDY GROUP. Dissociation between stric blood pressure control and fall in proteinuria in primary renal disease: a randomized double-blind trial. (*soumis*).

35. WEIDMAN P, SCHNEIDER M, BOHLEN L. Therapeutic efficacy of different antihypertensive drugs in human diabetic nephropathy: an updated metaanalysis. Nephrol Dial Transplant, 1995; **10** (suppl 9): 39-45.

36. RUILOPE LM, CAMPO C, RODICIO JL. Blood pressure control, proteinuria and renal outcome in chronic renal failure. Curr Opin Nephrol Hypertens, 1998; **7**: 145-148.

# HYPERTENSION HYPERKALIÉMIQUE FAMILIALE (SYNDROME DE GORDON) : ANALYSE DE LA VARIABILITÉ PHÉNOTYPIQUE PAR L'ÉTUDE DE 7 FAMILLES

par

S. DISSE-NICODÈME[1,2], J.-M. ACHARD[3], J. POTIER[4], M. DELAHOUSSE[5], B. FIQUET-KEMPF[2], N. STERN[2], A. BLANCHARD[6], J.-C. GUILBAUD[7], P. NIAUDET[8], D. CHAUVEAU[9], B. DUSSOL[10], Y. BERLAND[10], P. DEQUIEDT[11], J.-L. ADER[12], M. PAILLARD[6], J.-P. GRUNFELD[9], A. FOURNIER[3], P. CORVOL[1] et X. JEUNEMAITRE[1,2]

L'hypertension artérielle (HTA) représente l'exemple même d'une maladie complexe, soumise à des facteurs génétiques et environnementaux divers, dont il est très difficile d'identifier les gènes de susceptibilité. Une approche consiste à identifier des gènes impliqués dans certaines formes caricaturales d'HTA, dont la transmission mendélienne facilite l'analyse génétique. Bien qu'elles ne représentent qu'un pourcentage très faible des hypertendus, ces formes mendéliennes ont permis des avancées considérables dans la caractérisation à l'échelon moléculaire de nouveaux mécanismes responsables d'une élévation de la pression artérielle (PA). Il s'agit en particulier de l'hyperaldostéronisme sensible à la dexaméthasone (gènes de la 11βOHase et de l'aldostérone synthase), du syndrome de Liddle (gènes codant pour les sous-unités du canal sodium épithélial), de l'excès apparent de minéralocorticoïdes (gène de la 11βHSD2) [1].

L'hypertension hyperkaliémique familiale (HHF), connue sous le terme de syndrome de Gordon ou encore appelée pseudo-hypoaldostéronisme de type 2 (PHA2), est une forme autosomique dominante d'HTA, caractérisée par des anomalies métaboliques associant hyperkaliémie, acidose métabolique et hyperchlorémie en

[1] INSERM U36, Collège de France ; [2] Laboratoire de Génétique, HEGP ; [3] Service de Néphrologie, Amiens Sud ; [4] Service de Néphrologie, Cherbourg ; [5] Service de Néphrologie, Hôpital Foch Suresnes ; [6] Service d'Explorations Fonctionnelles, HEGP ; [7] Service de Médecine Interne, Laon ; [8] Service de Néphrologie Pédiatrique, Hôpital Necker ; [9] Service de Néphrologie, Hôpital Necker ; [10] Service de Néphrologie, CHU La Timone, Marseille ; [11] Service de Néphrologie de Lille ; [12] Service d'Explorations Fonctionnelles, Toulouse.

FLAMMARION MÉDECINE-SCIENCES — ACTUALITÉS NÉPHROLOGIQUES 2001
(www.medecine-flammarion.com)

l'absence de toute insuffisance rénale [2-6]. Les concentrations plasmatiques anormalement basses de rénine et d'aldostérone, la grande efficacité des diurétiques thiazidiques suggèrent une anomalie primaire tubulaire rénale. La pathologie se présente comme le miroir du syndrome de Gitelman pour lequel des mutations inactivatrices du cotransporteur Na-Cl (TSC) ont été démontrées [7]. Cependant, aucune anomalie primaire de ce cotransport sous forme de mutations activatrices n'a été rapportée jusqu'à présent.

La variété des hypothèses physiopathologiques, la possible implication de mécanismes encore inconnus, l'absence de modèles animaux rendent difficile l'élucidation moléculaire de cette pathologie. La stratégie génétique prend alors tout son sens, permettant à partir de familles bien caractérisées de tester un certain nombre de gènes candidats, ou de tenter de localiser le ou les gènes défectueux par analyse de liaison sur le génome entier. En 1997, l'étude de huit familles par une équipe américaine a permis d'identifier deux larges régions à l'origine de la maladie sur les chromosomes 1 et 17, appelées PHA2A et PHA2B [8]. Au moins une d'entre elles (PHA2B) correspond également à une région mise en cause dans l'HTA essentielle expérimentale [9] et humaine [10]. Plus récemment, l'analyse du génome entier sur une grande famille originaire du Nord de la France nous a permis d'identifier un nouveau locus appelé PHA2C, situé sur le bras court du chromosome 12 [11].

Nous rapportons ici l'étude phénotypique de 32 sujets atteints, issus de 7 familles françaises. Cette analyse confirme la transmission autosomique dominante du trait, montre la présence d'une grande variabilité phénotypique, et met en évidence que les anomalies métaboliques sont plus précoces que l'élévation de la pression artérielle.

## PATIENTS ET MÉTHODES

### Familles

Parmi les 7 familles françaises que nous décrivons ici, trois ont déjà fait l'objet d'une publication [11-13]. Les quatre autres familles ont été collectées plus récemment par le Département de Génétique de l'HEGP en collaboration avec les Services de Néphrologie, les Centres Hospitaliers ou les médecins généralistes concernés.

Les familles ont été sélectionnées à partir d'un sujet index présentant un tableau caricatural de la maladie. Après établissement de l'arbre généalogique, chaque sujet index a contacté ses apparentés au premier degré pour une possible analyse phénotypique et génétique. Chaque sujet analysé a donné son consentement écrit pour la mesure de la pression artérielle et un examen clinique complet, associé à une prise de sang pour analyse biochimique et génétique. Les sujets adultes ont été considérés comme atteints s'ils présentaient une hyperkaliémie (> 5,2 mmol/l), avec une créatinine plasmatique normale et une hypertension artérielle définie par des chiffres de pression artérielle systolique > 140 mmHg ou diastolique > 90 mmHg ou la prise d'un traitement antihypertenseur. Les sujets de moins de 18 ans ont été considérés comme atteints sur les mêmes critères biologiques et une hypertension artérielle traitée ou des chiffres de pression artérielle > 95° percentile à partir des abaques disponibles dans la population française [14]. Les sujets apparentés au premier degré d'un sujet atteint ont aussi été considérés comme atteints s'ils ne présentaient que les seuls critères biologiques à au moins deux reprises.

### Statistiques

Les valeurs des paramètres cliniques et biologiques des sujets atteints sont indiqués sous forme de valeur individuelle ou de moyenne +/- 1 écart-type. Les comparaisons entre les 2 groupes de familles ont été effectuées à l'aide de tests de Student non pairés. Les corrélations entre anomalies cliniques et biologiques ont été calculées par le logiciel statistique Statview 5.0 (Abacus Concepts Inc, Berkeley, CA, USA).

## RÉSULTATS

### Mode de transmission autosomique dominant

Les arbres généalogiques simplifiés des sept familles sont indiqués dans la figure 1. Pour chacune des familles, la transmission sur 2 ou 3 générations ou la présence d'une grande proportion de sujets atteints dans une même fratrie (K6), rend très probable une transmission dominante du trait. La transmission autosomique est attestée par une transmission aussi bien maternelle (4 cas) que paternelle (3 cas) et une proportion équilibrée d'hommes et de femmes atteints (respectivement 15 et 17).

### Variabilité du phénotype et méconnaissance du diagnostic

Les principales données cliniques et biologiques des 7 sujets index atteints sont indiquées dans le tableau I. Nous avons remarqué une très grande variabilité de l'âge au diagnostic, qui peut aller de 6 ans (dans le cadre d'une hyperkaliémie diagnostiquée dans un service de Néphrologie Pédiatrique) à 39 ans (dans le cadre d'un bilan de routine systématique pour hypertension artérielle). Deux sujets masculins ont été diagnostiqués comme hyperkaliémiques pendant le service militaire. Parmi les apparentés, l'âge de découverte, qui est en moyenne de 25 ans, est aussi très variable, biaisé d'une part par le dépistage familial systématique et d'autre part la méconnaissance de la maladie. C'est le cas en particulier d'une fillette diagnostiquée à 6 mois de vie sur la connaissance d'une mère atteinte, et à l'autre extrême d'une femme de 70 ans pour laquelle le diagnostic d'HTA essentielle avait été préalablement retenu. Dans la grande famille K4, aucun des sujets de moins de 20 ans finalement diagnostiqués comme porteurs de la maladie ne se savait atteint, probablement en raison de l'absence d'examen clinique et biologique systématique. Dans la même famille, le diagnostic n'avait pas été porté chez une femme de 64 ans présentant une HTA ancienne compliquée (accident vasculaire cérébral) et une hyperkaliémie répétée sur plusieurs dosages. De même le sujet K1-2 avait une hyperkaliémie franche retrouvée sur différents ionogrammes plus

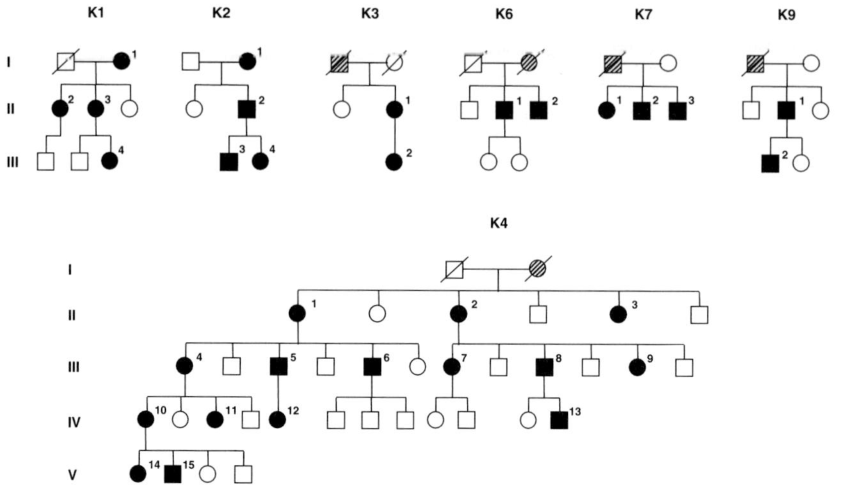


FIG. 1. — Représentation schématique des arbres généalogiques des 7 familles avec hypertension hyperkaliémique familiale.
Les sujets atteints sont représentés en noir, les sujets suspects en hachuré, les sujets non atteints en blanc.

de 10 ans avant le diagnostic d'HHF. Cette carence diagnostique est probablement liée en partie à la méconnaissance par le corps médical de cette pathologie rare.

La variabilité du phénotype semble plus expliquée par une variabilité interindividuelle que par une variabilité interfamiliale. Ainsi, dans la famille K4, les sujets atteints porteurs du même défaut génétique, peuvent présenter un tableau caricatural (sujet index K4-6) ou au contraire modéré (sujets K4-4 et K4-5) voire normal (sujet K4-9). Pour cette dernière patiente, c'est l'analyse génétique (haplotype atteint sur le locus PHA2C) et un deuxième prélèvement biologique qui a permis de la classer comme atteinte. D'une période à une autre, un même sujet peut aussi présenter un tableau caricatural ou beaucoup plus modeste. Ainsi, le sujet K2-2 avait au moment du diagnostic d'hyperkaliémie, une PA strictement normale et 15 ans plus tard une HTA sévère à 190/130 mmHg. Une hyperkaliémie majeure (9,0 mmol/l) avec acidose hyperchlorémique sévère a été découverte chez le sujet K9-1 alors qu'il était traité pour hypertension artérielle avec plusieurs médicaments dont 50 mg de spironolactone et qu'un bilan hospitalier effectué 4 ans plus tôt n'avait pas détecté d'anomalie métabolique. Un nouveau bilan, réalisé après l'arrêt de la spironolactone, montre une hyperkaliémie persistante (7,2 mmol/l), une acidose hyperchlorémique, une rénine basse et une aldostérone normale (tableau I).

L'hétérogénéité génétique vraisemblable de la maladie pourrait expliquer en partie l'hétérogénéité phénotypique. Ainsi, lorsque les paramètres cliniques et biologiques des sujets atteints sont comparés selon qu'ils appartiennent ou non à la famille K4, dont le gène causal est porté par le chromosome 12, certaines différences apparaissent (tableau II). Alors qu'aucune différence significative n'existe

TABLEAU I. — CARACTÉRISTIQUES CLINIQUES ET BIOCHIMIQUES DES PROPOSITUS ATTEINTS.

| FAMILLES | ID | AGE (ANS) | SEXE (H/F) | INDEX PONDÉRAL ($Kg/m^2$) | PAS (mmHg) | PAD (mmHg) | $K^+$ (mmol/l) | $CL^-$ (mmol/l) | $HCO3^-$ (mmol/l) | CRÉATININE (µmol/l) | RÉNINE ACTIVE (pg/ml) | A.R.P. (ng/ml/h) | ALDOSTÉRONE (pg/ml) |
|---|---|---|---|---|---|---|---|---|---|---|---|---|---|
| K1 | 2 | 42 | F | 25,3 | 154 | 108 | 5,4 | 105 | 23 | 69 | 5 | | 58 |
| K2 | 2 | 39 | H | 26,8 | 150 | 95 | 5,8 | 111 | 24 | 74 | 3 | | 127 |
| K3 | 1 | 30 | F | 37,2 | 148 | 116 | 5,7 | 109 | 19 | 70 | | 0,4 | 68 |
| K4 | 6 | 49 | H | 30,1 | 165 | 95 | 5,8 | 110 | 21 | 128 | 2 | | 255 |
| K6 | 1 | 59 | H | 32,4 | 180 | 95 | 5,7 | 105 | 23 | 92 | | 0,29 | 63 |
| K7 | 3 | 42 | H | 33,5 | 110 | 60 | 6 | 116 | 19 | 87 | 10 | | 80 |
| K9 | 1 | 43 | H | 26,2 | 150 | 100 | 7,3 | 110 | 15 | 76 | | 0,18 | 93 |

TABLEAU II. — COMPARAISON DES CARACTÉRISTIQUES CLINIQUES ET BIOCHIMIQUES DES SUJETS ATTEINTS EN FONCTION DE LA LIAISON AU LOCUS DU CHROMOSOME 12 (PHA2-C).

| | FAMILLE K-004 (chr 12) | AUTRES FAMILLES | SIGNIFICATION VALEUR DE p |
|---|---|---|---|
| n | 15 | 17 | |
| âge (ans) | 40,4 ± 19,8 | 34,9 ± 19,0 | 0,42 |
| âge decouverte | 28,9 ± 14,7 | 23,2 ± 13,5 | 0,26 |
| sexe (H/F) | 6/9 | 9/8 | 0,46 |
| I. Pondéral (kg/m$^2$) | 24,3 ± 4,9 | 26,5 ± 6,8 | 0,33 |
| PAS (mmHg) | 144,6 ± 22,4 | 140,1 ± 25,2 | 0,62 |
| PAD (mmHg) | 89,2 ± 13,9 | 89,1 ± 17,4 | 0,98 |
| HTA connue (O/N) | 9/6 | 9/8 | 0,68 |
| *Plasma* | | | |
| $K^+$ (mmol/l) | 5,6 ± 0,4 | 5,9 ± 0,7 | 0,08 |
| $Cl^-$ (mmol/l) | 106,6 ± 3,0 | 109,6 ± 3,9 | 0,02 |
| $HCO3^-$ (mmol/l) | 26,3 ± 2,9 | 21,2 ± 4,2 | 0,0007 |
| Créatinine (µmol/l) | 89,5 ± 23,3 | 72,9 ± 10,4 | 0,05 |

pour les données cliniques, les anomalies biologiques dans cette famille sont significativement plus modestes, en particulier en ce qui concerne l'acidose métabolique quasi absente. Il est cependant difficile de distinguer ici le biais possible de dépistage de sujets asymptomatiques dans une grande famille, d'un possible effet du défaut génétique propre à cette famille.

## Relations entre anomalies cliniques et biologiques

Aucune relation significative n'est retrouvée entre l'âge, ou la pression artérielle (PA) des sujets, et la sévérité de l'atteinte biologique. Par contre, une corrélation très significative est retrouvée entre PA et âge (fig. 2). Ces relations sont de même niveau si seuls sont considérés les sujets non traités. Elles suggèrent fortement que les anomalies biologiques surviennent de façon précoce et précèdent de plusieurs années l'élévation tensionnelle.

Comme attendu, il existe des relations très significatives entre sévérité de l'hyperkaliémie, sévérité de l'hyperchlorémie et de l'acidose métabolique (fig. 3), confirmant que ces anomalies sont très directement reliées les unes aux autres.

## Hétérogénéité génétique

La figure 4 résume les localisations actuellement connues pour cette pathologie. Actuellement, seule la famille K4 présente une liaison très significative avec la

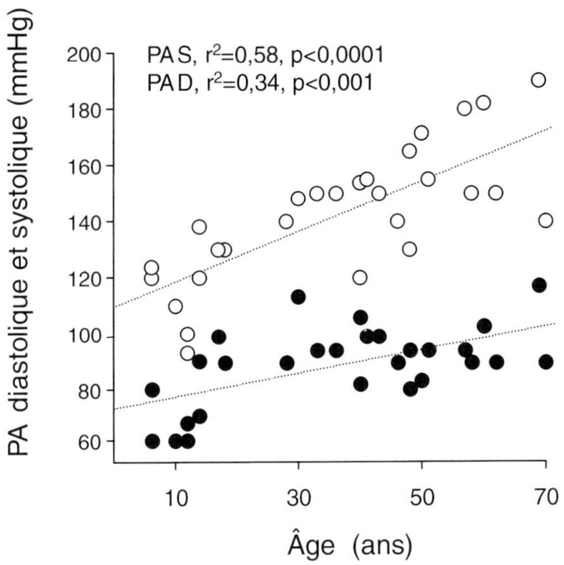


FIG. 2. — Corrélation entre pression artérielle et âge chez 32 sujets avec HHF.
PA systolique (○) et diastolique (●).

portion télomérique du bras court du chromosome 12 (Lod score Z > 7,00, $\theta = 0$ pour le marqueur D12S1725). Les autres familles sont en cours d'analyse sur les deux autres régions candidates (chromosomes 1 et 17) et sur le bras court du chromosome 16 sur lequel est situé le gène du cotransporteur NaCl.

## DISCUSSION

Comme son nom l'indique, les signes caractéristiques de l'HHF sont l'HTA, l'hyperkaliémie et l'acidose hyperchlorémique sans altération de la fonction rénale, anomalies associées à une rénine plasmatique basse et des concentrations normales ou hautes d'aldostérone. Plus de 100 cas ont maintenant été publiés dans la littérature, le plus souvent à partir de cas apparemment sporadiques ou de petites familles [6]. Nous rapportons ici l'analyse phénotypique de 4 nouvelles familles et de 3 familles déjà publiées [11-13]. Toutes suggèrent ou confirment une transmission autosomique dominante du trait. Cependant, ce mode de transmission n'est peut-être pas systématique tant apparaissent nombreux les cas apparemment sporadiques. Trois hypothèses peuvent expliquer ces cas en apparence isolés. La première consiste en une transmission récessive du trait, qui paraît cependant peu probable en raison de la rareté de cas issus de familles consanguines. La seconde possibilité est la présence d'un grand nombre de mutations de novo sur un gène à fort taux de mutation spontané. La réponse à cette hypothèse ne pourra venir que de l'analyse moléculaire systématique lorsque les gènes responsables de l'HFF

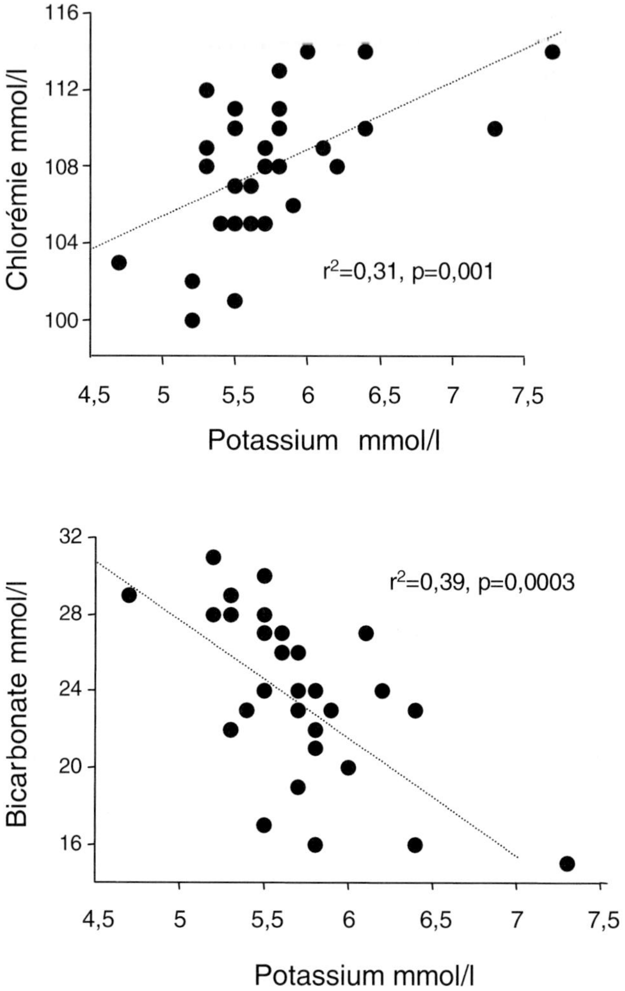


FIG. 3. — Corrélations entre concentrations plasmatiques du potassium, chlore et bicarbonate chez les sujets avec HHF.

seront connus. La troisième qui nous paraît en fait la plus probable, est celle de la méconnaissance du diagnostic chez les apparentés en raison d'une pénétrance faible de la maladie et de son caractère le plus souvent asymptomatique, ou banal (hypertension artérielle). Il est intéressant de noter, dans notre expérience, la relative difficulté d'extension des familles à la recherche de sujets atteints, en raison de la non-spécificité de l'HTA et de la grande variabilité de l'anomalie biologique. Ceci implique que des mutations des gènes responsables des formes caricaturales d'HHF pourraient être en fait bien plus fréquentes dans la population, la discrétion des anomalies métaboliques et l'apparition tardive de l'HTA faisant retenir le diagnostic d'HTA essentielle.

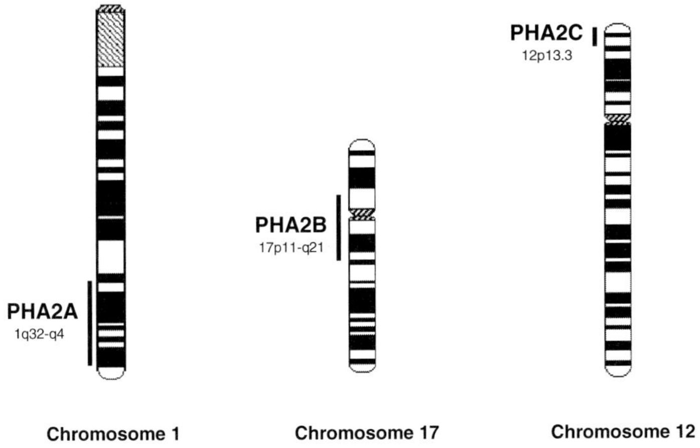


FIG. 4. — Localisation actuelle des gènes responsables de l'HHF.

Une hypertension artérielle précoce est considérée comme un des signes cardinaux de l'HHF. Cependant, des cas de sujets avec des anomalies métaboliques typiques mais une pression artérielle normale ont été décrits dans la littérature, en particulier chez les sujets jeunes [15-18]. L'analyse de nos 32 sujets atteints issus de 7 familles différentes montre une relation forte et positive entre les niveaux de PA systolique ou diastolique et l'âge, alors qu'une telle relation n'existe pas chez les sujets sains des mêmes familles. Par contre, aucune corrélation n'est observée entre les chiffres de pression artérielle et l'hyperkaliémie ou l'acidose métabolique. L'ensemble de ces résultats démontre la présence des anomalies biologiques plusieurs années avant l'apparition de l'hypertension artérielle. Ce délai peut-il être expliqué par les mécanismes primaires à l'origine de la maladie ou bien la mise en place de mécanismes de contre-régulation ? La réponse à cette question n'est sans doute pas univoque et nécessitera probablement des investigations cliniques et physiologiques appropriées chez l'homme et chez l'animal, une fois découverts les gènes en cause dans la maladie.

Chez les sujets analysés dans cette étude, une grande variabilité phénotypique est observée, à la fois intra- et interindividuelle. Elles peuvent résulter de variations génétiques différentes comme le suggèrent les différences observées entre la famille K4 – pour laquelle une liaison avec le chromosome 12 a été démontrée- et les autres. Les grandes différences de la pression artérielle et des anomalies métaboliques observées à des temps différents chez plusieurs sujets en l'absence de traitement pourraient aussi résulter de l'effet de variations de l'environnement, en particulier de l'apport journalier en sodium [6, 19, 20].

Les mécanismes physiopathologiques à l'origine de la maladie sont controversés. La correction de l'hyperkaliémie par une résine échangeuse suffit à corriger l'ensemble des anomalies métaboliques suggérant que l'hyperkaliémie est responsable de l'acidose hyperchlorémique [21]. De fait, Nahum et coll [22] ont étudié les capacités d'excrétion d'acide chez un patient présentant une acidose sévère, et ont démontré que l'acidose étant la conséquence directe de l'inhibition par l'hyperkaliémie chronique de la réabsorption proximale de bicarbonate et de la production proximale d'ammoniac par les cellules tubulaires proximales. Par contre, la nature de l'anomalie responsable de l'hyperkaliémie et de l'hypertension artérielle n'est pas établie et plusieurs hypothèses ont été proposées. La première hypothèse physiopathologique proposée par Gordon [23] est celle d'une augmentation de la réabsorption de sodium en amont des sites de régulation de l'aldostérone, ayant pour conséquence une diminution du débit de sodium délivré au canal collecteur, responsable d'une diminution de la sécrétion de potassium dépendante de l'aldostérone. Schambelan a proposé l'hypothèse d'un « shunt au chlore » pour rendre compte de l'observation que la perfusion de sodium associé à un anion peu réabsorbable (sulfate), mais pas la perfusion de chlorure de sodium, corrigeait l'acidose hyperkaliémique [24]. Cette réabsorption anormale de chlore en amont du site d'action de l'aldostérone dissiperait la différence de potentiel transépithéliale lumière négative du canal collecteur nécessaire à la sécrétion de potassium et de protons, et serait à l'origine de l'acidose hyperkaliémique. La réabsorption accrue de sodium pour accompagner la réabsorption de chlore entraînerait une retention sodée responsable de l'HTA à rénine basse. Ainsi, dans ces deux modèles, l'hypertension à rénine basse résulte de l'augmentation primitive de la réabsorption sodée. Une troisième hypothèse est que l'anomalie primaire altère les mécanismes de secrétion rénale du potassium [4, 21] et que la rénine basse reflète l'inhibition de la rénine par l'hyperkaliémie [16].

Aucune de ces hypothèses n'a reçu de démonstration suffisante pour prévaloir devant les autres et la variabilité génotypique maintenant établie laisse ouverte la possibilité d'une multiplicité des mécanismes. Toutefois, la démonstration du délai tardif de l'apparition de l'HTA alors que les anomalies métaboliques sont présentes dès l'enfance apportée par l'analyse de nos familles ne plaide pas pour un mécanisme faisant intervenir de façon primitive une altération de la balance sodée.

L'absence de mécanisme univoque à l'origine de la maladie est à mettre en parallèle avec son hétérogénéité génétique. Des mutations activatrices du gène codant pour le cotransport Na-Cl thiazide-sensible rendraient compte de l'hypothèse de Gordon. Cependant, pour toutes les familles testées jusqu'à ce jour, aucune liaison génétique n'a pu être mise en évidence avec la portion correspondante du bras court du chromosome 16. Une anomalie d'une protéine associée à ce cotransport ou d'une protéine régulée par l'aldostérone est également possible. Par exemple, des effets directs et rapides de l'aldostérone ont été décrits dans plusieurs types cellulaires qui suggèrent l'implication de récepteurs membranaires non encore clonés [25]. De même, une sérine/thréonine kinase (SGK) a été récemment montrée comme un des gènes importants de réponse précoce à l'aldostérone [26]. En 1997, une première analyse du génome entier effectué sur huit familles collectées par le groupe de Lifton [8] permettait la mise en évidence de deux régions candidates sur les bras longs des chromosomes 1 et 17. La liaison au bras long du chromosome 17 a été confirmée dans la famille australienne décrite par Gordon et originaire de Brisbane [27]. Cependant, la taille de l'intervalle de liaison n'a pas permis à ce jour d'identifier les gènes responsables. Plus récemment, le même type d'analyse effectué sur la famille K4 nous a permis de définir un troisième locus dans la région télomérique du bras court du chromosome 12 [11]. Une approche de clonage positionnel devrait permettre d'aboutir à l'identification du gène correspondant.

Enfin, il nous paraît intéressant de discuter ici l'appellation de la maladie. Le terme de pseudo-hypoaldostéronisme de type II a été proposé par Schambelan en raison de l'hyperkaliémie malgré une filtration glomérulaire normale qui suggère un déficit dans l'action rénale de l'aldostérone, l'élévation tensionnelle résultant dans son modèle d'une réabsorption tubulaire excessive de sodium. Cependant, le pseudo-hypoaldostéronisme de type I est à l'opposé, caractérisé par une perte rénale de sodium avec une tendance à l'hypotension et de très hautes concentrations plasmatiques de rénine et d'aldostérone en réaction à la perte sodée. Dans cette pathologie, l'inefficacité de l'aldostérone est complète, liée à des mutations du récepteur minéralocorticoïde [28] ou des sous-unités du canal sodique épithélial [29]. Le terme de pseudo-hypoaldosteronisme appliqué à une pathologie où l'inefficacité de l'aldostérone n'est que partielle et où la sécrétion de rénine est inhibée par une retention sodée, apporte ainsi probablement de la confusion au lieu d'un éclairage physiopathologique primaire précis. L'autre appellation proposée est celle de syndrome de Gordon. Elle ne paraît pas non plus parfaitement appropriée. En effet, les caractéristiques cliniques et biologiques de la maladie ont été décrites à l'origine par Paver et Pauline en 1964 [2]. Des études cliniques plus détaillées ont par la suite été effectuées par Stokes et coll en 1968 [3] et par Arnold et Healy en 1969 [4] avec en particulier la mise en évidence de la sensibilité de la pression artérielle et de la kaliémie aux diurétiques thiazidiques. Le premier cas rapporté par Gordon lui-même n'est survenu qu'en 1970 [5] et il ne paraît donc pas légitime de lui attribuer le nom de cette maladie, même s'il a largement contribué à sa connaissance par de nombreux articles et revues sur le sujet [6]. En l'absence d'information moléculaire susceptible de donner un éclairage nouveau sur ses mécanismes intimes, nous proposons de garder le terme générique d'« hypertension hyperkaliémique familiale » qui résume les signes cardinaux qui la définissent.

**Remerciements**

Nous voudrions remercier les membres des familles et surtout leurs médecins traitants, sans lesquels cette étude n'aurait pas été possible. Les mesures biochimiques et hormonales ont été effectuées par les laboratoires de biologie des différents centres concernés. SDN est payée par une bourse AMX du MRT. Cette recherche est soutenue financièrement par des fonds INSERM (Projet APEX 99 n° 4X016E), ESAC (European Section of the Aldosterone Council) et de l'Association Claude Bernard.

## Bibliographie

1. Lifton RP. Molecular genetics of human blood pressure variation. Science, 1996; **272**(3): 676-80.
2. Paver WKA, Pauline GJ. Hypertension and hyperpotassaemia without renal disease in a young male. Med J Australia, 1964; **2**: 305-306.

3. STOKES GS, GENTLE JL, EDWARDS KDG ET AL. Syndrome of idiopathic hyperkalaemia and hypertension with decreased plasma renin activity : effects on plasma renin and aldosterone of reducing the serum potassium level. Med J Australia, 1968; **2**: 1050-1054.

4. ARNOLD J, HEALY J. Hyperkalemia, hypertension and systemic acidosis without renal failure associated with a tubular defect in potassium excretion. Am J Med, 1969; **47**: 461-472.

5. GORDON RD, GEDDES RA, PAWSEY CGK ET AL. Hypertension and severe hyperkalaemia associated with suppression of renin and aldosterone and completely reversed by dietary sodium restriction. Australist Ann Med, 1970; **4**: 287-294.

6. GORDON RD, KLEMM SA, TUNNY TJ ET AL. Gordon's syndrome: a sodium-volume-dependent form of hypertension with a genetic basis. *In* : Hypertension: Pathology, Diagnosis and Management. second Edition, New York, 1995; JH Laragh, BM Brenner, Raven Press Ltd: 2111-2113.

7. SIMON DB, NELSON-WILLIAMS C, BIA MJ ET AL. Gitelman's variant of Bartter's syndrome, inherited hypokalaemic alkalosis, is caused by mutations in the thiazide-sensitive Na-Cl cotransporter. Nature Genet, 1996; **12**: 24-30.

8. MANSFIELD TA, SIMON DB, FARFEL Z ET AL. Multilocus linkage of familial hyperkalaemia and hypertension, pseudohypoaldosteronism type II, to chromosomes 1q31-42 and 17p11-q21. Nature Genet, 1997; **16**: 202-205.

9. HILBERT P, LINDPAINTNER K, BECKMANN J ET AL. Chromosomal mapping of two genetic loci associated with blood pressure regulation in hereditary hypertensive rats. Nature, 1991; **353**: 521-526.

10. JULIER C, DELEPINE M, KEAVNEY B ET AL. Genetic susceptibility for human familial essential hypertension in a region of homology with blood pressure linkage on rat chromosome 10. Hum Mol Genet, 1997; **6**: 2077-85.

11. DISSE-NICODEME S, ACHARD J-M, DESITTER I ET AL. A new locus on chromosome 12p13.3 for pseudohypoaldosteronism type II, an autosomal dominant form of hypertension. Am J Hum Genet, 2000; **67**(2): 302-310.

12. ADER JL, WAEBER B, SUC JM ET AL. Hypertension artérielle avec hyperkaliémie, acidose tubulaire et fonction rénale normale : syndrome de Gordon et/ou pseudohypoaldostéronisme type II ? Arch Mal Cœur, 1988; **81** (suppl HTA): 193-197.

13. BAZ M, BERLAND Y, DUSSOL B ET AL. Familial hyperkalemia syndrome. Presse Med, 1990; **19**: 1981-1984.

14. ANDRÉ DL, DESCHAMPS JP, GUEGUEN R. Relationship between blood pressure and weight characteristics in childhood and adolescence. Rev Epidemiol Santé Publique, 1982; **30**: 1-9.

15. FARFEL Z, IAINA A, ROSENTHAL T ET AL. Familial hyperpotassemia and hypertension accompanied by normal plasma aldosterone levels: possible hereditary cell membrane defect. Arch Intern Med, 1978; **138**: 1828-1832.

16. SAUDER S, KELCH R, GREKIN R ET AL. Suppression of plasma renin activity in a boy with chronic hyperkalemia. Am J Dis Child, 1987; **141**: 922-927.

17. IITAKA K, WATANABE N, ASAKURA A ET AL. Familial hyperkalaemia, metabolic acidosis and short stature with normal renin and aldosterone levels. Int J Pediatr Nephrol, 1980; **1**: 242-245.

18. SPITZER A, EDELMANN C, GOLDBERG L ET AL. Short stature, hyperkalemia and acidosis: a defect in renal transport of potassium. Kidney Int, 1973; **3**: 251-257.

19. KLEMM S, GORDON R, TUNNY T ET AL. Biochemical correction in the syndrome of hypertension and hyperkalaemia by severe dietary salt restriction suggests renin-aldosterone suppression critical in pathophysiology. Clin Exp Pharmacol Physiol, 1990; **17**: 191-195.

20. ISENRING P, LEBEL M, GROSE JH. Endocrine sodium and volume regulation in familial hyperkaliemia with hypertension. Hypertension, 1992; **19**: 371-377.

21. BRAUTBAR N, LEVI J, ROSLER A ET AL. Familial hyperkalemia, hypertension, and hyporeninemia with normal aldosterone levels. A tubular defect in potassium handling. Arch Intern Med, 1978; **138**: 607-610.

22. NAHUM H, PAILLARD M, PRIGENT A ET AL. Pseudohypoaldosteronism type II: proximal renal tubular acidosis and dDAVP-sensitive renal hyperkalemia. Am J Nephrol, 1986; **6**: 253-262.

23. GORDON R. The syndrome of hypertension and hyperkalaemia with normal GFR. A unique pathophysiological mechanism for hypertension? Clin Exp Pharmacol Physiol, 1986; **13**: 329-333.

24. SCHAMBELAN M, SEBASTIAN A, RECTOR FJ. Mineralocorticoid-resistant renal hyperkalemia without salt wasting (type II pseudohypoaldosteronism): role of increased renal chloride reabsorption. Kidney Int, 1981; **19**: 716-727.

25. CHRIST M., WEHLING M. Rapid actions of aldosterone: lymphocytes, vascular smooth muscle and endothelial cells. Steroids, 1999; **64**: 35-41.

26. CHEN, SY, BHARGAVA A, MASTROBERARDINO L ET AL. Epithelial sodium channel regulated by aldosterone-induced protein sgk. Proc Natl Acad Sci USA, 1999; **96**: 2514-2519.

27. O'SHAUGHNESSY KM, FU B, JOHNSON A ET AL. Linkage of Gordon's syndrome to the long arm of chromosome 17 in a region recently linked to familial essential hypertension. J Hum Hypertens, 1998; **12**(10): 675-678.

28. GELLER DS, RODRIGUEZ-SORIANO J, VALLO BOADO A ET AL. Mutations in the mineralocorticoid receptor gene cause autosomal dominant pseudohypoaldosteronism type I. Nat Genet, 1998; **19**: 279-281.

29. GRUNDER S, FIRSOV D, CHANG SS ET AL. A mutation causing pseudohypoaldosteronism type 1 identifies a conserved glycine that is involved in the gating of the epithelial sodium channel. EMBO J, 1997; **16**: 899-907.

# FIBROSE RÉNALE ET SYSTÈME RÉNINE-ANGIOTENSINE

par

A. B. FOGO*

Le rôle du système rénine-angiotensine (SRA) dans l'hypertension artérielle et la lésion d'organes cibles est établi depuis longtemps. Récemment, les progrès issus des modèles génétiques et du développement de nouveaux outils pharmacologiques ont permis de disséquer les mécanismes d'action des composants du SRA dans la fibrose rénale. De nombreuses études ont montré que les inhibiteurs de l'enzyme de conversion de l'angiotensine I (IEC) sont supérieurs aux autres classes d'antihypertenseurs pour protéger le rein contre une détérioration progressive, même chez les sujets normotendus [1]. Comme les IEC, les antagonistes du récepteur de type 1 de l'angiotensine II (ARAT1) améliorent ou même font régresser la glomérulosclérose dans des modèles expérimentaux chez le rat [2]. Ces constatations suggèrent que l'angiotensine II (Ang II) a des effets non hémodynamiques dans les maladies rénales progressives. On sait aussi que le SRA est impliqué dans l'induction de l'inhibiteur-1 de l'activateur du plasminogène (PAI-1) probablement via un récepteur AT4, promouvant ainsi thrombose et fibrose [2, 3]. Les interactions du SRA avec l'aldostérone et la bradykinine peuvent retentir sur la pression artérielle et les lésions tissulaires. L'effet bénéfique de l'inhibition du SRA sur la fibrose rénale reflète probablement le rôle central de l'angiotensine dans la régulation de la structure et de la fonction rénale, par des voies à facettes multiples. Dans cet article l'analyse de la pathogénie de la progression des maladies rénales et du remodelage de la sclérose rénale à la lumière de données antérieures et actuelles confirme les composants et les actions du SRA, l'interaction de l'Ang II avec le système immunitaire, l'interaction du système rénine-angiotensine aldostérone avec PAI-1, et la signification potentielle de ces interactions.

* Département de Pathologie, Vanderbilt University Medical Center, Nashville, Tennessee.

FLAMMARION MÉDECINE-SCIENCES — ACTUALITÉS NÉPHROLOGIQUES 2001
(www.medecine-flammarion.com)

# COMPOSANTS DU SRA

## Enzyme de conversion de l'angiotensine et angiotensinogène

Le SRA compte plusieurs composants (fig. 1). La rénine clive l'angiotensinogène (Atg) en angiotensine I (Ang I), transformée par l'enzyme de conversion de l'angiotensine (ECA) en Ang II active. L'ECA inactive également la bradykinine. L'hydrolyse séquentielle de l'octapeptide Ang II par l'aminopeptidase A, qui clive un acide aspartique, puis par l'aminopeptidase N, qui libère une arginine à l'extrémité N-terminale, libère un hexapeptide l'angiotensine [3-8], désigné comme l'angiotensine IV (Ang IV). L'Ang II est responsable de la plupart des actions du SRA classique, y compris la vasoconstriction et l'induction de l'aldostérone, via le récepteur AT1.

Des études récentes dans des modèles de souris invalidées ont confirmé le rôle central du SRA dans le contrôle de la pression artérielle. L'importance relative de l'ECA systémique et local a été évaluée dans un modèle murin où l'extrémité terminale de l'ECA, responsable de la liaison tissulaire, était absente. Des études ont montré que la liaison tissulaire de l'ECA est cruciale pour le contrôle de la pression artérielle et la structure du rein [4]. De même, on a montré que le gène Atg joue un rôle capital dans le contrôle de la pression artérielle [5]. Une augmentation progressive de pression artérielle a été observée chez des animaux n'ayant aucune, ou 1, 2 ou 3 copies fonctionnelles du gène Atg. Cependant, à l'âge de 3 semaines, les souris Atg-/- sont caractérisées par une augmentation inattendue et importante de la sclérose vasculaire et de la masse mésangiale, malgré l'hypotension artérielle et l'absence d'angiotensine [6]. Une augmentation franche du PDGF-β et du TGF-β est observée chez les animaux Atg -/-, et peut être responsable de l'accumulation matricielle [6]. Des lésions semblables ont été observées chez des souris ECA-/- [7]. Ces observations suggèrent que des mécanismes de rétrocontrôle précis et complexes impliquant le SRA régulent l'intégrité vasculaire.

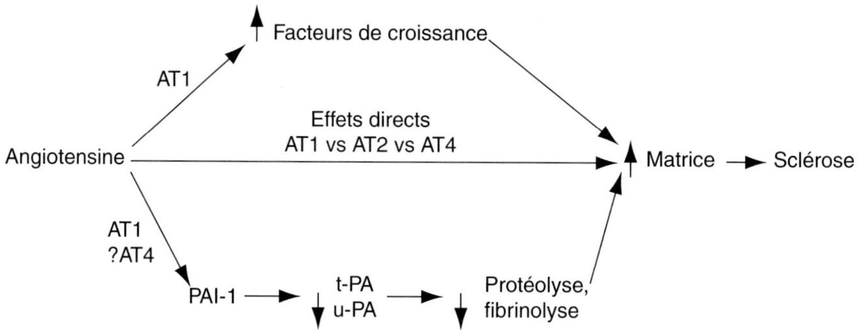


FIG. 1. — Le système rénine-angiotensine a des actions multiples pour promouvoir l'augmentation de la matrice, indice majeur de la sclérose.

## Récepteurs de l'angiotensine

Des travaux in vitro et in vivo ont montré que l'Ang II agissant sur les cellules glomérulaires via le récepteur AT1 pouvait directement induire une croissance cellulaire et une augmentation de la matrice [8]. Le récepteur AT1 est largement distribué, notamment dans les cellules mésangiales, les cellules épithéliales glomérulaires viscérales, les cellules endothéliales et les cellules musculaires lisses du rein [9, 10]. Par contre, le récepteur de type 2 de l'angiotensine II (AT2) médie une vasodilatation, une différenciation cellulaire et une apoptose [11, 12]. L'apoptose peut servir de mécanisme réparateur par élimination des cellules altérées, au prix d'une mise en jeu minimale des mécanismes immuns ou inflammatoires, et des cytokines. Cependant, une apoptose excessive de cellules incapables de régénération peut avoir des conséquences délétères. À ce jour, les conséquences ultimes de l'apoptose sur la fonction d'un organe, par exemple d'un myocyte cardiaque ou d'une cellule épithéliale tubulaire rénale ne sont pas établies. Des travaux futurs devront évaluer à long terme la conséquence sur la fonction d'un organe des inhibitions sélectives du SRA qui facilitent ou bloquent l'apoptose médiée par AT2, selon que le tissu ou les cellules lésées sont ou non doués d'une capacité de régénération. Dans le rein normal adulte, le récepteur AT2 est exprimé à un faible niveau dans l'endothélium, dans le glomérule et dans les cultures de cellules épithéliales et viscérales glomérulaires [9, 10, 13]. Le récepteur AT2 est très fortement exprimé chez le fœtus, et chez l'adulte il est surexprimé en réponse aux agressions [9]. L'inhibition pharmacologique du récepteur AT2 ou son absence chez les souris invalidées aboutit à une aggravation de la fibrose du rein et du cœur dans les modèles expérimentaux. Les souris mutantes AT2 nulles ont une fibrose accrue après obstruction urétérale unilatérale, et les cobayes myopathes ont une aggravation de la fibrose cardiaque après inhibition du récepteur AT2 [14, 15]. La surexpression d'AT2 s'accompagne d'une moindre réponse néo-intimale de l'artère carotide après dilatation au ballonnet [16].

L'hexapeptide Ang IV se lie préférentiellement au récepteur AT4. Ce récepteur a été impliqué dans le transport du sodium dans les tubules proximaux [17]. L'activation d'AT4 produit une augmentation dose-dépendante du flux sanguin rénal cortical, peut être médié par l'oxyde nitrique, sans modifier la pression systémique [18]. Le récepteur AT4 n'a pas encore été cloné, mais sa distribution tissulaire est importante et inclus les segments tubulaires rectilignes dans le cortex du rein de rat, ainsi que ceux de la médullaire externe et les canaux collecteurs, comme documenté par des études autoradiographiques de liaison. C'est la sous-unité alpha qui médie la liaison de l'Ang IV [19]. L'activation du récepteur AT4 s'oppose à l'activation du récepteur AT1 pour stimuler l'expression génique immédiate/précoce après distension mécanique [20]. Cependant le récepteur AT4 favorise aussi la thrombose et la fibrose par l'induction de PAI-1 (voir ci-dessous) [2, 21]. La résultante globale est une augmentation de la fibrose rénale lorsque les trois récepteurs de l'angiotensine sont activés par liaison des ligands.

## Rénine

Classiquement on considérait que la rénine était active par sa seule activité protéolytique de conversion de l'angiotensinogène en angiotensine I. La sclérose vasculaire observée récemment dans les situations d'hyperréninisme sans génération simultanée d'angiotensine II suggère la possibilité d'effets directs de la rénine. Des données obtenues in vitro suggèrent l'existence de sites de liaison de la rénine sur les cellules mésangiales qui médient l'hypertrophie de ces cellules et augmentent l'expression de PAI-1. Ces effets ne sont pas médiés par le site d'activité enzymatique de la rénine [22], renforçant l'idée que la rénine promeut directement la sclérose.

### Bradykinine

L'inhibition du SRA est obtenue par les IEC qui inhibent la formation d'Ang II et inhibent également la dégradation de la bradykinine. Deux effets indésirables attribués à la bradykinine, la toux et l'œdème angioneurotique sont moins fréquents avec les ARAT1 qu'avec les IEC. Théoriquement, une augmentation de la bradykinine pourrait avoir un effet bénéfique sur la sclérose en favorisant la vasodilatation et l'induction de l'activateur tissulaire du plasminogène (t-PA) [23]. Le t-PA active le plasminogène en plasmine et exerce ainsi des effets anti-thrombotiques mais également anti-fibrosants (voir ci-dessous). Chez le rat, les expériences de micro-ponction ont montré qu'une augmentation de la bradykinine succédant à l'usage d'IEC diminue la pression capillaire glomérulaire par baisse de la résistance de l'artériole efférente, un effet non observé avec les ARAT1 [24]. Chez l'homme, on a montré récemment que la bradykinine contribuait significativement à l'effet anti-hypertenseur des IEC [25].

## COMPARAISON DES MÉCANISMES HÉMODYNAMIQUES DÉPENDANTS DE L'ANGIOTENSINE, ET DES MÉCANISMES NON HÉMODYNAMIQUES

Dans un modèle de rat néphrectomisé, l'étude initiale du groupe de Brenner a montré qu'à contrôle identique de la pression artérielle systémique par IEC ou trithérapie (réserpine, hydralazine et hydrochlorothiazide), l'IEC conférait une meilleure protection contre une glomérulosclérose progressive [26]. Cette amélioration est liée à une diminution de la pression capillaire intra-glomérulaire, ce qui suggérait que l'hypertension intra-glomérulaire constitue le médiateur principal des lésions rénales progressives par un cercle vicieux auto-entretenu [27]. La perte de néphrons due à la sclérose augmente le débit et la pression dans les glomérules restants, aggravant la sclérose et perpétuant l'agression.

Cependant, les micro-ponctions sériées complétées par une analyse morphologique des glomérules ponctionnés ont montré qu'individuellement il n'y avait pas de corrélation entre le degré de sclérose globale et la pression ou le débit de filtration glomérulaire. Ces observations amènent à considérer que des mécanismes non-hémodynamiques pourraient contribuer à la variabilité de la sclérose. En effet, dans le modèle de diversion urétérale, la glomérulosclérose et l'hypertrophie glomérulaire sont minimes : l'uretère d'un rein y est dérivé vers le péritoine avec une néphrectomie partielle controlatérale et aboutit à une hyperfiltration, et à une augmentation de la pression, et surtout de la perfusion glomérulaire. À l'inverse, dans le modèle du rein restant, une hypertrophie glomérulaire franche et étroitement associée à la glomérulosclérose est observée. La taille glomérulaire et la sclérose sont étroitement corrélées dans un glomérule donné, avec une distribution biphasique, et une corrélation positive entre l'accroissement du glomérule et de la sclérose à la phase précoce de la sclérose (c'est-à-dire lorsque moins de 50 p. 100 des anses sont atteintes) et une corrélation négative avec une taille réduite lorsque les glomérules évoluent vers une sclérose globale [28].

L'efficacité des IEC pour améliorer la sclérose est liée à l'inhibition de l'augmentation de taille du glomérule [29]. Fait notable, les IEC ne sont pas uniformément actifs aux stades de fibrose : une détérioration progressive se poursuit dans les glomérules dont la sclérose est la plus avancée, alors que la progression est inhibée dans les glomérules où la sclérose est débutante. Ces observations suggèrent que différents mécanismes sont en cause dans les glomérules dont les lésions sont hétérogènes, avec une réponse potentiellement différente au traitement et au remodelage.

## SRA, SYSTÈME IMMUNITAIRE ET FIBROSE

L'angiotensine interagit avec le système immunitaire. Des récepteurs de l'angiotensine sont exprimés sur des cellules circulantes, lymphocytes T, polynucléaires et macrophages, ainsi que sur les cellules parenchymateuses rénales [9]. Par le récepteur AT1, l'angiotensine provoque la prolifération des lymphocytes spléniques, selon un mécanisme dépendant de la calcineurine [30]. De plus, l'absence de récepteurs AT1 accentue les effets immunosuppresseurs de la cyclosporine, un inhibiteur de la calcineurine. L'inhibition de l'angiotensine peut donc diminuer la réponse immune et les mécanismes profibrosants dépendant de l'activation lymphocytaire. L'absence d'angiotensine réduit aussi les lésions à médiation immunologique. Dans un modèle de maladie anti-MBG chez des souris invalidées pour le récepteur AT1A, les lésions sont moins sévères avec une diminution du facteur chimiotactique-1 monocytaire, des macrophages infiltrants, de la protéinurie et l'absence d'hypertension artérielle [31].

Pour étudier le rôle du récepteur AT1 du macrophage dans la fibrose rénale, nous avons effectué des greffes de moelle chez des souris sauvages, puis une reconstitution avec les macrophages sauvages ou provenant des souris invalidées pour AT1A. Après obstruction urétérale unilatérale, la fibrose interstitielle était plus intense chez les souris dont les macrophages étaient dépourvus du récepteur AT1A, alors même que le nombre de macrophages infiltrants était moindre que chez les souris non invalidées. Une diminution de l'infiltration par les macrophages invalidés pour AT1A était ainsi associée à une augmentation de la fibrose rénale. Ces résultats montrent que le récepteur AT1A des macrophages peut dans certaines circonstances protéger le rein de la fibrogenèse [32].

## ANGIOTENSINE ET PAI-1 : TRAIT D'UNION ENTRE SYSTÈMES VASOACTIF ET THROMBOTIQUE

PAI-1 est le principal inhibiteur physiologique de t-PA, l'activateur tissulaire du plasminogène et de l'activateur du plasminogène proche de l'urokinase, u-PA.

Tous deux activent le plasminogène en plasmine, favorisant ainsi la fibrinolyse et la protéolyse, ainsi que l'activation d'autres métalloprotéases de la matrice [2]. C'est par son métabolite Ang IV que l'angiotensine induit PAI-1 avec une fixation in vitro sur les cellules musculaires lisses vasculaires et sur les cellules endothéliales de l'aorte de bœuf [3, 21] (fig. 2). In vitro, l'induction de PAI-1 par l'angiotensine s'effectue directement à la phase précoce, avec une composante tardive dépendant de la co-induction de TGF-β par l'angiotensine [33]. L'augmentation d'activité du SRA provoquée par la perfusion exogène de quantités physiologiques d'Ang II ou médiée par l'augmentation endogène secondaire au polymorphisme DD de l'ECA élève les concentrations de PAI-1 chez l'homme sans effet sur t-PA [2, 34]. Une modulation génétique de l'activité de PAI-1 provient également du polymorphisme banal 4G/5G localisé à 675 paires de base en amont de l'initiation de la transcription de PAI-1. Les patients homozygotes pour l'allèle 4G ont une concentration de PAI-1 augmentée, et un risque de maladie cardiovasculaire accru. L'homozygotie composite des polymorphismes de l'ECA et de PAI-1 (IEC D/D + PAI-1 4G/4G) est associée à un risque cardiovasculaire ou rénal accru, et associée à une incidence supérieure des complications macrovasculaires chez les patients diabétiques [35]. C'est peut-être la résultante des effets conjoints de PAI-1 et du SRA qui promeuvent thrombose et fibrose : en effet dans un modèle expérimental, les inhibiteurs du SRA diminuaient significativement la formation de thrombus [36].

Une augmentation de PAI-1 est aussi associée à une fibrose. Dans un modèle d'irradiation où la thrombose progressait vers la glomérulosclérose, l'expression de PAI-1 était étroitement corrélée aux sites de lésions glomérulaires [37]. La manipulation pharmacologique par un IEC ou un ARAT1 qui diminuent PAI-1 réduit aussi les lésions expérimentales [37, 38]. Une modulation de PAI-1 par les IEC est également obtenue chez l'homme : après un infarctus du myocarde, l'inhibition de l'angiotensine par l'IEC diminue significativement l'antigène PAI-1 et son activité, sans modifier la concentration de l'antigène t-PA [39]. C'est ainsi que le choix d'un inhibiteur du SRA, selon qu'il affecte AT4 qui induit PAI-1 au moins in vitro, ou qu'il augmente la bradykinine qui stimule t-PA, a potentiellement des conséquences importantes sur l'équilibre thrombose/fibrose versus fibrinolyse/dégradation de la matrice extracellulaire (voir ci-dessous).

## INTERACTIONS DU SRA ET DE L'ALDOSTÉRONE

L'Ang II peut modifier la sclérose via l'aldostérone. Dans les modèles de glomérulosclérose expérimentale, l'adjonction d'un antagoniste de l'aldostérone à un inhibiteur de l'angiotensine a des effets bénéfiques [40, 41]. Un travail chez les souris invalidées Atg-/- a révélé un mécanisme d'induction de l'aldostérone indépendant de l'angiotensine chez les animaux soumis à un régime pauvre en sel : en régime désodé, la kaliémie joue un rôle capital pour maintenir l'induction de l'aldostérone et la pression artérielle dans la souche sauvage et chez les mutants Atg-/- [42]. Dans le modèle de rat hypertendu développant des accidents cérébraux, le seul antagoniste de l'aldostérone diminue les lésions vasculaires [43, 44]. Fait notable l'aldostérone stimulait in vitro l'induction de l'inhibiteur 1 de l'acti-

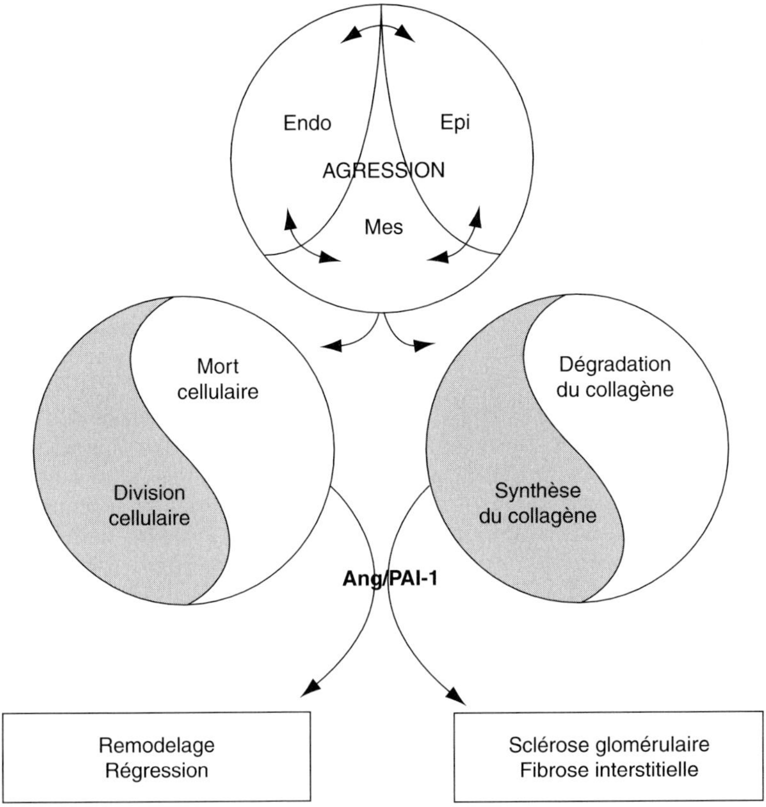


FIG. 2. — Les interactions de cellules mésangiales (Mes), endothéliales (Endo) et épithéliales (Epi) en réponse à l'agression initiale déterminent l'effet global sur la croissance cellulaire et l'accumulation de la matrice. Dans les maladies aboutissant à une sclérose, la balance est en faveur d'une croissance des cellules normales et d'une synthèse de la matrice. Remodelage et régression sont possibles si survient une augmentation de la dégradation de la matrice et que l'apoptose contre-balance la croissance cellulaire ; dans les autres cas, la sclérose progresse. L'angiotensine et PAI-1 sont présumés être des facteurs clés de ces réponses.

vateur du plasminogène (PAI-1) par l'angiotensine. Cet effet dépend probablement d'un élément de réponse aux glucocorticoïdes dans le promoteur de PAI-1. Chez l'homme les concentrations sériques de PAI-1 sont corrélées à l'aldostéronémie [45, 46]. De manière intéressante, les patients en régime désodé traités par IEC ont des concentrations plasmatiques d'aldostérone plus basses que ceux traités par ARAT1 [46]. Ces données lient l'aldostérone à des mécanismes potentiellement profibrosants dans les maladies humaines. Dans le modèle expérimental de néphropathie radique sans hypertension artérielle, la spironolactone qui est un antagoniste du récepteur de l'aldostérone améliore la sclérose. Cet effet n'est pas lié à une modification de la pression artérielle ni de la protéinurie, mais est étroitement associé à une baisse de l'expression de PAI-1 [47]. Ces résultats montrent que l'inhibition de l'aldostérone peut diminuer PAI-1 in vivo et suggère que le ciblage simultané de l'angiotensine et de l'aldostérone peut être nécessaire pour un effet optimal sur PAI-1 et la progression des néphropathies.

## LA SCLÉROSE SECONDAIRE À UNE MALADIE PEUT-ELLE RÉGRESSER ?

Bien que le glomérule scléreux semble acellulaire et « mort », il est le siège d'un renouvellement cellulaire, suggérant que même à un stade avancé de sclérose, la modulation de la croissance cellulaire et en conséquence une régénération peuvent survenir [48]. La croissance glomérulaire et l'apoptose sont influencées par de nombreuses cytokines et des hormones, dont l'Ang II. Le récepteur AT1 est impliqué dans l'hypertrophie et/ou l'hyperplasie des cellules, et est largement exprimé dans le rein. L'apoptose est induite par un grand nombre de facteurs, dont une voie dépendante du récepteur AT2. Les cellules mésangiales et endothéliales ont une réelle possibilité de prolifération et de reconstitution après une agression. L'inhibition pharmacologique de l'angiogenèse de la prolifération mésangiale dans le modèle anti-Thy1 s'accompagne d'une anomalie de réparation [49]. À l'inverse, dans le modèle de rein restant, l'apoptose excessive de cellules endothéliales aboutit à une sclérose [50]. De multiples facteurs de croissance modulent ces réponses trophiques. VEGF est un mitogène spécifique des cellules endothéliales produit par les cellules épithéliales viscérales glomérulaires et qui régule spécifiquement en physiologie et en pathologie la croissance des cellules endothéliales et la perméabilité glomérulaire. Des résultats récents montrent que VEGF est un facteur de survie nécessaire pour les cellules endothéliales in vivo [51] ; l'inhibition de VEGF empêche la réparation après agression anti-Thy1 [52].

Contrairement à la possibilité qu'ont les cellules mésangiales et endothéliales de contribuer au remodelage, la croissance éprouve la cellule de l'épithélium glomérulaire viscéral : sous sa forme mature, sa capacité de prolifération est limitée et s'accompagne d'une expression élevée d'un inhibiteur de kinase dépendant de la cycline, p27kip1 [53]. La croissance inappropriée de la cellule épithéliale viscérale donnerait lieu à des zones de déhiscence et de suffusion des protéines plasmatiques, où surviennent les adhésions et la sclérose [54]. Des données récentes montrent que p21, un autre inhibiteur de kinase dépendant de la cycline semble nécessaire au développement des lésions après néphrectomie des 5/6$^{e}$ chez la souris, soulignant l'importance capitale des réponses de croissance cellulaire dans la réponse à l'agression [55].

La croissance cellulaire est également associée à une anomalie de différenciation cellulaire : la cellule mésangiale exprime l'$\alpha$-actine du muscle lisse dans les situations de sclérose, reflétant un phénotype plus proche du myofibroblaste [56]. La dédifférenciation des cellules épithéliales et viscérales est associée à la sclérose dans la « collapsing glomerulopathy » chez l'homme, une affection caractérisée par un collapsus sévère, une sclérose et une agression de la cellule épithéliale. Il y a perte de l'expression de l'antigène de la tumeur de Wilms, WT-1 et d'autres marqueurs de différenciation, ainsi qu'une prolifération et peut-être une apoptose des cellules épithéliales viscérales dans les segments agressés [57].

## SYNTHÈSE ET DÉGRADATION DE LA MATRICE EXTRACELLULAIRE

L'accumulation de matrice extracellulaire (MEC) qui caractérise la fibrose rénale progressive résulte de l'augmentation de sa synthèse et d'une diminution de sa protéolyse. De nombreux facteurs de croissance ont la propriété d'augmenter la synthèse de la matrice, par exemple les proto-oncogènes, TGF-β, le facteur de croissance dérivé des plaquettes (PDGF) et des agents vasomoteurs comme l'Ang II et l'endothéline. Le TGF-β favorise l'accumulation de MEC à la fois par augmentation de sa production et possiblement par une diminution de sa dégradation dépendant partiellement d'une induction de PAI-1 [58]. Le PDGF-B et l'Ang II augmentent TGF-β et l'Ang II favorise aussi la conversion de TGF-β vers sa forme active. La plasmine pourrait jouer un rôle dans cette activation [58]. Les métalloprotéases MMP-2 (gélatinase A) et MMP-9 (gélatinase B) de la matrice sont exprimées dans les glomérules et dégradent le collagène IV, un composant majeur de la MBG, ainsi que des constituants de la matrice mésangiale tels que protéoglycane et fibronectine [59]. Les cellules mésangiales expriment constitutivement TIMP-2, un inhibiteur tissulaire des protéases de la matrice, alors que TIMP-1 est surexprimé en réponse à de nombreuses agressions. In vitro, TIMP-1 est induit par l'angiotensine et inhibé par TGF-β, alors que TIMP-2 est surexprimé en présence de TGF-β, contribuant à l'accumulation de MEC [60].

Des données récentes indiquent que PAI-1 appartient à ce groupe de modulateurs de la matrice du rein : en inhibant l'activation des activateurs du plasminogène, PAI-1 inhibe la fibrinolyse mais également la protéolyse. La plasmine peut cliver la plupart des protéines de la MEC [61, 62] ; t-PA et u-PA jouent des rôles importants dans le remodelage vasculaire, l'angiogenèse et les métastases tumorales [62]. Le t-PA module en premier lieu la fibrinolyse, alors que u-PA a moins d'activité sur la fibrine, mais dégrade intensément la matrice [62]. L'expression de PAI-1 est normalement très faible dans le rein ; in vitro, elle est observée dans de nombreuses cellules, dont les cellules endothéliales et les cellules épithéliales viscérales [2, 62]. L'agression vasculaire par la thrombose ou la fibrose augmente PAI-1 [2]. Des concentrations élevées de PAI-1 sont associées à la maladie cardiovasculaire, qu'elles soient dues au polymorphisme fonctionnel 4G/4G du promoteur du gène de PAI-1 ou à toute autre cause [63]. Les effets d'induction de la fibrose par TGF-β pourraient partiellement être dépendants des actions de PAI-1 : dans les cellules endothéliales en culture, TGF-β1 induit PAI-1 davantage que ne le fait u-PA, et favorise ainsi la fibrose [64].

## PREUVES DE RÉGRESSION DE LA GLOMÉRULOSCLÉROSE

Chez l'homme, l'étude de biopsies rénales montre que les IEC ne se contentent pas de réduire le déclin progressif du DFG ; ils préviennent aussi les remaniements structurels évolutifs. Dans une étude de patients diabétiques traités par IEC ou bêtabloquants, des biopsies rénales itératives ont été pratiquées : sur une période de 3 ans, une augmentation discrète de la matrice de la média de l'artériole afférente a été observée dans le groupe traité par bêtabloquant, alors qu'aucune augmentation n'était observée dans le groupe IEC [65]. Dans une autre étude, les IEC prévenaient l'expansion interstitielle chez les patients hypertendus ayant une néphropathie diabétique [66]. Des résultats encore plus spectaculaires ont été observés chez des patients diabétiques ayant une néphropathie dont le diabète était guéri par transplantation pancréatique, avec une régression de la glomérulosclérose et de la fibrose interstitielle [67] : les biopsies répétées à 10 ans d'intervalle montraient une régression de l'expansion mésangiale, une proportion accrue d'anses capillaires fonctionnelles et une diminution proportionnelle de la fibrose tubulo-interstitielle [67].

Les modèles expérimentaux ont clarifié certains mécanismes en cause dans la régression de la glomérulosclérose. Une régression spontanée de l'accumulation de la matrice mésangiale est observée dans le modèle anti-Thy-1 avec des modifications connexes de la prolifération cellulaire et une activité accrue des métalloprotéases [68]. Dans un modèle de rat diabétique, la régression de l'expansion de la matrice résultait de la greffe du pancréas [69]. De même, dans le modèle de glomérulosclérose induit par la puromycine, l'étude d'animaux sacrifiés à des dates successives après un traitement différé par IEC ou régime hypoprotidique montre une régression de la glomérulosclérose [70]. Dans ce modèle, nous avons nous même confirmé la régression de la sclérose en réponse à une forte inhibition de l'angiotensine en comparant chez les mêmes rats la sclérose observée sur des biopsies puis à l'autopsie [71]. Cependant dans ce modèle dépourvu d'hypertension artérielle, la sclérose était très discrète. Nous avons donc regardé si une régression était obtenue dans un modèle hypertendu avec une sclérose initiale peu sévère : la gravité de la glomérulosclérose était évaluée par biopsie rénale 8 semaines après une néphrectomie des 5/6$^{e}$ chez le rat [72]. Les animaux étaient alors séparés en trois groupes, non-traité, ou traitement par une dose « banale » d'IEC (c'est-à-dire la dose minimale requise pour normaliser la pression artérielle) ou une posologie 4 fois supérieure d'IEC, réputée avoir une plus grande activité sur la sclérose par les effets non hémodynamiques de l'angiotensine. La pression artérielle systémique et la pression glomérulaire étaient normalisées par les deux posologies d'IEC, sans que des effets hémodynamiques supplémentaires soient observés avec la posologie la plus élevée. Une progression de la sclérose a été observée chez les animaux non traités, avec une diminution de la progression chez les rats traités par une posologie normale d'IEC. Chez 3 des 5 rats recevant une posologie élevée d'IEC, la sclérose à l'autopsie était moins importante que sur la biopsie effectuée 4 semaines plus tôt. Un ARAT1 avait une efficacité comparable, avec une régression chez la moitié des rats [73]. La fibrose tubulo-interstitielle régressait parallèlement aux lésions glomérulaires.

La régression d'une sclérose préexistante implique une dégradation et un renouvellement accru de la matrice. Nos résultats suggèrent que l'inhibition de PAI-1 contribue à ce remodelage. L'augmentation de l'expression de PAI-1 est localisée à l'endroit même de la sclérose, et une diminution de PAI-1 est associée à sa résolution. Chez les rats dont la sclérose régresse, la fonction rénale s'améliore. Ces observations impliquent dans la régression de la glomérulosclérose une inhibition de PAI-1 par une posologie élevée d'ARAT1 ou d'IEC, et une augmentation consécutive de la dégradation de la matrice.

Le lien entre l'expression de PAI-1 et la sclérose est également établi dans un modèle de néphropathie radique où l'agression endothéliale précoce est suivie d'une sclérose tardive [73]. L'expression de l'ARN messager de PAI-1 étudiée par hybridation in situ est étroitement associée aux sites de lésions glomérulaires observés par analyse morphologique sériée. Dans les glomérules, l'ARNm de PAI-1 est localisé aux zones mésangiales et endothéliales agressées, avec une expression focale dans les cellules épithéliales viscérales et pariétales des glomérules : des effets autocrines sont donc impliqués puisque ces cellules expriment aussi des récepteurs pour l'angiotensine (les récepteurs AT1 et, possiblement, AT4). Le traitement par ARAT1 ou IEC inhibe significativement la surexpression de l'ARNm de PAI-1 sans affecter l'expression de t-PA ou d'u-PA. Fait important, la sclérose rénale est prévenue par le traitement par IEC ou ARAT1.

## UNE RÉGRESSION DE LA SCLÉROSE LIÉE AU VIEILLISSEMENT EST-ELLE POSSIBLE ?

Les animaux irradiés traités par des inhibiteurs de l'angiotensine (IEC ou ARAT1) ont une sclérose moindre que les contrôles d'âge identique, suggérant que l'inhibition de l'angiotensine modifie l'accumulation de matrice qui accompagne le vieillissement. Des études antérieures ont aussi montré l'amélioration de la sclérose glomérulaire et vasculaire liée à l'âge [71, 74]. Récemment, nous avons même montré que la sclérose glomérulaire et vasculaire du rat vieillissant pouvait être remodelée, avec une régression et une diminution du contenu en collagène en débutant chez des rats âgés un traitement par ARAT1. La sclérose du vieillissement est parallèle à une apoptose accrue des cellules tubulaires et interstitielles rénales, qui est abolie par le traitement avec un ARAT1. Avec le vieillissement, PAI-1 et TGF-β sont augmentés, alors que remodelage et régression sont associés à leur diminution. Ces résultats suggèrent que la régression de la sclérose est issue d'une diminution de la synthèse de la MEC à laquelle participe l'abaissement du TGF-β, et à une augmentation de la dégradation de la matrice à laquelle contribue l'inhibition de PAI-1 [75].

## SPÉCULATIONS SUR LES CIBLES OPTIMALES EN VUE D'UNE RÉGRESSION DE LA SCLÉROSE : IEC VERSUS ARAT1

Les mécanismes d'action des IEC incluent une inhibition de la formation d'Ang II et une augmentation de la bradykinine, cette dernière n'étant pas obtenue par les ARAT1 [24]. Chez l'homme, les études sur les effets au long terme des ARAT1 ne sont pas disponibles et le nombre d'études évaluant les effets des IEC sur la structure rénale restent limités (voir ci-dessus). Plusieurs études ont montré qu'à court terme, les IEC et les ARAT1 avaient un effet antihypertenseur et antiprotéinurique semblable [76]. Dans les travaux expérimentaux comparant différents IEC aux ARAT1 aucune différence d'efficacité sur la sclérose n'a été observée [77]. Bien évidemment la somme finale des effets lésionnels ne reflète pas nécessairement des mécanismes intermédiaires identiques. Au cours d'un blocage par ARAT1, il est tout à fait possible que les effets bénéfiques potentiels liés à l'intégrité des mécanismes en aval du récepteur AT2 et discutés plus haut aient simplement une amplitude identique à la résultante de l'inhibition de la formation de l'angiotensine (et donc des actions des deux récepteurs) combinée à un effet bénéfique possible de la bradykinine.

ARAT1 et IEC agissant en des sites différents du SRA, leur utilisation combinée pourrait avoir un bénéfice supplémentaire. Gardons à l'esprit que dans le plasma des patients traités durablement par un IEC persiste une activité mesurable de l'enzyme de conversion, indiquant l'absence de suppression complète de son activité. Chez les patients ayant une néphropathie à IgA ou une néphropathie diabétique, de petites études ont attiré l'attention sur une réduction accrue de la protéinurie par combinaison d'un IEC et d'un ARAT1, au-delà de l'effet tensionnel [78, 79]. Le résultat de ces combinaisons sur la protection à long terme du DFG ou de la structure rénale n'est pas connu. Chez l'homme, une production locale d'Ang II indépendante de l'ECA par une enzyme sensible à la chymotrypsine est possible. Le développement d'antagonistes de la rénine qui s'opposeraient à ces effets ou à ceux dus à l'accumulation de bradykinine induite par les IEC, et aux effets de la combinaison d'inhibiteurs ouvre des perspectives nouvelles en cours d'évaluation. Le traitement combiné par IEC et ARAT1 dans le modèle du rein restant n'a montré aucune supériorité sur la glomérulosclérose en comparaison à une monothérapie lorsque le contrôle de la pression artérielle est identique [80]. Toutefois dans la souche de rat (mREN-2) 27 transgénique pour la rénine, le traitement combiné était plus efficace que la monothérapie pour réduire la pression artérielle et prévenir les lésions des organes cibles [81]. Ces résultats pourraient être d'un intérêt particulier dans les situations où le contrôle de la pression artérielle est difficile, soit que la maladie responsable soit en cause, soit du fait de l'influence des polymorphismes génétiques qui modulent l'activité du SRA (voir ci-dessus).

Le traitement combinant IEC et ARAT1 a des avantages potentiels théoriques : il permet que l'angiotensine II résiduelle formée se fixe préférentiellement dans les tissus sur le récepteur AT2 et favorise la réparation et le remodelage après une agression. Cependant le récepteur AT4 serait encore en état de lier tout l'Ang IV formé, augmentant potentiellement la formation locale de PAI-1 et la transduction lésionnelle. Nous proposons que ce récepteur et le PAI-1 deviennent des cibles supplémentaires pour obtenir une régression des agressions pro-fibrosantes.

## CONCLUSION

En résumé, ces données montrent que la régression d'une glomérulosclérose identifiée par biopsie peut être obtenue dans diverses situations expérimentales. L'importance potentielle du SRA dans la fibrose rénale est soulignée par l'efficacité du traitement visant à inhiber ses diverses actions, en particulier l'induction de PAI-1. Notre compréhension des interactions du SRA avec la réponse immunitaire, l'aldostérone et PAI-1 s'est modifiée ; il en va de même du contrôle dynamique de la prolifération cellulaire, de l'apoptose et de la régénération. Les études en cours nous préciserons la pertinence pour les maladies humaines des leçons expérimentales récentes et provoquantes ; elles nous diront aussi quel traitement optimal opposer à la progression de la sclérose, et peut-être induire sa régression.

**Remerciements**

Nous remercions très vivement le Docteur Dominique Chauveau qui a bien voulu se charger de la traduction de ce texte.

## Bibliographie

1. Kasiske BL, Kalil RS, Ma JZ et al. Effect of antihypertensive therapy on the kidney in patients with diabetes: a meta-regression analysis. Ann Intern Med, 1993; **118**: 129-138.
2. Fogo AB. The role of angiotensin II and plasminogen activator inhibitor-1 in progressive glomerulosclerosis. Am J Kidney Dis, 2000; **35**: 179-188.
3. Kerins DM, Hao Q, Vaughan DE. Angiotensin induction of PAI-1 expression in endothelial cells is mediated by the hexapeptide angiotensin IV. J Clin Invest, 1995; **96**: 2515-2520.
4. Esther CR, Marino EM, Howard TE et al. The critical role of tissue angiotensin-converting enzyme as revealed by gene targeting in mice. J Clin Invest, 1997; **99**: 2375-2385.
5. Kim HS, Krege JH, Kluckman KD et al. Genetic control of blood pressure and the angiotensinogen locus. Proc Natl Acad Sci USA, 1995; **92**: 2735-2739.
6. Niimura F, Labosky PA, Kakuchi J et al. Gene targeting in mice reveals a requirement for angiotensin in the development and maintenance of kidney morphology and growth factor regulation. J Clin Invest, 1995; **96**: 2947-2954.
7. Hilgers KF, Reddi V, Krege JH et al. Aberrant renal vascular morphology and renin expression in mutant mice lacking angiotensin-converting enzyme. Hypertension, 1997; **29**: 216-221.
8. Wolf G, Haberstroh U, Neilson EG. Angiotensin II stimulates the proliferation and biosynthesis of type I collagen in cultured murine mesangial cells. Am J Pathol, 1992; **140**: 95-107.
9. Ardaillou R. Angiotensin II receptors. J Am Soc Nephrol, 1999; **10**: S30-S39.
10. Allen AM, Zhuo J, Mendelsohn FA. Localization of angiotensin AT1 and AT2 receptors. *J* Am Soc Nephrol, 1999; **10**: S23-S29.
11. Yamada T, Horiuchi M, Dzau VJ. Angiotensin II type 2 receptor mediates programmed cell death. Proc Natl Acad Sci USA, 1996; 93: 156-160.
12. Ichiki T, Labosky PA, Shiota C et al. Effects on blood pressure and exploratory behaviour of mice lacking angiotensin II type-2 receptor. Nature, 1995; **377**: 748-750.
13. Sharma M, Sharma R, Greene AS et al. Documentation of angiotensin II receptors in glomerular epithelial cells. Am J Physiol, 1998; **274**: F623-F627.
14. Ma J, Nishimura H, Fogo A et al. Accelerated fibrosis and collagen deposition develop in the renal interstitium of angiotensin type 2 receptor null mutant mice during ureteral obstruction. Kidney Int, 1998; **53**: 937-944.
15. Ohkubo N, Matsubara H, Nozawa Y et al. Angiotensin type 2 receptors are reexpressed by cardiac fibroblasts from failing myopathic hamster hearts and inhibit cell growth and fibrillar collagen metabolism. Circulation, 1997; **96**: 3954-3962.
16. Nakajima M, Hutchinson HG, Fujinaga M et al. The angiotensin II type 2 (AT2) receptor antagonizes the growth effects of the AT1 receptor: gain-of-function study using gene transfer. Proc Natl Acad Sci USA, 1995; **92**: 10663-10667.
17. Handa RK, Krebs LT, Harding JW et al. Angiotensin IV AT4-receptor system in the rat kidney. Am J Physiol, 1998; **274**: F290-299.
18. Coleman JK, Krebs LT, Hamilton TA et al. Autoradiographic identification of kidney angiotensin IV binding sites and angiotensin IV-induced renal cortical blood flow changes in rats. Peptides, 1998; **19**: 269-277.
19. Zhang JH, Stobb JW, Hanesworth JM et al. Characterization and purification of the bovine adrenal angiotensin IV receptor (AT4) using [125I]Benzoylphenylalanine-angiotensin IV as a specific photolabel. J Pharmacol Exp Ther, 1998; **287**: 416-424.

20. YANG Q, HANESWORTH JM, HARDING JW ET AL. The AT4 receptor agonist [Nle1]-angiotensin IV reduces mechanically induced immediate-early gene expression in the isolated rabbit heart. Regul Pept, 1997; **71**: 175-183.

21. BROWN NJ, VAUGHAN DE. The renin-angiotensin and fibrinolytic systems. Co-conspirators in the pathogenesis of ischemic cardiovascular disease. Trends Cardiovasc Med, 1996; **6**: 239-243.

22. NGUYEN G, DELARUE F, BERROU J ET AL. Specific receptor binding of renin on human mesangial cells in culture increases plasminogen activator inhibitor-1 antigen. Kidney Int, 1996; **50**: 1897-1903.

23. BROWN NJ, NADEAU JH, VAUGHAN DE. Selective stimulation of tissue-type plasminogen activator (t-PA) in vivo by infusion of bradykinin. Thromb Haemost, 1997; **77**: 522-525.

24. KON V, FOGO A, ICHIKAWA I. Bradykinin causes selective efferent arteriolar dilation during angiotensin I converting enzyme inhibition. Kidney Int, 1993; **44**: 545-550.

25. GAINER JV, MORROW JD, KING DJ ET AL. Effect of bradykinin receptor blockade on the response to angiotensin-converting enzyme inhibitor in normotensive and hypertensive subjects. N Engl J Med, 1998; **339**: 1285-1292.

26. ANDERSON S, MEYER TW, RENNKE HG ET AL. Control of glomerular hypertension limits glomerular injury in rats with reduced renal mass. J Clin Invest, 1985; **76**: 612-619.

27. HOSTETTER TH, OLSON JL, RENNKE HG ET AL. Hyperfiltration in remnant nephrons: A potentially adverse response to renal ablation. Am J Physiol, 1981; **241**: F85-F93.

28. YOSHIDA Y, FOGO A, ICHIKAWA I. Glomerular hemodynamic changes vs. hypertrophy in experimental glomerular sclerosis. Kidney Int, 1989; **35**: 654-660.

29. YOSHIDA Y, KAWAMURA T, IKOMA M ET AL. Effects of antihypertensive drugs on glomerular morphology. Kidney Int, 1989; **36**: 626-635.

30. NATARAJ C, OLIVERIO MI, MANNON RB ET AL. Angiotensin II regulates cellular immune responses through a calcineurin-dependent pathway. J Clin Invest, 1999; **104**: 1693-1701.

31. HISADA Y, SUGAYA T, YAMANOUCHI M ET AL. Angiotensin II plays a pathogenic role in immune-mediated renal injury in mice. J Clin Invest, 1999; **103**: 627-635.

32. FUJINAKA H, YOSHIDA H, MATSUSAKA T ET AL. Protective role for the angiotensin II type 1A receptor on bone marrow-derived macrophages in the formation of renal fibrosis. J Am Soc Nephrol (abstract) 2000; **11**: 618A.

33. KAGAMI S, KUHARA T, OKADA K ET AL. Dual effects of angiotensin II on the plasminogen/plasmin system in rat mesangial cells. Kidney Int, 1997; **51**: 664-671.

34. RIDKER PM, GABOURY CL, CONLIN PR ET AL. Stimulation of plasminogen activator inhibitor in vivo by infusion of angiotensin II. Evidence of a potential interaction between the renin-angiotensin system and fibrinolytic function. Circulation, 1993; **87**: 1969-1973.

35. KIMURA H, GEJYO F, SUZUKI Y ET AL. Polymorphisms of angiotensin converting enzyme and plasminogen activator inhibitor-1 genes in diabetes and macroangiopathy. Kidney Int, 1998; **54**: 1659-1669.

36. CHABIELSKA E, PAWLAK R, GOLATOWSKI J ET AL. The antithrombotic effect of captopril and losartan on experimental arterial thrombosis in rats. J Physiol Pharmacol, 1998; **49**: 251-260.

37. OIKAWA T, FREEMAN M, LO W ET AL. Modulation of plasminogen activator inhibitor-1 in vivo: a new mechanism for the anti-fibrotic effect of renin-angiotensin inhibition. Kidney Int, 1997; **51**: 164-172.

38. HAMDAN AD, QUIST WC, GAGNE JB ET AL. Angiotensin-converting enzyme inhibition suppresses plasminogen activator inhibitor-1 expression in the neointima of balloon-injured rat aorta. Circulation, 1996; **93**: 1073-1078.

39. VAUGHAN DE, ROULEAU JL, RIDKER PM ET AL. Effects of ramipril on plasma fibrinolytic balance in patients with acute anterior myocardial infarction. HEART Study Investigators. Circulation, 1997; **96**: 442-447.

40. GREENE EL, KREN S, HOSTETTER TH. Role of aldosterone in the remnant kidney model in the rat. J Clin Invest, 1996; **98**: 1063-1068.

41. IBRAHIM HN, ROSENBERG ME, HOSTETTER TH. Role of the renin-angiotensin-aldosterone system in the progression of renal disease: a critical review. Semin Nephrol, 1997; **17**: 431-440.

42. Okubo S, Niimura F, Nishimura H et al. Angiotensin-independent mechanism for aldosterone synthesis during chronic extracellular fluid voulume depletion. J Clin Invest, 1997; **99**: 855-860.

43. Rocha R, Chander PN, Khanna K et al. Mineralocorticoid blockade reduces vascular injury in stroke-prone rats. Hypertension, 1998; **31**: 451-458.

44. Benetos A, Lacooey O, Safar ME. Prevention of aortic fibrosis by spironolactone in spontaneously hypertensive rats. Arterioscler Thromb Vasc Biol, 1997; **17**: 1152-1156.

45. Brown NJ, Soo K-K, Chen Y-Q et al. Synergistic effect of adrenal steroids and angiotensin II on plasminogen activator inhibitor-1 production. J Clin Endocrinol Metab, 2000; **85**: 336-344.

46. Brown NJ, Agirbasli M, Vaughan DE. Comparative effect of angiotensin-converting enzyme inhibition and angiotensin II type 1 receptor antagonism on plasma fibrinolytic balance in humans. Hypertension, 1999; **34**: 285-290.

47. Brown NJ, Nakamura S, Ma L et al. Aldosterone modulates plasminogen activator inhibitor-1 and glomerulosclerosis in vivo. Kidney Int, 2000; **58**: 1219-1227.

48. Pesce CM, Striker LJ, Peten E et al. Glomerulosclerosis at both early and late stages is associated with increased cell turnover in mice transgenic for growth hormone. Lab Invest, 1991; **65**: 601-605.

49. Kitamura H Masuda Y, Ishizaki M et al. The failure of glomerular repair by the inhibition of intraglomerular angiogenesis in experiemntal proliferative glomerulonephritis. J Am Soc Nephrol, 1998; **9**: 501A.

50. Kitamura H, Shimizu A, Masuda Y et al. Apoptosis in glomerular endothelial cells during the development of glomerulosclerosis in the remnant-kidney model. Exp Nephrol, 1998; **6**: 328-336.

51. Suga S, Kim Y-G, Pucharz E et al. Vascular endothelial growth factor ($VEGF_{121}$) protects rats from renal infarction in a model of hemolytic uremic syndrome (HUS). J Am Soc Nephrol, 1999; **10**: 561A.

52. Ostendorf T, Kunter U, Eitner F et al. VEGF(165) mediates glomerular endothelial repair. J Clin Invest, 1999; **104**: 913-923.

53. Shankland SJ. Cell cycle regulatory proteins in glomerular disease. Kidney Int, 1999; **56**: 1208-1215.

54. Kriz W, Gretz N, Lemley KV. Progression of glomerular diseases: is the podocyte the culprit? Kidney Int, 1998; **54**: 687-697.

55. Megyesi J, Price PM, Tamayo E et al. The lack of a functional p21(WAF1/CIP1) gene ameliorates progression to chronic renal failure. Proc Natl Acad Sci USA, 1999; **96**: 10830-10835.

56. Johnson RJ, Floege J, Yoshimura A et al. The activated mesangial cell: a glomerular "myofibroblast"? J Am Soc Nephrol, 1992; **2**: S190-S197.

57. Barisoni L, Kriz W, Mundel P et al. The dysregulated podocyte phenotype: a novel concept in the pathogenesis of collapsing idiopathic focal segmental glomerulosclerosis and HIV-associated nephropathy. J Am Soc Nephrol, 1999; **10**: 51-61.

58. Sharma K, Ziyadeh FN. The emerging role of transforming growth factor-b in kidney diseases. Am J Physiol, 1994; **266**: F829-F842.

59. Schnaper HW. Balance between matrix synthesis and degradation: a determinant of glomerulosclerosis. Pediatr Nephrol, 1995; **9**:104-111.

60. Davies M, Martin J, Thomas GJ et al. Proteinases and glomerular matrix turnover. Kidney Int, 1992; **41**: 671-678.

61. Baricos WH, Cortez SL, El-Dahr SS et al. ECM degradation by cultured human mesangial cells is mediated by a PA/plasmin/MMP-2 cascade. Kidney Int, 1995; **47**: 1039-1047.

62. Vassalli J-D, Sappino A-P, Belin D. The plasminogen activator/plasmin system. J Clin Invest, 1991; **88**: 1067-1072.

63. Ossei-Gerning N, Mansfield MW, Stickland MH et al. Plasminogen activator inhibitor-1 promoter 4G/5G gemotype and plasma levels in relation to a history of myocardial infarction in patients characterized by coronary angiography. Arterioscler Thromb Vasc Biol, 1997; **17**: 33-37.

64. Pepper MS, Belin D, Montesano R et al. Transforming growth factor-beta 1 modulates basic fibroblast growth factor-induced proteolytic and angiogenic properties of endothelial cells in vivo. J Cell Biol, 1990; **111**: 743-755.

…C, RUDBERG S, ØSTERBY R. Renal arterioles in patients with type I diabetes and microal-
…efore and after treatment with antihypertensive drugs. Virchows Arch, 1999; **434**: 523-

66. CORDONNIER DJ, PINEL N, BARRO C ET AL. Expansion of cortical interstitium is limited by converting enzyme inhibition in type 2 diabetic patients with glomerulosclerosis. J Am Soc Nephrol, 1999; **10**: 1253-1263.
67. FIORETTO P, STEFFES MW, SUTHERLAND DE ET AL. Reversal of lesions of diabetic nephropathy after pancreas transplantation. N Engl J Med, 1998; **339**: 69-75.
68. SATO Y, FUJIMOTO S, HAMAI K ET AL. Serial alterations of glomerular matrix-degrading metalloproteinase activity in anti-thymocyte-induced glomerulonephritis in rats. Nephron, 1998; **78**: 195-200.
69. ORLOFF MJ, YAMANAKA N, GREENLEAF GE ET AL. Reversal of mesangial enlargement in rats with long-standing diabetes by whole pancreas transplantation. Diabetes, 1986; **35**: 347-354.
70. MARINIDES GN, GROGGEL GC, COHEN AH ET AL. Enalapril and low protein reverse chronic puromycin aminonucleoside nephropathy. Kidney Int, 1990; **37**: 749-757.
71. TANAKA R, KON V, YOSHIOKA T ET AL. Angiotensin converting enzyme inhibitor modulates glomerular function and structure by distinct mechanisms. Kidney Int, 1994; **45**: 537-543.
72. IKOMA M, KAWAMURA T, FOGO A ET AL. Cause of variable therapeutic efficiency of angiotensin converting enzyme inhibitor on glomerular lesions. Kidney Int, 1991; **40**: 195-202.
73. OIKAWA T, FREEMAN M, LO W ET AL. Modulation of plasminogen activator inhibitor-1 (PAI-1) in vivo: A new mechanism for the anti-fibrotic effect of renin-angiotensin inhibition. Kidney Int, 1997; **51**: 164-172.
74. ZOJA C, REMUZZI A, CORNA D ET AL. Renal protective effect of angiotensin-converting enzyme inhibition in aging rats. Am J Med, 1992; **92**: 60S-63S.
75. MA LJ, NAKAMURA S, WHITSETT JS ET AL. Regression of vascular and renal sclerosis in aging by angiotensin II type 1 receptor antagonist-induced decrease in plasminogen activator inhibitor-1. Kidney Int (in press).
76. NIELSEN S, DOLLERUP J, NIELSEN B ET AL. Losartan reduces albuminuria in patients with essential hypertension. An enalapril controlled 3 months study. Nephrol Dial Transplant, 1997; **12**: S19-S23.
77. MACKENZIE HS, OTS M, ZIAI F ET AL. Angiotensin receptor antagonists in experimental models of chronic renal failure. Kidney Int, 1997; **63**: S140-S143.
78. HEBERT LA, FALKENHAIN ME, NAHMAN JR NS ET AL. Combination ACE inhibitor and angiotensin II receptor antagonist therapy in diabetic nephropathy. Am J Nephrol, 1999; **19**: 1-6.
79. RUSSO D, PISANI A, BALLETTA MM ET AL. Additive antiporteinuric effect of converting enzyme inhibtion and losartan in normotensive patients with IgA nephropathy. Am J Kidney Dis, 1999; **33**: 851-856.
80. OTS M, MACKENZIE HS, TROY JL ET AL. Effects of combination therapy with enalapril and losartan on the rate of progression of renal injury in rats with 5/6 renal mass ablation. J Am Soc Nephrol, 1998; **9**: 224-230.
81. RICHER C, BRUNEVAL P, MENARD J ET AL. Additive effects of enalapril and losartan in (mREN-2)27 transgenic rats. Hypertension, 1998; **31**: 692-698.

# PHÉNOMÈNES INFLAMMATOIRES INDUITS PAR L'ANGIOTENSINE II ET NOUVELLES APPROCHES THÉRAPEUTIQUES

par

D. N. MÜLLER, R. DECHEND, A. FIEBLER, J.-K. PARK, H. HALLER et F. C. LUFT*

L'hypertension artérielle, un des facteurs de risque les plus importants pour les accidents vasculaires, la cardiopathie ischémique et l'insuffisance rénale, n'est pas associée classiquement à l'inflammation. Cependant, au fur et à mesure que le rôle croissant du stress oxydatif dans de nombreuses maladies incluant l'hypertension artérielle devient mieux apprécié, la notion de l'hypertension artérielle comme un processus indolent, uniquement hémodynamique, est remise en question. Les dérivés actifs de l'oxygène sont les produits terminaux de réaction de réduction de l'oxygène, conduisant à la production d'anions superoxydes ($O_2^-$), de peroxyde d'hydrogène ($H_2O_2$) et d'eau ($H_2O$). Les dérivés actifs de l'oxygène influent sur des processus cellulaires normaux et pathologiques, incluant la croissance cellulaire, l'hypertrophie, le remodelage, l'oxydation des lipides, la modulation du tonus vasculaire et l'inflammation [1]. Le fait que les anions superoxydes puissent avoir une relation avec l'hypertension artérielle a été suggéré il y a une décennie [2]. Les dérivés actifs de l'oxygène peuvent aussi agir en tant que médiateurs intracellulaires dans le contrôle de la croissance, la survie et l'apoptose des cellules vasculaires [3]. La spécificité de la réponse est dictée par les cibles intracellulaires impliquées. Les cibles potentielles des dérivés actifs de l'oxygène dans les cellules endothéliales et musculaires lisses des vaisseaux sont les kinases activées par les signaux extracellulaires (ERK), les kinases activées par le stress (SABK), les caspases, le facteur NF-κB et la kinase Akt. L'activation de NF-κB a été associée à l'inflammation vasculaire et la survie vasculaire [4]. Akt est associée à l'effet protecteur des forces de cisaillement, aux fonctions de l'endothélium vasculaire induites par les facteurs de croissance et à la survie cellulaire [5-6].

* Clinique Fanz Volhard et Centre Max Delbrück Faculté de médecine de la Charité, Université Humboldt de Berlin, Allemagne.

Une source importante de dérivés actifs de l'oxygène est représentée par les oxydases NADH/NADPH qui sont régulées en partie par l'Ang II et certaines cytokines [7]. Il est bien établi que le système rénine-angiotensine peut opérer dans la paroi des vaisseaux en tant que système rénine-angiotensine « tissulaire ». Ce système est particulièrement actif dans les vaisseaux en cas d'athérosclérose [8]. L'activité de l'enzyme de conversion de l'Ang II est accrue dans les artères athérosclérotiques comparée aux artères témoins. Il en est de même pour l'expression du récepteur de l'Ang II de type I (AT-1) (Gross CM et collaborateurs, résultats non publiés). Ainsi, les vaisseaux athérosclérotiques montrent des effets exagérés en rapport avec l'Ang II comparés à des vaisseaux normaux. Il est démontré que l'Ang II stimule la production d'ions superoxydes dans les cellules musculaires lisses des vaisseaux. Touyz et Schiffrin ont montré que dans les cellules musculaires lisses de vaisseaux résistifs chez l'homme, l'Ang II augmentait la production de $H_2O_2$ par une voie dépendant de la phospholipase D et des oxydases NADH/NADPH [9]. De plus, les dérivés actifs de l'oxygène jouent un rôle dans l'activation de facteur de transcription de l'Ang II. L'activation des kinases induite par les mitogènes (MAP kinase) et du facteur de transcription AP-1 a récemment été établie [10]. De plus, l'activation de NF-κB par Ang II a aussi été décrite. Ainsi, l'hypothèse que l'Ang II soit impliquée dans les phénomènes inflammatoires a été testée [11]. NF-κB joue un rôle-clé dans les réponses immunes et inflammatoires de nombreuses maladies [12]. NF-κB (fig. 1) est activé par de nombreux stimulus incluant les cytokines, les activateurs de la protéine kinase C, les virus, les réponses immunes et par-dessus tout les dérivés réactifs de l'oxygène. L'activation de NF-κB implique la phosphorylation et la dégradation protéolytique qui en résulte, d'une protéine inhibitrice, IκB, par des kinases spécifiques de IκB. Le NF-κB libre, un hétérodimère comportant deux protéines p50 et p65 est transloqué dans le noyau où il se lie au site κB dans la région promotrice de nombreux gènes impliqués dans l'inflammation. Nombre de ces gènes codent pour des cytokines, des chémokines, des enzymes, des protéines impliquées dans la coagulation, des récepteurs, des protéases et des molécules d'adhésion. Ces molécules contribuent aux altérations de structures et aux propriétés mécaniques responsables du remodelage des artères résistives dans l'hypertension artérielle [13]. Le fait que l'Ang II active NF-κB permet de proposer que l'hypertension artérielle et certaines maladies cardiovasculaires fassent partie de phénomènes inflammatoires chroniques.

## Ang II, NF-κB et inflammation

Les premiers travaux reliant l'association de NF-κB au système rénine-angiotensine ont montré en fait une activation du gène de l'angiotensinogène par NF-κB et non pas l'inverse. Brasier et coll ont montré que la transcription du gène de l'angiotensinogène était activé dans des hépatocytes durant la phase aiguë de réponse impliquant une coopération entre les récepteurs glucocorticoïdes et des protéines se liant à un élément de réponse appelé « acute phase response element » (APRE) [14]. Le site APRE lie une famille de protéines constitutivement exprimées et des protéines induites par des cytokines de la famille NF-κB. Les auteurs ont étudié les interactions de protéines purifiées avec le site APRE dans des études de liaison in vitro et des études de transcription in vivo. Il en résulte qu'on peut classer l'angiotensinogène comme un élément de réponse inflammatoire dans la phase aiguë régulée par NF-κB. Brasier et coll ont étendu ces observations pour montrer que l'induction de l'angiotensinogène par les cytokines était médiée par l'interaction de facteurs de transcription liant le site APRE [15]. Un de ces facteurs de transcription était NF-κB, l'autre était C/EBP (CCAAT-Box/Enhancer Binding Protein). Le membre de la famille C/EBP impliqué était le facteur nucléaire IL-6 (NF-IL-6). NF-κB et NF-IL-6 interagissent et se lient avec des affinités similaires sur le site APRE. Ce groupe a également montré que le facteur de transcription GAL4 : RelA induit par le TNF-alpha était également impliqué [16]. Ces travaux suggèrent que le facteur de transcription NF-κB peut moduler l'expression du gène de l'angiotensinogène et ainsi l'activité du système rénine-angiotensine. Les travaux complémentaires du groupe de Jamaluddin ont montré le rôle de la protéine kinase C dans l'induction de NF-κB par l'Ang II [17].

Utilisant un modèle d'athérosclérose accélérée chez le lapin, Hernandez-Presa et coll ont montré que l'Ang II pouvait induire l'infiltration de la néo-intima par les monocytes en induisant l'activation de MCP-1 (monocyte chemo-attractant protein) par NF-κB [18]. Le résultat montre directement que Ang II peut induire une réponse inflammatoire dans la paroi vasculaire par l'activation de NF-κB. Cette réponse était inhibée par les inhibiteurs de l'enzyme de conversion (IEC) montrant un rôle bénéfique de cette classe thérapeutique chez les patients athéroscléreux. Ces auteurs ont ensuite montré que les IEC réduisaient l'induction de NF-κB et de facteurs pro-inflammatoires mais sans réduire l'expression du collagène I [19]. Les résultats de l'étude HOPE (Heart Outcomes Prevention Evaluation) dans laquelle les patients avec facteurs de risque cardiovasculaire mais sans insuffisance cardiaque, étaient traités par des IEC, renforcent la notion que les IEC ont un rôle protecteur important, indépendant de leur effet sur la pression artérielle [20].

Morissey et Klahr ont montré que les sous-unités de NF-κB, p50, p52, c-rel, p65, RelA et RelB étaient activées dans un modèle d'obstruction urétérale [21]. Ce modèle provoque une inflammation s'étendant au cortex rénal. L'activation de la NF-κB était prédominante dans les cellules tubulaires rénales. Un traitement par IEC a entraîné une amélioration substantielle de l'activation de NF-κB, montrant l'activité anti-inflammatoire de ce produit. Ruiz-Ortega et coll ont montré des résultats similaires dans un modèle de glomérulonéphrite par complexes immuns [8]. Un traitement par IEC améliorait la glomérulonéphrite dans leur modèle. Des études séparées in vitro sur les cellules mésangiales ont montré que l'Ang II augmentait l'expression de l'ARNm de MCP-1. NF-κB était activé à la fois dans le modèle de glomérulonéphrite et dans la stimulation des cellules mésangiales par l'Ang II. Ces observations ont récemment été étendues par Ruiz-Ortega et coll qui ont montré que le produit de dégradation de l'Ang II, l'Ang III, était capable aussi d'activer NF κB dans les cellules rénales et mononucléaires [22]. MCP-1 était également exprimé. Les auteurs ont observé une activation de AP-1. Plus récemment, Ruiz-Ortega et coll ont montré que l'Ang II activait NF-κB à la fois par les récepteurs AT1 et AT2 dans les cellules vasculaires musculaires lisses [23]. D'autres observations récentes concernant MCP-1, une chémokine régulée par NF-κB, et le récepteur de chémokines, CCR2, attirent l'attention sur l'effet pro-inflammatoire de l'Ang II. Bush et coll utilisant des souris déficientes en CCR2 (chemokine receptor 2) traitées par l'Ang II ont montré que les souris avaient une diminution nette de l'infiltration des parois vasculaires par les macrophages ainsi qu'une réduction de l'hypertrophie vasculaire [24]. Ces observations soulignent le rôle des mécanismes inflammatoires dans le remodelage vasculaire.

Une nouvelle voie de signalisation par l'Ang II a récemment été décrite par Day et coll [25]. Leurs études de transfection ont montré que Ang II activait l'expression du promoteur du PDGF-A qui comporte des éléments de reconnaissance pour le facteur de transcription Egr-1. Ils ont ensuite montré que l'Ang II induisait la transcription d'Erg-1 et l'activation des Mapk ERK1/2, de façon analogue aux esters de phorbol. L'inhibiteur de MEK1/2 (PD98059) abolissait l'induction de PDGF-A et de Egr-1 endogène et l'expression dépendant du promoteur, inductible par l'Ang II. L'antagoniste du récepteur AT1, le losartan, inhibait l'induction de Erg-1/2 par Ang II de même que l'induction de Egr-1 et PDGF-A alors que ni un antagoniste du récepteur AT2, ni la wortmannine, un inhibiteur de la phosphatidylinositol 3-kinase et de la kinase N-terminale c-Jun n'avait cet effet. L'induction de Egr-1 et PDGF-A par l'Ang II était bloquée par un donneur de NO (SIN-1). Les auteurs ont ensuite montré que cette voie était bloquée par la surexpression de la NO synthase. Ces résultats démontrent donc que l'activation par Ang II de PDGF-A est médiée par la voie MEK/ERK/Egr-1 et par le récepteur AT1 et que ce processus est antagonisé par le NO (fig. 1).

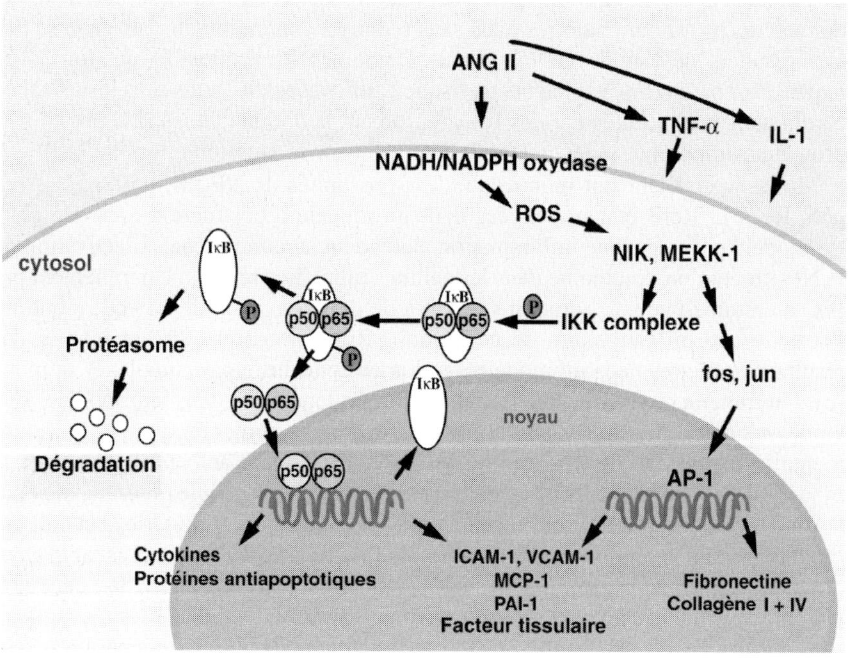


FIG. 1. — Représentation schématique de la voie d'activation du NF-κB. La génération de radicaux libres oxygénés joue un rôle important. La phosphorylation de l'inhibiteur IκB conduit au relargage des composants p50 et p65 de NF-κB qui peuvent transloquer dans le noyau et activer la transcription de divers gènes participant au processus inflammatoire. IκB est alors dégradé après ubiquitination par le protéasome. Un autre composant important de cette voie est le facteur de transcription AP-1 qui consiste en hétérodimères de fos et jun. AP-1 peut également activer des gènes importants pour la réaction inflammatoire et la production de protéines de la matrice extracellulaire.

L'expression d'Ang II et d'IL-6 dans les plaques coronariennes chez l'homme suggère un rôle potentiel de l'inflammation dans l'instabilité des plaques [26]. NF-κB est impliqué dans ce processus. Han et coll ont montré que Ang II induisait la transcription d'IL-6 dans les cellules vasculaires musculaires lisses par une voie NF-κB-dépendante [27]. Cet effet était complètement bloqué en inhibant la protéolyse de I-kBa. D'autres expériences confortent ces résultats montrant que Ang II induit NF-κB dans la cellule vasculaire musculaire lisse. Kranzhofer et coll [28] ont montré que dans les cellules vasculaires musculaires lisses humaines, l'Ang II induisait une synthèse d'IL-6 dose dépendante. Cet effet était bloqué par un IEC. Le NF-κB était stimulé par Ang II et inhibé par un IEC et par un inhibiteur relativement spécifique, le pyrrolidine dithiocarbamate. Pueyo et coll ont montré que Ang II stimulait l'expression de VCAM (vascular cell adhesion molecule-1) par NF-κB dans les cellules endothéliales et que cette activation était médiée par le stress oxydatif [29]. Ainsi, dans les cellules endothéliales, les cellules vasculaires musculaires lisses et les cellules mononucléées infiltrantes, Ang II peut activer NF-κB et les gènes dépendant de NF-κB.

Récemment, Kitamono et coll ont montré que l'inhibition de NO par le L-NAME pouvait induire l'activité de NF-κB dans la paroi vasculaire [30]. Ils ont montré que NF-κB participait à la réponse inflammatoire vasculaire précoce et par la suite, à l'épaississement de la média dans les artères coronaires du rat. Ils ont employé une élégante technique de leurre pour bloquer l'activation de NF-κB et séparer ainsi les effets inflammatoires des effets fibrotiques. Leur hypothèse était que Ang II était impliquée dans la transmission des phénomènes inflammatoires dans leur modèle. De nouvelles informations concernant le rôle de l'inflammation et de la fibrose dans ces processus ont été apportées par des modèles de souris transgéniques. Tharaux et coll ont pu séparer les voies de signalisation impliquées dans l'activation du collagène de type I par Ang II [31]. Ils ont utilisé des souris transgéniques pour un gène rapporteur luciférase sous le contrôle du promoteur de la chaîne alpha-2 du collagène de type I. Ils ont montré que Ang II induisait une activation rapide de ERK associée à une activation de c-fos et à l'induction du gène du collagène type I (fig. 1). Ceci implique une activation du facteur de transcription AP-1. Des inhibiteurs de ERK ou de AP-1 supprimaient l'activation par Ang II du collagène I. Par contre, l'inhibition de la voie NF-κB n'avait aucun effet. La décorine, un inhibiteur du TGF-β, était capable d'antagoniser l'effet d'Ang II sur le gène du collagène I. Ces études ont ainsi très élégamment séparé les voies impliquant NF-κB, les MAPK/ERK et AP-1 et la voie du TGF-β.

Notre groupe a étudié un modèle de rat double-transgénique. Les rats expriment à la fois les gènes de la rénine et de l'angiotensinogène humain [32]. Les systèmes rénine-angiotensine du rat et de l'homme n'interagissent pas de telle sorte que l'hypertension artérielle et la vasculopathie développées par ces rats résultent de la surexpression du système rénine-angiotensine humain. Ces rats ont été développés initialement pour étudier des inhibiteurs de la rénine humaine qui, normalement, n'ont pas d'effet chez le rat. Cependant, nous avons observé que dans ce modèle qui comporte une insuffisance rénale et une insuffisance cardiaque à l'âge de 8 semaines permet d'étudier les effets d'Ang II indépendants de la pression artérielle [33]. Nous avons observé que NF-κB est activé dans la paroi vasculaire de ces animaux [34]. De même que MCP-1, les molécules d'adhésion et le PAI-1 (inhibiteur de l'activateur du plasminogène) sont par la suite surexprimés. L'inhibition de NF-κB a permis d'améliorer l'atteinte organique et de diminuer la pression artérielle [35]. L'inhibition de la calcineurine par la cyclosporine A protégeait également contre les lésions tissulaires induites par l'Ang II, impliquant un rôle pour le facteur de transcription NF-AT3 dans le processus pathologique [36]. Pour exclure un rôle possible de l'effet médié par la pression artérielle, nous avons diminué la pression artérielle avec des agents hypotenseurs n'intervenant pas sur le système rénine-angiotensine. Cette stratégie a permis de retarder la morbidité et la mortalité d'une semaine mais n'a pas amélioré le processus inflammatoire [37]. Nous étions particulièrement intéressés au processus de thrombose active existant dans ce modèle et avons observé que l'activation de NF-κB et d'AP-1 était impliquée dans l'expression du facteur tissulaire (fig. 1) [38]. Puisque Ang II peut induire l'expression du gène de l'endothéline, nous avons aussi testé l'hypothèse qu'une partie du processus pathologique pourrait être secondaire à l'activation du système endothéline. Nous avons montré que l'inhibiteur du récepteur de l'entothéline, le bosentan, interférait à la fois avec NF-κB et AP-1 et diminuait grandement les lésions tissulaires, ceci de façon indépendante de la pression artérielle [39]. Ce modèle montre donc de façon convaincante l'importance de l'activation de NF-κB et des réactions inflammatoires qui en découlent comme conséquence des événements médiés par Ang II. De plus, nos observations et celles d'autres groupes suggèrent que des drogues modulant cette activation de NF-κB pourraient être intéressantes pour limiter les lésions tissulaires médiées par Ang II.

Parmi les classes thérapeutiques qui pourraient moduler les effets de Ang II, les inhibiteurs de l'HMG-CoA réductase appelés « statines » qui diminuent les taux de LDL-cholestérol pourraient être particulièrement intéressants [40]. Les raisons permettant de penser que l'emploi des statines pourrait améliorer les lésions vasculaires induites par l'Ang II proviennent de plusieurs sources [40]. Dans des expériences de cultures cellulaires clairement indépendantes des effets du LDL-cholestérol, l'inhibition de l'HMG-CoA réductase a entraîné une suppression de l'induction par PDGF et Ang II de c-Jun et c-Fos, composants d'AP-1 [41]. Dans les cellules musculaires lisses des vaisseaux, les esters de phorbol sont connus pour induire l'activation d'AP1 par la protéine kinase C. Les inhibiteurs de l'HMG-CoA réductase sont efficaces pour inhiber cette induction, laissant à penser qu'ils interagissent avec l'introduction du signal par la protéine kinase C. Cet effet protecteur était bloqué par l'addition de mévalonate, de farnésylpyrophosphate, de géranylgéranylpyrophosphate suggérant que les mécanismes impliqués mettent en jeu l'inhibition de la synthèse de mévalonate par la lovastatine. Dans une expérience de clampage aortique chez le rat, la simvastatine était aussi efficace pour réduire l'hypertrophie ventriculaire gauche que les IEC [42]. De plus, le dépôt d'hydroxyproline, l'activité de l'enzyme de conversion tissulaire et le taux d'Ang II vasculaire étaient réduits. Des essais cliniques suggèrent aussi que les statines pourraient moduler le système rénine-angiotensine. Nickening et coll ont récemment montré que les hommes hypercholestérolémiques avaient une réponse hypertensive accrue à la perfusion d'Ang II ainsi qu'un niveau d'expression élevé du récepteur AT1, en comparaison d'hommes normocholestérolémiques [43]. Un traitement par statine a conduit rapidement à une disparition de cette réponse exagérée à la perfusion d'Ang II, ainsi qu'à une « down-régulation » des récepteurs AT1. De tels résultats nous ont conduits à tester si nous pouvions améliorer les lésions tissulaires induits par l'Ang II dans notre modèle.

Nous avons montré que l'inhibiteur de l'HMG-CoA réductase, la cérivastatine, améliorait la survie, diminuait la pression artérielle, la protéinurie et améliorait la fonction rénale, réduisait l'hypertrophie cardiaque, réduisait la fibrose myocardique dans un modèle de lésions tissulaires dépendant de l'Ang II [44]. En étudiant les voies de signalisation impliquées, nous avons observé que l'activation de NF-κB et d'AP-1 était diminuée. Nos résultats montrant que l'induction de NF-κB par Ang II peut être réduite par les statines, sont en accord avec ceux de Ortego et coll qui ont montré que l'atorvastatine inhibitait l'induction de NF-κB par le TNF-alpha [45]. En conséquence, l'expression des molécules d'adhésion, l'infiltration inflammatoire, la production de facteur tissulaire et de protéines de la matrice extracellulaire, enfin la prolifération cellulaire étaient également diminuées. Nous avons commencé à étudier les voies de transduction du signal possiblement impliquées dans ce processus. Nous avons montré que la cérivastatine interférait avec l'activation des MAP kinase ERK de même qu'avec la signalisation par les PKC. Ces deux voies de signalisation pourraient donc être importantes dans les effets médiés par NF-κB et AP-1.

Les mécanismes médiant l'effet des inhibiteurs de l'HMG-CoA réductase sont inconnus mais pourraient passer par les protéines G impliquées dans la transduction du signal couplé à des récepteurs, en particulier celles de la famille Rho. Les protéines Rho appartiennent à la superfamille Ras. Les protéines Ras alternent entre un état inactivé lié au GDP et un état activé lié au GTP, leur permettant de fonctionner comme des interrupteurs pour les signaux de croissance et de différenciation. La prénylation est un processus impliquant la liaison de groupes isoprénoïdes hydrophobiques consistant en des résidus farnésyl ou géranylgéranyl, se liant à la région carboxy-terminale des protéines de la famille Ras. Le farnésyl pyrophosphate et le géranylgéranyl pyrophosphate sont des produits métaboliques du mévalonate qui sont capables de fournir les groupes prényl nécessaires à ces réactions. La prénylation est assurée par des prényl transférases. Les groupes prényl hydrophobes sont nécessaires pour ancrer les protéines de la famille Ras à des membranes intracellulaires afin qu'elles puissent être transloquées à la membrane plasmique [46]. La fixation des protéines Ras à la membrane plasmique est nécessaire pour leur participation dans des voies spécifiques de transduction du signal. Les statines diminuent la production de mévalonate, de géranyl phyrophosphate, de farnésyl pyrophosphate et de produits dérivés impliqués dans la synthèse du cholestérol. Ainsi, les statines pourraient agir indépendamment du taux circulant de LDL, en interférant avec les fonctions des protéines de la famille Ras. Ikeda et coll ont récemment montré que les statines diminuaient l'expression de la métalloprotéinase 1 en inhibant Rho [47].

## Ang II et réponses immunes et inflammatoires

Nataraj et collaborateurs ont testé l'hypothèse selon laquelle Ang II pourrait promouvoir l'activation lymphocytaire [48]. Ils ont utilisé des souris invalidées pour le récepteur AT1-A (-/-) et les souris témoins (+/+). Ang II était capable d'induire la prolifération des lymphocytes spléniques chez les souris (+/+) mais pas chez les souris (-/-). Cette activation nécessitait l'implication de la phosphatase calcineurine. Ainsi, en l'absence de signaux dépendant de Ang II, les actions de la cyclosporine sont accrues. Ces résultats sont non seulement intéressants dans le domaine de la transplantation mais également dans le domaine de l'inflammation qui caractérise les maladies vasculaires touchant le cœur et le rein.

Bien que concernant de manière indirecte les actions de Ang II, il est intéressant de noter que les IEC sont capables d'hydrolyser le tétrapeptide N-acétyl-séryl aspartyl-lysyl-proline (Ac-SDKP). Ce peptide est un facteur régulateur de l'hématopoïèse qui peut induire l'entrée en phase S des cellules-souches et des progéniteurs hématopoïétiques [49]. En présence d'un IEC, les concentrations plasmatiques de Ac-SDKP augmentent et ainsi, ce peptide peut être utilisé comme un indicateur de l'action des IEC [50]. De façon intéressante, Ac-SDKP inhibe les contractions de l'aorte de rats induites par l'Ang I. On suppose que Ac-SDKP fonctionne comme un inhibiteur endogène de l'enzyme de conversion de l'angiotensine [51]. L'importance de ces résultats est soulignée par des observations très récentes montrant que Ac-SDKP inhibe la déposition de collagène dans les cœurs et les reins de rats chez qui on a induit une hypertension artérielle par le sel et l'aldostérone (Carretero OA, *communication personnelle*). Ainsi, Ac-SDKP pourrait participer à l'activité anti-inflammatoire et antifibrotique des IEC.

La phase aiguë de l'inflammation est en général associée avec le relargage hépatique de certaines protéines en réponse aux cytokines inflammatoires. Récemment, une réponse inflammatoire rénale induite par les endotoxines a été décrite impliquant la synthèse rénale de rénine. Baumann et coll ont étudié la réponse systémique aux endotoxines conduisant à l'hypotension et au collapsus cardiovasculaire [52]. Ils ont observé une expression rénale de SAA (sérum amyloïde A), d'haptoglobine, d'inhibiteurs tissulaires de la métalloprotéinase 1 (TIMP1), et une expression réduite de rénine. Ils ont montré que l'oncostatine, une cytokine pro-inflammatoire induite par l'endotoxine, était probablement responsable de l'inhibition d'expression du gène de la rénine. L'effet de l'oncostatine M implique l'activation de STAT5 et requiert un élément inhibiteur dans le promoteur de la rénine. La réponse rénale à la phase aiguë d'une inflammation est plus dépendante de facteurs pro-inflammatoires locaux que ne l'est la réponse hépatique.

Finalement, si Ang II induit des lésions vasculaires par le biais de l'inflammation, se peut-il que des stratégies anti-inflammatoires soient efficaces ? Nous avons réalisé deux types d'expériences pour tester cette hypothèse. Nous avons testé l'effet de la dexaméthasone sur l'activation de NF-κB et les lésions tissulaires chez les rats double-transgéniques décrits précédemment [33-39]. La dexaméthasone augmentait la pression artérielle mais cependant réduisait l'albuminurie des 24 heures de 85 p. 100 et prévenait complètement la mortalité [53]. Les lésions vasculaires et la fibrose périvasculaire étaient améliorées dans le rein et le cœur. La dexaméthasone inhibait la liaison à l'ADN de NF-κB et l'induction de la molécule d'adhésion ICAM-1 par NF-κB. La dexaméthasone réduisait aussi l'infiltration cellulaire et l'expression de la protéine p22phox. Dans des expériences similaires, nous avons testé l'hypothèse selon laquelle l'aspirine pourrait avoir un effet favorable dans ce modèle. En effet, l'aspirine a réduit la mortalité et a bloqué l'activation de NF-κB dans ce modèle [54]. Cet effet a été, en partie, médié par une inhibition de la IkB kinase β.

## CONCLUSION

En peu de temps, notre perception du rôle de l'angiotensine II a considérablement évolué. Au-delà des voies de signalisation conventionnelles, notre attention s'est dirigée vers la transduction de signal impliquant des tyrosine kinases spécifiques induisant non seulement la vasoconstriction mais aussi l'expression de proto-oncogènes, la synthèse protéique, l'hypertrophie et la croissance cellulaires [55]. Plus récemment, notre attention s'est tournée vers les effets pro-inflammatoires impliquant les facteurs NF-κB et l'expression des gènes qui en dépendent. Les mécanismes en cause ne sont pas complètement connus mais probablement comportent initialement la génération de radicaux libres oxygénés. L'activation de NF-κB qui en découle implique probablement la participation des signaux médiés par l'endothéline et peut-être par le facteur NF-AT3. Il est très probable que d'autres molécules puissent également moduler les effets pro-inflammatoires de l'Ang II.

**Remerciements**

Nous remercions très vivement le Professeur Betrand Knebelmann qui a bien voulu se charger de la traduction de ce texte.

## BIBLIOGRAPHIE

1. ALEXANDER RW. Theodore Cooper Memorial Lecture: Hypertension and the pathogenesis of atherosclerosis, oxidative stress and the mediation of arterial inflammatory response: a new perspective. Hypertension, 1995; **25**: 155-161.
2. NAKAZONO K, WATANABE N, MATSUNO K ET AL. Does superoxide underlie the pathogenesis of hypertension? Proc Natl Acad Sci USA, 1991; **88**: 10045-10048.
3. IRANI K. Oxidant signaling in vascular cell growth, death, and survival: a review of the roles of reactive oxygen species in smooth muscle and endothelial cell mitogenic and apoptotic signaling. Circ Res, 2000; **87**: 179-183.
4. BAICHWAL VR, BAEUERLE PA. Activate NF-kappaB or die? Curr Biol, 1997; **7**: R94-R96.
5. CHAN TO, RITTENHOUSE SE, TSICHLIS PN. AKT/PKB and other D3 phosphoinositide-regulated kinases: kinase activation by phosphoinositide-dependent phosphorylation. Annu Rev Biochem, 1999; **68**: 965-1014.
6. DATTA SR, BRUNET A, GREENBERG ME. Cellular survival: a play in three akts. Genes Dev, 1999; **13**: 2905-27.
7. GRIENDLING K, MASUKO U-F. NADH/NADPH oxidase and vascular function. Trends Cardiovasc Med, 1997; **7**: 301-307.
8. FUKUHARA M, GEARY RL, DIZ DI ET AL. Angiotensin-converting enzyme expression in human carotid artery atherosclerosis. Hypertension, 2000; **35**: 353-9.
9. TOUYZ RM, SCHIFFRIN EL. Ang II-stimulated superoxide production is mediated via phospholipase D in human vascular smooth muscle cells. Hypertension, 1999; **34**: 976-82.
10. VIEDT C, SOTO U, KRIEGER-BRAUER HI ET AL. Differential activation of mitogen-activated protein kinases in smooth muscle cells by angiotensin II: involvement of p22phox and reactive oxygen species. Arterioscler Thromb Vasc Biol, 2000; **20**: 940-8.
11. RUIZ-ORTEGA M, BUSTOS C, HERNANDEZ-PRESA MA ET AL. Angiotensin II participates in mononuclear cell recruitment in experimental immune complex nephritis through nuclear factor-kappa B activation and monocyte chemoattractant protein-1 synthesis. J Immunol, 1998; **161**: 430-9.
12. BARNES PJ, KARIN M. Nuclear factor-κB – a pivotal transcription factor in chronic inflammatory diseases. N Engl J Med, 1997; **336**: 1066-1078.
13. INTENGAN HD, SCHIFFRIN EL. Structure and mechanical properties of resistance arteries in hypertension: role of adhesion molecules and extracellular matrix determinants. Hypertension, 2000; **36**: 312-318.

14. Brasier AR, Ron D, Tate JE, Habener JF. A family of constitutive C/EBP-like DNA binding proteins attenuate the IL-1 alpha induced, NF kappa B mediated trans-activation of the angiotensinogen gene acute-phase response element. EMBO J, 1990; **9**: 3933-44.

15. Brasier AR, Li J, Copland A. Transcription factors modulating angiotensinogen gene expression in hepatocytes. Kidney Int, 1994; **46**: 1564-6.

16. Brasier AR, Li J, Wimbish KA. Tumor necrosis factor activates angiotensinogen gene expression by the Rel A transactivator. Hypertension, 1996; **27**: 1009-17.

17. Jamaluddin M, Meng T, Sun J et al. Angiotensin II induces nuclear factor (NF)-kappaB1 isoforms to bind the angiotensinogen gene acute-phase response element: a stimulus-specific pathway for NF-kappaB activation. Mol Endocrinol, 2000; **14**: 99-113.

18. Hernandez-Presa M, Bustos C, Ortego M et al. Angiotensin-converting enzyme inhibition prevents arterial nuclear factor-kappa B activation, monocyte chemoattractant protein-1 expression, and macrophage infiltration in a rabbit model of early accelerated atherosclerosis. Circulation, 1997; **95**: 1532-41.

19. Hernandez-Presa MA, Bustos C, Ortego M et al. ACE inhibitor quinapril reduces the arterial expression of NF-kappaB-dependent proinflammatory factors but not of collagen I in a rabbit model of atherosclerosis. Am J Pathol, 1998; **153**: 1825-37.

20. Jusuf S., Sleight P., Pogue J et al. Effects of an angiotensin converting enzyme inhibitor, ramipril on cardiovascular events in high risk patients. Heart Outcomes Prevention Evaluation Study Investigators. N Engl J Med, 2000; **342**: 145-53.

21. Morrissey JJ, Klahr S. Rapid communication. Enalapril decreases nuclear factor kappa B activation in the kidney with ureteral obstruction. Kidney Int, 1997; **52**: 926-33.

22. Ruiz-Ortega M, Lorenzo O, Egido J. Angiotensin III increases MCP-1 and activates NF-kappaB and AP-1 in cultured mesangial and mononuclear cells. Kidney Int, 2000; **57**: 2285-98.

23. Ruiz-Ortega M, Lorenzo O, Ruperez M et al. Angiotensin II activates nuclear transcription factor kappaB through AT(1) and AT(2) in vascular smooth muscle cells: molecular mechanisms. Circ Res, 2000; **86**: 1266-72.

24. Bush E, Maeda N, Kuziel WA et al. CC chemokine receptor 2 is required for macrophage infiltration and vascular hypertrophy in angiotensin II-induced hypertension. Hypertension, 2000; **36**: 360-363.

25. Day FL, Rafty LA, Chesterman CN, Khachigian LM. Angiotensin II (ATII)-inducible platelet-derived growth factor A-chain gene expression is p42/44 extracellular signal-regulated kinase-1/2 and Egr-1-dependent and mediated via the ATII type 1 but not type 2 receptor. Induction by ATII antagonized by nitric oxide. J Biol Chem, 1999; **274**: 23726-33.

26. Schieffer B, Schieffer E, Hilfiker-Kleiner D et al. Expression of angiotensin II and interleukin 6 in human coronary atherosclerotic plaques: potential implications for inflammation and plaque instability. Circulation, 2000; **101**: 1372-8.

27. Han Y, Runge MS, Brasier AR. Angiotensin II induces interleukin-6 transcription in vascular smooth muscle cells through pleiotropic activation of nuclear factor-kappa B transcription factors. Circ Res, 1999; **84**: 695-703.

28. Kranzhofer R, Schmidt J, Pfeiffer CA et al. Angiotensin induces inflammatory activation of human vascular smooth muscle cells. Arterioscler Thromb Vasc Biol, 1999; **19**: 1623-9.

29. Pueyo ME, Gonzalez W, Nicoletti A et al. Angiotensin II stimulates endothelial vascular cell adhesion molecule-1 via nuclear factor-kappaB activation induced by intracellular oxidative stress. Arterioscler Thromb Vasc Biol, 2000; **20**: 645-51.

30. Kitamoto S, Egashira K, Kataoka C et al. Increased activity of nuclear factor-κB participates in cardiovascular remodeling induced by chronic inhibition of nitric oxide synthesis in rats. Circulation, 2000; **102**: 806-812.

31. Tharaux P-L, Chatziantoniou C, Fakhouri F, Dussaule J-C. Angiotensin II activates collagen I gene through a mechanism involving MAP/ER kinase pathway. Hypertension, 2000; **36**: 330-336.

32. Bohlender J, Fukamizu A, Lippoldt A et al. High human renin hypertension in transgenic rats. Hypertension, 1997; **29**: 428-434.

33. Luft FC, Mervaala EMA, Müller DN et al. Hypertension-induced end-organ damage: a new transgenic approach to an old problem. Hypertension, 1999; **33**: 212-218.

34. Mervaala EM, Müller D, Park J-K et al. Monocyte infiltration and adhesion molecules in a rat model of high human renin hypertension. Hypertension, 1999; **33**: 389-395.

35. Müller DN, Dechend R, Mervaala EM et al. NF-κB inhibition ameliorates angiotensin II-induced inflammatory damage in rats. Hypertension, 2000; **35**: 193-201.

36. Mervaala EM, Müller DN, Park J-K et al. Cyclosporine A protects against angiotensin II-induced end-organ damage in double transgenic rats harbouring human renin and angiotensinogen genes. Hypertension, 2000; **35**: 360-366.

37. Mervaala E, Müller DN, Schmidt F et al. Blood pressure-independent effects in rats with human renin and angiotensinogen genes. Hypertension, 2000; **35**: 587-594.

38. Müller DN, Mervaala EMA, Dechend R et al. Angiotensin AT1 receptor blockade reduces tissue factor in angiotensin II-induced cardiac vasculopathy. Am J Pathol, 2000; **157**: 111-122.

39. Müller DN, Mervaala EMA, Schmidt F et al. Effect of bosentan on NF-kappaB, inflammation, and tissue factor in angiotensin II-induced end-organ damage. Hypertension, 2000; **36**(2): 282-290.

40. Faggiotto A, Paoletti R. State-of-the-Art lecture. Statins and blockers of the renin-angiotensin-system: vascular protection beyond their primary mode of action. Hypertension, 1999; **34**: 987-96.

41. Kreuzer J, Watson L, Herdegen T et al. Effects of HMG-CoA reductase inhibition on PDGF- and angiotensin II-mediated signal transduction: suppression of c-Jun and c-Fos in vascular smooth muscle cells in vitro. Eur J Med Res, 1999; **4**: 135-43.

42. Luo JD, Zhang WW, Zhang GP et al. Simvastatin inhibits cardiac hypertrophy and angiotensin-converting enzyme activity in rats with aortic stenosis. Clin Exp Pharmacol Physiol, 1999; **11**: 903-8.

43. Nickenig G, Baumer AT, Temur Y et al. Statin-sensitive dysregulated AT1 receptor function and density in hypercholesterolemic men. Circulation, 1999; **100**: 2131-4.

44. Park J-K, Müller DN, Mervaala EMA et al. Cerivastatin prevents angiotensin II-induced renal injury independent of blood pressure- and cholesterol-lowering effects. Kidney Int, 2000; **58**: 1420-30.

45. Ortego M, Bustos C, Hernandez-Presa MA et al J. Atorvastatin reduces NF-kappaB activation and chemokine expression in vascular smooth muscle cells. Atherosclerosis, 1999; **147**: 253-61.

46. Magee T, Marshall C. New insights into the interaction of Ras with the plasma membrane. Cell, 1999; **98**: 9-12.

47. Ikeda U, Shimpo M, Ohki R et al K. Fluvastatin inhibits matrix metalloproteinase-1 expression in human vascular endothelial cells. Hypertension, 2000; **36**: 325-329.

48. Nataraj C, Oliverio MI, Mannon RB et al. Angiotensin II regulates cellular immune responses through a calcineurin-dependent pathway. J Clin Invest, 1999; **104**: 1693-701.

49. Azizi M, Rousseau A, Ezan E et al. Acute angiotensin-converting enzyme inhibition increases the plasma level of the natural stem cell regulator N-acetyl-seryl-aspartyl-lysyl-proline. J Clin Invest, 1996; **97**: 839-44.

50. Azizi M, Ezan E, Nicolet L et al. High plasma level of N-acetyl-seryl-aspartyl-lysyl-proline: a new marker of chronic angiotensin converting enzyme inhibition. Hypertension, 1997; **30**: 1015-9.

51. Boulanger CM, Ezan E, Masse F et al. The hemoregulatory peptide N-acetyl-ser-asp-lys-pro impairs angiotensin I-induced contractions in rat aorta. Eur J Pharmcol, 1998; **363**: 153-6.

52. Baumann H, Wang Y, Richards CD et al. Endotoxin-induced renal inflammatory response. Oncostatin M as a major mediator of suppressed renin expression. J Biol Chem, 2000; **275**: 22014-9.

53. Müller DN, Dechend R, Hampich F et al. Dexamethasone inhibits NF-κB, p22phox, and protects against angiotensin II-induced inflammation. Hypertension, 2000; **36** (abstract): 723.

54. Müller DN, Heissmeyer V, Dechend R et al. Aspirin inhibits NF-κB and protects from angiotensin II-induced organ damage. Hypertension, 2000; **32** (abstract): 693.

55. Berk BC. Angiotensin II signal transduction in vascular smooth muscle: pathways activated by specific tyrosine kinases. J Am Soc Nephrol, 1999; **11**: S62.

# POLYMORPHISMES DES GÈNES DU SYSTÈME RÉNINE ET PROGRESSION DE L'ATTEINTE RÉNALE : UNE REVUE CRITIQUE

par

C. ZOCCALI, A. TESLA et B. SPOTO*

## PROGRESSION DE L'ATTEINTE RÉNALE : TAUX DE PROGRESSION VARIABLES, FACTEURS VARIÉS

Les maladies rénales peuvent être déclenchées par un grand nombre de facteurs. Rarement, ces facteurs opèrent de façon isolée ; le plus souvent, il y a conspiration de plusieurs facteurs pour initier une maladie. Le répertoire des facteurs délétères pour le rein est varié. Il comprend aussi bien des agressions immunologiques et infectieuses que des perturbations métaboliques. La perte de fonction qui s'observe dans les phases initiales des différents types d'atteinte rénale dépend de la nature et de l'importance de la lésion rénale initiale qui peut continuer à jouer un rôle à travers toute l'histoire naturelle de la maladie [1]. Cependant, il a été reconnu progressivement qu'après la phase initiale d'autres facteurs entrent en scène. Ces facteurs secondaires peuvent devenir dominants et peuvent même être plus directement liés à la vitesse de dégradation de la fonction rénale que la lésion initiale. Parmi ces facteurs secondaires, on attribue une importance majeure à l'hypertension systémique et à l'hypertension glomérulaire. Le rôle de ces facteurs dans la détérioration progressive de la fonction rénale chez l'homme est récemment entré dans le domaine de la « médecine basée sur les preuves », cela surtout en raison de trois études cliniques bien conçues, ayant examiné l'effet de trois inhibiteurs de l'enzyme de conversion (IEC), le captopril dans la néphropathie diabétique [2], ainsi que le bénazepril [3] et le ramipril [4] dans les néphropathies non-diabétiques. Ces études ont montré de façon cohérente que le contrôle de l'hypertension

* CNR Centro Fisiologia Clinica & Unità Operativa di Nefrologia, Dialisi e Trapianto Renale, Reggio Calabria, Italy.

systémique et de l'hypertension glomérulaire peut considérablement retarder l'insuffisance rénale terminale. Une suggestion importante, faite à partir de ces études d'intervention, est que le système rénine-angiotensine est un acteur majeur dans la progression des néphropathies.

Si nous passons des données moyennes sur la perte de la fonction rénale dans les essais cliniques vers le malade individuel, la variabilité du taux de progression est surprenante. Même chez des patients atteints de la même maladie, la variabilité est très grande. Celle-ci dépend du potentiel d'agression de l'événement original, de l'influence de facteurs environnementaux et de la susceptibilité génétique individuelle à développer des lésions rénales. C'est ce dernier point que nous souhaitons passer en revue, en rapport avec le système rénine-angiotensine. Nous porterons notre attention tout particulièrement sur la progression de l'atteinte rénale dans les néphropathies non diabétiques parce que la néphropathie diabétique a déjà fait l'objet d'un examen exhaustif dans quatre méta-analyses récentes [5-7]. Quelques observations récemment publiées par le groupe GISEN [8] et quelques données nouvelles provenant du même groupe seront présentées et comparées avec des études antérieures.

## POLYMORPHISME DES GÈNES DU SYSTÈME RÉNINE-ANGIOTENSINE

La liste des gènes candidats qui peuvent conférer une susceptibilité particulière à la fibrose rénale progressive et à la perte de la fonction rénale est vaste [9]. Il y a des raisons de penser que parmi le large spectre des gènes potentiellement impliqués, les gènes contrôlant le système rénine-angiotensine sont importants. Le rôle de ce système va bien au-delà du contrôle de la pression artérielle parce que l'angiotensine II, l'enzyme de conversion de l'angiotensine (ECA) et l'angiotensinogène ont tous les trois leur importance dans le développement du rein, et parce que des modèles de délétion ou de surexpression du gène ECA ont montré de façon convaincante que des altérations de l'expression de ces gènes peuvent être associées à des modifications de la structure et/ou de la fonction du rein [10-12]. De l'autre côté, l'angiotensine II exerce plusieurs autres actions directes et indirectes, bien au-delà de la vasoconstriction. Ces effets incluent des actions pro-inflammatoires et fibrosantes [13]. Comme déjà mentionné plus haut, l'effet néphroprotecteur des IEC suggère que chez l'homme, les gènes régulant le système rénine-angiotensine jouent probablement un rôle important. Les polymorphismes les plus étudiés du système rénine-angiotensine sont ceux de la molécule précurseur, l'angiotensinogène, de l'étape enzymatique finale représentée par le gène ECA, et le récepteur de l'agoniste majeur du système, l'angiotensine II (avec le récepteur AT1). Le gène de l'angiotensinogène qui est localisé sur le chromosome 1 a été étudié de façon intensive chez les patients atteints d'hypertension artérielle et chez des sujets souffrant de complications athéromateuses. Une mutation « faux-sens » en position de 235, thréonine à la place de méthionine, a été trouvée associée à une concentration d'angiotensinogène plasmatique élevée, ainsi qu'à l'hypertension artérielle [14]. Pour cette raison, l'allèle T est considéré comme un allèle de risque. Sans aucun doute le génotype ECA est celui qui a été le plus étudié dans les domaines cardiovasculaire et rénal. Il a été estimé que plus de cent mille sujets ont été étudiés à travers le monde. Un polymorphisme important de ce gène qui est lié à l'intron 16 du chromosome 17, est celui qui est défini par la présence (insertion ou I) ou l'absence (délétion ou D) d'une séquence de 278 paires de bases (pb). L'allèle D est un allèle de risque parce qu'il est associé à une activité ECA accrue, à l'hypertension artérielle, et peut être aussi à un risque cardiovasculaire accrue [8]. Avant de discuter quelques contributions récentes faites par le groupe GISEN, nous passerons brièvement en revue des études consacrées aux néphropathies progressives non-diabétiques, en centrant notre intérêt sur l'association de ces deux gènes avec l'évolutivité des atteintes rénales ainsi qu'avec la réponse aux traitements pharmacologiques (c'est-à-dire la pharmacogénétique du système rénine-angiotensine).

## GÈNE DE L'ANGIOTENSINOGÈNE ET PROGRESSION DES ATTEINTES RÉNALES

Le gène de l'angiotensinogène a été peu étudié dans les néphropathies non-diabétiques. La première étude concerne 168 malades caucasiens atteints de néphropathies à IgA [15]. Les malades avec un génotype MT et/ou TT avaient une détérioration plus rapide de la clairance de la créatinine et des valeurs maximales plus élevées de protéinurie que ceux ayant le génotype MM. De plus, une analyse multivariée a permis de détecter une interaction entre les polymorphismes du gène de l'angiotensinogène et de celui de l'ECA, parce que l'homozygotie pour l'allèle T (gène ECA) et pour l'allèle M (gène de l'angiotensinogène) était associée à un taux de progression plus rapide. Cela suggère que les polymorphismes de ces locus géniques sont des marqueurs importants pour la prédiction de la progression de l'insuffisance rénale chronique au cours de la néphropathie à IgA. La deuxième étude, ayant recherché une association chez 64 malades caucasiens atteints de néphropathies à IgA, a conduit à des résultats négatifs [16]. De même, deux autres études effectuées respectivement chez des enfants atteints de glomérulosclérose focale et chez des adultes atteints de maladies polykystiques, n'ont pas permis de démontrer une association entre le gène de l'angiotensinogène et l'évolution de l'insuffisance rénale [17, 18]. À ce jour, aucune étude n'a été effectuée dont le but était d'examiner le pouvoir prédictif du polymorphisme du gène de l'angiotensinogène quant à la réponse aux divers traitements pharmacologiques dans la progression des atteintes rénales.

## GÈNE ECA ET PROGRESSION DE L'ATTEINTE RÉNALE

L'intérêt des néphrologues pour le polymorphisme du gène ECA a été stimulé par l'observation de Yoshida et al, sur la néphropathie à IgA parue dans le Journal of Clinical Investigation 1995 [19]. Ces auteurs ont divisé en deux groupes une petite cohorte de malades (37 malades seulement), avec une fonction rénale initialement normale. Les uns avaient une atteinte rénale stable, appelés « non progresseurs », alors que les autres voyaient leur fonction rénale se dégrader, appelés « progresseurs ». Malgré la petite taille de cette cohorte, la fréquence du génotype DD paraissait significativement plus grande chez les progresseurs que chez les non progresseurs, ce qui suggérait un rôle important de ce polymorphisme pour ce type de néphropathie chez l'homme. Cette étude a attiré l'attention des investigateurs du monde entier. Par la suite, 20 études [15-18] ont examiné l'influence de ce génotype dans différentes types de néphropathies non diabétiques et ont été publiées dans des journaux internationaux avec comité de lecture (tableau I). Sept

TABLEAU I. — L'ALLÈLE D DU GÈNE ECA DANS LES NÉPHROPATHIES NON DIABÉTIQUES

| | Référence | Nombre de patients | Critères d'évolution | Association |
|---|---|---|---|---|
| **Néphropathie à IgA** | | | | |
| Stratta P | 26 | 81 | Progression-Protéinurie | Oui |
| Tanaka R | 25 | 97 | Protéinurie | Oui |
| Hunley TE | 16 | 64 | Progression | Oui |
| Harden PN | 23 | 100 | Progression | Oui |
| Pei | 15 | 168 | Progression-Protéinurie | Non |
| Yorioka T | 22 | 48 | Progression | Oui |
| Schmidt S | 21 | 204 | Progression | Non |
| **Lésions glomérulaires minimes/Hyalinose segmentaire et focale** | | | | |
| Lee DY | 27 | 55 | Réponse incomplète aux stéroïdes, progression | Oui |
| Frishberg Y | 17 | 47 | Progression | Oui |
| **Schönlein Henoch** | | | | |
| Amoroso A | 28 | 82 | Rechutes | Oui |
| Yoshioka T | 29 | 79 | Protéinurie | Oui |
| **Néphroangiosclérose** | | | | |
| Mallamaci F | 31 | 49 | Asssociation avec maladie | Oui |
| Fernandez Lama P | 30 | 37 | " | Oui |
| **ADPKD** | | | | |
| Ozen S | 32 | 41 | Progression | Oui |
| Baboolal K | 18 | 189 | Progression | Oui |
| **Transplantation** | | | | |
| Broekroelofs J | 33 | 367 | Progression | Oui |

études parmi elles étaient dédiées à la néphropathie à IgA. Si nous considérons la progression vers l'insuffisance rénale comme un critère d'évolution, 5 étaient positives [16, 22, 23, 25, 26] mais deux négatives [15, 21]. Cela dit, dans l'étude de Schmidt et al. [21] la fréquence des homozygotes DD parmi les malades avec insuffisance rénale terminale était légèrement plus grande que celle des patients ayant une fonction rénale stable (P = 0,07). D'autres petites études ont été consacrées à d'autres glomérulopathies, la maladie à lésions glomérulaires minimes [27] et la glomérulosclérose segmentaire et focale [17]. Elles étaient à nouveau positives. La liste des atteintes rénales étudiées est plutôt large. Elle inclut la néphroangiosclérose [30, 31], la maladie polykystique [18], la néphropathie du transplant [33] et le reflux vésico-urétéral [34]. La limite majeure de ces études est le petit nombre des sujets inclus, et leur nature rétrospective. Dans l'ensemble, ces études indiquent que l'allèle D prédit une progression plus rapide des atteintes rénales. Cela dit, un biais de publication, suggéré par le fait que les études les plus grandes étaient négatives [15-21], rend l'interprétation des résultats quelque peu problématique. Ainsi, des incertitudes restent à l'heure actuelle, qui ne peuvent être résolues que par des études encore plus larges, de réalisation prospective et non pas rétroprospective.

## PHARMACOGÉNÉTIQUE DU GÈNE DE L'ANGIOTENSINOGÈNE ET DU GÈNE ECA

La pharmacogénétique du gène ECA, c'est-à-dire la possibilité de prédire une réponse néphroprotectrice aux IEC est un sujet d'aussi grande importance. Moriyama et al [20] étaient les premiers à étudier la relation entre l'allèle D et l'effet anti-protéinurique des IEC chez un petit groupe de malades (n = 36) atteints de maladies protéinuriques variées. Dans cette étude, les malades ont été divisés en deux groupes sur la base de leur réponse à une inhibition de l'ECA à court terme (trois mois). L'allèle D était significativement plus fréquent parmi les répondeurs que parmi les non-répondeurs, suggérant un pouvoir de prédiction pour une réponse anti-protéinurique favorable pour cette classe de médicaments. Après l'étude de Moriyama et al, trois autres études pharmacogénétiques [24, 34, 35] ont été publiées. Aucune des trois n'a pu confirmer cette association entre l'allèle D et la rénoprotection des IEC. Mais la petite taille des échantillons était à nouveau une faiblesse commune à ces études. Dans l'étude de van Essen et al, un nombre de 17 homozygotes DD seulement a été inclus [34].

En résumé, le gène de l'angiotensinogène a été peu étudié dans les néphropathies progressives non diabétiques. L'allèle T semble prédire une progression plus rapide chez des patients atteints de néphropathies à IgA, mais ce sujet mérite d'être étudié de façon encore plus approfondie. Les controverses persistent quant à une possible influence de l'allèle D du gène ECA sur la progression de l'insuffisance rénale, et il n'est pas encore clair si l'allèle D prédit la réponse à une inhibition de l'ECA.

## GÉNÉTIQUE MOLÉCULAIRE DE LA PROGRESSION DES ATTEINTES RÉNALES DANS L'ÉTUDE REIN

L'étude REIN [36], qui est une étude prospective, randomisée, à double insu et contrôlée, s'est attachée à comparer l'effet néphroprotecteur des IEC à celui d'autres drogues quant à la progression des atteintes rénales non-diabétiques. Elle était l'occasion unique de réexaminer ce genre de problème. L'objectif primaire de l'étude REIN était la vitesse de décroissance du débit de filtration glomérulaire (DFG). De plus un objectif combiné a été défini, consistant en trois événements rénaux majeurs : l'initiation de la dialyse, la réalisation d'une transplantation et/ou un doublement de la créatinine sérique. Le DFG était mesuré par la clairance plasmatique de l'iohexol, qui est un moyen très fiable de mesurer ce paramètre [37].

La protéinurie était un objectif secondaire. Nous avons étudié l'association entre les génotypes de l'angiotensinogène et de l'ECA et ces trois critères, à l'aide de méthodes d'analyses univariées et multivariées, chez 213 malades, c'est-à-dire chez à peu près les deux tiers de la cohorte d'étude initiale [36].

## Gènes de l'angiotensinogène et de l'ECA et objectifs primaires

La vitesse de progression de l'atteinte rénale a été quantifiée sur la base de la perte de fonction rénale par mois, ΔDGF/mois. La première analyse a été conduite dans la cohorte entière, c'est-à-dire les patients traités par le ramipril ou le placebo. Comme le montre la figure 1 (côté gauche), la vitesse de décroissance du DFG était comparable pour les trois génotypes de l'angiotensinogène, MM, MT et TT. De même, ces trois polymorphismes ne permettaient pas de prédire l'objectif combiné. La partie droite (en haut) de la figure 1, montre la vitesse de progression en relation avec le gène ECA. La diminution de la fonction rénale était de l'ordre de 0,4 ml/min/mois chez les malades DD, ce qui n'était pas significativement différent de la vitesse de décroissance chez les hétérozygotes et chez les homozygotes II. De même, la fréquence des trois génotypes ECA n'était pas différente pour l'objectif combiné. Puisque l'influence du gène ECA sur la progression de l'atteinte rénale aurait pu être confondue par le traitement pharmacologique et aussi par l'âge et le sexe [38], nous avons procédé à une analyse multivariée, ajustée pour l'âge et le sexe des malades traités par placebo. Dans cette analyse, l'allèle D n'était pas capable de prédire la vitesse de la perte de fonction rénale. Cependant, dans un modèle similaire, cet allèle était le prédicteur le plus puissant pour les événements combinés (dialyse, transplantation, et doublement de la créatinine sérique). Il était capable d'expliquer à peu près 10 p. 100 de la variabilité de cet objectif primaire (fig. 2). Puisque des interactions entre les gènes du système rénine-angiotensine sont susceptibles de contribuer ensemble à l'accélération de l'évolution d'atteinte rénale, nous avons analysé l'influence combinée de ces allèles de risque pour le gène de l'angiotensinogène (allèle M) et le gène ECA (allèle D) sur les taux d'événements, à l'aide d'un modèle multivarié. Le score de risque combiné (la somme des allèles de risque) n'était pas capable de prédire le taux des événements de façon significative (P = 0,12). Une étude plus puissante est nécessaire pour déterminer un effet combiné de ces gènes.

## Pharmacogénétique du gène de l'angiotensinogène et du gène ECA

Comme le montre la figure 3, les homozygotes MM pour le gène de l'angiotensinogène avaient un taux d'événements significativement plus bas (objectif combiné) que les malades traités par placebo, alors qu'un tel effet n'a pas été observé chez les homozygotes TT. Une tendance similaire (NS) a été trouvée chez les hétérozygotes, suggérant que cet allèle est associé à une réponse favorable à l'inhibition de l'ECA. Cependant, lorsque nous avons examiné la relation de ces génotypes avec le taux de progression, un effet similaire n'a pu être détecté. Il reste ainsi incertain si l'allèle M prédit une réponse favorable aux IEC.

Le génotype ECA avait un pouvoir de prédiction plus solide pour la néphroprotection. Chez les malades DD traités par le ramipril, la vitesse de la perte de fonction rénale était nettement moins grande que chez les patients DD traités par placebo

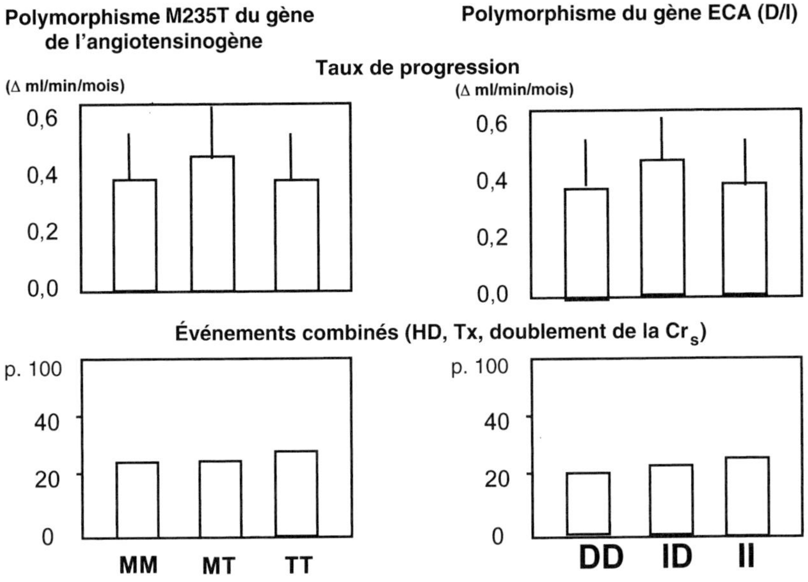


FIG. 1. — L'association entre le polymorphisme M235T du gène de l'angiotensinogène (à gauche) et le polymorphisme Insertion-Délétion du gène ECA d'une part, et le taux de progression de la maladie rénale et des événements rénaux combinés (dialyse, transplantation et doublement de la $Cr_s$) d'autre part, dans l'étude REIN.

(0,43 ml/min/mois contre 0,28 ml/min/mois, – 31 p. 100, fig. 4). Au contraire, un tel effet n'a pu être observé chez les malades DI ou II. Ainsi, la réponse néphroprotrectrice aux IEC était essentiellement limitée aux malades DD alors que pratiquement aucune néphroprotection n'a pu être montrée chez les deux autres génotypes. De même, lorsque nous avons analysé les données en termes d'événements rénaux, l'incidence était de 36 p. 100 chez les homozygotes DD traités par le placebo, mais seulement de 14 p. 100 chez les homozygotes DD traités par le ramipril. À nouveau, aucune différence n'a pu être observée chez les hétérozygotes DI ou chez les homozygotes II. Ainsi, le polymorphisme du gène ECA paraît être associé à une réponse rénale favorable aux IEC. La protéinurie est un paramètre important pour prédire des événements adverses chez les patients atteints de néphropathies. C'est pourquoi il est considéré comme un important objectif indirect. À cet égard, il est intéressant de noter que les effets à court terme du ramipril (trois mois de traitement) sur la protéinurie étaient plus prononcés dans les sous-groupes DD (– 38 p. 100) que dans les sous-groupes DI ou II (– 22 p. 100). De plus, chez les malades traités par le ramipril, la réduction de la protéinurie était inversement corrélée à la vitesse de progression sur l'ensemble de la période d'observation ($r = 0,41$ ; $p = 0,02$), alors qu'une telle corrélation n'a pas été observée chez les patients DI ou II. Dans l'ensemble, ces données sont importantes puisqu'elles ont été obtenues dans une étude prospective randomisée, à double insu et contrôlée, et que la principale mesure d'évolution, le DFG, a été estimée par une technique (la clairance de l'iohexol) beaucoup plus fiable que la clairance de la créatinine.

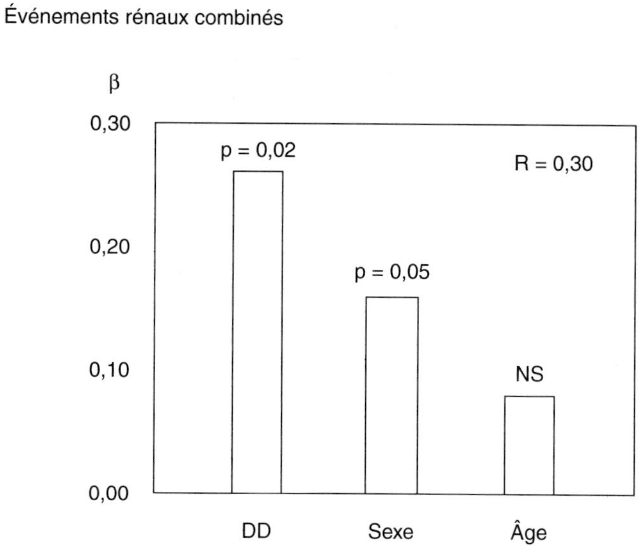


FIG. 2. — Analyse multivariée des événements rénaux combinés (dialyse, transplantation et doublement de la $Cr_s$) chez des malades traités par placebo dans l'étude REIN. Le sexe et l'homozygotie pour l'allèle D étaient prédictifs d'un nombre plus élevé d'événements rénaux.

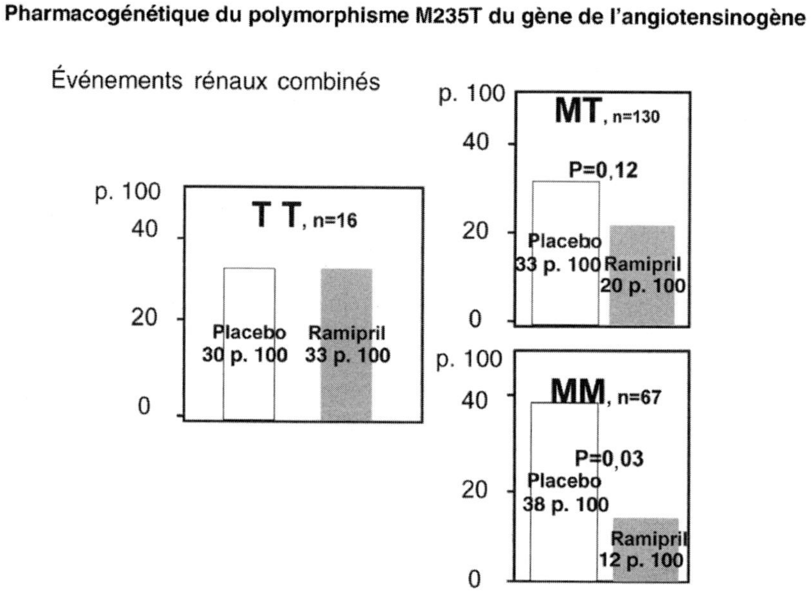


FIG. 3. — L'association entre le polymorphisme M235T du gène de l'angiotensinogène et des événements rénaux combinés (dialyse, transplantation et doublement de la $Cr_s$) chez des patients traités par placebo et par ramipril dans l'étude REIN. (Voir texte.)

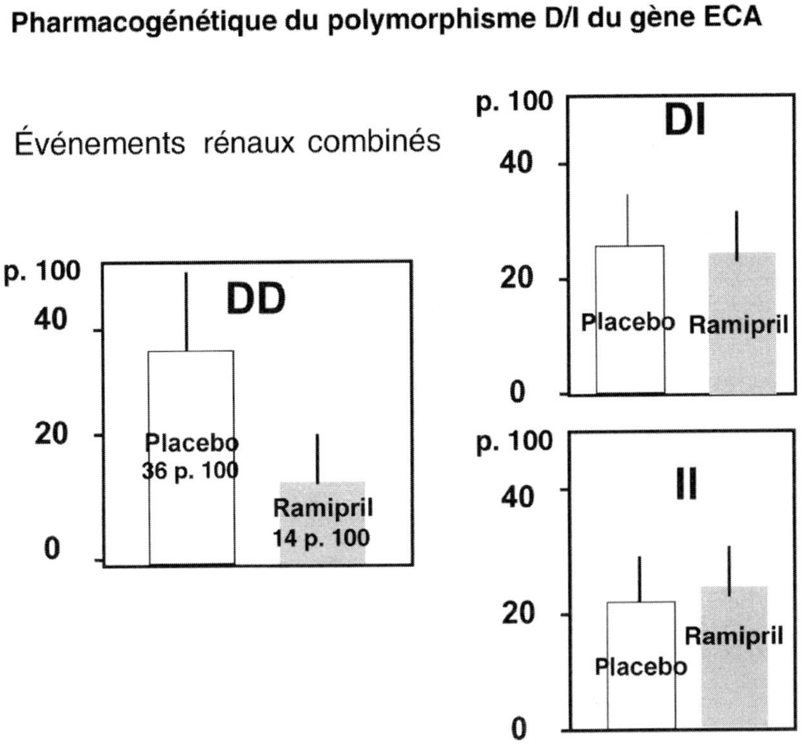


FIG. 4. — L'association entre le polymorphisme Insertion-Délétion du gène ECA et des événements rénaux combinés (dialyse, transplantation et doublement de la $Cr_s$) chez des patients traités par placebo et par ramipril dans l'étude REIN. (Voir texte.)

## CONCLUSIONS MAJEURES DES ÉTUDES GÉNÉTIQUES MOLÉCULAIRES SUR LE SYSTÈME RÉNINE-ANGIOTENSINE DANS L'ÉTUDE REIN

La progression de l'atteinte rénale paraît liée de façon indépendante à l'allèle D du gène ECA chez des patients traités par des médicaments autres que les IEC. Le gène de l'angiotensinogène semble être un marqueur de la progression de l'atteinte rénale dans la néphropathie à IgA.

Le génotype ECA prédit, de façon cohérente, un effet néphroprotecteur de l'inhibition de l'enzyme de conversion de l'angiotensine. L'allèle M du gène de l'angiotensinogène est faiblement associé à un taux d'événements réduit chez les patients traités par le ramipril. Cet effet peut cependant être dû à une observation aléatoire. Il doit être étudié à nouveau chez un groupe de patients plus étendu.

**Remerciements**

Nous remercions très vivement le Pr Tilman Drüeke qui a bien voulu se charger de la traduction de ce texte.

## BIBLIOGRAPHIE

1. WILSON CB. Renal response to immunologic glomerular injury. *In*: Brenner B. The Kidney. 5th Ed. Edited WB Saunders. Philadelphia, 1996: 1253-1391.
2. LEWIS EJ, HUNSICKER LG, BAIN RP ET AL. The effect of angiotensin-converting-enzyme inhibition on diabetic nephropathy. The Collaborative Study Group. N Engl J Med, 1993; **329**: 1456-62.
3. MASCHIO G, ALBERTI D, JANIN G ET AL. Effect of the Angiotensin-Converting-Enzyme Inhibitor Benazepril on the Progression of Chronic Renal Insufficiency. The angiotensin-converting enzyme inhibition in progressive renal insufficiency study group. N Engl J Med, 1996; **334**: 939-45.
4. THE GISEN GROUP. Randomised placebo-controlled trial of effect of ramipril on decline in glomerular filtration rate and risk of terminal renal failure in proteinuric, non-diabetic nephropathy. Lancet, 1997; **349**: 1857-63.
5. FUJISAWA T, IKEGAMI H, KAWAGUCHI Y ET AL. Meta-analysis of association of insertion/deletion polymorphism of angiotensin I-converting enzyme gene with diabetic nephropathy and retinopathy. Diabetologia, 1998; **41**: 47-53.
6. KUNZ R, BORK JP, FRITSCHE L ET AL. Association between the angiotensin-converting enzyme-insertion/deletion polymorphism and diabetic nephropathy: a methodologic appraisal and systematic review. J Am Soc Nephrol, 1998; **9(9)**: 1653-1663.
7. KENNON B, PETRIE JR, SMALL ET AL. Angiotensin-converting enzyme gene and diabetes mellitus. Diabetic Med, 1999; **16**: 448-458.
8. STAESSEN JA, WANG JG, GINOCCHIO G ET AL. The deletion/insertion polymorphism of the angiotensin converting enzyme gene and cardiovascular-renal risk. J Hypertension, 1997; **15**: 1579-1592.
9. SCHELLING JR, ZARIF L, SEHGAL A ET AL. Genetic susceptibility to end-stage renal disease. Curr Opin Nephrol Hypertens, 1999; **8**: 465-472.
10. KREGE JH, KIM HS, MOYER JS ET AL. Angiotensin-converting enzyme gene mutations, blood pressures, and cardiovascular homeostasis. Hypertension, 1997; **29**(1 Pt 2):150-157.
11. OLIVERIO MI, KIM HS, ITO M. Reduced growth, abnormal kidney structure, and type 2 (AT2) angiotensin receptor-mediated blood pressure regulation in mice lacking both AT1A and AT1B receptors for angiotensin II. Proc Natl Acad Sci USA, 1998; **95**: 15496-15501.
12. FERN RJ, YESKO CM, THORNHILL BA ET AL. Reduced angiotensinogen expression attenuates renal interstitial fibrosis in obstructive nephropathy in mice. J Clin Invest, 1999; **103**: 39-46.
13. MATSUSAKA T, HYMES J, ICHIKAWA I. Angiotensin in progressive renal diseases: theory and practice. J Am Soc Nephrol, 1996; **7**: 2025-2043.
14. STAESSEN JA, KUZNETSOVA T, WANG JG ET AL. M235T angiotensinogen gene polymorphism and cardiovascular renal risk. J Hypertens, 1999; **17**: 9-17.
15. PEI Y, SCHOLEY J, THAI K ET AL. Association of angiotensinogen gene T235 variant with progression of immunoglobin A nephropathy in Caucasian patients. J Clin Invest, 1997; **100**: 814-820.
16. HUNLEY TE, JULIAN BA, PHILLIPS JA, 3rd. ET AL. Angiotensin converting enzyme gene polymorphism: potential silencer motif and impact on progression in IgA nephropathy. Kidney Int, 1996; **49**: 571-577.
17. FRISHBERG Y, BECKER-COHEN R, HALLE D ET AL. Genetic polymorphisms of the renin-angiotensin system and the outcome of focal segmental glomerulosclerosis in children. Kidney Int, 1998; **54**: 1843-1849.
18. BABOOLAL K, RAVINE D, DANIELS J ET AL. Association of the angiotensin I converting enzyme gene deletion polymorphism with early onset of ESRF in PKD1 adult polycystic kidney disease. Kidney Int, 1997; **52**: 607-613.
19. YOSHIDA H, MITARAI T, KAWAMURA T ET AL. Role of the deletion of polymorphism of the angiotensin converting enzyme gene in the progression and therapeutic responsiveness of IgA nephropathy. J Clin Invest, 1995; **96(5)**: 2162-2169.
20. MORIYAMA T, KITAMURA H, OCHI S ET AL. Association of angiotensin I-converting enzyme gene polymorphism with susceptibility to antiproteinuric effect of angiotensin I-converting enzyme inhibitors in patients with proteinuria. J Am Soc Nephrol, 1995; **6**: 1676-1678.
21. SCHMIDT S, STIER E, HARTUNG R ET AL. No association of converting enzyme insertion/deletion polymorphism with immunoglobulin A glomerulonephritis. Am J Kidney Dis, 1995; **26**: 727-731.

22. Yorioka T, Suehiro T, Yasuoka N et al. Polymorphism of the angiotensin converting enzyme gene and clinical aspects of IgA nephropathy. Clin Nephrol, 1995; **44**: 80-85.

23. Harden PN, Geddes C, Rowe PA et al. Polymorphisms in angiotensin-converting-enzyme gene and progression of IgA nephropathy. Lancet, 1995; **345**: 1540-1542.

24. Burg M, Menne J, Ostendorf T et al. Gene-polymorphisms of angiotensin converting enzyme and endothelial nitric oxide synthase in patients with primary glomerulonephritis. Clin Nephrol, 1997; **48**: 205-211.

25. Tanaka R, Iijima K, Murakami R et al. ACE gene polymorphism in childhood IgA nephropathy: association with clinicopathologic findings. Am J Kidney Dis, 1998; **31**: 774-779

26. Stratta P, Canavese C, Ciccone G et al. Angiotensin I-converting enzyme genotype significantly affects progression of IgA glomerulonephritis in an italian population. Am J Kidney Dis, 1999, **33**: 1071-1079

27. Lee DY, Kim W, Kang SK et al. Angiotensin-converting enzyme gene polymorphism in patients with minimal-change nephrotic syndrome and focal segmental glomerulosclerosis. Nephron, 1997; **77**: 471-473

28. Amoroso A, Danek G, Vatta S et al. Polymorphisms in angiotensin-converting enzyme gene and severity of renal disease in Henoch-Schoenlein patients. Italian Group of Renal Immunopathology. Nephrol Dial Transplant, 1998; **13**: 3184-3188

29. Yoshioka T, Xu YX, Yoshida H et al. Deletion polymorphism of the angiotensin converting enzyme gene predicts persistent proteinuria in Henoch-Schonlein purpura nephritis. Arch Dis Child, 1998; **79**: 394-399

30. Fernandez-Llama P, Poch E, Oriola J et al. Angiotensin converting enzyme gene I/D polymorphism in essential hypertension and nephroangiosclerosis. Kidney Int, 1998; **53**: 1743-1747

31. Mallamaci F, Zuccala A, Zoccali C et al. The deletion polymorphism of the angiotensin-converting enzyme is associated with nephroangiosclerosis. Am J Hypertens, 2000; **13** (4 Pt 1): 433-437

32. Ozen S, Alikasifoglu M, Saatci U et al. Implications of certain genetic polymorphisms in scarring in vesicoureteric reflux: importance of ACE polymorphism. Am J Kidney Dis, 1999; **34**:140-145

33. Broekroelofs J, Stegeman C A, Navis G et al. Risk factors for long-term renal survival after renal transplantation: a role for angiotensin-converting enzyme (insertion/deletion) polymorphism? J Am Soc Nephrol, 1998; **9**: 2075-2081.

34. van Essen GG, Rensma P L, de Zeeuw D et al. Association between angiotensin-converting-enzyme gene polymorphism and failure of renoprotective therapy. Lancet, 1996; **347**: 94-95.

35. van der Kleij FG, Navis GJ, Gansevoort RT et al. ACE polymorphism does not determine short-term renal response to ACE-inhibition in proteinuric patients. Nephrol Dialysis Transplant, 1997; (12 Suppl 2): 42-46.

36. The GISEN Group. Randomised placebo-controlled trial of effect of ramipril on decline in glomerular filtration rate and risk of terminal renal failure in proteinuric, non-diabetic nephropathy. Lancet, 1997; **349**: 1857-63.

37. Gaspari F, Perico N, Remuzzi G. Application of newer clearance techniques for the determination of glomerular filtration rate. Curr Opin Nephrol Hypertens, 1998; **7**: 675-80.

38. Staessen J A, Ginocchio G, Wang J G et al. Genetic variability in the renin-angiotensin system: prevalence of alleles and genotypes. J Cardiovasc Risk, 1997; **4**: 401-422.

# CONTRÔLE CENTRAL DE LA FORMATION OSSEUSE

par

G. KARSENTY*

## Le remodelage osseux : une fonction complexe

Chez l'homme et chez les vertébrés en général, la masse osseuse reste constante entre la fin de la période de croissance osseuse linéaire et la défaillance gonadique, grâce à un processus complexe et dynamique appelé remodelage osseux [1]. Initialement, l'os pré-existant est résorbé par un type de cellules spécifiques de l'os, appelé ostéoclastes. Il s'agit d'une étape relativement rapide qui se déroule en quelques semaines. Elle est suivie de la formation osseuse *de novo*, mettant en jeu un autre type de cellules, également spécifiques pour le squelette, appelé ostéoblastes. Cette dernière étape se déroule plus lentement, pouvant durer plusieurs mois, ce qui fait qu'un cycle de remodelage osseux typique dure au moins trois mois. De tels cycles de destruction/formation continus se déroulent simultanément dans plusieurs sites osseux, de sorte que la masse osseuse totale d'un individu donné reste constante jusqu'aux stades tardifs de la vie. Ainsi chez la femme, la masse osseuse reste constante jusqu'à la ménopause. C'est l'insuffisance de la production d'hormones sexuelles qui est à l'origine d'une augmentation relative de la résorption sur la formation osseuse et qui conduit finalement à une diminution de la masse osseuse (ostéopénie) et au risque potentiel de fractures, suite à des traumatismes minimes (ostéoporose) [1]. L'importance biologique du remodelage osseux est bien illustrée par le fait que l'ostéoporose est l'atteinte dégénérative la plus fréquente des pays développés, touchant par exemple 28 millions de personnes aux États-Unis. De plus, son incidence est en constante augmentation avec le vieillissement progressif de la population générale.

Le fait que le remodelage osseux se déroule simultanément dans plusieurs sites osseux, a été longtemps considéré comme un argument assez fort en faveur d'une régulation locale, autocrine et/ou paracrine [2]. Il existe en effet un certain nombre de preuves expérimentales en faveur de ce type de régulation. L'une d'elles, et

* Baylor College of Medicine, One Baylor Place, Houston TX 77030.

non la moindre, est qu'il a été montré que la différenciation des ostéoclastes, c'est-à-dire les cellules assurant la résorption osseuse, dépendait de la présence de gènes exprimés dans les ostéoblastes, assurant la formation osseuse. À titre d'exemple, des expériences génétiques effectuées chez la souris ont montré que l'ostéoprotégerine (OPG), un récepteur soluble de la famille des récepteurs au TNFα présent dans la matrice osseuse extracellulaire, inhibe la différenciation ostéoclastique, alors que le ligand de l'ostéoprotégerine, un facteur de croissance également présent dans le micro-environnement osseux, favorise la résorption osseuse [3-6]. Dans une certaine mesure une autre cytokine, l'IL-6, est également impliquée dans le contrôle de la résorption osseuse [7], et il est probable qu'on identifiera d'autres molécules sécrétées, pouvant contribuer à ce type de régulation du turnover osseux.

L'observation même que le remodelage osseux se déroule dans plusieurs sites en même temps peut également servir d'argument en faveur d'une régulation endocrine de ce remodelage. Une telle régulation n'est pas vraiment surprenante, dans la mesure où la plupart des fonctions homéostatiques de l'organisme sont soumises à une régulation hormonale qui se superpose à la régulation locale. Ici encore, l'évidence pour ce type de régulation est incontestable. Comme déjà mentionné plus haut, les hormones stéroïdes sexuelles jouent un rôle critique dans le contrôle très étroit de la différenciation ostéoclastique et de la résorption osseuse [8]. Nous ne comprenons pas encore très bien leurs mécanismes d'action, mais il est clair que l'insuffisance des fonctions gonadiques chez la femme, et aussi d'une certaine façon chez l'homme, favorise la résorption osseuse chez l'humain, le rat et, à un moindre degré, chez la souris. D'autres hormones favorisent la résorption physiologique, telle l'hormone parathyroïdienne (PTH), dont le mécanisme d'action dans le squelette reste relativement mal compris [9], et la calcitonine qui possède des récepteurs sur les ostéoclastes [10]. Le contrôle endocrinien de la résorption osseuse par les ostéoclastes déjà différenciés joue un rôle crucial mais cela n'exclut pas le rôle potentiel de facteurs locaux pouvant contribuer à l'action de résorption des hormones circulantes, ou pouvant l'amplifier. Il est important de souligner, dès à présent, que ces deux types de régulation, local et endocrine systémique, ne sont pas mutuellement exclusifs. Au contraire, ils peuvent en fait être synergiques.

## Le contrôle de la formation osseuse est mal compris

Tous les processus de régulation décrits ci-dessus, peu importe leur nature, influencent le remodelage osseux du côté de la résorption, ce qui indique un manque de connaissances surprenant en ce qui concerne le contrôle moléculaire de la formation osseuse par les ostéoblastes. À l'heure actuelle, la seule molécule connue pour influencer la vitesse de formation osseuse par les ostéoblastes, est le facteur de transcription Cbfa1 [11]. On serait cependant tenté de postuler l'existence d'un même type de régulation pour la formation osseuse que celui qui contrôle la résorption osseuse, c'est-à-dire des régulations aussi bien d'ordre local que d'ordre hormonal systémique. Une expérience effectuée dans notre laboratoire nous a même fait suggérer de façon plus fondée qu'il existe une régulation endocrine étroite et critique de la formation osseuse. Il est surprenant de constater que la signification la plus importante de cette expérience nous a initialement échappé. L'étude expérimentale était la suivante.

Nous avons créé des souris transgéniques (osk-tk), exprimant la *thymidine kinase (tk)* spécifiquement dans des ostéoblastes différenciés, c'est-à-dire les seules cellules synthétisant de la matrice osseuse [12]. Le produit de ce gène ne devient actif que lorsque les cellules exprimant *tk* sont traitées par du ganciclovir. Cela conduit à l'interruption de la réplication de l'ADN dans les cellules exprimant *tk* et à la mort cellulaire. Le processus d'apoptose est réversible lors de l'arrêt du traitement par le ganciclovir.

En l'absence d'une quelconque formation osseuse détectable, la résorption osseuse se poursuit de façon ininterrompue chez ces souris *osc-tk*. Il en résulte des os vides et les souris *osc-tk* arrêtent leur croissance puisqu'une activité ostéoblastique est requise pour la croissance longitudinale du squelette. De façon surprenante, lors de l'arrêt du traitement par le ganciclovir, et cela en un mois, ce qui est une période de temps très courte, compte tenu des délais habituels du remodelage osseux, les os des souris transgéniques étaient capables de retrouver un aspect normal, et les souris *osc-tk* elles-mêmes une taille normale. Ce qui était la chose la plus remarquable dans ce rattrapage de croissance est son extrême précision. Les souris *osc-tk* transgéniques ont en effet retrouvé un volume osseux normal, ni plus ni moins que leurs congénères « sauvages ». Cette précision extrême du processus de rattrapage, de même que sa vitesse, nous ont suggéré que les ostéoblastes différenciés étaient en quelque sorte capables de savoir combien de matrice osseuse devait être synthétisée dans différentes circonstances, et qu'elles disposaient d'au moins deux vitesses pour cette synthèse. Ainsi les ostéoblastes pouvaient produire de larges quantités de matrice osseuse pendant plusieurs jours après l'arrêt du ganciclovir, dans le but de réhabiter le squelette. Ensuite, lorsque le volume osseux des souris normales témoins était atteint, les ostéoblastes des souris *osc-tk* paraissaient capables de diminuer la production de matrice osseuse, permettant ainsi de maintenir un volume osseux normal. Nous avons interprété cette capacité des ostéoblastes de détecter les besoins en synthèse protéique comme indiquant l'existence d'un contrôle endocrinien de la formation osseuse. Cela nous a fait rechercher des hormones potentiellement impliquées dans la régulation de la fonction ostéoblastique dans des conditions physiologiques.

## Arguments en faveur d'un contrôle simultané de la masse osseuse, du poids corporel et de la reproduction

Pour identifier des molécules circulantes pouvant réguler la formation osseuse, nous avons décidé de nous baser sur les données de la littérature clinique pour identifier une voie endocrine unique. Comme mentionné plus haut, la perturbation la plus fréquente du remodelage osseux est l'ostéoporose, caractérisée par une augmentation relative de la résorption osseuse sur la formation osseuse. Parmi la multitude des signes cliniques caractérisant l'ostéoporose, nous étions frappés par deux d'entre eux : l'insuffisance gonadique qui favorise la perte osseuse, et l'obésité qui protège contre celle-ci, même après la ménopause [13-17]. Nous avons alors émis l'hypothèse que le fait que la masse osseuse soit sous la dépendance de la fonction gonadique et que le poids corporel contrôle la masse osseuse par ailleurs, pouvait indiquer que ces trois fonctions homéostatiques, c'est-à-dire la masse osseuse, le poids corporel et la reproduction étaient sous le contrôle d'une ou de plusieurs hormones identiques. À la suite des récentes avancées dans la compréhension des processus moléculaires impliqués dans le contrôle de l'appétit et du poids corporel, cette hypothèse pourrait être examinée *in vivo*. Il faut cependant souligner que cette hypothèse repose sur un postulat a priori qu'il faut accepter si on prend la décision de la tester. Cette hypothèse veut que le contrôle aussi bien du poids corporel que de la reproduction est essentiellement, bien que non exclusivement, de nature neuroendocrine, c'est-à-dire qu'il dépend d'hormones agissant à travers l'hypothalamus ou sécrétées par lui. Par conséquent il était tout à fait possible, dès le début, que cette investigation conduise à la découverte d'une régulation neuro-(endo-)crine du remodelage osseux, et plus spécifiquement de la formation osseuse.

## Leptine : un régulateur de la formation osseuse

Dans l'hypothèse d'une régulation commune de la masse osseuse, du poids corporel et de la reproduction, la leptine était certainement un candidat attractif, bien que seulement un parmi d'autres [18, 19]. Ainsi chez la souris, le rat et l'homme déficients en leptine ou son récepteur, deux des fonctions supposées être co-régulées dans ce modèle sont affectées : ces animaux ou ces malades sont obèses et hypogonadiques [20-26]. Avant d'aller plus loin dans la description de l'action osseuse de la leptine, il est important de souligner qu'aucun modèle animal n'a jamais été décrit dans lequel co-existait un hypogonadisme avec une masse osseuse élevée.

Nous nous attendions à ce que l'existence d'un hypogonadisme dans ces deux souches de souris mutantes soit associée à un phénotype de masse osseuse basse, dont la sévérité pouvait être limitée ou non par l'obésité. Ainsi la découverte d'un phénotype de masse osseuse élevée chez ces souris était une surprise totale [27]. Les modifications phénotypiques étaient tellement importantes qu'on pouvait les détecter par une méthode de faible sensibilité, comme une radiographie. Par la suite, elles ont été bien entendu confirmées par une analyse histologique. Ces anomalies phénotypiques concernaient le squelette entier, y compris les os longs, les vertèbres et le crâne, ce qui était parfaitement compatible avec un effet endocrinien. Les souris des groupes initialement analysés étaient âgées de six mois. Elles avaient déjà atteint un stade d'obésité majeure, ce qui posait la question de savoir si cette anomalie phénotypique n'était que secondaire à l'obésité. Pour résoudre ce problème, nous avons utilisé des souris ob/ob, soumises à un régime pauvre en graisses dès la naissance. On peut ainsi retarder l'apparition de l'obésité chez ces souris jusqu'à la sixième semaine de vie. À l'âge de quatre semaines ces souris ob/ob particulières avaient un poids corporel normal, mais elles avaient déjà un phénotype de masse osseuse élevée, bien que moins prononcé que celui observé chez les animaux ob/ob adultes. Ce phénotype paraissait être spécifique de la voie de signalisation de la leptine, puisqu'il n'était pas observé chez les souris jaunes Agouti, c'est-à-dire une autre souche de souris mutante qui développe un phénotype d'obésité secondaire à la liaison de la protéine Agouti au récepteur 4 de la mélanocortine (MC-R4) dans l'hypothalamus [28]. La protéine Agouti agit comme un antagoniste de la transduction du signal MC-R4 [29]. Une augmentation de la masse osseuse n'était observée ni dans ce modèle de souris jaunes Agouti, ni chez des souris sauvages soumises à un régime riche en graisses et en glucides pendant un mois pour induire un état d'obésité.

Il y a trois mécanismes possibles pour obtenir un phénotype de masse osseuse élevée. Le premier est de stimuler la formation de la masse osseuse elle-même, secondairement à une accélération de la différenciation et/ou de la fonction ostéoblastiques. Le second mécanisme opère à travers une insuffisance partielle de la résorption osseuse. Le troisième mécanisme possible consiste en une combinaison de ces deux mécanismes. Pour étudier la formation osseuse de façon dynamique, on peut se servir de l'histomorphométrie, une technique utilisant la fixation de la tétracycline au front de minéralisation. Ainsi, lorsque ce composé est injecté à huit jours d'intervalle, il permet de mesurer le débit d'apposition minérale, la vitesse de formation osseuse et d'autres paramètres de la formation osseuse [30]. À l'aide de cette technique, nous avons pu démontrer qu'il existait une augmentation nette de tous les paramètres de formation osseuse chez les souris ob/ob et db/db, bien avant la survenue de l'obésité, ce qui n'était le cas chez aucune des souris témoins. Tous les paramètres de la formation osseuse étaient augmentés, à l'exception cependant d'un paramètre important : le nombre d'ostéoblastes était normal chez les souris ob/ob et db/db, indiquant que la leptine n'affectait pas la prolifération ostéoblastique, mais seulement leur fonction. Cette observation est d'importance, puisque l'absence d'un effet mitogénique est certainement un grand avantage si on pense à la possibilité d'utiliser un antagoniste de la voie d'action de la leptine pour favoriser la formation osseuse.

Afin d'étudier le côté de la résorption osseuse chez les souris déficientes en leptine ou sa voie de transduction, nous avons utilisé le fait qu'elles étaient hypogonadiques. L'hypogonadisme s'accompagne toujours d'une augmentation du nombre des ostéoclastes [9]. Cette règle générale vaut également pour les souris ob/ob et db/db. Ainsi nous avons raisonné que si les ostéoclastes de ces souris ne fonctionnaient pas normalement, la correction de leur hypogonadisme devait diminuer le nombre des ostéoclastes sans aggraver pour autant leur phénotype. Si d'un autre côté les ostéoclastes des souris ob/ob et db/db fonctionnaient normalement, la correction de leur l'hypogonadisme devait aggraver le phénotype osseux, en diminuant le nombre des ostéoclastes. Pour résoudre la question de savoir lequel des deux modèles était correct, nous avons traité des souris ob/ob mâles et femelles avec des implants de testostérone ou d'estradiol pendant quatre mois. Ce traitement était capable de corriger leur hypogonadisme et de diminuer le nombre d'ostéoclastes, mais il conduisait à une aggravation considérable de leur phénotype de masse osseuse élevée, démontrant ainsi, et aussi sur la base d'autres expériences sur des cultures cellulaires *in vitro*, que la leptine n'agissait pas sur la résorption osseuse. À ce stade, le phénotype de masse osseuse élevée était impressionnant, peu importe le mécanisme d'action de la leptine, puisque ce phénomène s'observait chez des souris hypogonadiques. L'observation unique de la coexistence d'une masse osseuse élevée et d'un hypogonadisme nous a stimulés à identifier le mécanisme général de l'action de la leptine dans le contrôle de la formation osseuse.

## Phénotype dominant d'une masse osseuse élevée en l'absence de transduction du signal de la leptine

Bien que le phénotype d'une masse osseuse élevée précède la survenue de l'obésité, il reste concevable qu'il soit secondaire à l'existence d'autres anomalies endocriniennes chez les souris ob/ob et db/db. Cette possibilité est au moins théoriquement peu probable, puisqu'on ne connaît aucune hormone capable de stimuler la formation osseuse à un niveau tel qu'il est observé chez les souris ob/ob eugonadiques ; néanmoins, nous avons testé cette hypothèse de façon appropriée. La plupart des anomalies endocriniennes connues, caractérisant les souris ob/ob et db/db, ne pouvaient exercer que des effets modestes sur la formation ou la résorption osseuse, à l'exception d'une seule. Ces souris ont un hypercorticisme, c'est-à-dire une condition favorisant la diminution, et non pas l'augmentation, de la formation osseuse [31, 32].

Il y a cependant un argument plus convaincant et plus important encore, permettant d'exclure des dysrégulations endocrines à l'origine de ce phénotype. Il s'agit du fait que le phénotype de masse osseuse élevée peut s'observer chez des animaux ob/+ et db/+ qui non seulement ne sont pas obèses, mais ne présentent de plus aucune des anomalies endocriniennes connues, observées chez les souris ob/ob et db/db. Ce dernier aspect du phénotype osseux, observé en l'absence de leptine, représente certainement un potentiel thérapeutique considérable puisqu'il ouvre la possibilité d'une modulation de la voie de la leptine pour modifier la masse osseuse, sans pour autant modifier le poids corporel. Cet effet dominant indique également que l'os est un organe cible majeur de la leptine, puisqu'il y a peu d'exemples d'hormones pour lesquelles un état de déficience partielle est associé à un phénotype aussi impressionnant.

## Absence d'argument en faveur d'un effet de leptine local ou endocrinien sur l'ostéoblaste *in vivo*

Si le phénotype de masse osseuse élevée, observé en l'absence de leptine ou de sa voie de transduction transmembranaire, n'est la conséquence d'aucun type d'effet secondaire, comment peut-il alors se développer ? Comme avec toute autre molécule sécrétée, la leptine pourrait transmettre son signal à l'ostéoblaste à travers trois voies possibles, qui en fait ne sont pas mutuellement exclusives. Elle pourrait agir localement à travers des mécanismes autocrines/paracrines ; elle pourrait agir à travers une voie endocrine classique ; enfin elle pourrait agir, comme cela est le cas pour le contrôle d'appétit, à travers une voie neuro-(endo-)crine. Il nous incombait donc, non pas d'essayer de favoriser un mode d'action particulier et d'exclure les deux autres a priori, mais d'analyser de façon aussi neutre que possible les anomalies des souris ob/ob et db/db, ainsi que de profiter pleinement des enseignements de la génétique murine, tout particulièrement parce qu'elle ouvre de nouvelles voies de recherche et établit de nouveaux concepts en physiologie.

Puisque l'absence de leptine ne modifie pas le nombre d'ostéoblastes, il faut assumer que, indépendamment du mécanisme impliqué, la leptine modifie la fonction de l'ostéoblaste. C'est pourquoi toutes les expériences visant à démontrer un effet autocrine, paracrine ou endocrine de la leptine, devaient être conduites en utilisant des ostéoblastes différenciés, c'est-à-dire des cellules capables de synthétiser et de déposer de la matrice osseuse. Par définition, la régulation autocrine requiert une expression de la leptine dans l'ostéoblaste. L'hybridation par Northern blot ne permettait pas de détecter une quelconque expression de la leptine dans l'os, ou des cultures primaires d'ostéoblastes, même après exposition prolongée, ce qui excluait la possibilité d'un mécanisme d'action autocrine comme mode principal d'action de la leptine sur la formation osseuse. Un mécanisme d'action paracrine ou endocrine requiert les mêmes actions : l'ostéoblaste différencié doit exprimer des récepteurs du ligand à sa surface, permettant la transduction du signal. Il y a de multiples isoformes du récepteur de la leptine, mais une seule a, jusqu'à présent, pu être identifiée, appelée ObRb, qui a la capacité de traduire le signal à travers la membrane cellulaire [20, 22]. ObRb est exprimé principalement dans quatre noyaux hypothalamiques. Nous n'avons pas été en mesure de détecter une expression quelconque d'ObRb dans des cultures d'ostéoblastes primaires. Ce résultat était en contradiction avec ceux de Thomas et al, utilisant des cellules transformées ; de plus, il était basé sur une analyse par RT-PCR [33]. En raison de ces deux observations, nous pensions que des conditions d'expérience plus fiables, de nature biochimique, génétique et physiologique étaient requises pour répondre à cette question *in vivo*.

La transduction du signal à travers ObRb conduit à une phosphorylation de Stat 3, un facteur de transcription, et une augmentation de l'expression de gènes précoces comme *Tis11* et *C-fos* [34-38]. Une cytokine, l'oncostatine M, possède un récepteur appartenant à la même superfamille que le récepteur de la leptine, et la liaison de l'oncostatine M à ce récepteur conduit également à la phosphorylation de Stat 3 et l'expression de la réponse de gènes précoces [39-40]. De plus les récepteurs de l'oncostatine M sont présents en abondance à la surface d'ostéoblastes différenciés [41]. Ainsi donc, afin de déterminer si des récepteurs de la leptine impliqués dans la transduction du signal étaient exprimés par l'ostéoblaste, nous avons utilisé des cultures primaires d'ostéoblastes de souris sauvages, exposés soit à un véhicule, soit à des concentrations variables de leptine, soit à l'oncostatine M. Alors que l'oncostatine M induisait invariablement une phosphorylation de Stat 3 et une expression de *Tis11* et de *C-fos*, des doses variables de leptine, allant de 8 à 100 ng/ml étaient incapables d'induire une phosphorylation de Stat 3 ou de modifier l'expression de *Tis11* et de *C-fos*. Un argument génétique est également en faveur de l'hypothèse que l'ostéoblaste n'est pas une cible directe de la leptine. On peut assumer que si la phénotype osseux des souris ob/ob et des souris db/db était principalement dû à l'absence de récepteurs de la leptine impliqués dans la transduction du signal, au niveau de la surface d'ostéoblastes différenciés, des cultures d'ostéoblastes primaires de souris db/db, ayant une mutation inactivatrice d'ObRb, devraient produire plus de matrice osseuse que les cultures d'ostéoblastes primaires provenant de souris sauvages. Comme cela n'était pas le cas, il était clair que l'absence d'ObRb de l'ostéoblaste, au moins dans le modèle de la culture cellulaire utilisé, n'était pas capable d'augmenter la formation osseuse. L'ensemble de ces arguments nous indiquait, même s'il n'y avait pas de preuve formelle contre la présence d'un récepteur de la leptine impliqué dans la transmission du signal dans des ostéoblastes différenciés, que nous devions chercher ailleurs pour trouver le mécanisme d'action de la leptine sur la formation osseuse. En tout cas, nous disposions d'un argument supplémentaire, cette fois-ci de nature positive (voir plus loin), en faveur du contrôle de la formation osseuse par la leptine, et ce en l'absence de toute interaction physique avec l'ostéoblaste.

L'observation que la voie de signalisation de la leptine contrôle la masse osseuse a été faite chez des animaux mutants, ce qui signifie qu'il pourrait toujours s'agir d'un artéfact génétique. On pouvait en effet imaginer que l'absence de leptine ou de sa voie de signalisation puisse stimuler l'adipocyte à sécréter une molécule qu'il ne sécrèterait pas normalement et dont la fonction serait de favoriser la déposition de matrice osseuse par des ostéoblastes différenciés. Pour examiner cette hypothèse, nous avons utilisé un autre modèle de souris, la souris « fat-free » [37]. Ces souris transgéniques expriment dans leurs adipocytes une forme dominante négative de facteurs de transcription de la famille des « leucine zipper » [39]. Parmi les facteurs de transcription du type « leucine zipper » exprimés dans l'adipocyte, il y a les protéines C/EBP qui jouent un rôle critique au cours de la différenciation adipocytaire [41]. Il en résulte que ces souris n'ont pas d'adipocytes, pas de tissu adipeux blanc, et une réduction par un facteur 20 du taux de leptine circulante [39]. Si c'est bien les adipocytes et non pas l'absence de leptine ou de sa voie de transduction qui sont impliqués dans le phénotype de masse osseuse élevée, observé chez les souris ob/ob et db/db, alors les souris « fat-free » devraient avoir une masse osseuse normale. Si d'un autre côté une diminution, voire l'absence totale d'expression de la voie de signalisation de la leptine cause ce phénotype, indépendamment du nombre d'adipocytes, les souris « fat-free » devraient avoir le même phénotype de masse osseuse élevée que les souris ob/ob ou ob/+. Cela était précisément le cas, indiquant que c'est bien l'absence de la voie de transduction de la leptine qui était la cause de ce phénotype, et non pas les adipocytes. Les souris « fat-free » sont aussi très importantes pour une autre raison. Elles représentent un modèle animal d'une maladie humaine, la lipodystrophie généralisée, qui est caractérisée, parmi d'autres signes, par l'existence d'un phénotype de masse osseuse élevée [42].

## La leptine agit de façon centrale pour contrôler la formation osseuse *in vivo*

Le mécanisme général suivant à examiner était le contrôle central ou neuro-endocrinien de la formation osseuse. Il était tout à fait justifié d'examiner cette voie, puisqu'on pense que la leptine contrôle l'appétit, le poids corporel et le déclenchement de la puberté, principalement à travers sa liaison à des récepteurs spécifiques localisés dans quatre noyaux de l'hypothalamus. Pour permettre d'affirmer que c'était bien cette voie-ci qui pouvait réguler la masse osseuse, il fallait remplir deux critères, l'un génétique et l'autre physiologique : 1) La perfusion intra-cérébroventriculaire (icv) de leptine à une dose ne traversant pas la barrière cérébro-méningée, devait corriger le phénotype de masse osseuse élevée chez les souris ob/ob ; 2) la même perfusion icv de leptine, cette fois-ci chez les souris sauvages, devait conduire à une ostéopénie.

En administrant des doses faibles de leptine (8 ng/h) à travers une perfusion icv chez les souris ob/ob, nous nous sommes aperçus, comme cela a déjà été montré antérieurement, que ces animaux avaient une perte de poids corporel considérable. La dose de leptine utilisée pour la perfusion icv était la même que celle utilisée pour démontrer que la leptine agissait par une voie centrale pour contrôler le poids corporel [43] ; de plus, nous nous sommes assurés qu'*il n'y avait pas de leptine détectable dans le sérum de ces animaux.* Le traitement par perfusion icv a duré un mois, un temps relativement long en terme de contrôle du poids corporel mais relativement court en terme de remodelage osseux, puisqu'un cycle de turnover osseux peut durer plus de trois mois. Néanmoins, à la fin de cette période d'un mois, les animaux ob/ob traités par de la leptine avaient perdu une quantité considérable de leur masse osseuse et présentaient maintenant une masse osseuse très légèrement inférieure à celle des animaux sauvages. Cette expérience a permis de démontrer que la leptine pouvait modifier la formation osseuse sans être présente dans le sérum, et partant dans le micro-environnement osseux. Ce résultat positif, allant de pair avec l'absence d'expression de la voie de signalisation de la leptine dans les cultures primaires d'ostéoblastes, a conduit à la découverte d'un nouveau mode de régulation du remodelage osseux, à travers un contrôle central.

Comme mentionné plus haut, il est important de démontrer que ce type de régulation, pour avoir une signification physiologique, s'observe non seulement chez des animaux génétiquement modifiés, mais encore chez des animaux normaux. Comme déjà précisé, la perfusion icv de la même dose faible de leptine chez les souris sauvages conduisait à la survenue d'une ostéopénie, dans un laps de temps d'un mois, ce qui démontre la signification physiologique de la régulation du remodelage osseux par la leptine [27].

À présent, il n'existe pas de modèle clair et simple pour expliquer comment la leptine contrôle l'appétit, à la suite de sa fixation sur son ObRb dans l'hypothalamus [44, 45]. Il faut admettre que notre compréhension du mode d'action de la leptine dans la formation osseuse n'est pas plus avancée. Cependant, on peut essayer de se servir de l'état des connaissances actuelles en ce qui concerne le contrôle moléculaire de l'appétit, pour poser la première question. L'action de la leptine est-elle affectée par les mêmes neuropeptides pour le contrôle du couple appétit/poids corporel et pour celui de la masse osseuse ? Le neuropeptide Y (NPY) est l'un des nombreux neuropeptides stimulant l'appétit et la prise de poids corporel. L'expression de NPY est augmentée chez les souris ob/ob et un déficit en NPY corrige partiellement le phénotype d'obésité de ces souris ob/ob [46,47]. Ainsi, en ce qui concerne le contrôle du poids corporel et de l'appétit, la leptine et le NPY semblent avoir des fonctions antagonistes. Néanmoins, la perfusion icv de NPY chez des souris sauvages induisait une perte osseuse, indiquant que la leptine et le NPY ne se comportent pas comme antagonistes dans leurs fonctions du contrôle de la formation osseuse. Ce résultat peut être considéré comme une indication que la leptine utilise différents types de médiateurs pour contrôler le poids corporel et la masse osseuse.

## La régulation neuro-endocrine de la masse osseuse n'est limitée ni aux souris ni à la leptine

Notre étude entière rapportait initialement des observations faites chez des souris ob/ob et db/db déficientes en leptine ou son récepteur, respectivement. Elle a été ensuite étendue aux rats, avec des résultats globalement identiques. Une telle étude ne pouvait évidemment pas être effectuée chez l'homme pour plusieurs raisons. La première est que le nombre de patients est trop réduit. La seconde est que sur le plan éthique il est impossible de réaliser chez ces patients des investigations invasives, telle une biopsie osseuse. La troisième raison, qui n'est pas moins importante, est que nous avons montré que le phénotype osseux causé par l'absence de la voie de signalisation de la leptine s'aggrave avec le temps et devient réellement majeur chez l'animal adulte. En ce qui concerne les malades, il y a des enfants traités avant que le phénotype osseux attendu puisse se développer pleinement. Néanmoins, comme déjà mentionné plus haut, des patients atteints de lipodystrophie généralisée, c'est-à-dire dépourvus d'adipocytes, ont une croissance osseuse accélérée et une masse osseuse élevée [42]. De plus, la démonstration récente que des enfants ayant un déficit dans l'expression du récepteur 4 de la mélanocortine (MC-R4), ne sont pas seulement obèses, mais qu'ils ont en plus une masse osseuse élevée, est encore en faveur du concept que le poids corporel, la masse osseuse et la reproduction partagent des régulateurs neuro-endocriniens communs [48]. Cette dernière observation faite chez l'homme n'est pas incompatible avec notre propre observation que des souris jaunes Agoutis, un modèle murin d'obésité tardive secondaire à la liaison d'une protéine antagoniste au MC-R4, ne présentaient pas d'anomalie osseuse. En effet, il est bien connu que la mutation du gène *MC-R4* est à l'origine d'un phénotype plus sévère que celui observé chez les souris jaunes Agoutis [49].

## Implications

L'observation que la leptine régule le côté formation du remodelage osseux a d'importantes implications pour la biologie de la leptine, ainsi que pour la biologie du squelette. Le fait que les souris ob/+ et db/+ ont déjà un phénotype de masse osseuse élevée est plutôt exceptionnel puisque dans la majorité des cas, les états d'insuffisance hormonale ne sont pas associés à un phénotype dominant. Cette observation, ensemble avec notre incapacité de démontrer une action périphérique de la leptine sur l'ostéoblaste, a plusieurs implications qui peuvent toutes être testées expérimentalement. Si la leptine n'exerce vraiment pas d'effet direct sur l'ostéoblaste, une première implication serait que l'augmentation du taux de leptine sérique devrait induire un état de résistance à la leptine, mais cela ne devrait pas induire une ostéoporose. Une deuxième implication possible est qu'en raison de la prédilection apparente de la leptine pour le squelette, la répétition de la perfusion icv de leptine à des doses plus faibles devrait résulter en une perte osseuse sans modifier le poids corporel pour autant. Une troisième implication, plus importante, du rôle dominant de la leptine dans la formation osseuse est qu'on pourrait parvenir à antagoniser la voie de signalisation de la leptine de façon seulement partielle, de sorte que les animaux puissent développer une masse osseuse plus élevée, sans devenir obèses ou stériles. Finalement, si la leptine utilisait des voies différentes pour contrôler respectivement le poids corporel et la formation osseuse il devrait être possible, dans des modèles d'obésité expérimentaux associés à une résistance à la leptine, d'induire une perte osseuse au moyen d'une perfusion icv de leptine.

En terme de biologie osseuse, les implications sont majeures. Les observations faites chez la souris, le rat et l'homme n'établissent pas seulement un nouveau concept physiologique et la base moléculaire de l'effet protecteur bien connu de l'obésité pour la masse osseuse, mais encore elles ouvrent de nouvelles voies de recherche en physiologie et pharmacologie. On doit tout d'abord se demander pourquoi les vertébrés ont besoin d'un système aussi puissant pour garantir la formation osseuse ? La réponse à cette question est naturellement très spéculative. Bien que les conséquences d'un contrôle imparfait du remodelage osseux ne deviennent pas aussi rapidement apparentes que celles d'un contrôle imparfait du poids corporel, on peut émettre l'hypothèse qu'il s'agit là d'une fonction critique dont la régulation doit être étroitement assurée durant l'évolution. Nous savons déjà que des anomalies du contrôle de la résorption osseuse peuvent résulter en une ostéopétrose, maladie létale au cours de la première enfance. De même, l'accroissement non contrôlé de la formation osseuse résulte en une augmentation considérable de la masse osseuse, c'est-à-dire l'incapacité de la moelle osseuse de maintenir une hématopoïèse normale, avec comme conséquence possible une baisse de la calcémie ; l'ensemble de ces anomalies entraînent une mort précoce [50]. Si la régulation de la formation osseuse est importante à ce point il est alors probable que la leptine ne soit pas le seul acteur et qu'il existe également une régulation positive de la formation osseuse dont le rôle serait de contrer l'action de la leptine. De même, si on se range à une telle vue globale du remodelage osseux on peut concevoir et tester l'hypothèse selon laquelle le côté résorption du remodelage osseux serait également soumis à un contrôle hormonal central.

Finalement, s'il est encore trop tôt pour savoir si ce nouveau concept de régulation du remodelage osseux peut conduire à des approches thérapeutiques nouvelles, cette voie mérite certainement d'être explorée. Comme discuté tout le long de cette revue, trois aspects de la régulation de la masse osseuse par la leptine sont particulièrement attrayants dans cette perspective. Le premier est que la modulation de la voie de signalisation de la leptine offre la possibilité d'augmenter la formation de la masse osseuse qui est véritablement déficiente dans l'ostéoporose. On conçoit aisément qu'un traitement visant à augmenter la formation osseuse pourrait être considéré comme une cure, ou même un traitement préventif, de l'ostéoporose. Le second aspect est qu'en l'absence de leptine ou de sa voie de signalisation la formation osseuse est stimulée sans que le nombre des ostéoblastes augmente. En d'autres termes, l'absence du signal leptine ne s'accompagne pas d'un effet mitogène sur l'ostéoblaste, ce qui est clairement un avantage en considérant le traitement médical au long cours. Le troisième aspect est, comme nous l'avons déjà mentionné, que le phénotype osseux des souris déficientes en leptine est dominant alors que le phénotype de l'obésité est récessif. Cela permet d'envisager le développement d'inhibiteurs partiels de l'action de la leptine, exerçant des effets bénéfiques et sélectifs sur la masse osseuse.

**Remerciements**

Nous remercions très vivement le Professeur Tilman Drüeke qui a bien voulu se charger de la traduction de ce texte.

## BIBLIOGRAPHIE

1. KARSENTY G. The genetic transformation of bone biology. Genes Dev, 1999; **13**: 3037-3051.
2. MANOLAGAS SC. Birth and death of bone cells: basic regulatory mechanisms and implications for the pathogenesis and treatment of osteoporosis. Endocr Rev, 2000; **2**: 115-137.
3. SIMONET WS, LACEY DL, DUNSTAN CR ET AL. Osteoprotegerin: a novel secreted protein involved in the regulation of bone density. Cell, 1997; **89**: 309-319.
4. BUCAY N, SAROSI I, DUNSTAN CR ET AL. osteoprotegerin-deficient mice develop early onset osteoporosis and arterial calcification. Genes Dev, 1998; **12**: 1260-1268.
5. LACEY DL, TIMMS E, TAN HL, ET AL. Osteoprotegerin ligand is a cytokine that regulates osteoclast differentiation and activation. Cell, 1998; **93**: 165-176.
6. KONG YY, YOSHIDA H, SAROSI I ET AL. OPGL is a key regulator of osteoclastogenesis, lymphocyte development and lymph-node organogenesis. Nature, 1999; **397**: 315-323.
7. POLI V, BALENA R, FATTORI E ET AL. Interleukin-6 deficient mice are protected from bone loss caused by estrogen depletion. EMBO J, 1994; **5**: 1189-1196.
8. COUSE JF, KORACH KS. Estrogen receptor null mice: what have we learned and where will they lead us? Endocr Rev, 1999; **3**: 358-417.
9. POTTS JT, JÜPPNER H. Parathyroid hormone and parathyroid hormone-related peptide in calcium homeostasis, bone metabolism and bone development: the proteins, their genes, and receptors. *In* : L V Avioli, S M Krane. Metabolic bone disease and clinically related disorders. San Diego, 1998, Academic Press.

10. Nicholson GC, Moseley JM, Sexton PM et al. Abundant calcitonin receptors in isolated rat osteoclasts. Biochemical and autoradiographic characterization. J Clin Invest, 1986; **2**: 355-360.

11. Ducy P, Starbuck M, Priemel M et al. A Cbfa1-dependent genetic pathway controls bone formation beyond embryonic development. Genes Dev, 1999; **13**: 1025-1036.

12. Corral DA, Amling M, Priemel M et al. Dissociation between bone resorption and bone formation in osteopenic transgenic mice. Proc Natl Acad Sci USA, 1998; **95**: 13835-13840.

13. Felson DT, Zhang Y, Hannan MT et al. Effects of weight and body mass index on bone mineral density in men and women: The Framingham study. J Bone Miner Res, 1993; **8**: 567-573.

14. Ravn P, Cizza G, Bjarnason NH et al. Low body mass index is an important risk factor for low bone mass and increased bone loss in early postmenopausal women early postmenopausal intervention cohort (EPIC) study group. J Bone Min Res, 1999; **14**: 1622-1627.

15. Riggs BL, Melton LJ3d. Involutional osteoporosis. N Engl J Med, 1986; **314**: 1676-1686.

16. Riggs BL, Khosla S, Melton LJ. 3rd. A unitary model for involutional osteoporosis: estrogen deficiency causes both Type I and Type II osteoporosis in postmenopausal women and contributes to bone loss in aging men. J Bone Miner Res, 1998; **13**: 763-773.

17. Tremollières FA, Pouilles JM and Ribot C. Vertebral post-menopausal bone loss is reduced in overweight women: A longitudinal study in 155 early postmenopausal women. J Clin Endocrinol Metab, 1993; **77**: 683-686.

18. Friedman JM, Halaas JL. Leptin and the regulation of body weight in mammals. Nature, 1998; **395**: 763-770.

19. Spiegelman BM, Flier JS. Adipogenesis and obesity: rounding out the big picture. Cell, 1996; **87**: 377-389.

20. Chen H, Charlat O, Tartaglia LA et al. Evidence that the diabetes gene encodes the leptin receptor: identification of a mutation in the leptin receptor gene in db/db mice. Cell, 1996; **84**: 491-495.

21. Clement K, Vaisse C, Lahlou N et al. A mutation in the human leptin receptor gene causes obesity and pituitary dysfunction. Nature, 1998; **392**: 398-401.

22. Lee GH, Proenca R, Montez JM et al. Abnormal splicing of the leptin receptor in diabetic mice. Nature, 1996; **379**: 632-635.

23. Montague CT, Farooqi IS, Whitehead JP et al. Congenital leptin deficiency is associated with severe early-onset obesity in humans. Nature, 1997; **387**: 903-908.

24. Strobel A, Issad T, Camoin L et al. A leptin missense mutation associated with hypogonadism and morbid obesity. Nat Genet, 1998; **3**: 213-215.

25. Tartaglia LA, Dembski M, Weng X et al. Identification and expression cloning of a leptin receptor, OB-R. Cell, 1995; **83**: 1263-1271.

26. Zhang Y, Proenca R, Maffei M et al. Positional cloning of the mouse obese gene and its human homologue [published erratum appears in Nature 1995 Mar 30;**374**(6521):479]. Nature, 1994; **372**: 425-432.

27. Ducy P, Amling M, Takeda S et al. Leptin inhibits bone formation through a hypothalamic relay: a central control of bone mass. Cell, 2000; **2**:197-207.

28. Dinulescu DM, Cone RD. Agouti and agouti-related protein: analogies and contrasts. J Biol Chem, 2000; **275**: 6695-6698.

29. Lu D, Willard D, Patel IR et al. Agouti protein is an antagonist of the melanocyte-stimulating-hromone receptor. Nature, 1994; **371**: 799-802.

30. Parfitt AM, Drezner MK, Glorieux FH et al. Bone histomorphometry: standardization of nomenclature, symbols, and units. Report of the ASBMR Histomorphometry nomenclature Committee. J Bone Miner Res, 1987; **6**: 595-610.

31. Ahima RS, Prabakaran D, Mantzoros C et al. Role of leptin in the neuroendocrine response to fasting. Nature, 1996; 382: 250-252.

32. Reid IR. Preventing glucocorticoid-induced osteoporosis. N Engl J Med, 1997; **337**: 420-421.

33. Thomas T, Gori F, Khosla S et al. Leptin acts on human marrow stromal cells to enhance differentiation to osteoblasts and to inhibit differentiation to adipocytes. Endocrinology, 1999; **140**: 1630-1638.

34. BAUMANN H, MORELLA KK, WHITE DW ET AL. The full-length leptin receptor has signaling capabilities of interleukin 6-type cytokine receptors. Proc Natl Acad Sci USA, 1996; **93**: 8374-375.

35. ELMQUIST JK, AHIMA RS, MARATOS-FLIER E ET AL. Leptin activates neurons in ventrobasal hypothalamus and brainstem. Endocrinology, 1997; **138**: 839-842.

36. GHILARDI N, ZIEGLER S, WIESTNER A ET AL. Defective STAT signaling by the leptin receptor in diabetic mice. Proc Natl Acad Sci USA, 1996; **93**: 6231-6235.

37. MOITRA J, MASON MM, OLIVE M ET AL. Life without white fat: a transgenic mouse. Genes Dev, 1998; **12**: 3168-3181.

38. VAISSE C, HALAAS JL, HORVATH CM ET AL. Leptin activation of Stat3 in the hypothalamus of wild-type and ob/ob mice but not db/db mice. Nat Genetics, 1996; **14**: 95-97.

39. AHN S, OLIVE M, AGGARWAL S ET AL. A dominant-negative inhibitor of CREB reveals that it is a general mediator of stimulus-dependent transcription of c-fos. Mol Cell Biol, 1998; **2**: 967-977.

40. LEVY JB, SCHINDLER C, RAZ R ET AL. Activation of the JAK-STAT signal transduction pathway by oncostatin-M cultured human and mouse osteoblastic cells. Endocrinology, 1996; **137**: 1159-1165.

41. BELLIDO T, STAHL N, FARRUGGELLA TJ ET AL. Detection of receptors for interleukin-6, interleukin-11, leukemia inhibitory factor, oncostatin M, and ciliary neurotrophic factor in bone marrow stromal/osteoblastic cells. J Clin Inves, 1996; **2**: 431-437.

42. WESTVIK J. Radiological features in generalized lipodystrophy. Acta Paediatr Suppl, 1996; **413**: 44-51.

43. HALAAS JL, BOOZER C, BLAIR-WEST J ET AL. Physiological response to long-term peripheral and central leptin infusion in lean and obese mice. Proc Natl Acad Sci USA, 1997; **94**: 8878-8883.

44. ELMQUIST JK, ELIAS CF, SAPER CB. From lesions to leptin: hypothalamic control of food intake and body weight. Neuron, 1999; **2**: 221-232.

45. MARSH DJ, HOLLOPETER G, HUSZAR D ET AL. Response of melanocortin-4 receptor-deficient mice to anorectic and orexigenic peptides. Nat Genet, 1999; **1**: 119-122.

46. ERICKSON JC, HOLLOPETER G, PALMITER RD. Attenuation of the obesity syndrome of ob/ob mice by the loss of neuropeptide Y. Science, 1996; **274**: 1704-1707.

47. SCHWARTZ MW, ERICKSON JC, BASKIN DG ET AL. Effect of fasting and leptin deficiency on hypothalamic neuropeptide Y gene transcription *in vivo* revealed by expression of a lacZ reporter gene. Endocrinology, 1998; **5**: 2629-2635.

48. FAROOQI IS, YEO GS, KEOGH JM ET AL. Dominant and recessive inheritance of morbid obesity associated with melanocortin 4 receptor deficiency. J Clin Invest, 2000; **2**: 271-279.

49. HUSZAR D, LYNCH CA, FAIRCHILD-HUNTRESS V ET AL. Targeted disruption of the melanocortin-4 receptor results in obesity in mice. Cell, 1997; **1**: 131-141.

50. JOCHUM W, DAVID JP, ELLIOTT C ET AL. Increased bone formation and osteosclerosis in mice overexpressing the transcriptin factor fra-1. Nat Med, 2000; **6**: 980-984.

# LA LEPTINE DANS L'INSUFFISANCE RÉNALE

par

C. COMBE, V. DE PRÉCIGOUT, N. BARTHE, C. LEVEL, C. LASSEUR,
M. APARICIO et P. CHAUVEAU*

La leptine est une hormone découverte en 1994, dans le cadre de recherches visant à identifier le gène responsable de l'obésité de la souris *ob/ob* [1, 2]. Elle a un rôle essentiel chez l'homme et chez les rongeurs dans la régulation de l'appétit et de la composition corporelle, et dans le métabolisme énergétique et lipidique. Sa physiologie est perturbée par l'insuffisance rénale chronique, avec des conséquences importantes en particulier sur l'état nutritionnel. Après avoir rappelé les données essentielles sur la leptine et ses effets physiologiques, nous envisagerons les modifications du métabolisme de la leptine induites par l'insuffisance rénale et ses traitements.

## LA LEPTINE : DONNÉES GÉNÉRALES

### SYNTHÈSE ET RÉCEPTEURS DE LA LEPTINE

La leptine est une protéine de 167 acides aminés, produit de la traduction du gène *ob*, qui comprend 15 000 paires de bases, avec trois exons, et est situé sur le chromosome 7. La leptine est produite par les adipocytes de la graisse blanche, ceux de la graisse brune n'en synthétisent pratiquement pas [2].

Les effets de la leptine sont médiés par la liaison à des récepteurs situés dans le système nerveux central et les tissus périphériques [2]. Ces récepteurs appartiennent à la classe I des récepteurs des cytokines et résultent d'un épissage alternatif, avec au moins cinq formes dont les principales sont Ob-Ra et Ob-Rb, la mutation de ce dernier étant responsable d'obésité chez la souris [3, 4]. Il est

* Services de Néphrologie et de Médecine Nucléaire, Hôpital Pellegrin, et Université Bordeaux II – Victor Segalen, Bordeaux.

probable qu'Ob-Ra est impliqué dans le transport de la leptine au travers de la barrière hémato-encéphalique, alors qu'Ob-Rb qui comprend une longue chaîne intra-cellulaire, est le médiateur des effets intra-cellulaires de la leptine [5]. L'expression d'Ob-Ra est ubiquitaire, alors que celle d'Ob-Rb est beaucoup plus restreinte, notamment à l'hypothalamus [3]. Un système complexe de kinases intra-cellulaires, successivement *janus* kinase, puis kinases STATS (signal transducers and activators of transcription) est responsable de la médiation intra-cellulaire des effets de la leptine [2].

## Effets de la leptine

La leptine a été initialement décrite comme une hormone d'origine adipocytaire, limitant la prise alimentaire et augmentant la dépense énergétique, agissant comme un « adipostat » [1, 2]. Chez les rongeurs obèses du fait de l'alimentation, ou génétiquement comme la souris *ob/ob*, l'administration de leptine induit une diminution de la prise alimentaire et du poids, et une amélioration de la tolérance au glucose [2, 6]. En dehors des souris *ob/ob* déficientes en leptine du fait d'une mutation génique, il existe des souches de rongeurs obèses par mutations dans le gène du récepteur de la leptine comme la souris diabétique obèse *db/db*, le rat obèse Zucker *fa/fa* ou le rat obèse Koletsky spontanément hypertendu [1, 2, 7]. Chez ces animaux, les taux sériques et l'expression de l'ARN messager de la leptine dans les adipocytes sont augmentés, et il existe une résistance à l'administration de leptine [7]. Ainsi, en fonction du type de mutation atteignant le gène de la leptine ou de son récepteur, les rongeurs obèses peuvent avoir des taux bas ou élevés de leptine.

Chez l'homme, les taux sériques de leptine sont en règle augmentés chez les obèses, les mutations dans le gène de la leptine étant exceptionnelles [2, 7-9]. L'hypothèse d'une «résistance à la leptine» analogue à la résistance à l'insuline, c'est-à-dire impliquant un déficit au niveau du récepteur, ou post-récepteur a été formulée pour expliquer les taux élevés de leptine constatés chez les obèses [2]. Beaucoup plus qu'à l'existence d'une obésité, les concentrations sériques et l'expression de l'ARN messager de la leptine sont corrélés à la masse de tissu adipeux et à la quantité de lipides contenus dans ces tissus [9].

La leptine peut donc être considérée comme l'hormone qui permet de passer de la sensation de faim à celle de satiété [2, 10]. Lorsque la concentration sérique de la leptine augmente, la prise alimentaire est réprimée, sous l'influence de neuropeptides hypothalamiques, l'hypothalamus exprimant fortement le récepteur à la leptine. En particulier, le neuropeptide Y est un stimulant puissant de la prise alimentaire dont la synthèse est inhibée par la leptine [2, 11]. L'axe thyréotrope est également influencé par la leptine, une diminution de sa concentration ayant un effet suppresseur de la TRH (thyrotropin releasing hormone) hypothalamique [10].

Différents facteurs peuvent stimuler la transcription du gène de la leptine, le sexe féminin, la masse grasse, l'alimentation, la puberté, ou des hormones telles que l'insuline, les agonistes β3-adrénergiques, les glucocorticoïdes, les stéroïdes sexuels, les cytokines pro-inflammatoires TNF-α (Tumour Necrosis Factor-α) et IL-1β (Interleukine-1β). À l'inverse, la sécrétion de leptine est inhibée par le jeûne, l'exercice, la ménopause [1, 2, 7, 10]. En complément à son action sur la prise alimentaire, la leptine, comme l'insuline, a une action de diminution de la masse grasse. Il a ainsi été montré que l'injection de leptine dans les ventricules cérébraux de rats induit une apoptose adipocytaire, probablement par activation du système nerveux sympathique [12, 13].

Au-delà de la régulation de l'appétit et de l'homéostasie énergétique, la leptine a de nombreuses autres fonctions. Outre son rôle dans le métabolisme osseux détaillé par G. Karsenty, elle a des effets rénaux évoqués ci-dessous, et participe à la régulation de l'angiogenèse, de l'érythropoïèse, de fonctions immunitaires et neuro-endocrines revues récemment par Ahima et Flier [1].

## LEPTINE ET REIN : PHYSIOLOGIE NORMALE

### Effets de la leptine sur le rein

#### Récepteurs rénaux de la leptine

Le rein est l'un des rares organes extra-cérébraux exprimant Ob-Rb, avec le poumon et les glandes surrénales [3, 14]. Chez la souris, l'ARN messager d'Ob-Rb est retrouvé essentiellement dans la médullaire, apparaissant associé aux canaux collecteurs [14]. La leptine marquée injectée au rat se fixe dans la médullaire interne et dans les structures vasculaires cortico-médullaires [15].

Au niveau cellulaire, la leptine se fixe intensément sur les membranes apicales et le cytoplasme des cellules des canaux collecteurs dans la médullaire interne, alors que le marquage est beaucoup moins important dans les autres parties des canaux collecteurs et des tubules [16]. Des récepteurs à la leptine sont également présents dans les cellules endothéliales glomérulaires, ainsi que dans les cellules mésangiales [17, 18].

#### Effets rénaux de la leptine

L'injection intra-rénale [19], intra-péritonéale [15] ou intra-veineuse [20] de leptine chez le rat induit une diurèse significative et rapide, accompagnée d'une natriurèse mais sans kaliurèse associée, suggérant un effet prédominant sur le canal collecteur. Cette natriurèse est obtenue sans modification du flux sanguin rénal ou de l'hémodynamique glomérulaire [19].

Cependant, la perfusion de leptine pendant une durée de sept jours chez des rats normaux Sprague-Dawley n'induit pas de modification de la natriurèse, mais une augmentation de la pression artérielle de 6 à 10 mmHg [21]. Les mécanismes de cette absence de natriurèse ne sont pas clairs, mais il est possible que la stimulation par la leptine du système nerveux sympathique en soit responsable, un tel effet ayant été invoqué pour expliquer l'hypertension artérielle secondaire à la perfusion de leptine [5, 21].

Il est remarquable que les rats spontanément hypertendus SHR et les rats obèses Zucker soient réfractaires aux effets natriurétiques de la leptine [7, 20, 22]. Cette absence d'effet natriurétique et diurétique de la leptine chez le rat SHR est probablement liée à une augmentation de l'activité sympathique basale chez ces rats, ou à une stimulation par la leptine du système sympathique à l'origine d'une stimulation de la réabsorption sodée [5].

Ainsi, au-delà de son rôle dans l'homéostasie du poids corporel, la leptine a également une fonction de régulation de l'équilibre sodé, qui peut être impliquée dans la physiopathologie de l'hypertension liée à l'obésité [5, 21, 22].

### Élimination de la leptine par le rein

Les reins ont un rôle majeur dans la clairance de nombreuses hormones peptidiques comme l'insuline, l'hormone parathyroïdienne, ou le glucagon, ils sont également la voie principale d'élimination de la leptine. Le poids moléculaire de la leptine est compris entre 14 et 16 kDa, elle peut donc être filtrée par le glomérule [23]. Chez l'homme à fonction rénale normale, les taux de leptine diminuent entre artère et veine rénales, témoignant d'une excrétion rénale de la leptine de 480 ng/min [23, 24]. Chez le rat, la néphrectomie bilatérale induit une augmentation de la concentration sérique de la leptine [25] et une diminution de sa clairance totale [26]. La clairance rénale de la leptine chez le rat est estimée à 5,4 ml/min/kg, soit pratiquement 100 p. 100 de la clairance totale de l'organisme [23]. Que ce soit chez l'homme ou chez l'animal, la leptine est indétectable dans les urines, elle est donc vraisemblablement dégradée dans le tube proximal, ou excrétée à des taux inférieurs aux possibilités techniques de dosage [23, 27].

Au total, la leptine est éliminée principalement par les reins chez le sujet normal, comme pour d'autres hormones polypeptidiques l'insuffisance rénale conduit à l'augmentation de sa concentration sérique.

## LEPTINE ET INSUFFISANCE RÉNALE

### La leptine circulante est augmentée au cours de l'insuffisance rénale

#### Accumulation de la leptine

De nombreuses études ont montré que les concentrations sériques de la leptine sont élevées chez l'insuffisant rénal, qu'il soit dialysé ou non [24, 28-37]. Chez les patients ayant une insuffisance rénale terminale, les taux de leptine sont, en fonction des études, de deux à quatre fois supérieurs à ceux observés chez des sujets normaux [24, 30], mais on ne trouve pas de proportionnalité entre les clairances de la créatinine ou de l'urée et les concentrations de leptine chez des patients ayant une insuffisance rénale avancée correspondant à une créatinine supérieure à 500 µmol/l [31]. Par contre, la relation de proportionnalité entre la masse grasse et la concentration de leptine est conservée chez l'insuffisant rénal, avec des valeurs plus importantes chez la femme ; cependant, à indice de masse corporel identique, les concentrations de leptine sont plus élevées par rapport à des sujets normaux [30, 31, 38]. Chez les enfants insuffisants rénaux également, les concentrations sériques de leptine sont augmentées, avec une relation proportionnelle entre masse grasse et leptine, ainsi qu'entre débit de filtration glomérulaire et leptine [29].

Chez certains patients insuffisants rénaux, notamment les hommes ayant des masses grasses faibles et des insulinémies basses, la leptinémie peut être normale [27, 30, 39, 40], ce qui suggère que chez l'insuffisant rénal, d'autres organes que le rein puissent contribuer à l'élimination de la leptine [41], ou que l'augmentation de la leptinémie puisse diminuer la sécrétion de leptine, par une boucle d'autorégulation négative [27].

L'augmentation des taux sériques de la leptine chez l'insuffisant rénal n'est pas due à une accumulation de produits de dégradation, la leptine étant pour sa plus grande part sous forme intacte [29, 30]. De même, la leptine circulante chez l'insuffisant rénal est principalement sous forme libre, donc active, et non sous forme liée aux protéines [23, 30].

### Synthèse de la leptine

Nordfors et coll ont étudié chez des patients insuffisants rénaux traités par dialyse péritonéale la synthèse de l'ARN messager de la leptine dans le tissu adipeux par hybridation *in situ* [42]. Bien que les concentrations sériques de leptine soient élevées, l'expression de l'ARNm était diminuée chez la plupart des patients, l'élévation de la leptinémie est donc principalement secondaire à la diminution de son élimination rénale. Il est probable que la diminution de l'expression du gène soit la conséquence de l'hyperleptinémie. Cependant, la diminution de l'expression du gène de la leptine n'était pas observée chez les patients dont la protéine C-réactive était supérieure à 25 mg/l. Ceci suggère que l'induction de la transcription de la leptine par les cytokines pro-inflammatoires puisse être un phénomène pouvant contribuer à l'anorexie de l'insuffisant rénal évoquée plus loin [42].

En conclusion, l'augmentation de la leptinémie chez l'insuffisant rénal est due principalement à une diminution de l'élimination rénale, plutôt qu'à une augmentation de synthèse.

## RÔLE POTENTIEL DE LA LEPTINE DANS LA PROGRESSION DE L'INSUFFISANCE RÉNALE

Les patients ayant une obésité massive, et donc des concentrations sériques de leptine élevées, peuvent développer des lésions de glomérulosclérose segmentaire et focale. Wolf et coll ont montré que la leptine stimule la prolifération de cellules endothéliales de rats en culture, et la transcription et la sécrétion du Transforming Growth Factor-β1 (TGF-β1), cytokine fortement inductrice de fibrose. De plus, la perfusion de leptine chez des rats a induit une prolifération endothéliale glomérulaire, et une augmentation de la synthèse de collagène IV glomérulaire [17]. La même équipe a montré que des cellules mésangiales de souris *db/db* en culture stimulées par la leptine surexprimaient le récepteur de type II du TGF-β1, majorant l'effet pro-fibrosant de celui-ci [43]. Ainsi, il est possible que l'augmentation des concentrations sériques de leptine observée chez les obèses ou les diabétiques de type II pléthoriques [44] puisse contribuer au développement de la sclérose glomérulaire et donc à la progression de l'insuffisance rénale.

## LEPTINE ET TRAITEMENTS SUBSTITUTIFS DE LA FONCTION RÉNALE

### Hémodialyse

Chez les patients hémodialysés, l'élévation de la leptine circulante est présente quelle que soit la pathologie rénale initiale, les concentrations n'étant pas différentes en cas de néphropathie diabétique [24, 30, 32, 34-36, 42, 45, 46]. Pour Merabet et coll, la concentration de la leptine n'est pas influencée par la fonction rénale résiduelle ou la dose de dialyse estimée par le pourcentage de réduction de l'urée, la concentration de la leptine dépendant essentiellement de paramètres liés au patient évoqués plus haut, notamment la masse grasse, l'index de masse corporelle, les concentrations circulantes de cholestérol total, LDL-cholestérol et triglycérides [30]. L'hémodialyse avec une membrane de faible perméabilité comme la cuprophane ne permet pas de réduire la leptinémie [24, 30, 35, 46], mais dans deux études croisées, l'hémodialyse avec une membrane de type polysulfone haute perméabilité a permis d'obtenir des concentrations de leptine moins élevées qu'avec des membranes de basse perméabilité (cellulose modifiée et polysulfone), du fait de clairances supérieures pour la leptine illustrées par une diminution de la leptinémie de 33 p. 100 avec une polysulfone haute perméabilité [35, 46]. Ces résultats peuvent être expliqués par le poids moléculaire de 16 kD de la leptine qui permet sa filtration par des membranes telles que la polysulfone, perméables aux molécules de poids moléculaire allant jusqu'à 30 kD [35]. Dans plusieurs études, les auteurs avaient émis l'hypothèse que les membranes non biocompatibles à base de cellulose modifiée qui activent la libération de TNF-α puissent stimuler par ce biais la synthèse de la leptine, mais ceci n'a pas été vérifié, les résultats obtenus avec des membranes de basse perméabilité n'activant pas la libération du TNF-α étant identiques quant au métabolisme de la leptine [35, 46].

Au total, l'hémodialyse avec des membranes de haute perméabilité permet d'obtenir des clairances de la leptine significatives, ce qui n'est pas possible avec des membranes de basse perméabilité. Les propriétés de biocompatibilité des membranes n'interviennent pas de manière déterminante dans l'élimination ou le métabolisme de la leptine.

Les effets à moyen terme de l'utilisation de membranes de haute perméabilité ont été étudiés par Coyne et coll [46]. Neuf patients hémodialysés ont été sélectionnés pour leurs leptinémies élevées, supérieures à 9 fois la normale. Sur une durée de huit semaines, la leptinémie a été diminuée de 30 p. 100 avec une polysulfone haute perméabilité, par rapport à la période de dialyse avec membrane de basse perméabilité, cette diminution ne pouvant être totalement expliquée par l'augmentation de la clairance de la leptine. Il est possible que des effets métaboliques propres aux membranes de haute perméabilité soient responsables de cette amélioration de l'hyperleptinémie, comme nous avons pu en démontrer pour le métabolisme lipidique [47] Cependant, les conséquences éventuelles de la diminution de la leptinémie demandent à être évaluées, notamment en termes nutritionnels [46].

## Dialyse péritonéale

Une augmentation des taux sériques de la leptine a été mise en évidence également chez les patients traités par dialyse péritonéale, les corrélations entre leptine et masse grasse étant conservées, ainsi que les différences entre hommes et femmes [28, 31-33, 42, 48-51], sans influence d'une éventuelle diurèse résiduelle [48]. En fonction des études, les concentrations de leptine observées en dialyse péritonéale sont plus [31, 32, 34] ou moins [52] importantes qu'en hémodialyse, y compris après normalisation en fonction de la masse grasse. L'augmentation de la leptinémie survient alors que les pertes de leptine dans le dialysat sont significatives, conduisant à une clairance péritonéale de 1,80 ± 0,43 ml/min/1,73 m², pour Arkouche et coll [48], des résultats voisins ayant été obtenus par d'autres équipes [49, 51, 53, 54]. L'élimination de la leptine est plus importante que celle de la $\beta_2$-microglobuline, mais très réduite par rapport à celle de l'urée et de la créatinine [48, 54]. Il existe donc un transport péritonéal de la leptine, moindre que celui de molécules de petit poids moléculaire comme l'urée et la créatinine, mais plus important que celui de la $\beta_2$-microglobuline, alors que le poids moléculaire de cette dernière est inférieur, soit 11,8 kD [48]. Il est très probable que cette clairance de la leptine plus importante que celle de la $\beta_2$-microglobuline ou que celle prédite par son poids et son rayon moléculaires résulte de la sécrétion de leptine par les adipocytes de la graisse omentale [27, 48, 54]. Une augmentation de l'expression de l'ARN messager de la leptine dans les adipocytes de la graisse omentale a en effet été documenté récemment [55], un mécanisme du même type pourrait être responsable d'une sécrétion péritonéale de leptine chez les patients traités par dialyse péritonéale [27, 48, 54]. Au total, seulement 2 à 3 p. 100 de la leptine produite chaque jour peut être éliminée par la dialyse péritonéale, celle-ci ne contribue donc que de façon marginale à la clairance de la leptine [27, 53].

Les mécanismes responsables de l'augmentation plus importante de la leptinémie chez les patients traités par dialyse péritonéale par rapport aux patients insuffisants rénaux avancés en traitement conservateur ou aux hémodialysés ne sont pas clairs et relèvent de mécanismes humoraux impliqués dans le contrôle de la sécrétion de la leptine évoqués plus loin.

## Transplantation rénale

Compte tenu du rôle prépondérant du rein dans l'élimination de la leptine, la correction au moins partielle de l'hyperleptinémie de l'insuffisance rénale dans les suites immédiates de la transplantation rénale pouvait être anticipée et a effectivement été démontrée [56, 57], la diminution de la leptine dans les suites de la transplantation étant d'autant plus importante que la leptine était à des taux élevés auparavant [56]. Cependant, les variations de la leptinémie ne sont pas significativement corrélées à l'amélioration de la fonction rénale [56], ni à celles de l'insulinémie [57]. D'autres facteurs que l'amélioration de la fonction rénale interviennent nécessairement dans le contrôle de la sécrétion de la leptine dans les suites immédiates de la transplantation rénale, en particulier les corticoïdes et les cytokines pro-inflammatoires qui ont un effet stimulant bien établi [7, 56, 57]. Cette stimulation de la production de leptine peut donc être antagoniste des conséquences de l'amélioration de la fonction rénale sur la leptinémie. Il faut toutefois noter que dans l'étude de Kokot et coll, seul l'indice de masse corporelle était corrélé avec la leptinémie, aucune corrélation entre leptine et dose de corticoïdes, d'azathioprine ou concentration de ciclosporine n'étant mise en évidence [57].

Le neuropeptide Y est produit par l'hypothalamus, et est un des plus puissants stimulants connus de l'appétit [58]. Kokot et coll ont montré que le neuropeptide Y était à des concentrations équivalentes chez des patients hémodialysés par rapport à des sujets témoins, un déficit en neuropeptide Y ne contribue donc pas à l'anorexie de l'insuffisance rénale [58]. Par contre, chez des transplantés rénaux, la concentration du neuropeptide Y était plus de deux fois supérieure à celles trouvées chez des sujets témoins et des sujets hémodialysés, la combinaison de la diminution de la concentration de la leptine et de l'augmentation de celle du neuropeptide Y peut ainsi expliquer en grande partie l'augmentation d'appétit des transplantés rénaux.

En dehors des suites immédiates de la transplantation rénale, la leptine sérique est augmentée chez les transplantés, corrélée au sexe et à la masse grasse [58, 59]. Ainsi, à long terme, l'hyperleptinémie de l'insuffisance rénale n'est pas entièrement corrigée par la transplantation.

# INSUFFISANCE RÉNALE, NUTRITION, MÉTABOLISME ET LEPTINE

## Leptine, appétit et état nutritionnel

### Insuffisance rénale, altération de l'état nutritionnel et leptine

L'altération de l'état nutritionnel est particulièrement fréquente chez les patients insuffisants rénaux, qu'ils soient ou non au stade terminal [60, 61]. Les causes de la dénutrition protéino-énergétique sont multiples chez les insuffisants rénaux : les besoins en protéines des dialysés sont plus importants que ceux de sujets normaux, quelle que soit la technique de remplacement de la fonction rénale, et les apports caloriques sont le plus souvent insuffisants ; l'anorexie peut être favorisée par le syndrome urémique, ou par une épuration extra-rénale insuffisante [60]. La prise alimentaire est régulée par des facteurs agissant à court terme comme la distension gastrique, l'amino-acidémie, des hormones peptidiques (cholécystokinine, glucagon, sérotonine), et des facteurs agissant à plus long terme comme l'insuline et la leptine, celle-ci ayant un rôle de lipostat [28]. L'augmentation chronique de la concentration de la leptine du fait de la diminution de sa clairance peut contribuer à l'anorexie de l'insuffisance rénale : par exemple, chez des enfants insuffisants rénaux, une corrélation inverse significative entre apports caloriques estimés à partir de l'enquête diététique et concentrations de leptine a pu être démontrée [29]. Les comorbidités fréquemment associées à l'insuffisance rénale jouent certainement un rôle anorexigène, en particulier par l'intermédiaire des cytokines pro-inflammatoires telles que le TNF-$\alpha$ [7, 42, 62], qui influencent également la sécrétion de la leptine comme évoqué plus loin.

### Corrélations entre état nutritionnel et leptine

Des corrélations fortes entre la masse grasse et la leptine sont constamment mises en évidence chez les patients insuffisants rénaux, quels que soient le stade de l'insuffisance rénale ou la technique de suppléance de la fonction rénale utilisée [7, 28, 31, 32, 36, 38, 48, 50, 63], et quel que soit le paramètre évaluant la masse grasse [31], la leptinémie étant plus importante chez l'insuffisant rénal à masse grasse égale [32]. Les variations de la masse grasse et de la leptinémie dans le temps sont également bien corrélées. Ainsi, Heimbürger et coll. ont montré chez des patients en dialyse péritonéale suivis pendant un an, une augmentation de la masse grasse accompagnée d'une augmentation proportionnelle de la concentration de la leptine [28].

Cependant, pour Stenvinkel et coll., l'augmentation des taux sériques de la leptine chez les patients insuffisants rénaux non-diabétiques est observée uniquement chez ceux qui présentent également une augmentation de l'insulinémie, les concentrations sériques de leptine (ajustées en fonction de la masse grasse) étant normales en l'absence d'élévation de l'insuline [40]. Ces constatations sont à rapprocher de celles de Garibotto et coll qui ont trouvé des concentrations de leptine basses chez des insuffisants rénaux dialysés dénutris [64].

Les relations entre la leptine et d'autres éléments morphologiques ou biologiques reflétant l'état nutritionnel sont moins bien établies. Dans une étude utilisant l'absorptiométrie bi-photonique (DEXA), technique de référence pour la détermination de la composition corporelle, Young et coll ont montré chez 93 patients insuffisants rénaux en traitement conservateur, dialyse péritonéale et hémodialyse, une relation négative significative entre les apports protéiques et le rapport leptine sérique sur masse grasse [31]. Par contre, il n'existait pas de corrélation avec les apports énergétiques, et aucune corrélation entre les concentrations de leptine et les protéines nutritionnelles, albumine et transferrine, n'a pu être démontrée dans ce travail [31], alors que pour d'autres auteurs, une corrélation négative significative entre leptine et albumine, ainsi qu'entre leptine et taux de catabolisme protéique (PCR) a été mise en évidence chez des patients dialysés [32]. Le groupe de Stockholm a récemment montré dans une étude longitudinale sur un an, que l'augmentation des concentrations de leptine chez des patients en dialyse péritonéale était corrélée à l'augmentation de la masse grasse, et surtout à une diminution de la masse maigre, en partie du fait de phénomènes inflammatoires [50].

En résumé, chez les patients insuffisants rénaux, la concentration sérique de la leptine est liée positivement à la masse grasse, et, dans certaines circonstances, de manière négative à la masse maigre. La concentration sérique de la leptine évolue dans le temps de manière parallèle à la masse grasse et opposée à la masse maigre.

## Rôle de l'inflammation dans l'augmentation de la leptine et l'altération de l'état nutritionnel des insuffisants rénaux

Chez les patients insuffisants rénaux, l'altération de l'état nutritionnel est fréquente, et a une forte valeur prédictive de mortalité [61, 65, 66]. Cette altération de l'état nutritionnel est fréquemment associée à une inflammation chronique, comme en témoigne l'augmentation de la concentration de marqueurs tels que la protéine C-réactive ou la procalcitonine [65, 66]. Par ailleurs, l'augmentation de la leptinémie n'est pas absolument constante chez l'insuffisant rénal [42, 50], il est possible qu'au moins une part de l'hyperleptinémie soit secondaire à des phénomènes inflammatoires associés à l'insuffisance rénale [66], les cytokines pro-inflammatoires TNF-$\alpha$ et IL-1$\beta$ stimulant la transcription et la traduction de la leptine [7]. Le groupe de Stockholm a montré, par des biopsies de tissu graisseux abdominal, que la transcription du gène *ob* était stimulée chez des patients insuffisants rénaux dont la concentration de protéine C-réactive était augmentée [42].

Il est possible que l'augmentation de la concentration de la leptine sérique puisse contribuer à l'anorexie des patients urémiques présentant un processus inflammatoire [28, 50]. Ainsi, chez des patients suivis pendant un an après le début d'un traitement par dialyse péritonéale, la masse grasse et la leptine ont augmenté significativement [50], en particulier chez les diabétiques. Cependant, certains patients ont perdu de la masse maigre pendant la durée du suivi : ils avaient au départ la protéine C-réactive la plus élevée, et chez eux, la leptinémie a augmenté au cours de l'année proportionnellement à la protéine C-réactive [50], avec une augmentation de la masse grasse. L'inflammation chronique peut ainsi entraîner, entre autres par la voie de la leptine, une diminution de la masse maigre et une augmentation de la masse grasse chez les patients en dialyse péritonéale. D'autres études sont nécessaires dans d'autres populations d'insuffisants rénaux, et pour déterminer les liens de causalité reliant ces différents phénomènes.

## Leptine et hormones du métabolisme au cours de l'insuffisance rénale

### Relations entre l'insuline et la leptine dans l'IRC

Les relations entre leptine et insuline ont été particulièrement étudiées, que ce soit chez l'homme, ou chez l'animal. De manière générale, les concentrations de l'insuline et de la leptine évoluent parallèlement, durant la perte de poids, le jeûne, ou l'hyperalimentation [67]. La production de leptine est stimulée par l'insuline sur un mode chronique, mais pas de façon aiguë, l'action de l'insuline sur la production de leptine est donc probablement indirecte par un effet trophique sur les adipocytes [67, 68]. À l'inverse, la leptine inhibe fortement la sécrétion d'insuline par le pancréas [7].

Différents travaux ont montré que les concentrations de leptine sont élevées chez les patients présentant une résistance à l'insuline [69, 70], y compris les insuffisants rénaux [38, 40]. Chez des diabétiques de type II à la fonction rénale altérée de manière variable, Shoji et coll. ont montré que les facteurs déterminant les concentrations de leptine étaient en analyse multivariée le pourcentage de masse grasse, le rapport taille / hanches, l'insulinémie, le sexe et la fonction rénale [44]. Les variations rapides de la glycémie et de l'insulinémie n'entraînent pas nécessairement de modifications de la leptinémie [69]. Ainsi, chez des patients ayant une insuffisance rénale avancée (DFG inférieur à 25 ml/min) et suivant un régime très restreint en protéines (apports protéiques de 0,3 g/kg/jour) pendant un an, nous avons observé que les concentrations de leptine élevées restaient stables dans le temps, malgré la correction de l'hyperinsulinémie par la restriction protéique [38]. Ce travail montre que l'hyperinsulinémie n'est pas un facteur déterminant dans l'augmentation de la concentration de la leptine observée chez l'insuffisant rénal, les taux de leptine dépendant principalement de la fonction rénale et de la masse grasse, donc en partie de l'état nutritionnel.

Chez les patients traités par dialyse péritonéale, les relations entre insuline et leptine sont particulières. Au plan général, l'absorption continue de glucose à partir du dialysat péritonéal peut être responsable d'hyperinsulinisme [27, 71], qui pourrait potentialiser l'effet d'une augmentation de la masse grasse sur la sécrétion de leptine [34]. Effectivement, dans l'étude de Fontán et coll, les concentrations d'insuline étaient plus élevées chez les patients traités par dialyse péritonéale que chez les hémodialysés, les concentrations de leptine et d'insuline étant fortement corrélées en analyse multivariée ($r = 0,83$, $p < 0,001$). Au plan local, Heimburger et coll ont mis en évidence des clairances péritonéales de la leptine plus élevées chez des diabétiques traités par insuline intra-péritonéale que chez des dialysés péritonéaux ne recevant pas d'insuline ou traités par insuline sous-cutanée [54]. Ceci signifie que localement, l'insuline stimule, au moins indirectement, la production de leptine par les adipocytes contenus dans la cavité péritonéale [27, 54].

Au total, la leptinémie est augmentée dans les situations d'hyperinsulinisme, dont l'insuffisance rénale. L'augmentation de la concentration de la leptine pourrait contribuer à l'intolérance au glucose de l'insuffisance rénale, en inhibant la sécrétion d'insuline [7].

### Leptine, hormone de croissance et IGF-I

L'insuline peut également être le médiateur de l'action d'autres hormones : Fouque et coll ont étudié l'effet de facteurs protéiques anaboliques sur les concentrations de leptine chez des hémodialysés non dénutris [39]. L'administration d'Insulin Growth Factor-1 (IGF-1) recombinant pendant trois jours a entraîné une diminution de la leptinémie (et de la concentration d'hormone de croissance circulante), alors que l'administration aux mêmes sujets d'une association d'IGF-1 et d'hormone de croissance a augmenté la concentration de la leptine. Dans les deux périodes, IGF-1 seul et IGF-1 plus hormone de croissance, les variations de la leptinémie étaient corrélées à celles de l'insulinémie, sans qu'il soit possible d'affirmer une quelconque relation causale [39]. Dans un autre travail chez des patients hémodialysés dénutris recevant de l'hormone de croissance recombinante, Garibotto et coll ont également trouvé que les variations de la leptine étaient corrélées aux modifications de l'insulinémie, dans un système permettant d'apprécier la production périphérique de leptine au niveau de l'avant-bras [64].

### Erythropoïétine

Chez les patients insuffisants rénaux, le traitement par érythropoïétine corrige l'anémie, mais améliore également la qualité de vie, la tolérance à l'effort et l'appétit. Effectivement, plusieurs travaux ont montré une diminution de la leptinémie chez des insuffisants rénaux traités par érythropoïétine, qui peut expliquer au moins en partie l'amélioration de l'appétit induite par ce traitement [52, 72].

## CONCLUSION

Chez les patients insuffisants rénaux, la leptinémie est le plus souvent augmentée en relation inverse avec le débit de filtration glomérulaire, et de manière inadaptée relativement à la masse grasse. L'effet anorexiant de la leptine peut contribuer à l'altération de l'état nutritionnel des insuffisants rénaux, l'existence d'une pathologie inflammatoire chronique majorant l'hyperleptinémie et la dénutrition. Il est possible que les perturbations du métabolisme de la leptine participent à d'autres conséquences systémiques de l'insuffisance rénale chronique, notamment l'hypertension artérielle, le déficit de l'immunité à médiation cellulaire, et les anomalies de la formation osseuse.

## Bibliographie

1. Ahima RS, Flier JS. Leptin. Annu Rev Physiol, 2000; **62**: 413-37.
2. Auwerx J, Staels B. Leptin. Lancet. 1998; **351**: 737-42.
3. Fei H, Okano HJ, Li C et al. Anatomic localization of alternatively spliced leptin receptors (Ob-R) in mouse brain and other tissues. Proc Natl Acad Sci USA, 1997; **94**: 7001-5.

4. TRAYHURN P, HOGGARD N, MERCER JG ET AL. Leptin: fundamental aspects. Int J Obes Relat Metab Disord, 1999; **23**: S22-8.

5. VILLARREAL D, REAMS G, FREEMAN RH. Effects of renal denervation on the sodium excretory actions of leptin in hypertensive rats. Kidney Int, 2000; **58**: 989-94.

6. ZHANG Y, PROENCA R, MAFFEI M ET AL. Positional cloning of the mouse obese gene and its human homologue. Nature, 1994; **372**: 425-32.

7. STENVINKEL P, LÖNNQVIST F, SCHALLING M. Molecular studies of leptin: implications for renal disease. Nephrol Dialysis Transplant, 1999; **14**: 1103-12.

8. HAMILTON BS, PAGLIA D, KWAN AY ET AL. Increased obese mRNA expression in omental fat cells from massively obese humans. Nat Med, 1995; **1**: 953-6.

9. LONNQVIST F, NORDFORS L, JANSSON M ET AL. Leptin secretion from adipose tissue in women. Relationship to plasma levels and gene expression. J Clin Invest, 1997; **99**: 2398-404.

10. FLIER JS, HARRIS M, HOLLENBERG AN. Leptin, nutrition, and the thyroid: the why, the wherefore, and the wiring. J Clin Invest, 2000; **105**: 859-61.

11. BECK B. Neuropeptides and obesity. Nutrition, 2000; **16**: 916-23.

12. PÉNICAUD L, COUSIN B, LELOUP C ET AL. The autonomic nervous system, adipose tissue plasticity, and energy balance. Nutrition, 2000; **16**: 903-8.

13. WOODS SC, SEELEY RJ. Adiposity signals and the control of energy homeostasis. Nutrition, 2000; **16**: 894-902.

14. HOGGARD N, MERCER JG, RAYNER DV ET AL. Localization of leptin receptor mRNA splice variants in murine peripheral tissues by RT-PCR and in situ hybridization. Biochem Biophys Res Commun, 1997; **232**: 383-7.

15. SERRADEIL-LE GAL C, RAUFASTE D, BROSSARD G ET AL. Characterization and localization of leptin receptors in the rat kidney. FEBS Lett, 1997; **404**: 185-91.

16. MARTINEZ-ANSO E, LOSTAO MP, MARTINEZ JA. Immunohistochemical localization of leptin in rat kidney. Kidney Int. 1999; **55**: 1129-30.

17. WOLF G, HAMANN A, HAN DC ET AL. Leptin stimulates proliferation and TGF-beta expression in renal glomerular endothelial cells: potential role in glomerulosclerosis. Kidney Int, 1999; **56**: 860-72.

18. HAN DC, WOLF G, ZIYADEH FN. Leptin increases TGF-β type II receptor and collagen type I mRNA levels and stimulates glucose uptake in mesangial cells (résumé). J Am Soc Nephrol, 1998; **9**: 623A.

19. JACKSON EK, LI P. Human leptin has natriuretic activity in the rat. Am J Physiol, 1997; **272**: F333-8.

20. VILLARREAL D, REAMS G, FREEMAN RH ET AL. Renal effects of leptin in normotensive, hypertensive, and obese rats. Am J Physiol, 1998; **275**: R2056-60.

21. SHEK EW, BRANDS MW, HALL JE. Chronic leptin infusion increases arterial pressure. Hypertension, 1998; **31**: 409-14.

22. STENVINKEL P. Leptin and blood pressure-is there a link? Nephrol Dial Transplant, 2000; **15**: 1115-7.

23. SHARMA K, CONSIDINE RV. The Ob protein (leptin) and the kidney. Kidney Int, 1998; **53**: 1483-7.

24. SHARMA K, CONSIDINE RV, MICHAEL B ET AL. Plasma leptin is partly cleared by the kidney and is elevated in hemodialysis patients. Kidney Int, 1997; **51**:1980-5.

25. CUMIN F, BAUM HP, LEVENS N. Mechanism of leptin removal from the circulation by the kidney. J Endocrinol, 1997; **155**: 577-85.

26. CUMIN F, BAUM HP, LEVENS N. Leptin is cleared from the circulation primarily by the kidney. Int J Obes Relat Metab Disord, 1996; **20**: 1120-6.

27. STENVINKEL P, HEIMBÜRGER O. The enigma of increasing serum leptin levels during peritoneal dialysis. Am J Kidney Dis, 1999; **34**: 947-50.

28. HEIMBÜRGER O, LÖNNQVIST F, DANIELSSON A ET AL. Serum immunoreactive leptin concentration and its relation to the body fat content in chronic renal failure. J Am Soc Nephrol, 1997; **8**: 1423-30.

29. DASCHNER M, TONSHOFF B, BLUM WF ET AL. Inappropriate elevation of serum leptin levels in children with chronic renal failure. European Study Group for Nutritional Treatment of Chronic Renal Failure in Childhood. J Am Soc Nephrol, 1998; **9**: 1074-9.

30. MERABET E, DAGOGO-JACK S, COYNE DW ET AL. Increased plasma leptin concentration in end-stage renal disease. J Clin Endocrinol Metab, 1997; **82**: 847-50.

31. YOUNG GA, WOODROW G, KENDALL S ET AL. Increased plasma leptin/fat ratio in patients with chronic renal failure: a cause of malnutrition? Nephrol Dial Transplant, 1997; **12**: 2318-23.

32. JOHANSEN KL, MULLIGAN K, Tai V ET AL. Leptin, body composition, and indices of malnutrition in patients on dialysis. J Am Soc Nephrol, 1998; **9**: 1080-4.

33. DAGOGO-JACK S, OVALLE F, LANDT M ET AL. Hyperleptinemia in patients with end-stage renal disease undergoing continuous ambulatory peritoneal dialysis. Perit Dial Int, 1998; **18**: 34-40.

34. FONTAN MP, RODRIGUEZ-CARMONA A, CORDIDO F ET AL. Hyperleptinemia in uremic patients undergoing conservative management, peritoneal dialysis, and hemodialysis: A comparative analysis. Am J Kidney Dis, 1999; **34**: 824-31.

35. NAKAZONO H, NAGAKE Y, ICHIKAWA H ET AL. Serum leptin concentrations in patients on hemodialysis. Nephron, 1998; **80**: 35-40.

36. NISHIZAWA Y, SHOJI T, TANAKA S ET AL. Plasma leptin level and its relationship with body composition in hemodialysis patients. Am J Kidney Dis, 1998; **31**: 655-61.

37. ODAMAKI M, FURUYA R, YONEYAMA T ET AL. Association of the serum leptin concentration with weight loss in chronic hemodialysis patients. Am J Kidney Dis, 1999; **33**: 361-8.

38. DE PRÉCIGOUT V, CHAUVEAU P, DELCLAUX C ET AL. No change of hyperleptinemia despite a decrease in insulin concentration in patients with chronic renal failure on a supplemented very low protein diet. Am J Kidney Dis, 2000; **36**: 1201-6.

39. FOUQUE D, JUILLARD L, LASNE Y ET AL. Acute leptin regulation in end-stage renal failure: the role of growth hormone and IGF-1. Kidney Int, 1998; **54**: 932-7.

40. STENVINKEL P, HEIMBÜRGER O, LÖNNQVIST F. Serum leptin concentrations correlate to plasma insulin concentrations independent of body fat content in chronic renal failure. Nephrol Dial Transplant, 1997; **12**: 1321-5.

41. GARIBOTTO G, RUSSO R, FRANCESCHINI R ET AL. Inter-organ leptin exchange in humans. Biochem Biophys Res Commun, 1998; **247**: 504-9.

42. NORDFORS L, LÖNNQVIST F, HEIMBURGER O ET AL. Low leptin gene expression and hyperleptinemia in chronic renal failure. Kidney Int, 1998; **54**: 1267-75.

43. HAN DC, ISONO M, HONG SW ET AL. Leptin stimulation of collagen type I production in *db/db* mesangial cells: prevention by PI-3 kinase inhibitor. J Am Soc Nephrol, 1999; **10**: 681A.

44. SHOJI T, NISHIZAWA Y, EMOTO M ET AL. Renal function and insulin resistance as determinants of plasma leptin levels in patients with NIDDM. Diabetologia, 1997; **40**: 676-9.

45. WIESHOLZER M, HARM F, HAUSER AC ET AL. Inappropriately high plasma leptin levels in obese haemodialysis patients can be reduced by high flux haemodialysis and haemodiafiltration. Clin Sci, 1998; **94**: 431-5.

46. COYNE DW, DAGOGO-JACK S, KLEIN S ET AL. High-flux dialysis lowers plasma leptin concentration in chronic dialysis patients. Am J Kidney Dis, 1998; **32**: 1031-5.

47. DE PRÉCIGOUT V, HIGUERET D, LARROUMET N ET AL. Improvement in lipid profiles and triglyceride removal in patients on polyamide membrane hemodialysis. Blood Purif, 1996; **14**: 170-6.

48. ARKOUCHE W, JUILLARD L, DELAWARI E ET AL. Peritoneal clearance of leptin in continuous ambulatory peritoneal dialysis. Am J Kidney Dis, 1999; **34**: 839-44.

49. KAGAN A, HARAN N, LESCHINSKY L ET AL. Leptin in CAPD patients: serum concentrations and peritoneal loss. Nephrol Dial Transplant, 1999; **14**: 400-5.

50. STENVINKEL P, LINDHOLM B, LÖNNQVIST F ET AL. Increases in serum leptin levels during peritoneal dialysis are associated with inflammation and a decrease in lean body mass. J Am Soc Nephrol, 2000; **11**: 1303-9.

51. TSUJIMOTO Y, SHOJI T, TABATA T ET AL. Leptin in peritoneal dialysate from continuous ambulatory peritoneal dialysis patients. Am J Kidney Dis, 1999; **34**: 832-8.

52. MALYSZKO J, ZBROCH E, WOLCZYNSKI S ET AL. Leptin and serum erythropoietin in hemodialyzed and peritoneally dialyzed uremic patients during rHuEPO therapy. Am J Nephrol, 2000; **20**: 180-6.

53. LANDT M, PARVIN CA, DAGOGO-JACK S ET AL. Leptin elimination in hyperleptinaemic peritoneal dialysis patients. Nephrol Dial Transplant, 1999; **14**: 732-7.

54. HEIMBÜRGER O, WANG T, LÖNNQVIST F ET AL. Peritoneal clearance of leptin in CAPD patients: impact of local insulin administration. Nephrol Dial Transplant, 1999; 14: 723-7.

55. HAMILTON BS, PAGLIA D, KWAN A ET AL. Increased obese mRNA expression in omental fat cells from massively obese humans. Nat Med, 1995; **1**:953-6.

56. LANDT M, BRENNAN DC, PARVIN CA ET AL. Hyperleptinaemia of end-stage renal disease is corrected by renal transplantation. Nephrol Dial Transplant, 1998; **13**: 2271-5.

57. KOKOT F, ADAMCZAK M, WIECEDILCEK A. Plasma leptin concentration in kidney transplant patients during the early post-transplant period. Nephrol Dial Transplant, 1998; **13**: 2276-80.

58. KOKOT F, ADAMCZAK M, WIECEDIL ET AL. Plasma immunoreactive leptin and neuropeptide Y levels in kidney transplant patients. Am J Nephrol, 1999; **19**: 28-33.

59. HOWARD JK, LORD GM, CLUTTERBUCK EJ ET AL. Plasma immunoreactive leptin concentration in end-stage renal disease. Clin Sci, 1997; **93**: 119-26.

60. BERGSTRÖM J. Why are dialysis patients malnourished? Am J Kidney Dis, 1995; **26**: 229-41.

61. COMBE C, CHAUVEAU P, LAVILLE M ET AL. Influence of nutritional factors and hemodialysis adequacy on the survival of 1,610 French patients. Am J Kidney Dis, 2001; **37** (suppl 12): 581-588.

62. BERGSTRÖM J. Mechanisms of uremic suppression of appetite. J Ren Nutr, 1999; **9**: 129-32.

63. STENVINKEL P. Leptin and its clinical implications in chronic renal failure. Miner Electrolyte Metab, 1999; **25**: 298-302.

64. GARIBOTTO G, BARRECA A, SOFIA A ET AL. Effects of growth hormone on leptin metabolism and energy expenditure in hemodialysis patients with protein-calorie malnutrition. J Am Soc Nephrol, 2000; **11**: 2106-13.

65. LEVEL C, CHAUVEAU P, DELMAS Y ET AL. Procalcitonin: a new marker of inflammation in haemodialysis patients? Nephrol Dial, Transplant, (*in press*).

66. STENVINKEL P, HEIMBÜRGER O, LINDHOLM B ET AL. Are there two types of malnutrition in chronic renal failure? Evidence for relationships between malnutrition, inflammation and atherosclerosis (MIA syndrome). Nephrol Dial Transplant, 2000; **15**: 953-60.

67. KOLACZYNSKI JW, NYCE MR, CONSIDINE RV ET AL. Acute and chronic effects of insulin on leptin production in humans: Studies in vivo and in vitro. Diabetes, 1996; **45**: 699-701.

68. MALMSTROM R, TASKINEN MR, KARONEN SL ET AL. Insulin increases plasma leptin concentrations in normal subjects and patients with NIDDM. Diabetologia, 1996; **39**: 993-6.

69. SEGAL KR, LANDT M, KLEIN S. Relationship between insulin sensitivity and plasma leptin concentration in lean and obese men. Diabetes, 1996; **45**: 988-91.

70. WIDJAJA A, STRATTON IM, HORN R ET AL. UKPDS 20: plasma leptin, obesity, and plasma insulin in type 2 diabetic subjects. J Clin Endocrinol Metab, 1997; **82**: 654-7.

71. WIDEROE TE, SMEBY L, MYKING OL. Plasma concentrations and transperitoneal transport of native insulin and C-peptide in patients on continuous ambulatory peritoneal dialysis. Kidney Int, 1984; **25**: 82-7.

72. KOKOT F, WIECEK A, MESJASZ J ET AL. Influence of long-term recombinant human erythropoietin (rHuEpo) therapy on plasma leptin and neuropeptide Y concentration in haemodialysed uraemic patients. Nephrol Dial Transplant, 1998; **13**: 1200-5.

# RÔLE DU POLYNUCLÉAIRE NEUTROPHILE DANS LES MALADIES RÉNALES

par

L. HALBWACHS-MECARELLI, V. WITKO-SARSAT, P. RIEU,
B. DESCAMPS-LATSCHA et P. LESAVRE*

L'ensemble des données concernant les aspects moléculaires et fonctionnels du polynucléaire neutrophile et son rôle physiopathologique, ont été récemment réunies dans une revue générale de notre laboratoire [1]. Dans la présente revue, nous nous contenterons de décrire, à la lumière des données les plus récentes, les fonctions des polynucléaires neutrophiles qui sont plus particulièrement en cause en pathologie rénale.

## UNE CELLULE SUSCEPTIBLE DE SORTIR DE LA CIRCULATION SANGUINE ET D'ENVAHIR LES TISSUS

### Molécules d'adhérence

L'une des premières étapes de maladies inflammatoires comme les glomérulonéphrites, est l'infiltration des tissus par les polynucléaires neutrophiles puis par les monocytes et les lymphocytes. Cette infiltration est déclenchée par l'apparition, sur l'endothélium après activaction par des cytokines pro-inflammatoires, de molécules d'adhérence (P- et E-sélectines, ICAM-1, VCAM-1). Les P- et E-sélectines endothéliales interagissent d'abord avec les molécules d'adhérence des leucocytes, PSGL-1 et ESL-1 (P-selectin glycoprotein-ligand-1 et E-selectin-ligand-1). Ces liaisons sont de faible affinité et insuffisantes pour arrêter le flux des leucocytes. Elles sont cependant suffisantes pour les ralentir en les faisant rouler le long de l'endothélium. Les leucocytes sont ensuite immobilisés grâce à une interaction de plus forte affinité entre les intégrines leucocytaires (CD11a/CD18 ou LFA-1 et

* INSERM U 507, Hôpital Necker, Paris.

CD11b/CD18 ou Mac-1) et les molécules ICAM-1 sur l'endothélium. Dans le cas particulier des lymphocytes, cette réaction d'adhérence fait aussi intervenir la liaison de l'intégrine α4β1 à VCAM-1. Ensuite, lors de la traversée de l'endothélium, la principale molécule d'adhérence mise en jeu est PECAM-1 (Platelet endothelial cell adhesion molecule-1 ou CD31), qui est exprimée à la fois à la jonction endothéliale et sur les neutrophiles. Le contact endothélium-neutrophile, pendant la traversée, implique des interactions homophiles PECAM-1/PECAM-1. Le neutrophile chemine ensuite à travers la matrice extracellulaire en créant des points de contacts dynamiques qui mettent en jeu les intégrines des sous-classes β2 (CD11/CD18), β1 (α5β1, α6β1) et αvβ3. Ces intégrines sont exprimées à la surface des neutrophiles et sont capables de lier les protéines matricielles.

Le rôle des molécules d'adhérence de l'endothélium dans le recrutement des leucocytes au cours de glomérulonéphrites expérimentales a été démontré par l'injection d'anticorps bloquant ou par l'utilisation de souris invalidées pour l'une ou l'autre de ces molécules [2]. Ainsi, dans le modèle de glomérulonéphrite par anticorps anti-membrane basale glomérulaire (anti-MBG) chez la souris, l'accumulation de polynucléaires dans les glomérules, dans l'heure suivant l'injection des anti-MBG, fait suite à l'apparition précoce de P-sélectine le long de l'endothélium glomérulaire et peut être prévenue par une pré-injection d'anticorps anti-P-sélectine [3]. Au contraire, le même modèle de glomérulonéphrite appliqué à des souris invalidées en P-sélectine donne des résultats opposés: chez ces souris qui n'expriment pas la P-sélectine, l'accumulation de polynucléaires dans les glomérules et la protéinurie sont beaucoup plus importantes que chez les souris normales. La P-sélectine est donc capable de limiter le développement de l'inflammation glomérulaire. Cet effet pourrait être lié au rôle majeur de cette sélectine dans les interactions plaquette/neutrophile nécessaires à la production des lipoxines anti-inflammatoires. En effet, les lipoxines régulent négativement l'afflux des leucocytes et participent à la phase de résolution de l'inflammation [2, 4].

L'application du modèle de glomérulonéphrite par anticorps anti-MBG à des souris invalidées soit en l'intégrine leucocytaire CD11b/CD18, soit en son ligand endothélial ICAM-1, a démontré que l'intégrine CD11b/CD18 participe au recrutement des leucocytes dans la phase hétérologue de la maladie. Le modèle révèle par contre qu'ICAM-1 n'est pas indispensable, vraisemblablement remplacé par d'autres ligands comme ICAM-2 ou VCAM-1. Cette étude a par ailleurs révélé l'importance des interactions en *cis* (c'est-à-dire à la surface d'un même polynucléaire) des intégrines CD11b/CD18 avec les récepteurs FcγR, pour l'adhérence et l'activation des polynucléaires par les complexes immuns déposés et pour l'apparition de la protéinurie [2, 5].

L'importance des interactions entre les intégrines leucocytaires et ICAM-1 dans l'apparition de lésions inflammatoires après ischémie-reperfusion a été démontrée chez le rat. Dans ce modèle, les anticorps anti-ICAM-1 ou anti-intégrines préviennent l'infiltration par les polynucléaires et les lésions rénales. L'utilisation de souris invalidées en ICAM-1 a donné des résultats semblables [6].

## Chimio-attractants. Importance de l'IL-8

La diapédèse des polynucléaires neutrophiles à travers l'endothélium puis leur migration vers le site inflammatoire répond à des signaux émis pas les cellules endothéliales mais aussi par les cellules des tissus, activées *in situ* par des cytokines pro-inflammatoires ou par des produits bactériens comme le LPS. Des modèles *in-vitro* ont montré que les leucocytes naviguent à travers des gradients complexes d'agents chimioattractants et migrent en répondant successivement à une source puis à une autre. Chaque agent chimiotactique est en effet capable de désensibiliser les récepteurs spécifiques du chimioattractant précédant. Par ailleurs, une hiérarchie dans les réponses des neutrophiles aux différents signaux a été démontrée: l'attraction par les facteurs libérés par la cible visée par la réaction inflammatoire (formyl peptides provenant des bactéries ou cellules mortes au site inflammatoire) est plus forte que celle exercée par les lipides cellulaires (PAF, LTB4) ou les cytokines chimioattractantes ou chimiokines [1, 7].

Parmi les chimioattractants secrétés par les cellules activées par des stimuli inflammatoires, les chimiokines jouent un rôle particulièrement important [8, 9]. Il s'agit de petites protéines basiques de 8 à 17 kD qui, après sécrétion, sont immobilisées en raison de leur charge sur les protéoglycanes des membranes cellulaires ou de la matrice extracellulaire. On distingue les CC-chimiokines et les CXC-chimiokines (selon la présence ou non d'un aminoacide séparant deux cystéines critiques pour la structure tridimensionnelle de ces molécules). D'une manière générale, les CXC-chimiokines (de type IL-8) agissent sur les polynucléaires neutrophiles, alors que les CC-chimiokines (de type MCP-1) agissent sur les lymphocytes et les monocytes. Les récepteurs cellulaires responsables des effets des CXC chimiokines sur les polynucléaires, CXCR1 et CXCR2, font partie de la famille des récepteurs à 7 domaines trans-membranaires couplés aux protéines G.

La plupart des cellules rénales – endothéliales, mésangiales, tubulaires épithéliales, podocytes ou interstitielles – expriment *in vitro* de l'IL-8 sous l'effet de différents stimuli inflammatoires [10, 11, 12] (tableau I). L'activation des polynucléaires par les chimiokines (principalement l'IL-8) est un préalable à l'infiltration des tissus rénaux par ces cellules. Ceci a été démontré expérimentalement par l'injection d'anticorps anti-IL-8, dans un modèle de glomérunonéphrite à complexes immuns chez le lapin. En effet, ces anticorps anti-IL-8 diminuent le nombre de polynucléaires dans les glomérules, préviennent la fusion des pieds des podocytes et font disparaitre la protéinurie [13]. Chez l'homme, on observe une expression d'IL-8 sur les capillaires glomérulaires dans le lupus erythémateux disséminé (LED) et les glomérulonéphrites membrano-prolifératives (GNMP). Dans les glomérulonephrites à croissant associées aux ANCA, l'IL-8 est colocalisée avec les neutrophiles le long des capillaires glomérulaires mais est aussi exprimée au niveau des lésions segmentaires, des croissants et des cellules épithéliales pariétales [14]. L'IL-8 secrétée par les cellules lésées du glomérule participerait donc au recrutement des neutrophiles. Dans la néphropathie à IgA, des différences d'expression rénale de MCP-1 et d'IL-8 suggérent que l'intervention de l'une ou l'autre de ces chimiokines – se traduisant par le recrutement de monocytes ou de polynucléaires respectivement – se produit à des stades distincts de la maladie. En effet, les taux urinaires d'IL-8 ne sont élevés que dans les phases aigües, corrélant avec la protéinurie et la prolifération endocapillaire glomérulaire, l'IL-8 étant alors principalement exprimée dans le glomérule. À l'inverse, des taux urinaires élevés de MCP-1 sont observés dans les néphropathies chroniques, en relation avec la prolifération mésangiale et l'infiltration cellulaire interstitielle, MCP-1 étant exprimée sur l'endothélium mais aussi sur les cellules tubulaires épithéliales et les infiltrats mononucléés des lésions interstitielles [15].

TABLEAU I. — SYNTHÈSE, PAR LES CELLULES RÉNALES, DE LA CHIMIOKINE IL-8 SUSCEPTIBLE D'ATTIRER LES POLYNUCLÉAIRES NEUTROPHILES [10, 11].

| CELLULES RÉNALES | MOLÉCULES MODULATRICES | SYNTHÈSE AUGMENTÉE (+) OU DIMINUÉE (-) D'IL-8 |
|---|---|---|
| Cellules mésangiales | TNF-α | + |
| | IL-1α, IL-1β | + |
| | IL-1-ra | – |
| | PMA | + |
| | Dexaméthasone | – |
| | bFGF | + |
| | Pyrrolidine dithiocarbamate | – |
| | Cross-linking de Fcγ-RI ou du Fcα-R | + |
| Cellules endothéliales des capillaires glomérulaires | TNF-α | + |
| | IL-1β | + |
| Cellules épithéliales glomérulaires | TNF-α | + |
| | IL-1β | + |
| | LPS | + |
| Cellules épithéliales du tube proximal | TNF-α | + |
| | IL-1α | + |
| | TGF-β1 | + |
| | IFN-γ | – |
| | IL-17 | + |
| | CD40 ligand | + |
| | Porine de E Coli | + |
| Fibroblastes interstitiels | TNF-α | + |
| | IL-1β | + |

Lorsque les agents infectieux apparaissent dans la cavité intestinale, pulmonaire ou dans l'espace urinaire, les polynucléaires doivent, pour atteindre leur cible, traverser la barrière épithéliale, dans le sens basolatéral à apical. L'IL-8, libérée au pôle basal par les cellules épithéliales infectées, joue un rôle primordial dans cette dernière étape [16]. Dans un modèle d'infection urinaire expérimentale, les souris invalidées pour le seul récepteur murin pour l'IL-8 présentaient, dans le tissu rénal, une accumulation de neutrophiles incapables de traverser la barrière épithéliale, alors que les bactéries continuaient à se multiplier dans l'urine [17, 18]. Chez l'homme, des taux plus faibles de récepteur CXCR1 pour l'IL-8 ont été observés chez des patients ayant des infections urinaires et des pyélonéphrites récurrentes, par rapport à des sujets normaux du même âge, suggérant que le nombre de récepteurs pour l'IL-8 exprimé par les neutrophiles pourrait influencer la susceptibilité individuelle aux infections urinaires [17].

Il faut noter enfin que les capillaires glomérulaires et péritubulaires expriment le récepteur DARC pour les chimiokines (Duffy Antigen Receptor for Chemokines) [19, 20]. La particularité de ce récepteur – dans la famille des récepteurs à 7 domaines trans-membranaires pour les chimiokines – est de lier aussi bien les CXC- que les CC-chimiokines mais apparemment sans induire de signal de transduction. Il pourrait s'agir d'un récepteur leurre (decoy receptor), à l'instar du récepteur IL1-RII [21], dont le rôle serait de réguler négativement et de limiter les effets des chimiokines en entrant en compétition avec leurs récepteurs fonctionnels. Une augmentation de l'expression rénale de DARC a été observée dans les capillaires glomérulaires, les canaux collecteurs et sur les cellules interstitielles chez des enfants ayant un syndrome hémolytique et urémique associé ou non à une infection par le VIH [22].

## UNE CELLULE CAPABLE D'ÉLIMINER LES AGENTS INFECTIEUX

### Phagocytose et explosion respiratoire

Le polynucléaire neutrophile est avant tout l'une des principales cellules de l'immunité innée, capable de phagocyter et tuer les micro-organismes, avant même que soit établie une réponse anticorps et/ou lymphocytaire. Les micro-organismes opsonisés, c'est-à-dire couverts de complément et/ou d'anticorps, se lient aux récepteurs pour le complément (CR1 et CR3, qui est aussi l'intégrine CD11b/CD18) ou pour le Fcγ (FcγRIIA et FcγRIIIB sur les neutrophiles). Ces liaisons conduisent à l'ingestion des micro-organismes dans une vacuole de phagocytose. Simultanément, l'engagement de ces récepteurs déclenche des voies de signalisation intracellulaire aboutissant d'une part à l'explosion respiratoire secondaire à l'activation de la NADPH oxydase et d'autre part à la fusion avec le phagosome des granules azurophiles et spécifiques, riches en molécules antibiotiques. Parmi les molécules microbicides produites par les polynucléaires, les dérivés actifs de l'oxygène, produits par la réduction univalente de l'oxygène moléculaire par la NADPH-oxydase, jouent un rôle décisif, comme le montrent les infections récurrentes graves qui affectent les patients atteints de granulomatose septique liée à un déficit génétique en l'un des composants de la NADPH-oxydase [23]. Le rôle de la NO-synthase et des dérivés nitrés, comme molécules anti-infectieuses et comme facteurs de signalisation, n'est pas clair dans le cas des phagocytes humains, car ils ne produisent que très peu de NO. Il faut noter cependant que les polynucléaires humains expriment la NO-synthase inductible (NOS2) lorsqu'ils sont dans des sites infectés [24]. C'est notamment le cas des polynucléaires isolés à partir de l'urine de patients atteints d'infections urinaires, où a été mesurée une augmentation de plus de 40 fois de l'activité NO-synthase [25].

### Protéines et peptides antibiotiques. Exemple des défensines

Plusieurs protéines des granules spécifiques des polynucléaires neutrophiles ont une activité antibiotique comme le lysozyme, la phospholipase A2, la lactoferrine et la cathélicidine hCAP-18, ces dernières étant sous forme de précurseur inactif dans les granules spécifiques et nécessitant un protéolyse qui libère le fragment à activité antibiotique [26, 27]. Dans le cas de hCAP-18, c'est l'élastase, composant des granules azurophiles, qui effectue cette protéolyse. Ainsi, il existe une synergie entre les deux types de granules dans l'activité antimicrobienne des neutrophiles.

Plus encore que les granules spécifiques, les granules azurophiles sont les principaux réservoirs de protéines antibiotiques du polynucléaire [28]: il s'agit notamment de la BPI (bactericidal/permeability increasing protein) – qui agit sur les bactéries Gram-négatif en liant fortement le LPS et en neutralisant son action – des protéases à sérine « serprocidines » (élastase, cathepsine G, protéinase 3, azurocidine) et de la myéloperoxydase (MPO). Celle-ci produit des dérivés chlorés, acide hypochloreux et chloramines, oxydants particulièrement toxiques car doués d'une longue durée de vie, contrairement aux dérivés réduits de l'oxygène, et pouvant être exportés à distance du site de leur formation.

Mais les composants anti-bactériens les plus importants des granules azurophiles sont les défensines, qui constituent 30 à 50 p. 100 du contenu de ces granules. Il s'agit de petits peptides antibiotiques de moins de 100 aminoacides, cationiques et riches en cystéines. La connaissance de la structure et du mode d'action des défensines a récemment bénéficié de données concernant l'étude de peptides analogues présents chez la drosophile ou secrétés par la peau de la grenouille *Xenopus laevis* [28]. Il s'agit en effet de composants essentiels de l'immunité innée, particulièrement développés dans les espèces primitives dépourvues d'immunité acquise. Les défensines s'insèrent dans la membrane des bactéries Gram-positif ou -négatif, en intéragissant avec le phosphatidylglycérol, modifiant la perméabilité aux ions, aux lipides et aux peptides. On distingue les α-défensines et les β-défensines qui diffèrent par l'arrangement de trois ponts disulfures intramoléculaires (tableau II). Quatre des six α-défensines identifiées à ce jour chez l'homme (HNP-1 à HNP-4) sont exclusivement synthétisées par les polynucléaires neutrophiles. Deux β-défensines ont été caractérisées chez l'homme et sont synthétisées par les cellules épithéliales, où elles jouent vraisemblablement un rôle important dans la défense antimicrobienne des voies respiratoires, digestives et urogénitales. La β-défensine-1 (hBD-1), initialement isolée à partir d'hémofiltrats de patients en insuffisance rénale, est principalement secrétée dans le rein, où elle est exprimée au niveau de l'anse de Henle, des tubules distaux et des canaux collecteurs [29, 30]. Dans l'urine des patients atteints de pyélonéphrite, des concentrations élevées d'α-défensine HNP-1 – libérée par les neutrophiles – et de β-défensine hBD-1 – produite par les cellules rénales, ont été démontrées. Les quantités détectées dans les pyélonéphrites sont très supérieures à celles observées chez les contrôles normaux ou chez des patients atteints de glomérulonéphrite chronique [31, 32]. Ceci traduit les actions conjuguées des défenses anti-infectieuses de la barrière épithéliale et des cellules inflammatoires.

Il faut noter que, outre leur activité anti-bactérienne, les défensines du neutrophile peuvent jouer un rôle dans la mise en jeu de l'immunité spécifique, grâce à leurs effets chimioattractants sur les cellules dendritiques et les lymphocytes T naïfs [33], et dans la cicatrisation par leur effet mitogène sur les fibroblastes [34].

TABLEAU II. — LES DÉFENSINES, ELÉMENTS DE DÉFENSE ANTI-INFECTIEUSE DES PHAGOCYTES ET DE LA BARRIÈRE ÉPITHÉLIALE [28, 83, 84, 85].

| DÉFENSINES | DISTRIBUTION TISSULAIRE | SYNTHÈSE ET SÉCRÉTION |
|---|---|---|
| α-défensines | | |
| HNP-1<br>HNP-2<br>HNP-3<br>HNP4 | Polynucléaires neutrophiles | Stockées dans les granules azurophiles, qui fusionnent avec le phagosome contenant les bactéries |
| HD-5<br>HD-6 | Intestin (cellules de Paneth)<br>tractus urogénital | Stockées dans des granules, secrétées par dégranulation sous l'effet de substances bactériennes |
| β-défensines | | |
| hBD-1 | Cellules épithéliales du rein, du tractus génital et du pancréas<br>Glandes salivaires | Expression constitutive |
| hBD-2 | Peau (kératinocytes)<br>Poumon (épithélium pulmonaire et glandes sous-muqueuses) | Expression constitutive et inductible sous l'effet des bactéries Gram+ et Gram- |

## UNE CELLULE RESPONSABLE DE LÉSIONS TISSULAIRES

L'activation des polynucléaires vise à défendre l'organisme contre les infections mais peut parfois conduire à la destruction de cellules de l'hôte. Celle-ci peut-être secondaire à un ciblage imprécis des phagocytes ou de leurs médiateurs toxiques, dont les effets « débordent » alors sur les cellules proches du site infectieux, ou à la défaillance des mécanismes de contrôle qui normalement permettent la résolution de l'inflammation. Parmi ceux-ci on peut citer [1]: 1) la cinétique de production des cytokines synthétisées par les cellules résidentes et les leukocytes infiltrants, les cytokines pro-inflammatoires de type IL-1 et TNF-α étant progressivement remplacées par l'IL-1Ra, l'IL-10 ou l'IL-13 douées d'une activité anti-inflammatoire ; 2) l'élimination, par protéolyse ou internalisation, des molécules d'adhérence et des chimiokines exprimées à la surface de l'endothélium adjacent au site inflammatoire ; 3) l'inactivation des agents chimiotactiques par des enzymes spécifiques et la désensibilisation de leurs récepteurs cellulaires. Il faut noter aussi le rôle des lipoxines qui sont capables d'inhiber l'afflux des neutrophiles, dans un modèle expérimental de glomérulonéphrite [35]. Enfin, la phagocytose des neutrophiles apoptotiques par les macrophages tissulaires permet d'éliminer les cellules recrutées au site de l'inflammation tissulaire sans que soit libéré leur contenu toxique [36].

## Effets tissulaires des composants des granules

Si les composants des granules azurophiles sont destinés à rester à l'intérieur de la cellule pour se déverser dans la vésicule de phagocytose, ils sont aussi exocytés dans les situations d'activation intense et notamment au cours des inflammations chroniques. Leur action ne se limite alors pas à la défense anti-infectieuse mais a des effets lésionnels, de remodelage des tissus et de régulation de l'inflammation. Ainsi par exemple, les modèles expérimentaux de pyélo-néphrite aiguë montrent que les lésions rénales et les cicatrices fibreuses sont provoquées par la libération extracellulaire d'élastase et de dérivés actifs de l'oxygène, lors d'une activation excessive des neutrophiles [37, 38, 39]. À cet égard, les radicaux oxygénés, $H_2O_2$ et les dérivés chlorés de la myéloperoxydase, peuvent être particulièrement toxiques pour les tissus, comme cela a été montré dans des modèles expérimentaux de glomérulonéphrites [40, 41]. Leurs effets peuvent s'exercer de façon directe ou par la formation secondaire des produits d'oxydation avancée des protéines (AOPP), récemment individualisés dans notre groupe et qui se sont avérés de puissants médiateurs de l'inflammation. Ceux-ci pourraient notamment être impliqués dans la propagation des néphropathies vers l'insuffisance rénale [42].

Les sérine-protéases de type élastase participent au remodelage des tissus car elles sont capables de dégrader la matrice extracellulaire, directement ou en activant des métalloprotéases matricielles [43, 44]. Le sang et les tissus contiennent des inhibiteurs efficaces, comme l'α1-antitrypsine ou l'α2-macroglobuline, qui limitent les effets des protéases à sérine au voisinage immédiat des neutrophiles activés [45]. Dans ce voisinage, en effet, les inhibiteurs sont eux-même inactivés par les dérivés actifs de l'oxygène ou par l'action de métalloprotéinases libérées par le neutrophile activé (voir plus loin). Outre leur capacité à dégrader la matrice extracellulaire, les protéases à sérine du neutrophile sont susceptibles de libérer et/ou de provoquer la synthèse de facteurs de croissance (PDGF, bFGF) [46, 47] et de glycoprotéines comme la tenascine ou la fibronectine, qui activent la migration et la prolifération des cellules musculaires lisses [48, 49].

Les protéases à sérine peuvent enfin réguler l'inflammation en participant au processing de cytokines comme le TNF-α ou l'IL-8 [50, 51] et en clivant des molécules d'adhérence ou des récepteurs fonctionnels [52, 53, 54, 55]. Chez les souris beige, analogue murin du syndrome de Chédiak- Higashi, qui présentent, entre autres, un déficit en protéases à sérine du neutrophile, l'induction d'une glomérulonéphrite expérimentale à anti-MBG se traduit par l'envahissement des glomérules par les neutrophiles mais sans que l'on n'observe de dégradation de la membrane basale glomérulaire ni de protéinurie [56].

Les neutrophiles expriment aussi des métalloprotéinases, stockées dans les granules et susceptibles de dégrader le collagène I (collagénase ou MMP-8) ou le collagène V (92-kD-gélatinase ou MMP-9) [45]. L'activité de ces métalloprotéinases est régulée dans les tissus par les inhibiteurs TIMP, mais ceux-ci peuvent être inactivés à leur tour par des protéases à sérine, notament par l'élastase [57].

Il faut noter aussi la présence de métalloprotéinases membranaires, qui jouent un rôle majeur dans la régulation de l'activation des neutrophiles en protéolysant des récepteurs membranaires comme les récepteurs TNFR-I et TNFR-II ou le récepteur au LPS CD14, dont ils libèrent des formes actives solubles [58, 59].

### Activation intravasculaire des neutrophiles: vascularites

Dans la plupart des cas, les neutrophiles quittent le lit vasculaire dans un état de préactivation, reflété par la présence de nouvelles molécules d'adhérence, mais la dégranulation et l'explosion respiratoire n'ont lieu que dans le tissu au site même de l'inflammation. Il peut arriver cependant que les neutrophiles soient pleinement activés dans la circulation sanguine, c'est le cas des vascularites et notamment celles qui sont associées aux autoanticorps anti-cytoplasme des neutrophiles (ANCA). Ces autoanticorps sont dirigés contre des composants des granules des neutrophiles, qui sont principalement la myéloperoxydase (MPO) et la protéinase 3 (PR3) mais peuvent être aussi la BPI (bactericidal/permeability increasing protein), la cathepsin G, l'élastase ou encore la lactoferrine [60, 61]. Le rôle central des polynucléaires dans les vascularites à ANCA est suggéré par l'observation, au niveau des vaisseaux lésés, d'une accumulation de polynucléaires qui libèrent des oxydants et des protéases capables de provoquer la nécrose des tissus [62, 63]. De nombreux travaux ont analysé l'activation *in vitro* des neutrophiles par les immunoglobulines des patients ayant des vascularites à ANCA. Il en résulte que l'incubation des neutrophiles avec les autoanticorps ANCA déclenche une polymérisation de l'actine qui rigidifie les cellules [64], arrête le roulement des neutrophiles sur l'endothélium en condition de flux et provoque leur adhérence stable par les intégrines leucocytaires [65], déclenche la dégranulation, l'explosion respiratoire [66] et la production d'IL-8 par les neutrophiles [67]. Cette activation des neutrophiles par les ANCA n'est observée que si les neutrophiles sont préactivés avec des faibles doses de cytokines pro-inflammatoires comme le TNF-$\alpha$. Les effets des ANCA sur les neutrophiles nécessitent une intéraction avec l'antigène cible et peuvent être reproduits avec des anticorps monoclonaux anti-MPO ou anti-PR3. Ces effets impliquent aussi la liaison de la partie Fc des autoanticorps avec le récepteur Fc$\gamma$RII des neutrophiles [68, 69].

Ces observations *in vitro* ont conduit à proposer le modèle suivant pour le mécanisme des vascularites à ANCA : Les ANCA amplifieraient un état de préactivation des neutrophiles provoqué par la libération de cytokines pro-inflammatoires au cours d'un épisode infectieux [70]. Ces cytokines provoqueraient l'exocytose des antigènes MPO et PR3, normalement stockés dans les granules azurophiles et qui deviendraient ainsi accessibles aux ANCA. La partie F(ab')$_2$ des autoanticorps lierait ces antigènes alors que la partie Fc, en liant les récepteurs Fc$\gamma$RII, déclencherait les signaux intracellulaires conduisant à l'activation des neutrophiles. Le premier effet de cette activation serait l'agrégation des neutrophiles et leur adhérence à l'endothélium, ce qui aurait pour conséquence une obstruction des capillaires par les neutrophiles agrégés et des lésions des cellules endothéliales par les protéases et les dérivés oxygénés libérés par les neutrophiles au contact immédiat de l'endothélium [71].

## UNE CELLULE QUI RÉGULE LA RÉPONSE INFLAMMATOIRE

### Gènes exprimés par les neutrophiles activés

Les neutrophiles sont souvent considérés comme des cellules en fin de différenciation, à courte durée de vie et donc incapables de transcrire des gènes. Malgré un noyau fortement condensé et une quantité d'ARN messager total et de ribosomes faible, ces cellules expriment du mRNA et, sous l'effet de stimuli inflammatoires, activent des gènes codant notamment pour des cytokines, des composants de la NADPH-oxydase ou des protéines matricielles [72, 73, 74, 75]. Deux analyses globales récentes ont identifié plusieurs centaines de gènes exprimés dans les polynucléaires neutrophiles au repos et montré qu'un grand nombre de ces gènes (codant pour des cytokines, chimiokines et leurs récepteurs, pour des GTPases, pour des composants de la NADPH-oxydase, la superoxyde dismutase, etc.) sont régulés positivement ou négativement lorsque les cellules sont exposées à des micro-organismes infectieux ou non [75, 76].

Des stimuli comme le LPS ou le GM-CSF induisent la synthèse de cytokines comme l'IL-1, le TNF-α ou l'IL-8 par les neutrophiles, qui peuvent ainsi jouer un rôle amplificateur de la réponse inflammatoire [73, 74]. Inversement, sous l'effet de stimuli semblables, les neutrophiles synthétisent de l'IL-1Ra, qui régule négativement les effets inflammatoires de l'IL-1. Les réponses immunes Th-1 et Th-2 sont susceptibles d'influencer la synthèse de cytokines par les neutrophiles, qui est modulée positivement par l'IFN-γ et négativement par l'IL-4, l'IL-10 ou l'IL-13 [74].

Un exemple du rôle des neutrophiles dans la régulation de l'inflammation est donné par un modèle expérimental de goutte chez le lapin, obtenu par l'injection intra-articulaire de cristaux d'urate monosodée. L'analyse des cytokines présentes dans le liquide synovial montre que, si une première réponse inflammatoire provient des cellules synoviales, qui synthétisent du TNF-α et de l'IL-8, ceux-ci attirent ensuite les neutrophiles et induisent ceux-ci à produire de l'IL-1β et une deuxième vague d'IL-8 – qui vont prolonger l'inflammation – puis de l'IL-1Ra, qui va aider à sa résolution (Matsukawa 1998).

## Fièvre méditéranéenne familiale : anomalie d'un gène du polynucléaire régulateur de l'inflammation

La maladie périodique (ou fièvre méditeranéenne familiale) est une maladie héréditaire récessive, caractérisée par des épisodes récurrents d'inflammation des cavités séreuses et synoviales. Le rôle central joué par les polynucléaires dans cette maladie était suggéré, en particulier, par l'action thérapeutique spectaculaire de la colchicine, qui inhibe la migration des neutrophiles vers le site inflammatoire.

Le gène *MEFV* responsable de la maladie périodique a été identifié. La protéine codée par *MEFV* a été appelée pyrine [78] ou marénostrine [79]. Le gène *MEFV* est très spécifiquement exprimé par les leucocytes du sang périphérique, très fortement par les neutrophiles et les éosinophiles, plus faiblement et de façon variable d'une cellule à l'autre par les monocytes. Il n'est pas exprimé par les lymphocytes [80]. Le gène *MEFV* est induit lors de la différenciation granulocytaire de la lignée HL60 par le DMSO [81]. Son expression granulocytaire n'est pas modifiée par le TNF-α et le LPS mais est augmentée par l'IFN-γ et par la combinaison d'IFN-α et de colchicine [80]. Cette régulation du gène *MEFV* par l'IFN-γ lui confère un rôle modulateur de l'inflammation (fig. 1). L'hypothèse selon laquelle ce gène serait impliqué dans la réaction inflammatoire est encore renforcée par l'observation de sa modulation dans les monocytes. En effet les monocytes stimulés par le LPS, le TNF-α et l'IFN-γ augmentent leur expression de *MEFV*, alors qu'ils la diminuent sous l'effet des cytokines anti-inflammatoires (IL-4, IL-10 et TGF-β) [80].

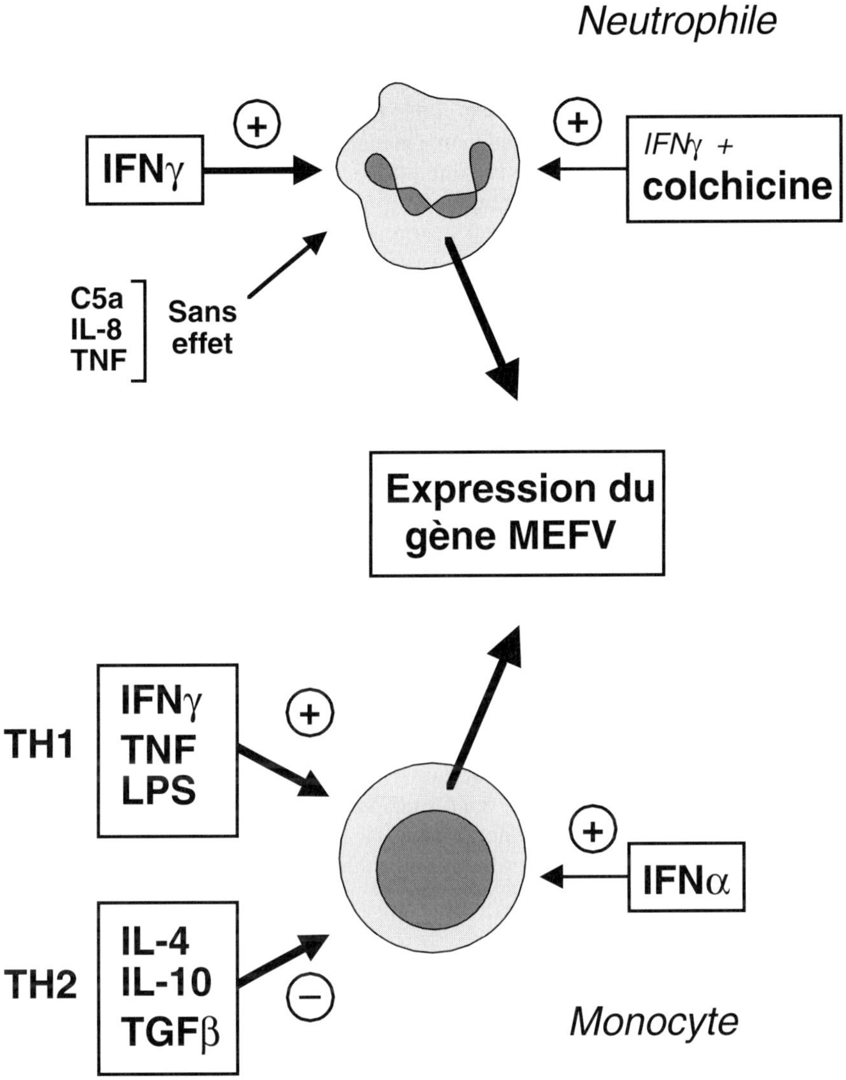


FIG. 1. — Le gène *MEFV*, dont les mutations sont responsables de la fièvre méditéranéenne familiale, est spécifiquement régulé par les cytokines pro-inflammatoires dans la lignée myélomonocytaire [D'après [80] Centola M, Wood G, Frucht DM *et al.* The genre for familial Mediterranean fever, MEFV, is expressed in early leukocyte development and is regulated in response to inflammatory madiators. Blood, 2000; **95**: 3223-3231].

La protéine codée par *MEFV* (marénostrine ou pyrine) est située dans le cytoplasme des polynucléaires en situation périnucléaire sous forme de « patches » [81]. La transfection du gène dans les cellules COS-1 montre que cette localisation n'est pas altérée par les deux mutations les plus fréquemment en cause dans la maladie. La structure du gène *MEFV* le classe dans la famille des gènes Ro-Ret [78]. Il est donc vraisemblable que la marénostrine, comme les autres protéines codées par cette famille de gènes, est un modulateur de la transcription.

Les mutations du gène aboutissent à une dérégulation de la réponse inflammatoire des neutrophiles. Il est plausible que la marénostrine, induite par les cytokines pro-inflammatoires, ait une action inhibitrice contrôlant l'inflammation. Cette action pourrait s'exercer en diminuant l'expression des cytokines pro-inflammatoires ou, à l'inverse, en augmentant l'expression d'inhibiteurs de l'inflammation. Un tel inhibiteur, C5a/IL-8-inhibiteur, a effectivement été décrit comme étant spécifiquement déficient dans les liquides pleuro-péritonéaux et articulaires de patients atteints de FMF [82].

## CONCLUSION

La plupart des fonctions décrites dans cette revue sont partagées par les polynucléaires neutrophiles et par les monocytes. Les polynucléaires neutrophiles sont clairement les composants cellulaires majeurs de la réponse inflammatoire aigüe, en raison de leur nombre presque vingt fois plus grand que celui des monocytes dans le sang circulant et en raison de leur recrutement précoce, plusieurs heures avant les lymphocytes, au site de l'inflammation. Les polynucléaires ayant migré dans les tissus et ayant exercé leurs fonctions de phagocytose et dégranulation, deviennent rapidement apoptotiques et sont éliminés par les macrophages tissulaires. Lorsque l'inflammation devient chronique, les cellules résidentes expriment des quantités croissantes de chimiokine CC comme MCP-1, attirant ainsi les monocytes et les lymphocytes T, dont les capacités de synthèse de cytokines sont très supérieures à celles des polynucléaires. Il est vraisemblable alors que les effets des cellules mononucléées infiltrantes prennent le pas sur ceux des polynucléaires.

### BIBLIOGRAPHIE

1. WITKO-SARSAT V, RIEU P, DESCAMPS-LATSCHA B ET AL. Neutrophils: molecules, functions and pathophysiological aspects. Lab Invest, 2000; **80**: 617-53.

2. MAYADAS T N, ROSENKRANZ A, COTRAN R S. Glomerular inflammation: use of genetically deficient mice to elucidate the roles of leukocyte adhesion molecules and Fc-gamma receptors *in vivo*. Curr Opin Nephrol Hypertension, 1999; **8**: 293-8.

3. TIPPING P G, HUANG X R, BERNDT M C, HOLDSWORTH S R. A role for P selectin in complement-independent neutrophil-mediated glomerular injury. Kidney Int, 1994; **46**: 79-88.

4. ROSENKRANZ A R, MENDRICK D L, COTRAN R S, MAYADAS T N. P-selectin deficiency exacerbates experimental glomerulonephritis: a protective role for endothelial P-selectin in inflammation. J Clin Invest, 1999; **103**: 649-59.

5. TANG T, ROSENKRANZ A, ASSMANN K J M ET AL. A role for Mac-1 (CD11b/CD18) in immune complex-stimulated neutrophil function *in vivo*: Mac-1 deficiency abrogates sustained Fcgamma

receptor-dependent neutrophil adhesion and complement-dependent proteinuria in acute glomerulonephritis. J Exp Med, 1997; **186**: 1853-63.

6. Rabb H, Postler G. Leucocyte adhesion molecules in ischaemic renal injury: kidney specific paradigms? Clin Exp Pharmacol Physiol, 1998; **25**: 286-91.
7. Foxman E F, Kunkel E J, Butcher E C. Integrating conflicting chemotactic signals: The role of memory in leukocyte navigation. J Cell Biol, 1999; **147**: 577-588.
8. Baggiolini M. Chemokines and leukocyte traffic. Nature, 1998; **392**: 565-568.
9. Premack B A, Schall T J. Chemokine receptors: gateways to inflammation and infection. Nat Med, 1996; **2**: 1174-78.
10. Rovin B H, Phan L T. Chemotactic factors and renal inflammation. Amer J Kidney Dis, 1998; **31**: 1065-84.
11. Segerer S, Nelson P J, Schlondorff D. Chemokines, chemokine receptors, and renal disease: from basic science to pathophysiologic and therapeutic studies. J Amer Soc Nephrol, 2000; **11**: 152-76.
12. Holdsworth S R, Kitching A R, Tipping P G. Chemokines as therapeutic targets in renal disease. Curr Opin Nephrol Hypertension, 2000; **9**: 505-511.
13. Wada T, Tomosugi N, Naito T et al. Prevention of proteinuria by the administration of anti-interleukin 8 antibody in experimental acute immune complex-induced glomerulonephritis. J Exp Med, 1994; **180**: 1135-40.
14. Cockwell P, Brooks C J, Adu D, Savage C O. Interleukin-8: A pathogenetic role in antineutrophil cytoplasmic autoantibody-associated glomerulonephritis. Kidney Int, 1999; **55**: 852-63.
15. Yokoyama H, Wada T, Furuichi K et al. Urinary levels of chemokines (MCAF/MCP-1, IL-8) reflect distinct disease activities and phases of human IgA nephropathy. J Leukoc Biol, 1998; **63**: 493-9.
16. Parkos C A. Molecular events in neutrophil transepithelial migration. BioEssays, 1997; **19**: 865-873.
17. Frendéus B, Godaly G, Hang L et al. Interleukin 8 Receptor deficiency confers susceptibility to acute experimental pyelonephritis and may have a human counterpart. J Exp Med, 2000; **192**: 881-890.
18. Godaly G, Hang L, Frendeus B, C. S. Transepithelial neutrophil migration is CXCR1 dependent *in vitro* and is defective in IL-8 receptor knockout mice. J Immunol, 2000; **165**: 5287-5294.
19. Hadley T J, Lu Z H, Wasniowska K et al. Postcapillary venule endothelial cells in kidney express a multispecific chemokine receptor that is structurally and functionally identical to the erythroid isoform, which is the Duffy blood group antigen. J Clin Invest, 1994; **94**: 985-91.
20. Chaudhuri A, Nielsen S, Elkjaer E et al. Detection of Duffy antigen in the plasma membranes and caveolae of vascular endothelial and epithelial cells of nonerythroid organs. Blood, 1997; **89**: 701-712.
21. Colotta F, Re F, Muzio M et al. Interleukin-1 type II receptor: a decoy target for IL-1 that is regulated by IL-4. Science, 1993; **261**: 472-5.
22. Liu X H, Hadley T J, Xu L et al. Up-regulation of Duffy antigen receptor expression in children with renal disease. Kidney Int, 1999; **55**: 1491-500.
23. Segal B H, Leto T L, Gallin J I et al. Genetic, biochemical, and clinical features of chronic granulomatous disease. Medicine, 2000; **79**: 170-200
24. Nathan C, Shiloh M U. Reactive oxygen and nitrogen intermediates in the relationship between mammalian hosts and microbial pathogens. Proc Natl Acad Sci USA, 2000; **97**: 8841-8.
25. Wheeler M A, Smith S D, Garcia-Cardena G et al. Bacterial infection induces nitric oxide synthase in human neutrophils. J Clin Invest, 1997; **99**: 110-6.
26. Zanetti M, Gennaro R, Romeo D. The cathelicidin family of antimicrobial peptide precursors: a component of the oxygen-independent defense mechanisms of neutrophils. Ann NY Acad Sci, 1997; **832**: 147-62.
27. Hwang P M, Zhou N, Shan X et al. Three-dimensional solution structure of lactoferricin B, an antimicrobial peptide derived from bovine lactoferrin. Biochemistry, 1998; **37**: 4288-98.
28. Lehrer R I, Ganz T. Antimicrobial peptides in mammalian and insect host defence. Curr Opin Immunol, 1999; **11**: 23-7.

29. VALORE E V, PARK C H, QUAYLE A J ET AL. Human beta-defensin-1: an antimicrobial peptide of urogenital tissues. J Clin Invest, 1998; **101**: 1633-42.

30. SCHNAPP D, REID C J, HARRIS A. Localization of expression of human beta defensin-1 in the pancreas and kidney. J Pathol, 1998; **186**: 99-103.

31. TIKHONOV I, REBENOK A, CHYZH A. A study of interleukin-8 and defensins in urine and plasma of patients with pyelonephritis and glomerulonephritis. Nephrol Dial Transpl, 1997; **12**: 2557-61.

32. HIRATSUKA T, NAKAZATO M, IHI T ET AL. Structural analysis of human beta-defensin-1 and its significance in urinary tract infection. Nephron, 2000; **85**: 34-40.

33. YANG D, CHEN Q, CHERTOV O, OPPENHEIM J J. Human neutrophil defensins selectively chemoattract naive T and immature dendritic cells. J Leukoc Biol, 2000; **68**: 9-14.

34. MURPHY C J, FOSTER B A, MANNIS M J ET AL. Defensins are mitogenic for epithelial cells and fibroblasts. J Cell Physiol, 1993; **155**: 408-413.

35. DIAMOND P, MCGINTY A, SUGRUE D ET AL. Regulation of leukocyte trafficking by lipoxins. Clin Chem Lab Med, 1999; **37**: 293-7.

36. SAVILL J. Apoptosis in resolution of inflammation. J Leukoc Biol, 1997; **61**: 375-80.

37. BILLE J, GLAUSER M P. Protection against chronic pyelonephritis in rats by suppression of acute suppuration: effect of colchicine and neutropenia. J Infect Dis, 1982; **146**: 220-6.

38. MUNDI H, BJORKSTEN B, SVANBORG C ET AL. Extracellular release of reactive oxygen species from human neutrophils upon interaction with Escherichia coli strains causing renal scarring. Infect Immun, 1991; **59**: 4168-72.

39. MONGA M, ROBERTS J A. The possible role of granulocyte elastase in renal damage from acute pyelonephritis. Pediatric Nephrol, 1995; **9**: 583-6.

40. JOHNSON R J, GUGGENHEIM S J, KLEBANOFF S J ET AL. Morphologic correlates of glomerular oxidant injury induced by the myeloperoxidase-hydrogen peroxide-halide system of the neutrophil. Lab Invest, 1988; **58**: 294-301.

41. REHAN A, JOHNSON K J, WIGGINS R C ET AL. Evidence for the role of oxygen radicals in acute nephrotoxic nephritis. Lab Invest, 1984; **51**: 396-403.

42. WITKO-SARSAT V, FRIEDLANDER M, NGUYEN KHOA T ET AL. Advanced oxidation protein products as novel mediators of inflammation and monocyte activation in chronic renal failure. J Immunol, 1998; **161**: 2524-2532.

43. FERRY G, LONCHAMPT M, PENNEL L ET AL. Activation of MMP-9 by neutrophil elastase in an *in vivo* model of acute lung injury. FEBS Letters, 1997; **402**: 111-5.

44. ITOH Y, NAGASE H. Preferential inactivation of tissue inhibitor of metalloproteinases-1 that is bound to the precursor of matrix metalloproteinase 9 (progelatinase B) by human neutrophil elastase. J Biol Chem, 1995; **270**: 16518-21.

45. OWEN C A, CAMPBELL E J. The cell biology of leukocyte-mediated proteolysis. J Leukoc Biol, 1999; **65**: 137-50.

46. THOMPSON K, RABINOVITCH M. Exogenous leukocyte and endogenous elastases can mediate mitogenic activity in pulmonary artery smooth muscle cells by release of extracellular-matrix bound basic fibroblast growth factor. J Cell Physiol, 1996; **166**: 495-505.

47. TOTANI L, CUMASHI A, PICCOLI A, LORENZET R. Polymorphonuclear leukocytes induce PDGF release from IL-1beta-treated endothelial cells: role of adhesion molecules and serine proteases. Arterioscl ThrombVasc Biol, 1998; **18**: 1534-40.

48. COWAN K N, JONES P L, RABINOVITCH M. Elastase and matrix metalloproteinase inhibitors induce regression, and tenascin-C antisense prevents progression, of vascular disease. J Clin Invest, 2000; **105**: 21-34.

49. ZAIDI S H, YOU X M, CIURA S ET AL. Suppressed smooth muscle proliferation and inflammatory cell invasion after arterial injury in elafin-overexpressing mice. J Clin Invest, 2000; **105**: 1687-95.

50. PADRINES M, WOLF M, WALZ A, BAGGIOLINI M. Interleukin-8 processing by neutrophil elastase, cathepsin G and proteinase-3. FEBS Letters, 1994; **352**: 231-5.

51. ROBACHE-GALLEA S, MORAND V, BRUNEAU J M ET AL. *In vitro* processing of human tumor necrosis factor-alpha. J Biol Chem, 1995; **270**: 23688-92.

52. TOSI M F, BERGER M. Functional differences between the 40 kDa and 50 to 70 kDa IgG Fc receptors on human neutrophils revealed by elastase treatment and antireceptor antibodies. J Immunol, 1988; **141**: 2097-103.

53. TOSI M F, ZAKEM H, BERGER M. Neutrophil elastase cleaves C3bi on opsonized pseudomonas as well as CR1 on neutrophils to create a functionally important opsonin receptor mismatch. J Clin Invest, 1990; **86**: 300-8.

54. PORTEU F, BROCKHAUS M, WALLACH D ET AL. Human neutrophil elastase releases a ligand-binding fragment from the 75-kDa tumor necrosis factor (TNF) receptor. Comparison with the proteolytic activity responsible for shedding of TNF receptors from stimulated neutrophils. J Biol Chem, 1991; **266**: 18846-53.

55. LE-BARILLEC K, SI-TAHAR M, BALLOY V, Chignard M. Proteolysis of monocyte CD14 by human leukocyte elastase inhibits lipopolysaccharide-mediated cell activation. J Clin Invest, 1999; **103**: 1039-46.

56. SCHRIJVER G, SCHALKWIJK J, ROBBEN J C ET AL. Antiglomerular basement membrane nephritis in beige mice. Deficiency of leukocytic neutral proteinases prevents the induction of albuminuria in the heterologous phase. J Exp Med, 1989; **169**: 1435-48.

57. OKADA Y, WATANABE S, NAKANISHI I ET AL. Inactivation of tissue inhibitor of metalloproteinases by neutrophil elastase and other serine proteinases. FEBS Letters, 1988; **229**: 157-60.

58. HOOPER N M, KARRAN E H, TURNER A J. Membrane protein secretases. Biochem J, 1997; **321**: 265-279.

59. DRI P, GASPARINI C, MENEGAZZI R ET AL. TNF-Induced shedding of TNF receptors in human polymorphonuclear leukocytes: role of the 55-kDa TNF receptor and involvement of a membrane-bound and non-matrix metalloproteinase. J Immunol, 2000; **165**: 2165-72.

60. LESAVRE P, NOËL L H, GAYNO S ET AL. Atypical autoantigen targets of perinuclear antineutrophil cytoplasm antibodies (P-ANCA): specificity and clinical associations. J Autoimmun, 1993; **6**: 185-95.

61. ZHAO M H, JONES S J, LOCKWOOD C M. Bactericidal/permeability-increasing protein (BPI) is an important antigen for anti-neutrophil cytoplasmic autoantibodies (ANCA) in vasculitis. Clin Exp Immunol, 1995; **99**: 49-56.

62. BROUWER E, HUITEMA M G, MULDER A H ET AL. Neutrophil activation *in vitro* and *in vivo* in Wegener's granulomatosis. Kidney Int, 1994; **45**: 1120-31.

63. COCKWELL P, SAVAGE C O S. Role of leukocytes in the immunopathogenesis of ANCA-associated glomerulonephritis. Nephron, 2000; **85**: 287-306.

64. TSE W, NASH G, SAVAGE C, ADU D. ANCA decreases neutrophil deformability through actin polymerisation: Implications for microvascular injury (abstract). J Am Soc Nephrol, 1998; **9**: 488.

65. RADFORD D J, SAVAGE C O, NASH G B. Treatment of rolling neutrophils with antineutrophil cytoplasmic antibodies causes conversion to firm integrin-mediated adhesion. Arthr Rheum, 2000; **43**: 1337-45.

66. FALK R J, TERRELL R S, CHARLES L A, JENNETTE J C. Anti-neutrophil cytoplasmic autoantibodies induce neutrophils to degranulate and produce oxygen radicals *in vitro*. Proc Natl Acad Sci USA, 1990; **87**: 4115-9.

67. RALSTON D R, MARSH C B, LOWE M P, WEWERS M D. Antineutrophil cytoplasmic antibodies induce monocyte IL-8 release. Role of surface proteinase-3, alpha1-antitrypsin, and Fcgamma receptors. J Clin Invest, 1997; **100**: 1416-24.

68. PORGES A J, REDECHA P B, KIMBERLY W T. Anti-neutrophil cytoplasmic antibodies engage and activate human neutrophils via Fc gamma RIIa. J Immunol, 1994; **153**: 1271-80.

69. REUMAUX D, VOSSELBLED P J M, ROOS D, VERHOEVEN A J. Effect of tumor necrosis factor-induced integrin activation on Fcg receptor II-mediated signal transduction: rrelevance for activation of neutrophils by anti-proteinase 3 or anti-myeloperoxidase antibodies. Blood, 1995; **86**: 3189-3195.

70. HEERINGA P, BROUWER E, COHEN TERVAERT J W ET AL. Animal models of anti-neutrophil cytoplasmic antibody associated vasculitis. Kidney Int, 1998; **53**: 253-63.

71. SAVAGE C O, POTTINGER B E, GASKIN G ET AL. Autoantibodies developing to myeloperoxidase and proteinase 3 in systemic vasculitis stimulate neutrophil cytotoxicity toward cultured endothelial cells. Amer J Pathol, 1992; **141**: 335-42.

72. KREIS C, LA FLEUR M, MENARD C ET AL. Thrombospondin and fibronectin are synthesized by neutrophils in human inflammatory joint disease and in a rabbit model of *in vivo* neutrophil activation. J Immunol, 1989; **143**: 1961-8.

73. LLOYD A R, OPPENHEIM J J. Poly's lament: the neglected role of the polymorphonuclear neutrophil in the afferent limb of the immune response. Immunol Today, 1992; **13**: 169-72.

74. CASSATELLA M A. Neutrophil-derived proteins: Selling cytokines by the pound. Adv Immunol, 1999; **73**: 369-509.

75. NEWBURGER P E, Subrahmanyam Y V, Weissman S M. Global analysis of neutrophil gene expression. Curr Opin Hematol, 2000; **7**: 16-20.

76. ITOH K, OKUBO K, UTIYAMA H ET AL. Expression profile of active genes in granulocytes. Blood, 1998; **92**: 1432-41.

77. MATSUKAWA A, YOSHIMURA T, MACDA T ET AL. Analysis of the cytokine network among tumor necrosis factor alpha, interleukin-1beta, interleukin-8 and interleukin-1 receptor antagonist in monosodium urate crystal-induced rabbit arthritis. Lab invest, 1998; **78**: 559-69.

78. The International FMF Consortium. Ancient missense mutations in a new member of the RoRet gene family are likely to cause familial Mediterranean fever. *Cell*, 1997; **90**: 797-807.

79. The French FMF Consortium. A candidate gene for familial Mediterranean fever. Nature Genetics, 1997; **17**: 25-31.

80. CENTOLA M, WOOD G, FRUCHT D M ET AL. The gene for familial Mediterranean fever, MEFV, is expressed in early leukocyte development and is regulated in response to inflammatory mediators. Blood, 2000; **95**: 3223-31.

81. TIDOW N, CHEN X, MULLER C, KAWANO S ET AL. Hematopoietic-specific expression of MEFV, the gene mutated in familial Mediterranean fever, and subcellular localization of its corresponding protein, pyrin. Blood, 2000; **95**: 1451-5.

82. MATZNER Y, ABEDAT S, SHAPIRO E ET AL. Expression of the familial Mediterranean fever gene and activity of the C5a inhibitor in human primary fibroblast cultures. Blood, 2000; **96**: 727-31.

83. HARDER J, BARTELS J, SCHRÖDER J M. A peptide antibiotic from human skin. Nature, 1998; **387**: 861.

84. ZHAO C, WANG I, LEHRER R I. Widespread expression of beta-defensin hBD-1 in human secretory glands and epithelial cells. FEBS Letters, 1996; **396**: 319-322.

85. KAISER V, DIAMOND G: Expression of mammalian defensin genes. J Leukoc Biol, 2000; **68**: 779-784.

# FONCTION DU POLYNUCLÉAIRE NEUTROPHILE DANS L'INSUFFISANCE RÉNALE

par

W. H. HÖRL*

Chez les patients en insuffisance rénale, l'essentiel des anomalies cellulaires des systèmes de défense sont liées aux anomalies fonctionnelles des polynucléaires (PN). L'insuffisance rénale peut entraîner des altérations fonctionnelles et métaboliques, des anomalies de l'expression des molécules d'adhésion et/ou de l'apoptose. Le tableau I résume les fonctions des PN altérées au cours de l'insuffisance rénale.

Le syndrome urémique entraîne une dysfonction des PN chez les patients en insuffisance rénale terminale. Ces anomalies sont également influencées par le mode de dialyse et/ou les traitements tel qu'un traitement excessif par fer intraveineux. Le tableau II résume les raisons, les causes, les anomalies fonctionnelles des PN dans l'insuffisance rénale.

## Effet de l'anémie d'origine rénale et du traitement par érythropoïétine sur la fonction des neutrophiles

Il a été montré que le traitement par l'érythropoïétine humaine recombinante (rHuEPO) améliore la phagocytose chez les patients hémodialysés [1-3]. La rHuEPO augmente *in vivo* et *in vitro* la libération d'ions superoxyde par les neutrophiles stimulés par le N-formyl-méthionine-leucine-phénylalanine (fMLP) chez les patients hémodialysés [4]. Kristal et al [5] ont montré qu'après 6 semaines de traitement par rHuEPO, le taux de la production d'ions superoxydes par les PN était significativement diminué ainsi que le nombre de leucocytes et de polynucléaires, comparés aux valeurs avant traitement. Au contraire, Meister et al [6] n'ont pas pu mettre en évidence d'effet *in vivo* de doses relativement élevées de

* Département de Médecine, Division de Néphrologie Université de Vienne, Vienne, Autriche.

FLAMMARION MÉDECINE-SCIENCES — ACTUALITÉS NÉPHROLOGIQUES 2001
(www.medecine-flammarion.com)

TABLEAU I. — FONCTION DES PN ALTÉRÉE DANS L'INSUFFISANCE RÉNALE : PARAMÈTRES MÉTABOLIQUES ET FONCTIONNELS, MOLÉCULES D'ADHÉSION, APOPTOSE.

| |
|---|
| Paramètres métaboliques<br>– Incorporation de glucose<br>– Formation d'ATP<br>– Glycolyse<br>– Consommation d'oxygène |
| Paramètres fonctionnels<br>– Migration<br>– Chimiotactisme<br>– Dégranulation<br>– Production de radicaux oxygénés libres<br>– Bactéricidie intracellulaire<br>– Phagocytose |
| Expression des molécules d'adhésion (par exemple CD11a, CD11b, CD45, CD54, CD62L, CD66b) |
| Apoptose des neutrophiles |

TABLEAU II. — CAUSES DES ANOMALIES FONCTIONNELLES DES PN DANS L'INSUFFISANCE RÉNALE.

| |
|---|
| – Anémie liée à l'insuffisance rénale |
| – Malnutrition |
| – Déficit en zinc |
| – Déficit en sélénium |
| – Déficit vitaminique (par exemple vitamine E, vitamine D) |
| – Surcharge en fer |
| – Élévation des taux intracellulaires de calcium |
| – Dialyse péritonéale (bio-incompatibilité des solutions de dialyse) |
| – Accumulation des urémies toxiques de bas et de haut poids moléculaire |

rHuEPO sur les progéniteurs circulants du sang périphérique ou sur le nombre de neutrophiles chez les enfants prématurés. L'incubation *in vitro* des PN avec des doses croissantes de rHuEPO entraîne une diminution significative de la production d'ions superoxyde et une augmentation de leur survie en culture [5].

## Effet du déficit en zinc et de la supplémentation en zinc sur la fonction des neutrophiles

Le zinc est un élément essentiel particulièrement pour la fonction immune [7]. Il est impliqué dans les défenses de l'hôte [8]. Les concentrations en zinc des lymphocytes et des polynucléaires diminuent avec l'âge [9]. Un déficit modéré en zinc est observé chez les patients hémodialysés avec pour conséquence une déplétion en zinc des PN et une mobilité diminuée [10]. Chavakis et al [8] ont démontré que le zinc était capable d'entraîner l'adhésion des cellules myélomonocytaires à l'endothélium ainsi qu'aux protéines de la matrice extracellulaire (vitronectine et fibronectine). Ces étapes sont essentielles lors du recrutement des leucocytes par les tissus inflammatoires ou lésés. La supplémentation en zinc a été recommandée chez les patients en insuffisance rénale ayant un déficit en zinc prouvé [11]. Les patients hémodialysés et traités par le zinc recevant 50 mg d'acétate de zinc par jour ont une meilleure réponse au sérum activé par le zymosan, une activité chimiokinétique supérieure et une concentration en zinc plus élevée que les patients en insuffisance rénale non traités par le zinc [10]. Les patients atteints de diabète de type II ont également des concentrations lymphocytaires et granulocytaires en zinc plus basses que celles observées chez les sujets sains [9]. Il n'a toutefois pas été clairement établi si les concentrations en zinc des PN sont différentes chez les patients diabétiques et non diabétiques en insuffisance rénale. Le déficit en sélénium doit être suspecté chez les patients dialysés. Des apports accrus en sélénium pourraient augmenter l'activité glutathion peroxydase chez ces patients [11].

Le déficit en zinc chez les sujets âgés est corrélé avec une diminution de la production des cytokines de type TH1 et d'interféron-alpha par les leucocytes. Le zinc entraîne une production d'interleukine-1 (IL-1), d'IL-6 et de TNF-alpha par les cellules mononucléées du sang. Le zinc entraîne également une production de lymphokines par les lymphocytes T [12].

## Défense immunitaire, malnutrition et déficit en vitamine E

La malnutrition est un facteur prédictif important de morbidité et de mortalité chez les patients atteints d'insuffisance rénale. King et al [13] ont montré une corrélation directe entre l'état nutritionnel et la production de cytokines. La malnutrition est capable d'entraîner une diminution de la production des cytokines et potentiellement, de contribuer à une diminution de la réponse immune chez les patients hémodialysés chroniques. Le rôle de la malnutrition dans l'anomalie fonctionnelle des PN au cours de l'insuffisance rénale n'est pas clair. Il est possible que la malnutrition soit responsable d'altérations métaboliques des polynucléaires qui entraînent un dysfonctionnement de ces cellules.

Les patients hémodialysés sont soumis à un stress oxydatif. Les taux physiologiques des antioxydants comme la vitamine E, l'acide ascorbique et le glutathion sont incapables de piéger les composés oxydants stables de bas poids moléculaire qui s'accumulent dans le plasma au cours de l'insuffisance rénale terminale [14]. Galli et al [15] ont étudié l'effet de la vitamine E sur l'apoptose liée au stress oxydatif de leucocytes activés. La supplémentation *in vivo* en vitamine E entraînait une correction significative de l'apoptose des mononucléaires du sang périphérique [16]. De plus, une correction partielle de l'explosion respiratoire des PN était observée [15].

## Déficit en fer et fonction du neutrophile

La plupart des micro-organismes absorbe le fer par l'intermédiaire de sidérophores. Les sidérophores ont une affinité extrêmement élevée pour les ions ferriques. Les complexes sidérophore-fer sont incorporés par la bactérie et dégradés à l'intérieur de celle-ci.

Les cellules des mammifères sont capables de déterminer la quantité de fer absorbée en modulant plusieurs récepteurs de la transferrine. Le degré de séquestration en fer est réglé de façon proportionnelle au taux cytoplasmique de ferritine [18]. Différents mécanismes limitent l'accès du fer aux bactéries, en particulier la liaison du fer à l'hémoglobine, à la myoglobine, aux cytochromes, à la transferrine, à la ferritine et à la lactoferrine. La lactoferrine est une protéine à activité bactéricide par sa capacité à lier le fer. De plus, il existe une corrélation étroite entre la disponibilité en fer et la virulence bactérienne [19]. Le fer est essentiel à la multiplication bactérienne chez l'hôte. Pour toutes ces raisons, les situations cliniques qui s'associent à un excès de fer dans l'organisme sont capables d'augmenter le risque d'infection.

Il a été démontré que le fer modifie à la fois la virulence bactérienne et les défenses de l'hôte. Le fer est un facteur de croissance important pour la bactérie [20, 21]. Cantinieaux et al [22] ont observé qu'il existait une diminution significative de la phagocytose de Yersinia par les neutrophiles, chez les patients hémodialysés et transfusés ayant des taux de ferritine sérique supérieurs à 800 ng/ml, comparés aux patients hémodialysés n'ayant pas de surcharge en fer ou à des contrôles à des sujets sains.

Nous avons entrepris une étude de la fonction des neutrophiles dans différents groupes de patients hémodialysés [23]. Le groupe de patients ayant des taux de ferritine normaux (> 100 ng/ml, < 350 ng/ml) avait une diminution modérée de la phagocytose et une inhibition significative de la bactéricidie intracellulaire. Des résultats analogues ont été obtenus avec les neutrophiles isolés de patients hémodialysés ayant une ferritine sérique < 60 ng/ml [23]. Dans l'étude de Cui et al. [24], les neutrophiles des patients ayant une carence martiale avaient une capacité de production de radicaux oxygénés diminuée en comparaison avec les sujets-contrôle. Chez nos patients hémodialysés ayant une ferritine < 60 ng/ml, nous n'avons pas observé de diminution de la production de radicaux oxygénés par des neutrophiles stimulés ou non stimulés. Une diminution franche de la bactéricidie intracellulaire par les PN était observée chez les patients hémodialysés ayant une ferritine sérique > 650 ng/ml (moyenne 912 ng/ml). Cette inhibition était comparable chez les patients ayant une surcharge en fer en raison d'un syndrome myélodysplasique ou chez les patients souffrant d'hémochromatose héréditaire. Il a donc été conclu qu'un traitement excessif par le fer devait être évité [23]. Une étude récente a montré *in vitro* que la capacité des neutrophiles à produire des radicaux oxygénés était diminuée de façon dose-dépendante en présence de fer-dextran (B. Pereira, communication personnelle).

## Activation du complément et neutropénie

L'hémodialyse sur des membranes de Cuprophane® induit une neutropénie sévère, transitoire, durant la première demi-heure [25]. Cet effet est lié à l'activation du complément par la voie alterne [26, 27]. Les neutrophiles activés se localisent dans les poumons, entraînent une anomalie fonctionnelle respiratoire modérée. Cette activation est plus nette si le dialysat utilisé contient de l'acétate. Le dosage du C3a plasmatique au cours d'une séance d'hémodialyse standard sur membrane de Cuprophane® montre une élévation précoce (10-15 mn) et importante (6 000 ng/ml) de cette anaphylatoxine dans la ligne veineuse sortant du dialyseur. Il existe une corrélation étroite entre l'activation du complément et la leucopénie induite par l'hémodialyse [28]. L'activation du complément entraîne l'augmentation de l'adhésion des PN sur un grand nombre de surfaces étrangères [29, 31]. De plus, les PN activés et les plaquettes sont capables de s'agréger et de se localiser dans le poumon sous forme de micro-embols [32]. Les membranes ayant des propriétés d'activation du complément plus faibles comme la polysulfone [33], la polyacrylonitrile [34] ou l'acétate de cellulose [35] entraînent une neutropénie moindre et une hypoxémie moindre. La réutilisation des dialyseurs entraîne également une activation du complément plus faible que ne le font les membranes neuves. Ceci est lié à la fixation de protéines plasmatiques sur la membrane des dialyseurs [36-37].

La normalisation de la neutropénie durant l'hémodialyse sur membranes de cellulose a été attribuée à :

1) une diminution sélective de l'expression des récepteurs du C5a sur les PN ;

2) une internalisation des récepteurs du C5a sur les granulocytes [38], et/ou ;

3) une réduction du taux plasmatique de C5a au-dessous du seuil critique capable d'induire l'adhésion des granulocytes à la cellule endothéliale.

Cette adhésion des neutrophiles aux cellules endothéliales, après stimulation par le C5a, est transitoire [39]. Cependant, le nombre de récepteurs C5a ne se modifie pas de façon significative au cours d'une séance d'hémodialyse sur cuprophane [40]. L'activation du complément par les membranes de dialyse peut induire une augmentation des intégrines $\beta_2$ [39, 41-44]. Ces cellules activées sont alors capables de s'agréger entre elles et d'adhérer à l'endothélium pulmonaire [45]. Les membranes synthétiques induisent en général une activation du complément moindre et une augmentation de l'expression des molécules d'adhésion, également moindre, lorsqu'on les compare avec les membranes de Cuprophane® [46].

La rigidité des PN est significativement augmentée dans l'insuffisance rénale terminale. Cette rigidité est encore accrue après 60 mn d'hémodialyse, quelle que soit la nature de la membrane utilisée [47]. Il a été démontré que les cytokines, le complément et l'activation cellulaire augmentaient la rigidité des PN [48-49].

## Effet de l'anticoagulation sur la fonction des PN

La fonction des PN peut être modulée par l'héparine. L'héparine non fractionnée stimule l'adhésion et l'agrégation des PN *in vitro*. Cet effet dépend de la concentration d'héparine [50-52], de la charge électrique et de la longueur de la chaîne [53-55]. Leitienne et al [56] ont observé un effet neutropéniant lors de l'utilisation à fortes doses d'héparine non fractionnée en comparaison avec les héparines de bas poids moléculaire. La libération d'élastase par les PN est également observée lors des traitements à forte doses d'héparine, quelle que soit la nature de l'héparine utilisée. L'utilisation de faibles doses d'héparine diminue les complexes élastase-alpha-1-antitrypsine, que l'héparine utilisée soit non fractionnée ou de bas poids moléculaire. La libération de lactoferrine par les PN n'était pas modifiée par les différentes héparines ou les différents dosages utilisés [56]. L'héparine inhibe l'agrégation des PN et leur dégranulation et réduit la production d'ions superoxyde [57-59]. L'héparine diminue *in vitro* la libération d'ions superoxyde par les PN stimulés par le phorbol 12-myristate 13-acétate (PMA). *In vivo*, l'héparine diminue le stress oxydatif induit par l'hémodialyse alors que l'augmentation de production d'ions superoxyde qui suit la séance d'hémodialyse sans héparine, est accompagnée par une augmentation significative du glutathion oxydé [60]. Leculier et al

[59] ont montré *in vitro* que les héparines de bas poids moléculaire avaient par rapport aux héparines non fractionnées un avantage quant à la production d'ions superoxyde. Ce fait n'a pas été confirmé *in vivo.*

Il a été montré que des faibles doses d'héparine pourraient entraîner la formation d'un caillot dans le dialyseur et qu'elles augmentaient l'activation du complément, sans modifier la dégranulation du neutrophile [61]. Ce résultat suggère que la dégranulation des PN ne dépend pas de l'activation du complément. La dégranulation des PN est un processus dépendant du calcium. La déplétion extracorporelle en calcium, durant l'anticoagulation régionale par le citrate, inhibe la production de lactoferrine [62] ou de myéloperoxydase [63].

## Fonction phagocytaire et production de radicaux oxygénés

La fonction des phagocytes est supprimée pendant la période de dialyse en cas d'activation du complément par les membranes de Cuprophane® [64, 65] alors que l'activité des PN n'est pas modifiée durant la séance d'hémodialyse avec des dialyseurs n'activant pas le complément. Dans une étude prospective, Vanholder et al [66, 67] ont montré que lors des douze premières semaines qui suivent la mise en hémodialyse, la glycolyse et la production de radicaux oxygénés était nettement diminuée chez les patients traités sur membrane Cuprophane® par rapport à ceux traités sur membrane polysulfone. Ces auteurs ont conclu que l'activation du complément par la Cuprophane® diminuait l'activité phagocytaire aussi bien en aigu qu'en situation chronique. Himmelfarb et al [40, 67, 69] ont observé que la production de radicaux oxygénés par les granulocytes était diminuée en réponse à *S. aureus* chez les patients hémodialysés sur des membranes activant le complément par rapport à des membranes n'activant pas le complément. Rosenkranz et al [70] ont observé une production de radicaux oxygénés par les PN significativement plus élevée lors d'une séance d'hémodialyse utilisant la Cuprophane® par rapport à celle utilisant des membranes de polysulfone.

Gastaldello et al [71] ont étudié *in vitro* le rôle du complément et du facteur activant les plaquettes (PAF) sur l'activation des neutrophiles. Il a été montré que l'incubation du sang total avec du C5a augmentait la phagocytose mais pas la production d'$H_2O_2$, alors que le PAF diminuait nettement la production d'$H_2O_2$ sans augmenter la phagocytose. L'inhibition de l'activation du complément lors de l'hémodialyse sur Cuprophane® traité par le formaldéhyde et réutilisé entraînait une production accrue d'$H_2O_2$ mais pas de modification de la phagocytose. Ces auteurs concluaient que la stimulation de la phagocytose au cours de l'hémodialyse était dépendante de l'activation du complément alors que la production d'$H_2O_2$ était liée à la production de PAF [71].

Après activation au cours de la phagocytose ou par des facteurs chimiotactiques, les neutrophiles des sujets en insuffisance rénale terminale sont préactivés et ont une explosion respiratoire augmentée. Il a été montré que cette explosion respiratoire induite par la phagocytose restait augmentée chez les patients traités par hémodialyse ou par dialyse péritonéale continue ambulatoire mais que cette fonction était normale après transplantation rénale réussie [72].

Le traitement par le calcitriol augmente l'activité phagocytaire des monocytes [73-75] alors que le déficit en vitamine D s'accompagne d'une augmentation de la fréquence des infections et d'une fonction phagocytaire diminuée [76, 77]. Le traitement par fortes doses orales intermittentes de calcitriol entraîne une augmentation significative de la production de superoxyde par les neutrophiles stimulés par le PMA chez les patients hémodialysés [78].

Le défaut de phagocytose chez les patients atteints d'insuffisance rénale chronique est attribué à l'élévation des taux de $(Ca^{2+})_i$, des neutrophiles secondaire à l'hyperparathyroïdie. Le traitement par des inhibiteurs calciques diminue ou corrige le défaut phagocytaire des neutrophiles et le métabolisme des sucres. Un métabolisme des sucres intact est nécessaire pour que la synthèse d'ATP soit adaptée [79-83]. Les inhibiteurs calciques corrigent l'élévation intracellulaire de calcium et le défaut de phagocytose des neutrophiles chez les patients diabétiques comme chez les animaux diabétiques [84, 85]. L'activité osmotique (contraction cellulaire) de concentration élevée en glucose active les protéines G qui, à leur tour, stimulent la voie de l'adénylate-cAMP-protein kinase A, le système phospholipase C et les canaux calciques. Ces activations entraînent à la fois un afflux de calcium dans les neutrophiles et une mobilisation du calcium à partir des pools intracellulaires [86].

## Augmentation de l'expression des récepteurs à la surface cellulaire

L'augmentation de l'expression de protéines récepteurs de la surface cellulaire tels que le CR1 [87] et le Mac-1 [88] et la diminution de l'expression de la sélectine LAM-1 [89] et de la sialophorine (CD43) ont été observées au cours de l'hémodialyse sur des membranes cellulosiques [90]. À l'inverse, le traitement par hémodialyse des mêmes patients utilisant une membrane biocompatible n'activant pas le complément entraîne seulement une neutropénie modérée et l'absence de modification significative de l'expression de ces récepteurs. Les fragments d'activation du complément sont responsables de l'augmentation et de la diminution de l'expression des intégrines et des sélectines du neutrophile [89].

Tielemans et al [91] ont étudié l'expression de CD11b (= Mac1, CR3, ou C3bi récepteur), CD11a (= leucocyte function antigen 1 ou LFA-1, ou gp 180/95), CD54 (= intracellular adhesion molecule 1 ou ICAM1) et CD45 (= leucocyte common antigen) par les leucocytes circulants. Le traitement par hémodialyse sur membranes de Cuprophane® ou d'acétate de cellulose s'accompagnait d'une augmentation de l'expression de CD11b et de CD45 confirmant les résultats antérieurs de Arnaout et al [88]. Le degré d'augmentation d'expression de CD11b était analogue à ce qui est observé *in vitro* après activation par le C5a desarg. Au contraire, l'hémodialyse utilisant des membranes de Cuprophane® réutilisées ne s'accompagnait pas d'activation du complément et n'entraînait pas d'augmentation de l'expression de CD11b par les neutrophiles [88]. L'augmentation de l'expression de Mac-1 après 15 min d'hémodialyse sur une membrane de cuprophane a également été observée par Thylén et al. [44]. Au cours d'une hémodialyse sur membrane de polysulfone, l'expression de Mac-1 restait stable [92]. L'expression membranaire de la L-sélectine par les neutrophiles diminuait rapidement durant la phase initiale d'une séance d'hémodialyse sur Cuprophane® et était suivie d'une récupération en trois heures au niveau observé avant le début de la séance d'hémodialyse. Au contraire, l'expression de surface de la L-sélectine par les neutrophiles était inchangée durant les 15 premières minutes d'une séance d'hémodialyse sur polysulfone [92]. Une étude récente de Mrowka et al [93] suggère que le taux des molécules d'adhésion circulantes ne constitue par un marqueur utile de biocompatibilité des membranes de dialyse.

Les sélectines sont responsables de l'interaction initiale des leucocytes avec l'endothélium vasculaire qui roulent à sa surface (« rolling ») [94]. Après rolling, l'adhésion stable entre leucocytes et cellules endothéliales est dépendante des intégrines $b_2$ [95]. Une expression faible de L-sélectine et elevé de Mac-1 des granulocytes est observée au cours de l'hémodialyse sur membrane de Cuprophane®. Ceci est susceptible d'altérer les défenses de l'hôte, particulièrement lorsque des membranes de cellulose sont utilisées [92].

Rosenkranz et al [96] ont étudié le rôle de la formation des produits oxygénés dans la modulation des récepteurs des neutrophiles lors de l'hémodialyse sur membrane Cuprophane®. Chez ces patients, le CD11b et le CD66b ont eu une expression accrue sur les neutrophiles alors que la L-sélectine avait une expression diminuée. L'expression de CD11a n'était pas modifiée. L'hémodialyse sur polysulfone ne changeait pas l'expression des récepteurs de surface. Des résultats analogues ont été observés *in vitro* lors de l'incubation de neutrophiles isolés avec des membranes Cuprophane® ou polysulfone en présence de sérum. La production de produits oxygénés lors de l'incubation avec la Cuprophane® survenait en l'absence de sérum. Un nouveau mécanisme d'activation des neutrophiles dépendant du C5 a été proposé. Il est probable que ce mécanisme est mis en jeu par la libération de radicaux oxygénés qui vient s'additionner à l'activation du complément [96].

## Dégranulation

La dégranulation du neutrophile apparaît au cours de l'hémodialyse [97]. Toutefois, ce phénomène n'est pas dépendant de l'activation du complément. Par exemple, une hémodialyse sur des membranes de polyméthylmétacrylate (PMMA) entraîne seulement une activation modérée du complément par rapport à celle observée sur Cuprophane®. Malgré cela, la dégranulation des neutrophiles est également franche sur membranes de PMMA et sur membranes de Cuprophane® [98]. La réutilisation de membranes de Cuprophane® réduit considérablement l'activation du complément mais ne modifie pas la dégranulation des granules secondaires [99]. La dégranulation des neutrophiles au cours de l'hémodialyse est liée au taux de calcium intracellulaire. Il a été montré que les inhibiteurs calciques, bien que ne modifiant pas l'activation du complément, diminuait le calcium cytosolique et la dégranulation des neutrophiles lors de l'hémodialyse [100] et au cours de la chirurgie de pontage coronaire [101]. La déplétion extracorporelle en calcium par l'anticoagulation par citrate abolit la dégranulation [62, 63].

La dégranulation du neutrophile au cours de l'hémodialyse dépend également de la présence ou de l'absence de protéines inhibant la dégranulation. Deux protéines inhibant la dégranulation des neutrophiles ont été identifiées : l'angiogénine [102] et le facteur D de la voie alterne du complément [103]. Ces deux protéines sont élevées de façon franche dans le plasma au cours de l'insuffisance rénale chronique. À l'inverse, les taux d'angiogénine et de facteur D ne sont pas augmentés chez les patients dialysés sur membrane de bas flux. Dans ces conditions, seule une libération modérée de lactoferrine à partir des neutrophiles est observée. De façon surprenante, l'hémodialyse sur membrane PMMA ou polyacrylonitrile entraîne une libération importante de lactoferrine [100, 104]. Ceci est probablement lié au fait que ces deux dialyseurs de haut flux diminuent de façon importante les taux plasmatiques d'angiogénine [105, 106] et de facteur D du complément [107, 108]. Ceci constitue un mécanisme nouveau pouvant expliquer la dégranulation des neutrophiles au cours des circulations extracorporelles [105, 106]. L'AN69 réduit le taux d'angiogénine plasmatique de 34,4 p. 100 et celui de facteur D de 72,5 p. 100 pendant l'hémodialyse, alors que le polysulfone diminue le taux d'angiogénine plasmatique de 60,1 p. 100 mais ne modifie pas le taux du facteur D du complément. Ces résultats démontrent que les inhibiteurs endogènes des neutrophiles tels que l'angiogénine et le facteur D du complément doivent être considérés chaque fois que l'on évalue l'activation des neutrophiles comme paramètres de biocompatibilité des membranes de dialyse. Des résultats récents de Deicher et al [109] ont montré que la libération de lactoferrine par les neutrophiles stimulés par le fMLP était diminuée chez les patients hémodialysés. L'analyse de cette inhibition n'est pas claire. Elle pourrait être liée à ces protéines inhibitrices de la dégranulation.

## Apoptose

Cendoroglo et al [110] ont étudié la contribution de l'apoptose dans l'anomalie fonctionnelle des neutrophiles observée au cours de l'insuffisance rénale. Comparés aux neutrophiles normaux, les neutrophiles de patients urémiques entraient en apoptose de façon accrue en présence de plasma autologue aussi bien qu'en présence de 10 p. 100 de sérum de veau fœtal. De plus, des neutrophiles normaux incubés dans du plasma hétérologue urémique en comparaison avec du plasma hétérologue normal avaient, après stimulation par le fMLP, une apoptose accrue, une production de superoxyde diminué et un index de phagocytose diminué. Le degré d'apoptose était inversement corrélé avec la production de superoxyde par les neutrophiles stimulés par le fMLP. Ces résultats montraient que les neutrophiles urémiques avaient une apoptose accélérée *in vitro*. Ces auteurs montraient également que le plasma urémique accélérait l'apoptose des neutrophiles normaux, conduisant à des anomalies de l'apoptose comparables à celles qui sont observées dans l'insuffisance rénale [110].

Des neutrophiles provenant de volontaires normaux, exposés à du plasma normal hétérologue montraient un taux d'apoptose de 10,3 ± 1,2 p. 100, alors que la proportion de cellules en apoptose était significativement plus élevée pour des neutrophiles exposés à du plasma prédialytique ou du plasma prélevé 15 min après le début ou après la fin de la séance de dialyse. Les neutrophiles incubés 1( min dans du plasma de patient dialysé sur Cuprophane® avaient un pourcentage d'apoptose plus faible que les neutrophiles exposés au plasma 15 min pendant que le patient est dialysé sur triacétate de cellulose ou polysulfone [111].

Martin-Malo et al [112] ont étudié les effets de l'insuffisance rénale *per se* et des membranes de dialyse dans l'induction de l'apoptose. L'apoptose était plus élevée sur Hémophane® comparée aux autres membranes d'hémodialyse. Cependant, l'apoptose diminuait lors du changement de membrane de l'Hémophane® vers la polysulfone. La circulation de cellules mononucléées à travers des minidialyseurs faite de différents types de membranes (Cuprophane®, Hémophane®, acétate de cellulose, polyacrylonitrile et polysulfone) produisait une diminution significative de l'apotose lorsque l'Hémophane® ou la Cuprophane® était utilisée en comparaison des trois autres membranes. La conclusion de ces études est que l'insuffisance rénale et les caractéristiques des membranes peuvent affecter indépendamment le taux d'apoptose des cellules mononucléées [112].

Cohen et al [113] ont observé que l'apoptose des neutrophiles augmentait en présence des protéines sériques glyquées. Les étapes précoces de glycation des protéines, évaluées par chromatographie et dosage de la fructosamine, sont responsables de l'augmentation de l'apoptose des neutrophiles. Les protéines nouvellement glyquées, isolées par chromatographie préparative sur boronate à partir de l'effluence de patients traités par dialyse péritonéale continue ambulatoire, étaient capables d'augmenter également l'apoptose des neutrophiles [113]. On peut donc considérer que la diminution des protéines glyquées par les dialyseurs à hauts flux (soit par absorption, soit par convexion) peut améliorer l'apoptose des neutrophiles *in vivo.*

## Toxines urémiques de bas et de haut poids moléculaire

Les toxines urémiques de bas poids moléculaire qui inhibent la fonction des neutrophiles incluent le p-crésol [114] et différents composés guanidinés [115]. Le p-crésol diminue l'explosion respiratoire du sang total, de manière dose-dépendante, à des concentrations observées chez les patients au cours de l'insuffisance rénale chronique. L'activité de la myéloperoxydase est également diminuée en présence de p-crésol [114]. Il a été montré que les acides guanidinosucciniques, guanidinopropioniques et guanidinobutyriques diminuaient la production d'ions superoxyde par les neutrophiles activés de 50 p. 100, diminuaient la concentration du neutrophile en ATP de 60 p. 100 et inhibaient la production de lactate par les neutrophiles de 45 p. 100. Les auteurs de ce travail concluaient que des concentrations micromolaires de composés guanidiniques inhibaient significativement le métabolisme des neutrophiles et interféraient donc de façon importante avec les fonctions du neutrophile dans la défense de l'hôte [115].

Les neutrophiles de patients atteints d'insuffisance rénale subissent une apoptose accélérée [110, 112]. Les protéines du sérum modifié sous forme d'AGE ont été démontrées comme appartenant aux toxines urémiques capables d'accélérer l'apoptose des neutrophiles, au moins *in vitro*. Différents peptides s'accumulent au cours de l'insuffisance rénale et interfèrent avec les fonctions du neutrophile (tableau III).

TABLEAU III. — PROTÉINES INTERFÉRANT AVEC LES DIFFÉRENTES FONCTIONS DU NEUTROPHILE.

| |
|---|
| – Granulocyte inhibitory protein (GIP I), protéine ayant des homologies avec les chaînes légères, inhibant l'incorporation de dioxyglucose, le chimiotactisme, le métabolisme oxydatif et la bactéricidie intracellulaire des neutrophiles [116] |
| – Granulocyte inhibitory protein (GIP II), protéine ayant des homologies avec la bêta-2-microglobuline, inhibant la production d'$O_2$- et l'incorporation de glucose par les neutrophiles [117] |
| – Degranulation inhibiting protein I (DIP I), protéine inhibant la dégranulation des neutrophiles et identifiée comme étant l'angiogénine [102] |
| – Degranulation inhibiting protein II (DIP II), protéine inhibant la dégranulation des neutrophiles et identifiée comme étant le facteur D de la voie alterne du complément [103] |
| – Chaîne légère kappa et lambda monomériques et dimériques inhibant *in vitro* l'incorporation de glucose et le chimiotactisme des neutrophiles [118] |
| – Chemotaxis inhibiting peptide (CIP), protéine ayant des homologies avec une forme modifiée de l'ubiquitine et responsable de l'inhibition du chimiotactisme [119] |
| – Protéine nouvellement glyquée accélérant l'apoptose des neutrophiles [113] |

Les protéines inhibitrices du granulocyte ont été isolées à partir des ultrafiltrats provenant de séances d'hémodialyse utilisant des dialyseurs à hauts flux mais également des effluents de dialyse péritonéale. Dans la mesure où l'activité inhibitrice de ces protéines s'exprime à des doses nanomolaires, au moins *in vitro*, il a été suggéré que cet effet inhibiteur était très spécifique. L'origine de ces protéines n'est pas précisée. L'une de nos hypothèses est que ces protéines pourraient être normalement catabolisées par le rein et excrétées dans l'urine. La diminution de la fonction rénale entraînerait une accumulation de ces protéines. Par ailleurs, le « milieu urémique » entraîne des modifications protéiques qui conduisent à la formation d'advanced glycation end-products (AGEs), d'advandced lipoxigenation end-products (ALEs), d'advanced oxydation protein products (AOPPs) ou protéines carbamylées. Après modification, il a été montré que ces protéines exprimaient de nouvelles fonctions biologiques, comme l'inhibition des fonctions du neutrophile par exemple.

L'étude des toxines urémiques de bas poids moléculaire tels que le p-crésol ou les composés guanidiniques ainsi que l'étude des protéines inhibitrices du granulocyte qui appartiennent à la classe des protéines plasmatiques de poids moléculaire moyen, devrait apporter des progrès dans la compréhension des infections responsables d'hospitalisations et de décès dans la population des patients atteints d'insuffisance rénale terminale.

## Conclusion

Les anomalies fonctionnelles du neutrophile apparaissent chez les patients en insuffisance rénale. Ces anomalies sont au moins en partie responsables de l'augmentation de la susceptibilité aux infections. Les causes de cette diminution des fonctions du neutrophile au cours de l'insuffisance rénale chronique incluent l'anémie de l'insuffisance rénale, la malnutrition, les déficits en zinc, sélénium et/ou vitamine ainsi que l'augmentation du calcium intracellulaire du neutrophile. Un apport excessif de fer ou la dialyse en elle-même (bio-incompatibilité) peut également altérer différentes fonctions du neutrophile. Enfin, les toxines urémiques de bas et de haut poids moléculaire s'accumulant au cours de l'insuffisance rénale sont capables d'entraîner une diminution des fonctions du neutrophile.

**Remerciements**

Nous remercions très vivement Madame le Docteur Lise Halbwachs-Mecarelli et Monsieur le Professeur Philippe Lesavre qui ont bien voulu se charger de la traduction de ce texte.

## Bibliographie

1. Veys N, Vanholder R, Ringoir S. Correction of deficient phagocytosis during erythropoietin treatment in maintenance hemodialysis patients. Am J Kidney Dis, 1992; **19**: 358-363.

2. Huraib S, Abu-Aisha H, Al-Momen A et al. Effect of recombinant human erythropoietin on lymphocyte phenotyping and phagocyte activity in hemodialysis patients. Am J Kidney Dis, 1997; **29**: 886-870.

3. Boelaert J, Cantinieaux B, Hariga C, Fondu PC. Recombinant erythropoietin reverses polymorphonuclear granulocyte dysfunction in iron-overload dialysis patients. Nephrol Dial Transplant, 1990; **5**: 504-517.

4. Chen HC, Tsai JC, Tsai JH, Lai YH. Recombinant erythropoietin enhances superoxide production by FMLP-stimulated polymorphonuclear leukocytes in hemodialysis patients. Kidney Int, 1997; **52**: 1390-1394.

5. Kristal B, Shurtz-Swirski R, Shasha SM et al. Interaction between erythropoietin and peripheral polymorphonuclear leukocytes in hemodialysis patients. Nephron, 1999; **81**: 406-413.

6. Meister B, Maurer H, Simma B et al. The effect of recombinant human erythropoietin on circulating hematopoietic progenitor cells in anemic premature infants. Stem Cells, 1997; **15**: 359-363.

7. Wellinghausen N, Rink L. The significance of zinc for leukocyte biology. J Leukoc Biol, 1998; **64**: 571-577.

8. Chavakis T, May AE, Preissner KT, Kanse SM. Molecular mechanisms of zinc-dependent leukocyte adhesion involving the urokinase receptor and beta2-integrins. Blood, 1999; **93**: 2976-2983.

9. Takakura M. Analysis of zinc concentrations in leukocytes an its application to patients with non-insulin-dependent diabetes mellitus. Hokkaido-Igaku-Zasshi, 1998; **73**: 571-580.

10. Briggs WA, Pedersen MM, Mahajan SK et al. Lymphocyte and granulocyte function in zinc-treated and zinc-deficient hemodialysis patients. Kidney Int, 1982; **21**: 827-832.

11. Zima T, Tesar V, Mestek O, Nemecek K. Trace elements in end-stage renal disease. 2. Clinical implication of trace elements. Blood Purif, 1999; **17**: 187-198.

12. Rink L, Kirchner H. Zinc-altered immune function and cytokine production. J Nutr, 2000; **130** (Suppl 5): 1407S-1411S.

13. King AJ, Kehayias JJ, Roubenoff R et al. Cytokine production and nutritional status in hemodialysis patients. Int J Artif Organs, 1998; **21**: 4-11.

14. Rosleaar SE, Nazhat NB, Winyard PG et al. Detection of oxidants in uremic plasma by electron spin resonance spectroscopy. Kidney Int, 1995; **48**: 199-206.

15. Galli F, Canestrari F, Buoncristiani U. Biological effects of oxidant stress in haemodialysis: the possible roles of vitamin E. Blood Purif, 1999; **17**: 79-94.

16. Galli F, Rovidati S, Chiarantini L et al. Bioreactivity and biocompatibility of a vitamin E-modified multi-layer hemodialysis filter. Kidney Int, 1998; **54**: 580-589.

17. Klausner RD, Rouault TA, Harford JB. Regulating the fate of mRNA: the control of cellular iron metabolism. Cell, 1993; **72**: 19-28.

18. Munro HN: Iron regulation of ferritin gene expression. J Cell Biochem, 1990; **44**: 107-115.

19. Payne SM. Iron and virulence in the family Enterobacteriaceae. Crit Rev Microbiol, 1988; **16**: 81-111.

20. Gallant T, Freeman MH, Vellend H, Francombe WH. Yersinia sepsis in patients with iron overload treated with deferoxamine. N Engl J Med, 1986; **314**: 1643 (letter).

21. Williams P, Griffiths E. Bacterial transferrin receptors – Structure, function and contribution to virulence. Med Microbiol Immunol, 1992; **181**: 301-322.

22. Continieaux J, Boelaert J, Hariga C, Fondu P. Impaired neutrophil defense against Yersinia enterocolitica in patients with iron overload who are undergoing dialysis. J Lab Clin Med, 1988; **111**: 524-528.

23. Patruta SI, Edlinger R, Sunder-Plassmann G, Hörl WH. Neutrophil impairment associated with iron therapy in hemodialysis patients with functional iron deficiency. J Am Soc Nephrol, 1998; **9**: 655-663.

24. Cui Y, Zhang ZN, Li RS. Influence of latent iron deficiency on generation of oxygen species in polymorphonuclear leukocytes. Chin Med J, 1990; **103**: 642-643.

25. Kaplow LS, Goffinet JA. Profound neutropenia during the early phase of hemodialysis. JAMA, 1968; **203**: 1135-1137.

26. CRADDOCK PR, FEHR J, DALMASSO AP ET AL. Hemodialysis leukopenia: Pulmonary vascular leukostasis resulting from complement activation by dialyzer cellophane membranes. J Clin Invest, 1977; **59**: 879-888.

27. CRADDOCK PR, FEHR J, BRIGHAM KL ET AL. Complement- and leukocyte-mediated pulmonary dysfunction in hemodialysis. N Engl J Med, 1977; **296**: 769-774.

28. HENDERSON LW, CHENOWETH DE. Cellulose membranes – time for a change? Contrib Nephrol, 1995; **44**: 112-126.

29. KLOCK JC, BAINTON DF. Degranulation and abnormal bactericide function of granulocytes produced by reversible adhesion to nylon wool. Blood, 1976; **48**: 149-161.

30. TONNESEN MG, SMEDLY LA, HENSON PM. Neutrophil-endothelial cell interactions. Modulation of neutrophil adhesiveness by complement fragments C5a and C5a-desarg and formyl-methionyl-leucyl-phenylalanine *in vitro*. J Clin Invest, 1984; **74**: 1581-159.

31. LENTNEK AL, SCHREIBER AD, MACGREGOR RR. The induction of augmented adherence by inflammation. J Clin Invest, 1976; **57**: 1098-1103.

32. CRADDOCK PR, HAMMERSCHMIDT DE, WHITE JG ET AL. Complement (C5a)-induced granulocyte aggregation *in vitro* – a possible mechanism of complement-mediated leukostasis and leukopenia. J Clin Invest, 1977; **60**: 260-264.

33. HÖRL WH, SCHÄFER RM, HEIDLAND A. Effect of different dialyzers on proteinases and proteinase inhibitors during hemodialysis. Am J Nephrol, 1985; **5**: 320-326.

34. CHENOWETH DE, CHEUNG AK, HENDERSON LW. Anaphylatoxin formation during hemodialysis: Effects of different dialysis membranes. Kidney Int, 1983; **24**: 764-769.

35. IVANOVICH P, CHENOWETH DE, SCHMIDT R ET AL. Symptoms and activation of granulocytes and complement with two dialysis membranes. Kidney Int, 1983; **24**: 758-763.

36. CHENOWETH DE, CHEUNG AK, WARD DM, HENDERSON LW. Anaphylatoxin formation during hemodialysis: Comparison of new and re-used dialyzers. Kidney Int, 1983; **24**: 770-774.

37. STRONCEK DF, KESHAVIAH P, CRADDOCK PR, Hammerschmidt DE. Effect of dialyzer re-use on complement activation and neutropenia in hemodialysis. J Lab Clin Med, 1984; **104**: 304-311.

38. CRADDOCK PR, HAMMERSCHMIDT DE. Complement mediated granulocyte activation and down-regulation during hemodialysis. ASAIO J, 1984; **7**: 50-56.

39. LO SK, DETMERS PA, LEVIN SM, WRIGHT SD. Transient adhesion of neutrophils to endothelium. J Exp Med, 1989; **169**: 1779-1793.

40. HIMMELFARB J, GERARD NP, HAKIM RM. Intradialytic modulation of granulocyte C5a receptors. J Am Soc Nephrol, 1991; **2**: 920-926.

41. HIMMELFARB J, ZAOUI P, HAKIM R. Modulation of granulocyte LAM-1 and MAC-1 during dialysis – a prospective, randomized controlled trial. Kidney Int, 1992; **41**: 388-395.

42. ALVAREZ V, PULLIDO R, CAMPANERO MR ET AL. Differentially regulated cell surface expression of leukocyte adhesion receptors on neutrophils. Kidney Int, 1991; **40**: 899-905.

43. CHEUNG AK, PARKER CJ, HONHOLT M: $Beta_2$ integrins are required for neutrophil degranulation induced by hemodialysis membranes. Kidney Int, 1993; **43**: 649-660.

44. THYLÉN P, LUNDAHL J, FERNVIK E ET AL. Mobilization of an intracellular glycoprotein (Mac-1) on monocytes and granulocytes during hemodialysis. Am J Nephrol, 1992; **12**: 393-400.

45. KOLB G, FISCHER W, SCHOENEMANN H ET AL. Effect of cuprophan, hemophan and polysulfone membranes on the oxidative metabolism, degranulation reaction, enzyme release and pulmonary sequestration of granulocytes. Contrib Nephrol, 1989; **74**: 10-21.

46. LUNDAHL J, HED J, JACOBSEN SH. Dialysis granulocytopenia is preceded by an increased surface expression of the adhesion-promoting glucoprotein Mac-1. Nephron, 1992; **61**: 163-169.

47. SKOUTELIS AT, KALERIDIS VE, GOUMENOS DS ET AL. Polymorphonuclear leukocyte rigidity is defective in patients with chronic renal failure. Nephrol Dial Transplant, 2000; **15**: 1788-1793.

48. BETTICHER DC, KELLER H, MALY FE, REINHART WH. The effect of endotoxin and tumour necrosis factor on erythrocyte and leukocyte deformability *in vitro*. Br J Haematol, 1993; **83**: 130-137.

49. LAVKAN AH, ASTIZ ME, RACKOW EC. Effects of proinflammatory cytokines and bacterial toxin on neutrophil rheologic properties. Crit Care Med, 1998; **26**: 1677-1682.

50. EL HABBAL MH, SMITH L, ELLIOTT MJ, STROBEL S. Effect of heparin anticoagulation on neutrophil adhesion molecules and release of IL8: C3 is not essential. Cardiovasc Res, 1995; **30**: 676-681.

51. LAZAROWSKI ER, SANTOME JA, BEHRENS NH, SANCHEZ-AVALOS JC. Aggregation of human neutrophils by heparin. Thromb Res, 1986; **41**: 437-446.

52. CAIRO MS, ALLEN J, HIGGINS C ET AL. Synergistic effect of heparin and chemostatic factor on polymorphonuclear leukocyte aggregation and degranulation. Am J Pathol, 1983; **113**: 67-74.

53. BAZZONI G, BELTRAN-NUNEZ AB, MASCELLANI G ET AL. Effect of heparin, dermatan sulfate and related oligo-derivatives on human polymorphonuclear leukocyte functions. J Lab Clin Med, 1993; **121**: 268-275.

54. LABROUCHE S, FREYBURGER G, BELLOC F, BOISSEAU MR. Influence of selected heparins on human neutrophil functions *in vitro*. Thromb Haemost, 1992; **68**: 556-562.

55. NELSON RM, CECCONI O, ROBERTS WG ET AL. Heparin oligosaccharides bind L- and P-selectin and inhibit acute inflammation. Blood, 1993; **82**: 3253-3258.

56. LEITIENNE P, FOUQUE D, RIGAL D ET AL. Heparins and blood polymorphonuclear stimulation in haemodialysis: an expansion of the biocompatibility concept. Nephrol Dial Transplant, 2000; **15**: 1631-1637.

57. LAGI-PASINI F, PASQUI AL, CECCATELLO L ET AL. Heparin inhibition of polymorphonuclear leukocyte activation *in vitro*: A possible pharmacological approach to granulocyte mediated vascular damage. Thromb Res, 1984; **35**: 527-537.

58. CAIRO MS, ALLEN J, HIGGINS C ET AL. Synergistic effect of heparin and chemotactic factor on polymorphonuclear leukocyte aggregation and degranulation. Am J Pathol, 1983; **113**: 67-74.

59. LECULIER C, COUPRIE N, ADELEINE P ET AL. The effect of high molecular weight and low molecular weight heparins on superoxide ion production and degranulation by human polymorphonuclear leukocytes. Thromb Res, 1993; **69**: 519-531.

60. SELA S, SHURTZ-SWIRSKI R, SHAPIRO G ET AL. Oxidative stress during hemodialysis: Effect of heparin. Kidney Int, 2001; **59**(Suppl 78).

61. CHEUNG AK, FAEZI-JENKIN B, LEYPOLDT JK. Effect of thrombosis on complement activation and neutrophil degranulation during *in vitro* hemodialysis. J Am Soc Nephrol, 1994; **5**: 110-115.

62. BÖHLER J, SCHOLLMEYER P, DRESSEL B ET AL. Reduction of granulocyte activation during hemodialysis with regional citrate anticoagulation: Dissociation of complement activation and neutropenia from neutrophil degranulation. J Am Soc Nephrol, 1996; **7**: 234-241.

63. BOS JC, GROOTEMAN MPC, VAN HOUTE AJ ET AL. Low polymorphonuclear cell degranulation during citrate anticoagulation: a comparison between citrate and heparin dialysis. Nephrol Dial Transpl, 1997; **12**: 1387-1393.

64. VANHOLDER R, RINGOIR S. Infectious morbidity and defects of phagocytic function in end-stage renal disease: A review. J Am Soc Nephrol, 1993; **3**: 1541-1554.

65. WARD RA. Phagocytic cell function as an index of biocompatibility. Nephrol Dial Transplant, 1994; **9**(Suppl 2): 46-56.

66. VANHOLDER R, RINGOIR S, DHONDT A, HAKIM R. Phagocytosis in uremic and hemodialysis patients: A prospective and cross sectional study. Kidney Int, 1991; **39**: 320-327.

67. VANHOLDER R, RINGOIR S. Polymorphonuclear cell function and infection in dialysis. Kidney Int, 1992; **42**: S91-S95.

68. HIMMELFARB J, LAZARUS JM, HAKIM RM. Reactive oxygen species production by monocytes and polymorphonuclear leukocytes during hemodialysis. Am J Kidney Dis, 1991; **17**: 271-276.

69. HIMMELFARB J, AULT KA, HOLBROOK D ET AL. Intradialytic granulocyte reactive oxygen species production: A prospective, crossover trial. J Am Soc Nephrol, 1993; **4**: 178-186.

70. ROSENKRANZ AR, TEMPL E, TRAINDL O ET AL. Reactive oxygen product formation by human neutrophils as an early marker for biocompatibility of dialysis membranes. Clin Exp Immunol, 1994; **98**: 300-305.

71. GASTALDELLO K, HUSSON C, WENS R ET AL. Role of complement and platelet-activating factor in the stimulation of phagocytosis and reactive oxygen species production during haemodialysis. Nephrol Dial Transplant, 2000; **15**: 1638-1646.

72. KLEIN JB, MCLEISH KR, WARD RA. Transplantation, not dialysis, corrects azotemia-dependent priming of the neutrophil oxidative burst. Am J Kidney Dis, 1999; **33**: 483-491.

73. TOKUDA N, MIZUKI N, KASAHARA M, LEVY RB. 1,25-Dihydroxyvitamin $D_3$ down-regulation of HLA-DR on human peripheral blood monocytes. Immunology, 1992; **75**: 349-354.

74. TOKUDA N, MANO T, LEVY RB. 1,25-Dihydroxyvitamin $D_3$ antagonizes interferon-gamma-induced expression of class II major histocompatibility antigens on epithelial and interstitial cells. Endocrinology, 1990; **127**: 1419-1427.

75. TOKUDA N, LEVY RB. 1,25-Dihydroxyvitamin $D_3$ stimulates phagocytosis but suppresses HLA-DR and CD13 antigen expression in human mononuclear phagocytes. Proc Soc Exp Biol Med, 1996; **211**: 244-250.

76. STRODER J. Immunity in vitamin D-deficient rickets. *In* : Norman AW, Schaefer K, Grigoleit HD, von Herrath D, Ritz E (eds): Vitamin D and Problems Related to Uremic Bone Disease. Berlin, de Gruyter, p 675, 1975.

77. GAVISION R, BAR-SHAVIT Z. Impaired macrophage activation in vitamin $D_3$ deficiency: Differential *in vitro* effects of 1,25-dihydroxyvitamin $D_3$ on mouse peritoneal macrophage functions. J Immunol, 1989; **143**: 3686-3690.

78. TOKUDA N, KANO M, MEIRI H ET AL. Calcitriol therapy modulates the cellular immune responses in hemodialysis patients. Am J Nephrol, 2000; **20**: 129-137.

79. HAAG-WEBER M, MAI B, HÖRL WH. Normalization of enhanced neutrophil cytosolic free calcium of hemodialysis patients by 1,25-dihydroxyvitamin D3 or calcium channel blocker. Am J Nephrol, 1993; **13**: 467-472.

80. HÖRL WH, HAAG-WEBER M, MAI B, MASSRY SG. Verapamil reverses abnormal $(Ca^{2+})_i$ and carbohydrate metabolism of PMNL of dialysis patients. Kidney Int, 1995; **47**: 1741-1745.

81. ALEXIEWICZ JM, SMOGORZEWSKI M, KLIN M ET AL. Effect of treatment of hemodialysis patients with nifedipine on metabolism and function of polymorphonuclear leukocytes. Am J Kidney Dis, 1995; **25**: 440-444.

82. ALEXIEWICZ JM, SMOGORZEWSKI M, Gill SK ET AL. Time course of the effect of nifedipine therapy and its discontinuation on $(Ca^{2+})_i$ and phagocytosis of polymorphonuclear leukocytes from hemodialysis patients. Am J Nephrol, 1997; **17**: 12-16.

83. AHMED A, KROL E, SMOGORZEWSKI M, MASSRY SG. Effect of amlodipine therapy on the monoclonarl antibody 3G8-induced calcium signal in polymorphonuclear leukocytes of hemodialysis patients. Am J Nephrol, 1999; **19**: 505-508.

84. ALEXIEWICZ JM, KUMAR D, SMOGORZEWSKI M, KLIN M, MASSRY SG. Polymorphonuclear leukocytes in non-insulin-dependent diabetes mellitus: abnormalities in metabolism and function. Ann Intern Med, 1995; **123**: 919-924.

85. SEYREK N, MARCINKOWSKI W, SMOGORZEWSKI M, DEMERDASH TM, Massry SG. Amlodipine prevents and reverses the elevation in $(Ca^{2+})_i$ and the impaired phagocytosis of PMNL of diabetic rats. Nephrol Dial Transplant, 1997; **12**: 265-272.

86. DEMERDASH TM, SEYREK N, SMOGORZEWSKI M ET AL. Pathways through which glucose induces a rise in $(Ca^{2+})_i$ of polymorphonuclear leukocytes of rats. Kidney Int, 1996; **50**: 2032-2040.

87. LEE J, HAKIM RM, FEARON DT. Increased expression of the C3b receptor by neutrophils and complement activation during hemodialysis. Clin Exp Immunol, 1984; **56**: 205-214.

88. ARNAOUT MA, HAKIM RM, TODD RF ET AL. Increased expression of an adhesion-promoting surface glycoprotein in the granulocytopenia of hemodialysis. N Engl J Med, 1985; **312**: 457-462.

89. HIMMELFARB J, ZAOUI P, HAKIM RM. Modulation of granulocyte LAM-1 and Mac-1 during dialysis: a prospective, randomized controlled trial. Kidney Int, 1992; **41**: 388-398.

90. ALVAREZ V, PULIDO R, CAMPANERO MR ET AL. Differentially regulated cell surface expression of leukocyte adhesion receptors on neutrophils. Kidney Int, 1991; **40**: 899-905.

91. TIELEMANS CL, DELVILLE JPC, HUSSON CP ET AL. Adhesion molecules and leukocyte common antigen on monocytes and granulocytes during hemodialysis. Clin Nephrol, 1993; **39**: 158-165.

92. THYLÉN P, FERNVIK E, LUNDAHL J ET AL. Cell surface receptor modulation on monocytes and granulocytes during clinical and experimental hemodialysis. Am J Nephrol, 1995; **15**: 392-400.

93. MROWKA C, HEINTZ B, SIEBERTH H-G. Is dialysis membrane type responsible for increased circulating adhesion molecules during chronic hemodialysis? Clin Nephrol, 1999; **52**: 312-321.

94. LAWRENCE MB, SPRINGER TA. Leukocytes roll on a selectin at physiologic flow rates. Distinction from and prerequisite for adhesion through integrins. Cell, 1991; **65**: 859-873.

95. SPRINGER TA. Adhesion receptors of the immune system. Nature, 1990; **346**: 425-434.

96. ROSENKRANZ AR, KÖRMÖCZI GF, THALHAMMER F ET AL. Novel C5-dependent mechanism of neutrophil stimulation by bioincompatible dialyzer membranes. J Am Soc Nephrol, 1999; **10**: 138-135.

97. HÖRL WH, STEINHAUER HB, SCHOLLMEYER P. Plasma levels of granulocyte elastase during hemodialysis: Effects of different dialyzer membranes. Kidney Int, 1985; **28**: 791-796.

98. HÖRL WH, RIEGEL W, SCHOLLMEYER P ET AL. Different complement and granulocyte activation in patients dialyzed with PMMA dialyzers. Clin Nephrol, 1986; **25**: 304-307.

99. HÖRL WH, FEINSTEIN EI, WANNER C ET AL. Plasma levels of main granulocyte components during hemodialysis. Comparison of new and reused dialyzers. Am J Nephrol, 1990; **10**: 53-57.

100. HAAG-WEBER M, SCHOLLMEYER P, HÖRL WH. Granulocyte activation during haemodialysis in the absence of complement activation: Inhibition by calcium channel blockers. Eur J Clin Invest, 1988; **18**: 380-385.

101. RIEGEL W, SPILLNER G, SCHLOSSER V, HÖRL WH. Plasma levels of main granulocyte components during cardiopulmonary bypass. J Thorac Cardiovasc Surg, 1988; **95**, 1014-1019.

102. TSCHESCHE H, KOPP C, HÖRL WH, HEMPELMANN U. Inhibition of degranulation of polymorphonuclear leukocytes by angiogenin and its tryptic fragment. J Biol Chem, 1994; **269**: 30274-30280.

103. Balke N, Holtkamp U, Hörl WH, Tschesche H. Inhibition of degranulation of human polymorphonuclear leukocytes by complement factor D. FEBS Letters, 1995; **371**: 300-302.

104. HAAG-WEBER M, POPPEK C, RANUCHT H ET AL. Effect of calcium channel blockers on granulocyte activation during hemodialysis. Contrib Nephrol, 1989; **74**: 106-112.

105. SCHMALDIENST S, HÖRL WH. Degranulation of polymorphonuclear leukocytes by dialysis membranes – the mystery clears up? Nephrol Dial Transplant (*in press*).

106. HÖRL WH. Hemodialysis membranes: Interleukins, biocompatibility and middle molecules. J Am Soc Nephrol (*in press*).

107. PASQUAL M, SCHIFFERLI JA. Adsorption of complement factor D by polyacrylonitrile dialysis membranes. Kidney Int, 1993; **43**: 903-911.

108. PASQUAL M, SCHIFFERLI JA, PANNATIER JG, WAUTERS JP. Removal of complement factor D by adsorption on polymethylmethacrylate dialysis membranes. Nephrol Dial Transplant, 1993; **8**: 1305-1306.

109. DEICHER R, EXNER M, COHEN G ET AL. Neutrophil $\beta_2$-microglobulin and lactoferrin content in renal failure patients. Am J Kidney Dis, 2000; **35**: 1117-1126.

110. CENDOROGLO M, JABER BL, BALAKRISHNAN VS ET AL. Neutrophil apoptosis and dysfunction in uremia. J Am Soc Nephrol, 1999; **10**: 93-100.

111. JABER BL, BALAKRISHNAN VS, CENDOROGLO MN ET AL. Modulation of neutrophil apoptosis by uremic plasma during hemodialysis. Blood Purif, 1998; **16**: 325-335.

112. MARTIN-MALO A, CARRACEDO J, RAMIREZ R ET AL. Effect of uremia and dialysis modallity on mononuclear cell apoptosis. J Am Soc Nephrol, 2000; **11**: 936-942.

113. COHEN G, RUDNICKI M, WALTER F ET AL. Glucose-modified proteins modulate essential functions and apoptosis of polymorphonuclear leukoytes. J Am Soc Nephrol (*in press*).

114. VANHOLDER R, DE SMET R, WATERLOOS MA ET AL. Mechanisms of uremic inhibition of phagocyte reactive species production: characterization of the role of p-cresol. Kidney Int, 1995; **47**: 510-517.

115. HIRAYAMA A, NORONHA-DUTRA AA, GORDGE MP ET AL. Inhibition of neutrophil superoxide production by uremic concentrations of guanidino compounds. J Am Soc Nephrol, 2000; **11**: 684-689.

116. HÖRL WH, HAAG-WEBER M, GEORGOPOULOS A, BLOCK LH. Physicochemical characterization of a polypeptide present in uremic serum that inhibits the biological activity of polymorphonuclear cells. Proc Natl Acad Sci USA, 1990; **87**: 6353-6357.

117. HAAG-WEBER M, MAI B, HÖRL WH. Isolation of a granulocyte inhibitory protein from uraemic patients with homology of $beta_2$-microglobulin. Nephrol Dial Transplant, 1994; **9**: 382-388.

118. COHEN G, HAAG-WEBER M, Mai B ET AL. Effect of immunoglobulin light chains from hemodialysis and CAPD patients on PMNL functions. J Am Soc Nephrol, 1995; **6**: 1592-1599.

119. COHEN G, RUDNICKI M, HÖRL WH. Isolation of modified ubiquitin as a neutrophil chemotaxis inhibitor from uremic patients. J Am Soc Nephrol, 1998; **9**: 451-456.

# QUELS PATIENTS TIRENT PROFIT DE L'ANGIOPLASTIE RÉNALE ?

par

J. E. SCOBLE*

Qui bénéficie de l'angioplastie ? Voilà une question importante dans un domaine d'appréciation délicate. Identifier les patients qui tirent avantage de l'angioplastie nécessite de définir les avantages escomptés. Le tableau I détaille l'ensemble des présentations possibles de la maladie rénovasculaire. Toute évaluation présume aussi que la contribution du rétrécissement de l'artère rénale à la dysfonction rénale découle exclusivement d'une altération du flux sanguin rénal. Elle présume également que la fonction rénale est affectée de la même manière quelle que soit la cause du rétrécissement de l'artère rénale. Or, en termes simples, très peu de patients parviennent en insuffisance rénale terminale par dysplasie fibro-musculaire des artères rénales alors qu'un grand nombre ayant une maladie rénovasculaire athéroscléreuse sont identifiés dans les listes de dialysés, et ceci bien que les deux affections aboutissent à un rétrécissement de l'artère rénale. Cette observation souligne la complexité de la relation qui lie le rétrécissement de l'artère rénale et l'évolution ultime de la maladie. En Europe, la dysplasie fibro-musculaire, l'atteinte de l'aorte dans son tiers moyen et la maladie de Takayasu sont observées mais restent rares en regard de l'épidémie de maladie rénovasculaire athéroscléreuse [1]. Toute analyse de l'effet de l'angioplastie sera profondément affectée par la maladie athéroscléreuse.

La figure 1 montre des résultats observés en 1963 par May et coll. [2]. Elle précise la relation qui existe chez le chien entre le rétrécissement d'une artère fémorale et le flux sanguin. Plusieurs interprétations sont possibles. La première est qu'un rétrécissement inférieur à 50 p. 100 en diamètre ou à 75 p. 100 en surface n'est pas significatif puisqu'il n'y a pas de modification du flux sanguin rénal. Cependant la maladie rénovasculaire athéroscléreuse est une lésion progressive [3]. Une augmentation du diamètre d'une plaque athéroscléreuse de 50 à 60 p. 100 peut aboutir à une diminution franche du flux sanguin rénal. Toute

* Nephrology, Transplantation and Urology, Guy's and St. Thomas' NHS Trust, London.

TABLEAU I. — MODES DE PRÉSENTATION DE LA MALADIE RÉNOVASCULAIRE.

| |
|---|
| Mortalité accrue |
| Œdème pulmonaire Flash |
| Insuffisance cardiaque congestive |
| Intolérance aux IEC |
| Hypertension artérielle |
| Protéinurie |
| Insuffisance rénale progressive |
| Insuffisance rénale terminale |
| Dysfonction du rein transplanté |

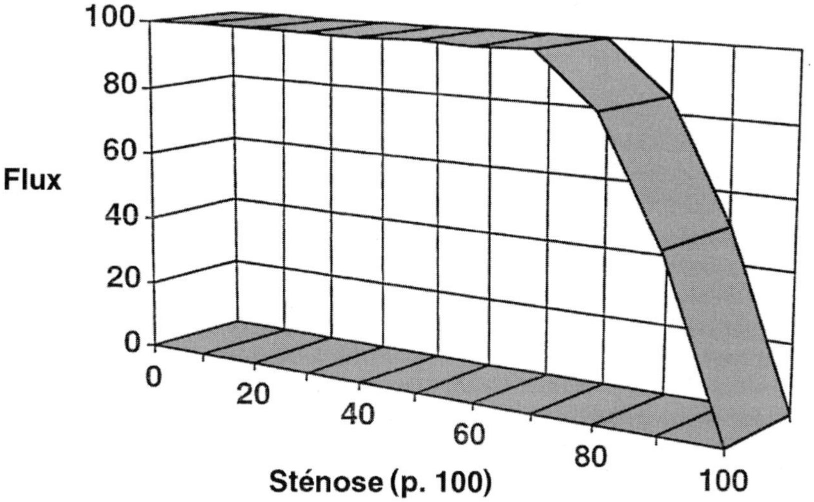


FIG. 1. — Relation entre le degré de constriction artérielle et les flux sanguins dans l'artère fémorale du chien (Adapté de May et coll, 1963 [2]).

modification supplémentaire du diamètre peut aboutir à une baisse marquée du flux sanguin rénal. Ainsi, l'importance d'une lésion n'est peut-être pas reflétée par l'altération du flux sanguin rénal à un moment donné, mais par la réduction qui survient avec l'aggravation de la sténose. L'angioplastie rénale offre la possibilité de modifier une lésion associée à une diminution du flux sanguin rénal et de rétablir de celui-ci. Elle réduit aussi le risque de progression vers l'occlusion de l'artère rénale. Nous savons que chez un grand nombre de patients ayant une maladie rénovasculaire athérosclèreuse, une occlusion peut survenir. L'essai récent DRASTIC [4] a montré qu'en cas de rétrécissement significatif, la progression de la sténose artérielle vers une occlusion est observée dans 9 p. 100

des cas. Pour le rein, une lésion significative est peut-être celle qui est proche du seuil au-delà duquel la chute du flux sanguin survient lorsque la sténose s'aggrave. À long terme, la conséquence du rétrécissement de l'artère rénale pourrait être distincte des conséquences immédiates de la lésion sur le flux sanguin rénal.

L'analyse ci-dessus infère que l'angioplastie rénale devrait être bénéfique à chaque rein dont l'artère a une réduction de diamètre de plus de 50 p. 100. Ceci présume que l'effet de la réduction du flux sanguin nuit au rein. À l'examen histologique d'un rein vascularisé par une artère rénale sténosée, la principale modification concerne le remplacement du volume tubulaire proximal par une fibrose [5]. À ce sujet cependant, les données expérimentales ne sont pas claires. Le modèle classique de Goldblatt aboutissait à des modifications histologiques significatives dans les reins dont l'apport sanguin était diminué par un clip [6]. Les constatations expérimentales initiales chez l'animal sont semblables aux observations de néphrectomie chez l'homme. Les observations initiales suggéraient que l'ablation précoce du clamp abolissait toute modification de fonction rénale. Ceci a été reproduit par des expériences modernes où la mise en place d'un clamp aboutit à l'atrophie rénale ipsi-latérale [7, 8]. L'ablation du clamp aboutit à une hypertrophie de ce même rein. Cependant les mêmes investigateurs ont montré qu'une réversion identique des effets du clampage de l'artère rénale peut être obtenue par l'ablation du rein normal controlatéral sans aucune modification du flux sanguin rénal du rein clampé [8] ! Ceci confirme la complexité de la relation qui lie rétrécissement de l'artère rénale et dysfonction rénale.

L'analyse doit également tenir compte des mécanismes rénaux éventuellement impliqués par une diminution du flux sanguin rénal. Dans la maladie rénovasculaire, toute intervention pourrait influencer le résultat final par un grand nombre de voies. Ceci présume que nous connaissions l'évolution finale des divers modes de présentation de la maladie rénovasculaire. Pour évaluer la question, il faut donc d'abord analyser les résultats finaux que nous souhaiterions modifier. Il faut également présumer que le processus pathologique responsable du rétrécissement de l'artère rénale n'affecte pas la fonction rénale d'une autre manière. Il apparaît bien vite que dans la dysplasie fibro-musculaire, la lésion est limitée à l'artère rénale dans la majorité des cas. Tout effet individuel résulterait clairement du rétrécissement de l'artère rénale. À l'inverse, dans la maladie athéroscléreuse ou le syndrome de Takayasu, la lésion de l'artère rénale est seulement l'une des facettes d'un phénomène pan-vasculaire. La mortalité globale des patients de ces groupes dépend aussi de la maladie vasculaire dans les autres territoires.

En plus de cette incertitude, il y a aujourd'hui très peu d'essais qui approchent ce problème sur le mode d'un essai randomisé contrôlé. Le « Scottish and Newcastle Trial » [9] a démontré que le plus gros effet de l'essai tenait à l'inclusion des patients ! La différence entre les patients pré-inclus et les patients inclus était plus importante que n'importe laquelle des différences entre les deux groupes traités. Cela illustre une limite des essais cliniques randomisés. La littérature déborde d'articles anecdotiques évaluant l'effet d'une intervention dans la maladie rénovasculaire, et certains comptent plus de 100 patients [10]. Les essais contrôlés randomisés restent rares.

Enfin, la question « quel patient bénéficiera de l'angioplastie? » dépend étroitement de la situation clinique au moment du traitement. Dans l'analyse qui suit, chacune des situations cliniques spécifiques est considérée.

## Surcroît de mortalité

La figure 2 illustre l'augmentation de mortalité dans la meilleure étude publiée à ce jour dans la maladie rénovasculaire [11]. Duke et coll ont observé l'évolution des patients dont la maladie rénovasculaire avait été dépistée à l'occasion d'une coronarographie. Dans cette étude, 30 p. 100 des patients avaient une maladie rénovasculaire athéroscléreuse. Il est important de noter que seule la moitié d'entre eux remplissait les critères hémodynamiques de sténose « significative ». Cependant les courbes de survie, qui sont complètes et ne font pas l'objet d'un ajustement actuariel, montrent une différence de mortalité de 20 p. 100 entre les groupes avec ou indemnes de maladie rénovasculaire [11] : dans ce travail, la présence d'une sténose de l'artère rénale constitue un risque accru de mortalité. Chez la plupart des patients, ce risque est hautement significatif ! Les résultats présentés dans l'essai ne suggèrent nullement que l'angioplastie réduise le risque de mortalité lié à la maladie rénovasculaire, même si elle modifie les anomalies anatomiques. La même influence négative a été observée sur la survie chez les patients traités par dialyse [12] et chez des patients ayant une maladie vasculaire périphérique [13]. Il est évident que la maladie rénovasculaire athéroscléreuse est un facteur prédictif important de mortalité, et cet effet n'est pas gommé par la revascularisation.

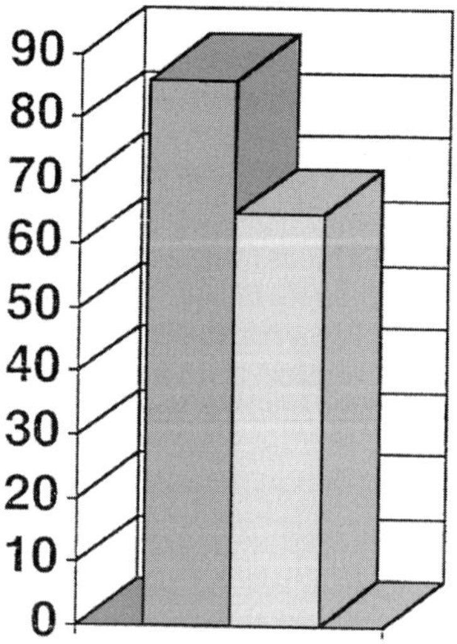


FIG. 2. — Survie (p. 100) à 4 ans de patients explorés pour une cardiopathie ischémique, sans (colonne de gauche) ou avec (colonne de droite) sténose artérielle rénale à l'angiographie [D'après 11].

## Œdème pulmonaire flash

La description par Pickering et coll d'un syndrome d'« œdème pulmonaire flash » survenant de façon inattendue chez les patients ayant une maladie rénovasculaire [14] a été suivie d'une ample confirmation de cette entité clinique [15-18]. L'observation originale montrait que la revascularisation ou la néphrectomie pouvait aboutir à une réversibilité complète du syndrome chez un grand nombre de patients. Les observations ultérieures ont suggéré que l'occlusion unilatérale avec une maladie controlatérale était fréquemment observée chez ces patients [18]. La raison pour laquelle ces patients se présentent avec ce syndrome clinique, plutôt qu'une insuffisance rénale progressive ou une hypertension artérielle de contrôle difficile n'est pas identifiée [16]. Quoi qu'il en soit, l'efficacité de l'intervention dans ce syndrome suggère que dans la maladie rénovasculaire il est un très fort indicateur en faveur d'une revascularisation : il définit un sous-groupe où le bénéfice absolu est attendu une fois qu'un diagnostic correct est établi. Il est instructif de revoir la littérature en comptabilisant le nombre d'admissions de ces patients pour œdème pulmonaire nécessitant fréquemment la ventilation assistée, avant que la cause soit identifiée !

## Insuffisance cardiaque congestive

L'existence d'une maladie rénovasculaire chez des patients ayant une insuffisance cardiaque congestive stable et une fonction rénale modérément altérée est statistiquement bien établie [19]. Des observations isolées ont parfois montré l'amélioration remarquable des symptômes dans ce sous-groupe [20]. Cependant, aucun argument définitif en faveur de l'angioplastie n'a été apporté chez les patients ayant une insuffisance cardiaque congestive stable.

## Intolérance d'un IEC

La description originale de Hricik et coll. [21] a montré qu'une dégradation de la fonction rénale pouvait être provoquée par l'utilisation d'un IEC en présence d'une maladie rénovasculaire. À l'extrême, l'usage concomitant de diurétiques peut provoquer une thrombose de l'artère rénale [22]. Parallèlement, une littérature colossale a prouvé les effets bénéfiques des IEC dans l'insuffisance cardiaque [23]. C'est dans les mêmes groupes de patients qu'une incidence significative de maladie rénovasculaire a été observée. Les grandes études n'ont pas décelé de dégradation significative de la fonction rénale chez des patients traités par IEC pour insuffisance cardiaque. Cependant, toutes ces études ont exclu les patients à risque élevé, ayant une insuffisance rénale significative avant que l'IEC soit débuté. Lorsque le traitement par IEC est initialement bien toléré sans altération de fonction rénale, une dégradation tardive peut survenir si la maladie rénovasculaire progresse. En pratique clinique, un équilibre peut être trouvé entre les bénéfices potentiels des IEC dans l'insuffisance cardiaque et l'aggravation éventuelle de la fonction rénale. Ceci est particulièrement vrai chez les patients ayant une fonction rénale altérée à l'initiation du traitement avec une maladie bilatérale ou un rein fonctionnel unique : récemment, nous avons reporté 2 observations où l'angioplastie a permis l'utilisation d'IEC [24]. Deux avantages se sont dégagés : un meilleur contrôle de la pression artérielle et la possibilité d'introduire un IEC utile au traitement de l'insuffisance cardiaque. Dans ce groupe de patients, je pense que l'angioplastie rénale peut s'accompagner d'un bénéfice significatif pour le patient.

## Hypertension artérielle

C'est le domaine de la plus vive controverse dans l'angioplastie rénale. Les études initiales ont démontré d'excellents résultats dans la dysplasie fibro-musculaire, avec une morbidité bien inférieure à celle de la chirurgie. Les premières études mêlaient maladie rénovasculaire par athérosclérose ou fibro-dysplasie. Les évaluations initiales ont cependant souligné assez vite que le taux de succès dans la maladie athéroscléreuse était bien moins bon que les excellents résultats propres à la dysplasie fibro-musculaire [25]. Dans la maladie athéroscléreuse, un grand nombre d'études d'intervention non randomisées suggéraient un bénéfice chez certains patients ; les facteurs prédictifs de succès étaient hétérogènes. La publication de trois essais récents dans la maladie athéroscléreuse a démontré que l'angioplastie rénale joue un rôle marginal dans la guérison de l'hypertension artérielle dans ce groupe de patients [4, 9, 26].

N'étions-nous pas naïfs d'espérer un excellent résultat ? Étant donné l'âge et les co-morbidités associées, une guérison de l'HTA tenait d'avantage du miracle que du rationnel. Aujourd'hui les recommandations d'objectif tensionnel dans toutes les formes de maladies rénales suggèrent un abaissement à des valeurs de plus en plus basses pour les pressions systolique et diastolique. Ceci n'est souvent obtenu qu'en augmentant le nombre d'anti-hypertenseurs, plutôt que par l'augmentation des posologies. Aujourd'hui, dans un Département de Néphrologie, l'usage de quatre classes d'antihypertenseur est un fait banal. Il reste une place pour l'angioplastie rénale lorsque le nombre maximal d'antihypertenseur est utilisé, ou qu'une insuffisance rénale et une maladie rénovasculaire ont été identifiées. La seule diminution du nombre d'anti-hypertenseurs utilisés peut être considérée comme un résultat décevant des essais de traitement par angioplastie. Cependant, chez certains patients la procédure aboutit à un meilleur contrôle de l'hypertension artérielle et ouvre la possibilité d'utiliser une autre classe d'antihypertenseur. Le plus souvent cet argument se rapproche de la possibilité d'introduire un IEC en cas d'insuffisance cardiaque.

## Protéinurie

Un grand nombre d'observations isolées ont rapporté l'association d'une maladie rénovasculaire et d'une protéinurie [27]. Dans certaines observations, le geste interventionnel s'accompagne d'une réduction de la protéinurie. Ce résultat n'est pas aujourd'hui une indication incontestable de l'angioplastie.

## Insuffisance rénale terminale

Il s'agit du groupe de patients parvenus au stade de dialyse. Eu égard à la fonction rénale, une tentative thérapeutique ne comporte aucun risque et des observations anecdotiques suggèrent dans certains cas une amélioration de la fonction rénale [28, 29]. L'efficacité respective de l'angioplastie et des autres mesures symptomatiques utilisées simultanément est controversée. Quoi qu'il en soit, si la dialyse est devenue indispensable, une sténose serrée bilatérale ou un rein fonctionnel unique peuvent justifier une angioplastie. Aucun paramètre prédictif du succès n'a été identifié. Effectuer une biopsie rénale chirurgicale avant la revascularisation comporte un risque chez les patients dialysés qui reçoivent un traitement intermittent par héparine à l'occasion de l'hémodialyse [30]. La taille du rein appréciée en échographie pourrait être un indice utile, avec peu de chance de succès si le rein mesure moins de 7-8 cm [31]. Du fait de la diffusion de la maladie athérosclérosuse, le patient peut être dans un état critique. Un observateur écossais attentif rapportait que beaucoup de ces patients « ne supporteraient pas une coupe de cheveux » ! Avec les techniques récentes et un radiologue interventionnel chevronné, il est devenu possible d'effectuer une angioplastie avec un risque faible chez bon nombre de ces patients. Le bénéfice de la sortie de dialyse dans ce groupe de sujets âgés peut être considérable. Leur taux de mortalité élevé n'est pas significativement modifié mais un gain modeste de fonction rénale leur permet de vivre sans dialyse pour le reste de leur existence.

Bien que ce nouveau mode de présentation combinant insuffisance rénale terminale et maladie vasculaire puisse être une relativement bonne indication d'angioplastie, le diagnostic doit être fermement établi. Dans le Royaume-Uni, la difficulté d'accès à une radiologie interventionnelle sophistiquée peut freiner l'enthousiasme pour parvenir au diagnostic.

## Insuffisance rénale progressive

C'est dans ce domaine qu'il est le plus difficile de parvenir à une conclusion solide, et ceci pour deux raisons : la première tient à l'absence de grands essais cliniques randomisés contrôlés. Avant que les résultats d'essais randomisés soient disponibles, il y avait une grande diversité dans l'interprétation des procédures de traitement de l'hypertension artérielle dans la maladie rénovasculaire [10]. Aujourd'hui, nous savons qu'il est difficile de distinguer le moindre bénéfice absolu, faute d'essai randomisé. Un essai a commencé dans le Royaume-Uni, alors qu'en Hollande l'inclusion des patients dans un autre essai débute. Les conclusions sur les bénéficiaires potentiels de l'angioplastie reposent sur une analyse de données imparfaites. En effet, pas une série rapportée n'inclut une randomisation. Comme pour l'hypertension, les résultats sont variables.

Ensuite, la relation entre déclin de la fonction rénale et lésion rénovasculaire dans la maladie athéroscléreuse n'est pas claire. L'histoire naturelle de l'insuffisance rénale et de la progression de la lésion anatomique sont complexes. En fonction des études et de la méthode d'évaluation, le taux de progression d'une sténose sévère vers l'occlusion varie de 5 à 10 p. 100 par an [4]. Bien qu'un certain degré de fonction rénale puisse persister dans un rein en aval d'une occlusion athéroscléreuse de l'artère rénale, celle-ci s'accompagne habituellement d'une perte de la fonction rénale utile [32]. La relation entre la sténose de l'artère rénale et l'anomalie de la fonction du rein est incertaine. Plusieurs travaux récents ont montré que le degré de la sténose n'est pas corrélé à la perte de fonction. Dans les formes unilatérales, nous avons montré que la présence d'une sténose athéroscléreuse de l'artère rénale ne présume pas du rein qui conserve la meilleure fonction [32]. Cette donnée importante montre que dans la maladie rénovasculaire athéroscléreuse, la fonction rénale est affectée par divers processus distincts du seul rétrécissement artériel. D'une correction de la sténose artérielle on ne peut attendre une amélioration spectaculaire de la fonction rénale [33].

## Dysfonction du rein transplanté

La dysfonction d'un transplant rénal peut impliquer des facteurs différents, propres au donneur ou au receveur et représente des processus distincts.

Les facteurs liés au donneur sont de deux ordres : le premier est une maladie rénovasculaire transmise par le donneur. Des observations ont montré qu'une dysplasie fibro-musculaire de l'artère du transplant pouvait être responsable de complications chez le receveur [34]. Cet événement est rare. Un succès de l'angioplastie peut être espéré, à l'instar de son efficacité dans la dysplasie fibro-musculaire des reins natifs. La seconde situation est la maladie athéroscléreuse responsable d'une insuffisance rénale chez le receveur. Les chirurgiens ont l'habitude d'éliminer les plaques athéroscléreuses et d'effectuer une anastomose termino-latérale lorsque l'artère du transplant est le siège d'une athérosclérose significative à son origine. À l'occasion de la transplantation, des embols de cholestérol peuvent également léser le rein. Ces lésions ne sont pas réversibles avec l'angioplastie, et le pronostic des embols de cholestérol en cas de dysfonction primaire est catastrophique [35, 36].

La maladie rénovasculaire du receveur s'organise en deux entités. La première est rare et caractérisée par une maladie athéroscléreuse contribuant à une dysfonction du transplant : c'est essentiellement une anomalie des artères iliaques du receveur en amont de l'artère du transplant. La survenue d'œdème pulmonaire flash similaire à la maladie native a été rapportée [37]. Ici, un bon succès de l'angioplastie est attendu. Elle peut cependant être compliquée d'embolies de cholestérol, comme l'angioplastie des reins natifs. La deuxième entité est représentée par la classique sténose de l'artère du rein transplanté. Celle-ci est plus proche de la dysplasie fibro-musculaire que de la maladie athéroscléreuse. Elle survient sur l'artère du donneur, n'importe où, entre l'anastomose et les branches distales, et peut survenir à un délai très variable, précocement ou plus de 10 ans après la transplantation [38]. Dans ce groupe, les résultats du traitement sont excellents pour la préservation de la fonction rénale. Le risque de la procédure est toutefois plus élevé que dans la maladie sur rein natif, puisqu'il n'y a pas de circulation collatérale comparable au cercle capsulaire.

## Conclusion

J'ai montré la complexité des bénéfices attendus de l'angioplastie. En effet, les conséquences d'une sténose de l'artère rénale diffèrent largement d'un patient à l'autre. Mon appréciation de l'efficacité de l'angioplastie selon la présentation clinique et la cause de la sténose de l'artère rénale est résumée au tableau II. Dans certains domaines comme l'hypertension artérielle, il faut bien réaliser que le bénéfice immédiat semble modeste, alors qu'il est important pour le patient à long terme. Il est par contre difficile de prédire si l'angioplastie joue un rôle significatif dans d'autres domaines, par exemple la mortalité. J'en conclus que l'angioplastie rénale profite à quelques patients, mais que ses avantages restent incertains chez la plupart.

TABLEAU II. — INDICATIONS RELATIVES DE L'ANGIOPLASTIE.

| INDICATION DE L'ANGIOPLASTIE | SYMPTÔMES DE MALADIE RÉNOVASCULAIRE |
|---|---|
| Forte | Œdème pulmonaire flash<br>Insuffisance rénale terminale avec maladie rénovasculaire<br>Contrôle tensionnel dans la dysplasie fibro-musculaire |
| Bonne | Possibilité d'introduire un IEC en cas de maladie athéroscléreuse compliquée d'insuffisance cardiaque<br>Préservation de la fonction rénale dans la maladie de Takayasu<br>Préservation de la fonction rénale dans la sténose de l'artère du rein transplanté |
| Putative | Amélioration du contrôle de la pression artérielle et du risque cardiovasculaire dans la maladie athéroscléreuse |
| Non démontrée | Mortalité dans la maladie athéroscléreuse<br>Insuffisance rénale progressive dans la maladie athéroscléreuse*<br>Protéinurie |

* Des essais sont en cours pour évaluer cette question.

**Remerciements**

Nous remercions très vivement le Docteur Dominique Chauveau qui a bien voulu se charger de la traduction de ce texte.

## BIBLIOGRAPHIE

1. SCOBLE JE. Atherosclerotic nephropathy. Kidney Int, 1999; **56**: S106-109.
2. MAY AG, DE WEESE JA, ROB CG. Hemodynamic effects of arterial stenosis. Surgery, 1963; **53**: 513-524.
3. SCHREIBER MJ, POHL MA, NOVICK AC. The natural history of atherosclerotic and fibrous renal artery disease. Urol Clin North Am, 1984; **11**: 383-392.
4. VAN JAARSVELD BC, KRIJNEN P, PIETERMAN H ET AL. The effect of balloon angioplasty on hypertension in atherosclerotic renal-artery stenosis. N Engl J Med, 2000; **342**: 1007-1014.
5. MARCUSSEN N. Atubular glomeruli in renal artery stenosis. Lab Invest, 1991; **65**: 558-565.
6. GOLDBLATT H, LYNCH J, HANZAL RF, SUMMERVILLE WW. The production of persistent elevation of systolic blood pressure by means of renal ischemia. J Exp Med, 1934; **59**: 347-378.
7. GOBE GC, BUTTYAN KRL, WYBURN KR ET AL. Clusterin expression and apoptosis in tissue remodeling associated with renal regeneration. Kidney Int, 1995; **47**: 411-420.
8. GRONE HJ, WARNECKE E, OLBRICHT CJ. Characteristics of renal tubular atrophy in experimental renovascular hypertension: a model of kidney hibernation. Nephron, 1996; **72**: 243-252.
9. WEBSTER J, MARSHALL F, ABDALLA M ET AL. Randomised comparison of percutaneous angioplasty vs continued medical therapy for hypertensive patients with atheromatous renal artery stenosis. J Hum Hypertension, 1998; **12**: 329-335.
10. TUTTLE KR, CHOUINARD RF, WEBBER JT ET AL. Treatment of atherosclerotic ostial renal artery stenosis with the intravascular stent. Am J Kidney Dis, 1998; **32**: 611-622.

11. CONLON PJ, ATHIRAKUL K, KOVALIK E ET AL. Survival in renal vascular disease. J Am Soc Nephrol, 1998; **9**: 252-256.

12. MAILLOUX LU, BELLUCI AG, NAPOLITANO B ET AL. Survival estimates for 683 patients starting dialysis from 1970 through 1989: identification of risk factors for survival. Clin Nephrol, 1994; **42**: 127-135.

13. MISSOURIS CG, BUCKENHAM T, CAPPUCIO FP ET AL. Renal artery stenosis: a common and important problem in patients with peripheral vascular disease. Am J Med, 1994; **96**: 10-14.

14. PICKERING TG, HERMAN L, DEVEREUX RB ET AL. Recurrent pulmonary oedema in hypertension due to bilateral renal artery stenosis: treatment by angioplasty or surgical revascularisation. Lancet, 1988; **2**: 551-552.

15. CONNOLLY JO, HIGGINS RM, WALTERS HL ET AL. Presentation, clinical features and outcome in different patterns of atherosclerotic renovascular disease. Q J Med, 1994; **87**: 413-421.

16. FARMER CK, REIDY J, SCOBLE JE. Flash pulmonary oedema in a patient 24 years after aorto-renal vein graft. Nephrol. Dialysis Transplant, 1999; **14**: 1310-1312.

17. DIAMOND JR. Flash pulmonary oedema and the diagnostic suspicion of occult renal artery stenosis. Am J Kidney Dis, 1993; **21**: 328-330.

18. BLOCH MJ, TROST DW, PICKERING TG ET AL. Prevention of recurrent pulmonary edema in patients with bilateral renovascular disease through renal artery stent placement. Am J Hypertens, 1999; **12**: 1-7.

19. MACDOWALL P, KALRA PA, O'DONOGHUE DJ ET AL. Risk of morbidity from renovascular disease in elderly patients with congestive cardiac failure. Lancet, 1998; **352**: 13-16.

20. MISSOURIS CG, BUCKENHAM T, VALLANCE PJ ET AL. Renal artery stenosis masquerading as congestive heart failure. Lancet, 1993; **341**: 1521-1522.

21. HRICIK DE, BROWNING PJ, KOPELMAN R ET AL. Captopril-induced functional renal insufficiency in patients with bilateral renal-artery stenoses or renal-artery stenosis in a solitary kidney. N Engl J Med, 1983; **308**: 373-376.

22. PONTREMOLI R, RAMPOLDI V, MORBIDELLI A ET AL. Acute renal failure due to acute bilateral renal artery thrombosis: successful surgical revascularization after prolonged anuria. Nephron, 1990; **56**: 322-324.

23. HOPE Study Investigators. Effects of an angiotensin-converting-enzyme inhibitor Ramipril, on death from cardiovascular events in high risk patients. N Engl J Med, 2000; **342**: 145-153.

24. GOLDSMITH DJA, REIDY J, SCOBLE J. Renal arterial intervention and angiotensin blockade in atherosclerotic nephropathy. Am J Kidney Dis, 2000; **36**: 837-843.

25. RAMSAY LE, WALLER PC. Blood pressure response to percutaneous transluminal angioplasty for renovascular hypertension: an overview of published series. Br Med J, 1990; **300**: 569-572.

26. PLOUIN PF, CHATELLIER G, DARNE B ET AL. Blood pressure outcome of angioplasty in atherosclerotic renal artery stenosis: a randomized trial. Essai multicentrique medicaments vs angioplastie (EMMA) study group Hypertension, 1998; **31**: 823-829.

27. SCOBLE JE. The natural history and management of renovascular disease. *In*: El Nahas AM, Harris KPG, Anderson S, eds. Mechanisms of chronic renal failure. Oxford, 2000, Oxford University Press: 265-301.

28. YING CY, TIFFT CP, GARVAS H ET AL. Renal revascularization in the azotemic hypertensive patient resistant to therapy. N Engl J Med, 1984; **311**: 1070-1075.

29. PATTISON JM, REIDY JF, RAFFERTY MJ ET AL. Percutaneous transluminal renal angioplasty in patients with renal failure. Q J Med, 1992; **85**: 883-888.

30. NOVICK AC. Patient selection for intervention to preserve renal function in ischemic renal disease. *In*: Novick A, Scoble J, Hamilton G, eds. Renal vascular disease. London, 1995, W.B. Saunders: 323-335.

31. MORRIS GC, DEBAKEY ME, COOLEY DA. Surgical treatment of renal failure of renovascular origin. Journal of American Medical Association, 1962; **182**: 113-116.

32. FARMER CK, COOK GJ, BLAKE GM ET AL. Individual kidney function in atherosclerotic nephropathy is not related to the presence of renal artery stenosis. Nephrol Dialysis Transplant, 1999; **14**: 2880-2884.

33. FARMER CK, REIDY J, KALRA PA ET AL. Individual kidney function before and after renal angioplasty. Lancet, 1998; **352**: 288-289.

34. CAMPIERI C, GREGORINI M, MOSCHELLA MR ET AL. Images in nephrology. Fibromuscular dysplasia in a transplanted kidney. Nephrol Dialysis Transplant, 1998; **13**: 1299.

35. DE TAKATS DL, POLLOCK LE, O'DONNELL PJ ET AL. Is cholesterol embolic disease an unrecognized cause of renal graft dysfunction? Nephrol Dialysis Transplant, 1996; **11**: 1325-1327.

36. RIPPLE MG, CHARNEY D, NADASDY T. Cholesterol embolization in renal allografts. Transplantation, 2000; **69**: 2221-2225.

37. LYE WC, LEONG SO, LEE EJ. Transplant renal artery stenosis presenting with recurrent acute pulmonary oedema. Nephron, 1996; **72**: 302-304.

38. WONG W, FYNN SP, HIGGINS RM ET AL. Transplant renal artery stenosis in 77 patients-does it have an immunological cause? Transplantation, 1996; **61**: 215-219.

# LE RYTHME DE L'HÉMODIALYSE. FRÉQUENTE, PROLONGÉE OU FRÉQUENTE ET PROLONGÉE ?

par

M. P. KOOISTRA et P. F. VOS*

## Introduction : hémodialyse adéquate ?

La mortalité chez les patients hémodialysés est inversement corrélée à la clearance dialytique et rénale résiduelle de l'urée [1-7]. La détermination du « single pool » KT/V est une méthode simple et pratique de mesure de la clearance de l'urée. Durant la dernière décennie, le KT/V est devenu synonyme de dialyse adéquate. Selon les recommandations de la « National Kidney Foundation Dialysis Outcomes Quality Initiative » (NKF-DOQI) sur la qualité de dialyse, un traitement par hémodialyse est considéré comme adéquat lorsque le KT/V hebdomadaire est supérieur à 3,6 [8].

Est-il vrai que l'on administre une hémodialyse adéquate quand le KT/V hebdomadaire est supérieur à 3,6 ? Si c'est le cas, est-il possible que nos patients, qui sont dialysés de façon adéquate, aient une qualité de vie et un contrôle hémodynamique médiocre, une morbi-mortalité excessive par rapport à la population générale ?

Un programme d'hémodialyse de trois séances de 4 heures par semaine, avec un KT/V hebdomadaire supérieur à 3,6 est peut-être adéquat, si l'on se réfère aux recommandations de la NKF-DOQI. Cependant, ce traitement (considéré actuellement comme le « golden standard » !) est non physiologique, et conduit à d'importantes et rapides fluctuations des volumes et compositions biochimiques des fluides corporels, avec les risques potentiels liés aux concentrations élevées ou basses des solutés et l'instabilité hémodynamique. La plupart des patients

* Stichting Dianet Dialysis Centres, Utrecht, Pays-bas.

hémodialysés, qui ont été exposés à cette *dialyse non physiologique* sont décrits depuis 25 ans [9]. Il est difficile d'admettre que ce type de traitement est adéquat.

« L'hémodialyse adéquate » devrait inclure un KT/V hebdomadaire supérieur à 3,6 et aboutir à un état clinique proche de la bonne santé. Le but d'un tel traitement devrait conduire à une vie normale, sans symptômes liés à la dialyse, à un état métabolique normal, à une situation hémodynamique stable, et surtout à une qualité de vie correcte. Force est de constater que la plupart des malades hémodialysés ne sont pas traités de façon adéquate.

Pour améliorer le résultat de l'hémodialyse, plusieurs voies peuvent être empruntées : optimiser la technique de dialyse (par exemple développer l'hémofiltration ou l'hémodiafiltration), utiliser un meilleur matériel (par exemple les dialyseurs biocompatibles à haut flux), prescrire un traitement pharmacologique moderne (par exemple l'érythropoïétine, le calcitriol) et modifier le « rythme » du programme de dialyse. Celui-ci peut l'être en changeant la durée hebdomadaire ou la fréquence des séances de dialyse.

## Augmentation de la fréquence : l'hémodialyse courte et fréquente (hémodialyse quotidienne)

L'expression « hémodialyse courte et fréquente » semble plus appropriée que celle « d'hémodialyse quotidienne », car les nombreuses études consacrées à celle-ci décrivent une fréquence de 5 ou 6 dialyses par semaine , d'une durée raccourcie à 2 ou 2,5 heures par séance.

La première étude sur l'augmentation de la fréquence des séances d'hémodialyse à été publiée en 1969 par De Palma [10, 11]. Dans ce travail, il est noté une amélioration des paramètres nutritionnels et un contrôle de la pression artérielle quand les patients sont dialysés 5 fois par semaine durant 4 à 5 heures. Ces résultats sont confirmés par des études ultérieures menées en Italie en 1972 [12] et aux USA en 1975 [13]. Cependant, ces travaux n'ont pas retenu d'attention. Le débat a été relancé en Italie en 1982 [14, 15], en Belgique en 1989 [16] et aux Pays-Bas en 1998 [17]. Depuis, plusieurs études ont été entreprises [18, 19] et la conviction a grandi quant au bénéfice de l'augmentation de la fréquence des dialyses [20].

Quels sont les arguments théoriques pour de meilleurs résultats en faveur de l'hémodialyse courte et fréquente comparée à l'hémodialyse conventionnelle ?

Les fluctuations non physiologiques des solutés et volumes constituent la première raison théorique en défaveur de l'hémodialyse conventionnelle. Théoriquement, quand on compare les concentrations d'urée après une semaine de traitement de 6 séances de 2 heures (avec un KT/V hebdomadaire adéquat), avec celles d'un traitement de 3 séances de 4 heures (avec le même KT/V), on observe trois différences majeures : quand les dialyses sont plus fréquentes, le pic d'urée est plus bas, le taux de réduction de l'urée est plus faible, et la concentration moyenne d'urée après une semaine de traitement est légèrement plus basse. Un pic plus bas, des oscillations minimes et une concentration moyenne plus faible conduisent à une « dialyse plus physiologique » [11]. La « dialyse non physiologique » s'exprime avec un paramètre, la « déviation de l'intervalle moyen » de l'urée ou « time averaged deviation » TAD-u [21, 22]. TAD-u est défini comme la fluctuation moyenne de la concentration d'urée autour d'un intervalle de concentration, « TAC-u », de valeurs durant toute la semaine. Dans la plupart des modalités de traitement de remplacement qui approchent une élimination continue des solutés, le TAD de certains solutés est bas. En général, l'augmentation du nombre de séances d'hémodialyse hebdomadaire entraîne une baisse significative de TAD-u, renforçant ainsi le « profil physiologique » du traitement [21, 22]. TAC-u diminue aussi, mais sans atteindre le même niveau car la clearance hebdomadaire d'urée effective n'est pas augmentée [21, 22]. Les effets du passage de trois séances hebdomadaires à six séances par semaine, sans modification du KT/V conduisent à une diminution marquée de TAD-u, une légère baisse de TAC-u, mais à une évolution clinique meilleure [17]. La relation précise entre l'état clinique et le TAD-u demande à être mieux établie, dans des études cliniques prospectives plus larges. Événement plus important, peut-être, l'augmentation de la fréquence peut avoir les mêmes effets bénéfiques sur le contrôle des volumes : une hyperhydratation plus faible et des fluctuations moins importantes conduisent à une meilleure tolérance de l'ultrafiltration ayant pour but un poids sec plus bas et par conséquent un meilleur contrôle de la pression artérielle, ce qui peut être d'une très grande importance dans la prévention des complications cardiovasculaires.

La seconde raison théorique en défaveur de l'hémodialyse conventionnelle (comparée à l'hémodialyse fréquente et courte) est la faible élimination effective des petites molécules durant le traitement. Ceci est dû à la baisse exponentielle des concentrations sanguines de ces solutés et au déséquilibre entre les compartiments tissulaire et sanguin [23, 24]. Bien que la clearance de l'urée puisse être constante tout au long de la séance d'hémodialyse, l'élimination de l'urée est moins importante à la fin qu'au début de la séance d'hémodialyse. Donc, quand le nombre des séances hebdomadaires est réduit, il est indispensable d'avoir un KT/V plus grand pour maintenir un TAC-u identique. Autrement dit, le même KT/V a une plus grande importance quand la fréquence est plus accrue. Pour être en mesure de comparer des schémas de traitement avec différentes fréquences, les concepts de « clearance rénale équivalente » (eKR) et de « KT/V standardisé » (std-KT/V), ont été proposés. La clearance rénale équivalente est définie par la quantité d'urée hebdomadaire devant être éliminée pour maintenir une certaine valeur de TAC-u [23, 25]. Le KT/V standardisé est défini par la quantité d'urée devant être épurée afin de maintenir une certain niveau de concentration moyenne d'urée prédialyse [24, 26]. Ces deux concepts affirment clairement la nécessité d'augmenter le nombre des séances hebdomadaires, quand il y a besoin d'avoir un traitement par hémodialyse efficace [24].

Voilà pour les bases théoriques, qu'en est-il des preuves cliniques ?

Plusieurs études cliniques montrant des effets bénéfiques des dialyses courtes et fréquentes ont été publiées.

L'amélioration des paramètres nutritionnels a été rapportée. Le poids corporel, nPCR, l'ingestion calorique et la concentration d'albumine sérique augmentent [15, 17, 20].

Les données sur l'érythropoïèse sont contradictoires : certaines études ne montrent pas d'amélioration [17, 20], alors que plusieurs autres trouvent un effet positif, se traduisant par une concentration d'hémoglobine plus élevée avec des doses d'érythropoïètine moindre [15, 19, 20, 27].

Il a été rapporté que la production d'érythropoïètine endogène peut être augmentée [28]. D'un autre côté, beaucoup de fer peut être éliminé lors des dialyses la fréquence est accrue [17], ce qui a pour conséquence la nécessité d'apports de fer plus importants.

La plupart des études ne montrent pas, ou au mieux rapportent des effets mineurs sur le métabolisme du calcium et des phosphates [17, 19, 20, 28]. Le peu d'effet de l'hémodialyse courte et quotidienne sur l'élimination des phosphates, est dû au fait que l'épuration des phosphates nécessite de longues séances de dialyse. La concentration sérique du phosphore chute très rapidement aussitôt après le démarrage de la séance d'hémodialyse et reste constante bien plus tard [29, 30]. La chute rapide durant le première phase est la conséquence de la clearance du phosphore effective du dialyseur. Plus tard, le transfert lent du phosphore du compartiment extravasculaire (par exemple le squelette) vers le sang empêche la chute ultérieure de la phosphorémie, et conduit à un taux d'extraction bas du phosphore au fur et à mesure que se déroule la séance de dialyse. Dans cette phase, la durée de la séance est déterminante pour une extraction de phosphates suffisante.

L'épuration efficace de la bêta-2 microglobuline par l'hémodialyse nécessite deux conditions, une clearance élevée et une durée de dialyse prolongée [31]. Par définition, l'hémodialyse courte et fréquente, ne répond pas au deuxième critère et de ce fait on ne peut s'attendre à une extraction importante de bêta-2 microglobuline. Ceci a été confirmé par Williams [28].

La pression artérielle s'améliore et se normalise dans la plupart des cas, et les patients hypertendus résistants au traitement par hémodialyse conventionnelle deviennent normotendus. On observe une baisse significative de la prescription de médicaments antihypertenseurs [10, 12, 14, 15, 17-20]. L'hypertrophie ventriculaire gauche s'améliore [18, 27, 32]. Les épisodes perdialytiques d'hypotension artérielle, de crampes musculaires et de céphalées deviennent extrêmement rares. À notre avis, l'hémodialyse courte et fréquente a un plus grand effet sur le contrôle hémodynamique que sur le contrôle métabolique. Le mécanisme du meilleur contrôle de la pression artérielle est encore inconnu. L'ultrafiltration plus fréquente de volumes réduits conduit à des séances d'hémodialyse plus stables et mieux tolérées, et permet d'atteindre plus facilement le poids sec recherché. Par ailleurs, certains ont émis l'hypothèse que les variations faibles et les pics bas des volumes d'eau corporelle amènent à une réduction de l'activation des facteurs vasoconstricteurs et du système sympathique.

En raison des ponctions plus fréquentes des sites d'accès vasculaire, il existe un risque de dysfonctionnement et d'une moins grande longévité de l'abord vasculaire. Cependant, une revue de la littérature consacrée à l'hémodialyse fréquente utilisant des systèmes d'uni- ou de bi-ponction, ne montre pas d'effet délétère sur la longévité ou le taux de complications des sites d'accès vasculaires [33]. On peut émettre l'hypothèse que l'héparinisation plus fréquente aurait également des conséquences.

Les données sur les effets que produit l'hémodialyse courte et fréquente sur la qualité de vie sont abondantes. Déjà en 1975, il est rapporté que la qualité de vie des patients traités par hémodialyse courte et fréquente augmente par rapport à celle des patients traités trois fois par semaine (moins de dépression, d'angoisse, de fatigue, de tension nerveuse). Buoncristiani a montré une amélioration des symptômes liés à la dialyse, comme les crampes, les céphalées et l'asthénie [15]. Il a également rapporté une régression de l'insomnie, du prurit, ainsi qu'une amélioration de l'appétit, des facultés mentales et physiques, de la vie familiale et sociale, et des fonctions sexuelles [34]. Le groupe d'Utrecht a utilisé plusieurs questionnaires validés, mesurant les effets de l'hémodialyse courte et fréquente sur la qualité de vie [17]. Dans l'ensemble, le bien-être général s'améliore de façon marquée. Les progrès importants sont une meilleure condition physique et un meilleur état mental. Plusieurs symptômes subjectifs s'amendent complètement ou régressent, comme la soif, l'insomnie, le prurit, l'asthénie et l'anorexie. Les signes liés à la dialyse, comme les céphalées, les nausées, ou la fatigue post-dialyse disparaissent chez tous les patients. Les malades ont la capacité de reprendre leurs activités quotidiennes directement après la dialyse. Cependant, l'isolement social tend à s'exacerber. Les malades traités par dialyse quotidienne, et combinant une vie familiale et professionnelle sont quelque peu isolés sur le plan social. Néanmoins, ces patients préfèrent le traitement quotidien aux trois séances hebdomadaires [17]. Tous les malades estiment que les avantages du traitement quotidien sont plus importants que les inconvénients qu'il induit et poursuivent ce même programme après l'étude. On ne peut que spéculer sur les mécanismes de cette amélioration de la qualité de vie. Autant l'amélioration de l'état physique peut être mise sur le compte de l'amélioration du contrôle hémodynamique, de la diminution des fluctuations des volumes de l'eau corporelle, d'un moindre pic de concentration de toxines et de variations plus faibles des concentrations de solutés ; autant le mode de vie plus libéral ou la moindre prise médicamenteuse sont actuellement matière à discussion. Le coût de la dialyse quotidienne est peut-être un problème : un tel traitement intensif n'est-il pas trop coûteux ? Dans la situation néerlandaise, le coût annuel (incluant tous les coûts d'approvisionnement, les surcoûts du personnel, des examens de laboratoire et de diagnostic, des médicaments, des hospitalisations et des frais de déplacements) de l'hémodialyse quotidienne à domicile, six fois par semaine avec l'aide du conjoint est comparable à celui de la DPCA. Le coût annuel de l'hémodialyse à domicile six fois par semaine avec l'assistance d'une infirmière est comparable à celui de l'hémodialyse en centre trois fois par semaine [17]. Ting et collaborateurs estiment en raison d'un plus faible usage de médicaments et d'hospitalisations moins fréquentes permettant des économies, le coût de l'hémodialyse quotidienne en centre est comparable à celui de l'hémodialyse tri-hebdomadaire [35].

Actuellement, on ne connaît pas les effets de l'hémodialyse courte et fréquente sur la mortalité, puisque les études rapportées concernent un nombre insuffisant de malades et leur objet ne permettent pas de conclusions sur la survie. Cependant, elles indiquent que l'hémodialyse fréquente et prolongée entraîne une mortalité plus faible. Woods et collaborateurs rapportent un taux de survie de 80 p. 100 à plus de 5 ans, ce qui est élevé [20].

## Augmentation de la durée : trois longues séances d'hémodialyse par semaine

Le groupe de Tassin, en France, a sans doute la plus grande expérience des effets des longues séances d'hémodialyse [36-37]. Depuis 1968, des centaines de malades ont été hémodialysés trois fois huit heures par semaine sur des dialyseurs en Cuprophane®. Malgré l'utilisation de membranes bio-incompatibles, la survie des patients traités selon ce programme est bien meilleure que celle de groupes similaires traités de façon conventionnelle. Ceci étant dû, essentiellement, à une mortalité de cause cardiovasculaire plus faible [37, 38].

Le contrôle de la pression artérielle est excellent, accompagné d'une prescription très réduite de médicaments anti-hypertenseurs (< 5 p. 100) [36, 39]. Durant trois mois après le passage d'un programme de trois séances d'hémodialyse de cinq heures à trois séances hebdomadaires de huit heures, chez 55 patients, le poids corporel chute légèrement et la pression artérielle moyenne diminue de 119 à 110 mmHg. Le traitement médicamenteux anti-hypertenseur a pu être interrompu chez tous les malades sauf un. Durant un suivi de neuf mois, le poids corporel a augmenté de 2,5 kilogrammes avec une amélioration supplémentaire de la pression artérielle [37]. La raison principale du meilleur contrôle de la pression artérielle semble être l'ajustement du volume extra-cellulaire.

Pourquoi trois longues séances d'hémodialyse par semaine entraînent-elles un contrôle adéquat du volume extra-cellulaire ? L'effet majeur est l'obtention plus facile du poids sec avec les longues séances qu'avec l'hémodialyse conventionnelle. Puisque le débit d'ultrafiltration est plus faible, les variations horaires du volume sanguin sont donc réduites, et les effets secondaires de l'ultrafiltration, comme l'hypotension artérielle, les crampes, les vomissements et les céphalées sont moins fréquentes [37, 40]. Cependant, un sous-groupe de patients normotendus dialysés trois fois par semaine de façon prolongée, a un volume extra-cellulaire plus élevé que celui de patients normotendus ou non traités par hémodialyse conventionnelle [40], suggérant l'importance d'autres facteurs que le strict contrôle du volume extra-cellulaire.

Dans les données du groupe de Tassin, la pression artérielle moyenne semble être un fort facteur prédictif de mortalité en analyse de Cox, précisant qu'une pression artérielle basse obtenue avec trois longues séances d'hémodialyse permet de réduire la mortalité cardiovasculaire [37].

La seule exception est l'absence d'amélioration de l'hypertrophie ventriculaire gauche chez ces patients. En dépit d'un bon contrôle de la pression artérielle, l'échocardiographie met en évidence une hypertrophie ventriculaire gauche chez 76 p. 100 de patients traités par trois longues séances d'hémodialyse depuis plus de dix ans [41].

Les dialyses longues entraînent une amélioration du statut nutritionnel des patients, et une augmentation de l'hématocrite tout en permettant la réduction des doses d'érythropoïétine [37, 42].

On peut émettre l'hypothèse que l'augmentation de la durée des séances permet l'augmentation de l'élimination de la bêta-2 microglobuline et retarde par voie de conséquence l'apparition de l'amylose liée à la dialyse. Ceci n'a pas été retrouvé par le groupe de Tassin : 50 p. 100 des patients ont des arthropathies après 165 mois de traitement par trois longues dialyses hebdomadaires [43]. Cependant, les effets à long terme d'un schéma de traitement par trois longues dialyses par semaine avec des dialyseurs biocompatibles à haut flux, sur la survenue de l'amylose liée à la dialyse, n'ont pas encore été étudiés, et il est probable qu'ils seraient meilleurs que ceux observés à Tassin.

## L'association : l'hémodialyse fréquente et prolongée (nocturne)

L'hémodialyse nocturne est un concept développé par Uldall et Pierratos à Toronto [44-46], et qui a été adopté par plusieurs groupes au Canada et aux Etats-Unis. Les patients sont dialysés chez eux, la nuit durant leur sommeil (huit heures par exemple), six ou sept jours par semaine. De ce fait, ce type de programme associe des séances d'hémodialyse longues et fréquentes. Le débit sanguin prescrit est de 180 à 400 ml/min, le débit du dialysat est entre 200 et 300 ml/min. Initialement, l'abord vasculaire de choix était le cathéter veineux central (le cathéter d'Uldall-Cook), avec des mesures supplémentaires de sécurité. Actuellement, beaucoup de patients utilisent une fistule artério-veineuse en mode double ponction. La canule plastique est insérée selon la technique du « bouton » [47]. La canule comprend une partie souple permettant de la clamper facilement, et une longue ligne qui permet au patient de réaliser la procédure sans aide. La canule et la ligne sont correctement réunies et fixées par une bande au poignet [46]. Des dialyseurs en polysulfone à haut flux sont utilisés. Les générateurs de dialyse sont reliés par modem ou internet au centre, permettant le monitorage de toutes les fonctions du générateur de dialyse. L'observation des appels chez les patients qui ne répondent pas aux alarmes des générateurs montre que la moyenne du nombre des alarmes (sans appel) est d'une sur 10 nuits chez les patients dialysés sur une fistule artério-veineuse, alors qu'elle est de 1,7 par nuit chez les patients utilisant un cathéter veineux central [46].

Le KT/V peut atteindre des valeurs de 10 à 15 par semaine [28], permettant une clearance des petites molécules exceptionnelle. L'extraction hebdomadaire des phosphates est deux fois plus importante qu'en hémodialyse conventionnelle [49]. L'hyperphosphorémie n'est plus un problème clinique au long cours [28, 46, 48]. Les agents chélateurs de phosphore sont suspendus et chez la plupart des patients, du phosphore est additionné au dialysat. La baisse de la phosphorémie permet l'augmentation de la concentration du calcium dans le dialysat, parfois à plus de 2,25 mmol/l, et les niveaux élevés de PTH chutent même sans utiliser du calcitriol [46].

L'épuration de la bêta-2 microglobuline est quatre fois plus importante qu'en hémodialyse conventionnelle, et la concentration sérique de bêta-2 microglobuline diminue [50]. Il n'y a pas de données, actuellement, sur les effets cliniques à long terme de l'augmentation de l'élimination de la bêta-2 microglobuline.

Les patients sans carence martiale ont une diminution des paramètres du fer, quand ils sont traités par hémodialyse conventionnelle, alors que la concentration d'hémoglobine augmente quand ils passent en hémodialyse nocturne [46]. D'autres auteurs ont pu réduire les doses d'érythropoïétine chez de nombreux patients [28, 48], et un groupe rapporte l'augmentation de la concentration d'érythropoïétine endogène [28].

Les effets de l'hémodialyse nocturne sur la nutrition sont bons. Dans la plupart des cas il n'y a pas de restriction diététique. Les patients sont encouragés à maintenir un régime riche en phosphore et en protéines. Le poids corporel et le nPCR augmentent, suite aux apports calorique et azoté [28]. La perte des acides aminés à travers les dialyseurs à haut flux est de 10 à 15 g/j [46]. Cependant, la concentration sérique totale d'acides aminés, et la concentration d'acides aminés essentiels, non essentiels ou branchés, augmente de façon significative [51].

L'hémodialyse nocturne a des effets excellents sur le contrôle de la pression artérielle [28, 46, 48].

Comme pour l'hémodialyse courte et fréquente, la raison principale du bon contrôle de la pression artérielle en hémodialyse nocturne, c'est la réduction du poids sec. Celui-ci est bien toléré, sans signes de crampes musculaires. Les médicaments anti-hypertenseurs sont interrompus chez une grande majorité de patients.

La qualité de vie, mesurée avec différents questionnaires, s'améliore dans beaucoup d'items étudiés [46, 48, 52]. Beaucoup de patients assument une activité professionnelle à plein temps. Les symptômes liés à la dialyse et l'anorexie disparaissent [46]. Les malades et leurs conjoints ne sont pas perturbés dans leur sommeil par le traitement, ou bien par le générateur de dialyse et le mécanisme du traitement de l'eau [46]. En hémodialyse nocturne, l'apnée du sommeil est améliorée [53].

Quel est le coût de l'hémodialyse nocturne à domicile ? L'élément le plus coûteux est le matériel consommable. Le coût en personnel est moins important qu'en hémodialyse en centre. Au Canada, le coût total de l'hémodialyse nocturne à domicile est comparable à celui de la DPCA à domicile, et certainement moins cher que l'hémodialyse en centre. Un taux d'hospitalisation bas, une moindre consommation médicamenteuse et une plus grande productivité des patients sont des facteurs supplémentaires à prendre en compte dans le coût réel du traitement [46].

## Quel est le meilleur rythme : fréquent ou prolongé ?

En conclusion, les deux concepts ont différents avantages.

Le traitement par hémodialyse courte et fréquente a l'avantage théorique sur l'hémodialyse conventionnelle de mimer beaucoup plus l'état physiologique et l'homéostasie. TAD-u devient plus bas, et le volume extra-cellulaire est moins soumis aux variations d'expansion et de réduction, ce qui représente un avantage potentiel pour le système cardiovasculaire. Un traitement par hémodialyse plus fréquente nécessite un KT/V hebdomadaire plus bas pour un même TAC-u, et un KT/V identique est plus efficace.

Trois longues séances d'hémodialyse hebdomadaires ont l'avantage théorique sur le traitement conventionnel d'être plus douces avec une ultrafiltration faible, et de permettre ainsi de cibler un poids plus bas et un meilleur contrôle de la pression artérielle. De plus, les clearances des grosses molécules (comme la bêta-2 microglobuline) et des molécules dont le taux de transfert transcellulaire est faible (comme le phosphore) peuvent être améliorées (bien que cela n'ait pas été confirmé par des études cliniques).

Les effets cliniques de l'hémodialyse quotidienne, de l'hémodialyse tri-hebdomadaire prolongée et de l'hémodialyse nocturne sont résumés dans le tableau I.

Plusieurs critiques auraient pu être émises envers cette histoire à succès. Plusieurs études consacrées à l'hémodialyse quotidienne, à l'hémodialyse tri-hebdomadaire prolongée et à l'hémodialyse nocturne sont des études non contrôlées, ou au mieux concernent des patients sélectionnés et qui sont parfois leurs propres contrôles historiques. De plus, le nombre de malades dans la plupart des études est réduit. Par conséquent, les nombreux effets rapportés dans ces études, bien que reposant sur de solides indications, ne peuvent être affirmés sans aucun doute.

Pour l'instant, l'hémodialyse quotidienne est réalisée à domicile, et aux effets positifs potentiels du traitement réalisé à domicile, s'ajoutent ceux liés à l'augmentation de la fréquence. L'hémodialyse à domicile « conventionnelle » a démontré qu'elle améliore la qualité de vie [54-57] et qu'elle peut entraîner une diminution de la morbidité et de la mortalité [58].

Quant à l'excellent contrôle de la pression artérielle obtenu à Tassin, il peut être attribué à l'enthousiasme et à l'ardeur des néphrologues de Tassin pour atteindre un poids sec adéquat, qualités auxquelles n'adhèrent pas tous les néphrologues [59]. Donc, les remarquables résultats obtenus à Tassin seraient plus le fait des médecins que du traitement lui-même. La prescription de médicaments antihypertenseurs dans le programme d'hémodialyse longue tri-hebdomadaire à Tassin, en France (< 5 p. 100) est nettement plus faible que celle du programme d'hémo-

TABLEAU I. — COMPARAISON DE L'HÉMODIALYSE QUOTIDIENNE (HDQ), DE L'HÉMODIALYSE TRI-HEBDOMADAIRE PROLONGÉE (HDP) ET DE L'HÉMODIALYSE NOCTURNE (HDN). (APPRÉCIATION PERSONNELLE).

| | HDQ | HDP | HDN |
|---|---|---|---|
| Contrôle de la pression artérielle | excellent | excellent | excellent |
| Hypertrophie ventriculaire gauche | diminue | ? | diminue |
| Clearance des petites molécules | adéquate–bonne | adéquate – bonne | excellente |
| Clearance de la bêta-2 microglobuline | basse | probablement bonne | bonne |
| Contrôle du phosphore | faible | faible | excellent |
| Utilisation de l'érythropoïétine | réduite | réduite | réduite |
| Nutrition | bonne | bonne | excellente |
| Qualité de vie | excellente | bonne | excellente |
| Survie | probablement bonne | bonne | probablement bonne |

dialyse nocturne à Toronto, au Canada (17 p. 100), et à Lynchburg, aux USA (0,35 médicament par patient et par jour) [48] où le programme de traitement associe des dialyses longues avec une grande fréquence.

Les études bien conduites comparant deux programmes non conventionnels (par exemple trois longues dialyses hebdomadaires avec l'hémodialyse quotidienne, ou bien avec l'hémodialyse nocturne) sont rares [28].

Enfin, à l'heure actuelle nous ne disposons pas d'informations sur les effets secondaires à long terme de ces traitements intensifs. Pour l'instant, les effets du traitement intensif sur la micro-inflammation induite par le long et fréquent contact entre le sang d'une part de la membrane, de l'eau, des phtalates, etc., d'autre part, n'ont pas fait l'objet de recherches.

Par conséquent, il est indispensable que de grandes études, bien conduites, contrôlées, avec des malades non sélectionnés, soient réalisées, avant d'attribuer tous les avantages à l'un des trois schémas de traitement intensif, et de le qualifier de « Evidence Based Medecine ». Cependant, la question est de savoir si de telles études peuvent être réalisées.

Malgré ces remarques critiques, nous croyons que la qualité des informations, bien qu'elle ne soit pas idéale, est suffisamment solide au stade actuel des connaissances, pour souligner que le traitement par hémodialyse longue et fréquente est supérieur au « traitement de référence » qu'est l'hémodialyse conventionnelle de trois séances hebdomadaires.

Quel est le meilleur traitement : prolongé ou fréquent? Aucune étude comparant les deux traitements n'ayant été publiée, on ne peut répondre à la question avec certitude. Puisque les deux traitements présentent différents avantages potentiels, celui qui associe les avantages des deux modalités est peut-être le meilleur (*voir* tableau I). À la question : « quel est le meilleur traitement : prolongé ou fréquent ? La réponse est peut-être : « prolongé et fréquent ». Ce traitement est l'hémodialyse nocturne à domicile.

**Remerciements**

Nous remercions très vivement le Docteur Malik Touam qui a bien voulu se charger de la traduction de ce texte.

## Bibliographie

1. Lowrie EG, Laird NM, Parker TF et al. Effect of the hemodialysis prescription of patient morbidity: report from the National Cooperative Dialysis Study. N Engl J Med, 1981; **305**: 1176-1181.
2. Gotch FA, Sargent JA. A mechanistic analysis of the National Cooperative Dialysis Study. Kidney Int, 1985; **28**: 526-534.
3. Owen WF, Lew NL, Liu Y et al. The urea reduction ratio and serum albumin concentration as predictors of mortality in patients undergoing hemodialysis. N Engl J Med, 1993; **329**: 1001-1006.
4. Parker TF3rd, Husni L, Huang W et al. Survival of hemodialysis patients in the United States is improved with a greater quantity of dialysis. Am J Kidney Dis, 1994; **23**: 670-680.
5. Hakim RM, Breyer J, Ismail N et al. Effects of dose of dialysis on morbidity and mortality. Am J Kidney Dis, 1994; **23**: 661-669.
6. Held PJ, Port FK, Wolfe RA et al. The dose of hemodialysis and patient mortality. Kidney Int, 1996; **50**: 550-556.
7. Yang CS, Chen SW, Chiang CH et al. Effects of increasing dialysis dose on serum albumin and mortality in hemodiaysis patients. Am J Kidney Dis, 1996; **27**: 380-386.
8. Anonymous. NKF DOQI Clinical practice guidelines for hemodialysis adequacy. National Kidney Foundation (published erratum appears in Am J Kidney Dis 1997 oct;30(4Suppl3) : preceding table of contents). Am J Kidney Dis, 1997; **30** : S15-S66.
9. Kjellstrand CM, Evans RL, Petersen RJ et al. The «unphysiology» of dialysis: a major cause of dialysis side effects? Kidney Int, 1975; **7**: S30-S34.
10. De Palma JR, Pecker EA, Maxwell MH. A new automatic coil dialyzer system for «daily» dialysis. Proc Europ Dial Transplant Assoc, 1969, **6**: 26-34 (reprint *in*: Semin Dial, 1999; **12**: 406-409).
11. Kjellstrand CM, Ing T. Daily hemodialysis : history and revival of a superior dialysis method. ASAIO J, 1998; **44**: 117-122.
12. Bonomini V, Mioli V, Albertazzi A. Daily-dialysis programme: indications and results. Proc Eur Dial Transplant Assoc, 1972, **9**: 44-52 (reprint in: Nephrol Dialysis Transplant, 1998; **13**: 2774-2778).
13. Snyder D, Louis BM, Gorfien P et al. Clinical experience with long-term brief, 'daily' haemodialysis. Proc Eur Dial Transplant Assoc, 1975; **11**: 128-135.
14. Buoncristiani U, Giombini L, Cozzari M et al. Daily recycled bicarbonate dialysis with polyacrylonitrile. Trans Am Soc Artif Intern Organs, 1983; **29**: 669-672.
15. Buoncristiani U, Quintaliani G, Cozzari M et al. Daily dialysis: Long-term clinical metabolic results. Kidney Int, 1988; **33** : S137-S140.
16. Hombrouckx R, Bogaert AM, Leroy F et al. Limitations of short dialysis are the indications for ultrashort daily autodialysis. ASAIO Trans, 1989; **35**: 503-505.

17. Kooistra MP, Vos J, Koomans HA et al. Daily home haemodialysis in The Netherlands: effects on metabolic control, haemodynamics, and quality of life. Nephrol Dialysis Transplant, 1998; **13**: 2853-2860.

18. Traeger J, Sibai-Galland R, Delawari E et al. Daily versus standard hemodialysis: one year experience. Artif Organs, 1998; **22**: 558-563.

19. Ting G, Freitas T, Saum N et al. Early metabolic, hematological, clinical, and life quality changes with daily hemodialysis. Periton Dialysis Int, 1998; **18**: S 78, 1998.

20. Woods JD, Port FK, Orzol S et al. Clinical and biochemical correlates of starting «daily» hemodialysis. Kidney Int, 1999; **55**: 2467-2476.

21. Lopot F, Válek A. Mathematical concept of dialysis unphysiology. Home Hemodial Int, 1998; **2**: 18-21.

22. Lopot F, Válek A. Quantification of dialysis unphysiology. Nephrol Dialysis Transplant, 1998; **13**: S74-S78.

23. Depner T. Benefits of more frequent dialysis: lower TAC at the same KT/V. Nephrol Dialysis Transplant, 1998; **13**: S20-S24.

24. Depner TA. Why daily hemodialysis is better: solute kinetics. Semin Dialysis, 1999; **12**: 462-471.

25. Casino FG, Lopez T. The equivalent renal urea clearance: a new parameter to assess dialysis dose. Nephrol Dialysis Transplant, 1996; **11**: 1574-1581.

26. Gotch F. The current place of urea kinetic modelling with respect to different dialysis modalities. Nephrol Dialysis Transplant, 1998; **13**: 20-24.

27. Buoncristiani U, Fagugli R, Kulurianu H et al. Anemia and blood pressure correction obtained by daily hemodialysis induce a reduction of left ventricular hypertrophy in dialyzed patients. Int J Artif Organs, 1997; **20**: 502.

28. Williams AW, O'Sullivan DA, McCarthy JT. Slow nocturnal and short daily hemodialysis: a comparison. Semin Dialysis, 1999; **12**: 431-439.

29. DeSoy CA, Umans JG. Phosphate kinetics during high-flux hemodialysis. J Am Soc Nephrol, 1993; **4**: 1214-1218.

30. Ritz E. Phosphate removal during dialysis - does the membrane matter? Clin Nephrol, 1994; **42**: S57-S60.

31. David S, Bottalico D, Tagliavini D et al. Behaviour of beta-2 microglobulin removal with different dialysis schedules. Nephrol Dial Transplant, 1998; **13**: S49-S54.

32. Buoncristiani U, Fagugli RM, Pincialroli MR et al. Reversal of left ventricular hypertrophy in uremic patients by treatment with daily hemodialysis. Contrib Nephrol, 1996; **119**: 152-156.

33. Twardowski ZJ. Blood access complications and longevity with frequent (daily) hemodialysis and with routine dialysis. Semin Dialysis, 1999; 451-454.

34. Buoncristiani U, Cairo G, Giombini L et al. Dramatic improvement of clinical-metabolic parameters and quality of life with daily dialysis. Int J Artif Organs, 1989; **12**: 133-136.

35. Ting G, Carrie B, Freitas T et al. Global ESRD costs associated with a short daily hemodialysis program in the United States. Home Hemodial J, 1999; **3**: 41-44.

36. Laurent G, Calemard G, Charra B. Long dialysis: a review of fifteen years experience in one centre: 1968-1983. Proc Eur Dial Transplant Assoc, 1983; **20**: 122-129.

37. Laurent G, Charra B. The results of an 8h thrice weekly haemodialysis schedule. Nephrol Dialysis Transplant, 1998; **13**: S125-S131.

38. Charra B, Calemard E, Cuche M et al. Control of hypertension and prolonged survival on maintenance hemodialysis. Nephron, 1983; **33**: 96-99.

39. Charra B, Calemard E, Laurent G. Importance of treatment time and blood pressure control in achieving long-term survival on dialysis. Am J Nephrol, 1996; **16**: 35-44.

40. Katzarski KS, Charra B, Luik AJ et al. Fluid state and blood pressure control in patients treated with long and short haemodialysis. Nephrol Dialysis Transplant, 1999; **14**: 369-375.

41. Covic A, Goldsmith DJ, Georgescu G et al. Echocardiographic findings in long-term, long-hour hemodialysis patients. Clin Nephrol, 1996; **45**: 104-110.

42. Charra B, Calemard E, Rufet M et al. Survival as an index of adequacy of dialysis. Kidney Int, 1992; **41**: 1286-1291.

43. CHARRA B, CALEMARD E, LAURENT G. Chronic renal failure treatment duration and mode: their relevance to the late dialysis periarticular syndrome. Blood Purif, 1988; **6**: 117-124.

44. ULDALL R, OUWENDYK M, FRANCOEUR R ET AL. Slow nocturnal home hemodialysis at the Wellesley Hospital. Adv Ren Replace Ther, 1996; **13**: 133-136.

45. PIERRATOS A, OUWENDYK M, FRANCOEUR R ET AL. Nocturnal hemodialysis: three-year experience. J Am Soc Nephrol, 1998; **5**: 859-868.

46. PIERRATOS A. Nocturnal home haemodialysis: an update on a 5-year experience. Nephrol Dialysis Transplant, 1999; **14**: 2835-2840.

47. TWARDOWSKI Z, KUBARA H. Different sites versus constant sites of needle insertion into arteriovenous fistulas for treatment by repeated dialysis. Dial Transplant, 1979; **8**: 978-980.

48. LOCKRIDGE RS, ANDERSSON HK, COFFEY LT ET AL. Nightly home hemodialysis in Lynchburg, Virginia: economic and logistic considerations. Semin Dialysis, 1999; **12**: 440-447.

49. MUCSI I, HERCZ G, ULDALL R ET AL. Control of serum phosphate without any phosphate binders in patients treated with nocturnal haemodialysis. Kidney Int, 1998; **53**: 1399-1404.

50. RAJ DS, OUWENDYK M, FRANCOEUR R ET AL. Beta-2 microglobulin kinetics in nocturnal haemodialysis. Nephrol Dialysis Transplant, 2000; **15**: 58-64.

51. RAJ DS, OUWENDYK M, FRANCOEUR R ET AL. Plasma amino acid profile on nocturnal hemodialysis. Blood Purif, 2000; **18**: 97-102.

52. BRISSENDEN JE, PIERRATOS A, OUWENDYK M ET AL. Improvements in quality of life with nocturnal hemodialysis. J Am Soc Nephrol, 1998; **9**: 168A.

53. PIERRATOS A, THORNLEY K, OUWENDYK M ET AL. Nocturnal hemodialysis improves sleep quality in patients with chronic renal failure. J Am Soc Nephrol, 1997; **8**: 169A.

54. EVANS RW, MANNINEN DL, GARRISON LP jr ET AL. The quality of life of patients with end-stage renal disease. N Engl J Med, 1985; **312**: 553-559.

55. KUTNER NG, BROGAN D, KUTNER MH. End-stage renal disease treatment modality and patient's quality of life. Longitudinal assessment. Am J Nephrol, 1986; **6**: 396-402.

56. BREMER BA, MCCAULY CR, WRONA RM ET AL. Quality of life in end-stage renal disease: a reexamination. Am J Kidney Dis, 1989; **13**: 200-209.

57. MEERS C, SINGER MA, TOFFELMIRE EB ET AL. Self delivery of hemodialysis care: a therapy in itself. Am J Kidney Dis, 1996; **27**: 844-847.

58. WOODS JD, PORT FK, STANNARD D ET AL. Comparison of mortality with home hemodialysis and center hemodialysis: a national study. Kidney Int, 1996; **49**: 1464-147.

59. MEES EJ. Volaemia and blood pressure in renal failure: have old truths been forgotten? Nephrol Dialysis Transplant, 1995; **10**: 1297-1298.

# NÉPHRINE : SON RÔLE DANS LE REIN NORMAL ET PATHOLOGIQUE

par

K. TRYGGVASON*

Ces dernières années, nous avons assisté à des progrès extraordinaires dans l'élucidation de la nature moléculaire de la barrière de filtration glomérulaire et notamment du diaphragme de fente. De nouvelles protéines, plus ou moins spécifiques du diaphragme de fente, ont été découvertes, principalement par la caractérisation de gènes qui sont mutés dans des maladies rénales héréditaires rares telle que le syndrome néphrotique congénital et des formes héréditaires de hyalinose segmentaire et focale. C'est ainsi qu'a été identifiée la néphrine jusqu'ici le seul composant structural connu du diaphragme de fente. La néphrine a été isolée par clonage positionnel du gène impliqué dans le syndrome néphrotique congénital de type finlandais [1]. De façon similaire, la podocine [2] et l'$\alpha$-actinine-4 [3] ont été par la suite identifiées comme étant des protéines mutées dans le syndrome néphrogique congénital résistant aux stéroïdes et à une forme héréditaire de hyalinose glomérulaire segmentaire et focale. De plus une autre protéine CD2AP, une protéine intracellulaire qui interagit avec la néphrine au niveau du diaphragme de fente, a été identifiée par hasard à la suite de l'inactivation de ce gène chez la souris par un groupe travaillant sur la traduction du signal dans le lymphocyte T [4]. La caractérisation de ces protéines et l'étude de leur rôle dans la barrière de filtration glomérulaire, travail qui est actuellement en cours, ont déjà procuré une vue complètement nouvelle de la nature moléculaire de la barrière de filtration du rein et des mécanismes potentiellement impliqués dans le développement de la protéinurie, qui complique un grand nombre de maladies rénales. Cette article résume les connaissances actuelles sur la néphrine et son rôle dans la fonction et la structure du diaphragme de fente ainsi que son implication dans les maladies rénales.

* Division of Matrix Biology, Department of Medical Biochemistry and Biophysics Karolinska Institutet, Stockholm, Sweden.

## Barrière de filtration glomérulaire

La barrière de filtration glomérulaire comprend les trois couches cellulaires de la paroi capillaire : la plus interne, l'endothélium fenestré, la membrane basale glomérulaire (MBG), et la couche de cellules podocytaires faisant face à l'espace urinaire. La taille des fénestrations de l'endothélium est d'environ 70-100 nm de diamètre ce qui permet un contact direct entre le sang et la MBG. Ainsi l'endothélium ne semble pas représenter une barrière directe au passage des macromolécules. La MBG est une matrice extracellulaire acellulaire composée de grandes protéines telle que le collagène de type IV, les laminines, le nidogène et les protéoglycanes [5]. Les interactions complexes inter- et intra-moléculaires de ces molécules font de la MBG un échaffaudage perméable unique procurant à la paroi capillaire une certaine force et une certaine flexibilité. De plus on a montré que le réseau protéique fonctionne comme un filtre des macromolécules dépendant à la fois de la charge et de la taille [6-8]. En effet des expériences utilisant des traceurs moléculaires de différentes tailles et de différentes charges ont suggéré que la MBG avait un rôle de filtre dépendant à la fois de la taille et de la charge [6, 7]. La charge anionique sélective de la MBG a été attribuée aux protéoglycanes riches en héparane sulfate [9]. Les podocytes, qui ont leurs corps cellulaires situés dans l'espace urinaire, ont des pieds qui couvrent la surface externe de la MBG de façon tout à fait caractéristique. Ainsi les pieds de deux podocytes adjacents forment un réseau interconnecté qui est encastré dans la matrice de la MBG. Entre les pieds des podocytes, il y a une fente étroite qui a une largeur assez constante de 40 nm. Cette fente contient une membrane ultramince, le diaphragme de fente, dont on pense qu'il sert de filtre ultime pour les macromolécules plasmatiques [8, 10]. À partir d'études de traceurs, il a été proposé que le glomérule contient deux filtres en séries ; la MBG qui est le filtre grossier restreignant le passage des larges molécules et le diaphragme de fente qui est un filtre plus fin qui a une sélectivité dépendante de la taille, perméable uniquement aux molécules plus petites que l'albumine. Rodewald et Karnovski ont proposé un modèle du diaphragme de fente basé sur des études en microscopie électronique de reins de souris et de rat [11]. Dans ce modèle, le diaphragme de fente est un réseau protéique tridimensionnel qui a une structure extrêmement ordonnée et périodique à type de ponts formant un motif en fermeture-éclair. Il a été suggéré que le diaphragme de fente contenait des pores de 4 à 14 nm situés des deux côtés d'un filament central de la fermeture-éclair. Ces pores seraient assez petits pour entraver le passage des protéines de la taille de l'albumine dans l'urine.

La barrière de filtration glomérulaire est atteinte dans de nombreuses maladies rénales, héréditaires ou acquises se traduisant par une protéinurie. Les maladies dites héréditaires comportent de rares syndromes néphrotiques congénitaux [12, 13], le syndrome d'Alport [14, 15], la hyalinose segmentaire et focale [3], et le syndrome de Denys-Drash [16]. Les maladies acquises comportent entre autres, les lésions glomérulaires minimes et la glomérulopathie extramembraneuse, causes les plus fréquentes du syndrome néphrotique chez l'enfant et l'adulte. De plus la néphropathie diabétique, une complication fréquente et sévère du diabète se manifeste initialement par une protéinurie. Les mécanismes physiopathologiques impliqués dans le développement d'une protéinurie sont encore largement méconnus. Cependant, les données récentes sur les protéines associées au diaphragme de fente nous ont apporté une nouvelle compréhension de cette structure et des processus impliqués dans le développement de la protéinurie [13, 17, 18].

## Néphrine

La néphrine est un composant du diaphragme de fente récemment identifiée par clonage positionnel du gène responsable du syndrome néphrotique congénital du type finlandais (CNF, NPHS1, MIM 256300) [1]. Les résultats initiaux en Northern blot ont montré une expression du gène uniquement dans le rein et par hybridation *in situ* uniquement dans les podocytes du cortex rénal. C'est la raison pour laquelle cette protéine a été appelée la néphrine [1]. La néphrine est une protéine transmembranaire de 1241 acides aminés qui a des analogies de structure avec le large groupe des récepteurs d'adhésion de la superfamille des immunoglobulines. L'extrémité carboxy-terminale extracellulaire contient huit modules immunoglobuline-like et un domaine de type fibronectine de type III, suivi d'un passage transmembranaire et d'un court domaine intracytoplasmique (fig. 1). Les domaines immunoglobuline-like sont de type C2 et sont retrouvés principalement dans les protéines impliquées dans des interactions cellules/cellules ou cellules/matrice. Le domaine intracellulaire n'a pas d'analogie avec des protéines connues. Cependant, elle contient neuf résidus tyrosine qui pourraient être phosphorylés après liaison d'un ligand à la néphrine. Les études en immunomicroscopie électronique ont montré que la néphrine était localisée au diaphragme de fente entre les pieds des podocytes [19]. En hybridation *in situ* sur la souris [20] et en utilisant des souris invalidées pour le gène de la néphrine remplacé par le gène « reporter » β-galactosidase [21], ces études ont montré que la néphrine est également exprimée dans des régions limitées du cerveau et du pancréas. Le rôle potentiel de la néphrine dans ces tissus est actuellement inconnu.

## Néphrine, composant clé du diaphragme de fente

La localisation de la néphrine au diaphragme de fente du rein humain [19] a été confirmée chez la souris et le rat [22, 23]. Comme l'absence de néphrine et de diaphragme de fente est associée à une protéinurie massive, cela montre le rôle essentiel de ce diaphragme dans la fonction de filtration glomérulaire normale. Nous avons proposé [18, 19] un modèle hypothétique dans lequel les molécules de néphrine provenant de deux pieds de podocytes adjacents s'assemblent tête à tête par des interactions homophiliques et forment le squelette du diaphragme de fente (fig. 2). Cette architecture est en accord avec le modèle en microscopie électronique de Rodewald et Karnovski qui ont suggéré que le diaphragme de fente était un filtre ayant une structure apparentée à une fermeture-éclair [11].

Le fait que l'aspect filamenteux du diaphragme de fente soit complètement perdu dans les reins CNF renforce le rôle central de la néphrine dans la structure et la fonction du diaphragme de fente [24]. De façon analogue, les souris invalidées pour le gène de la néphrine n'ont plus de diaphragme de fente et meurent d'un syndrome néphrotique sévère peu après la naissance [21]. De plus des études sur la glomérulogenèse chez l'homme ont montré que le développement précoce et la migration de complexes de jonction entre les podocytes se développaient normalement même dans les reins n'exprimant pas la néphrine,

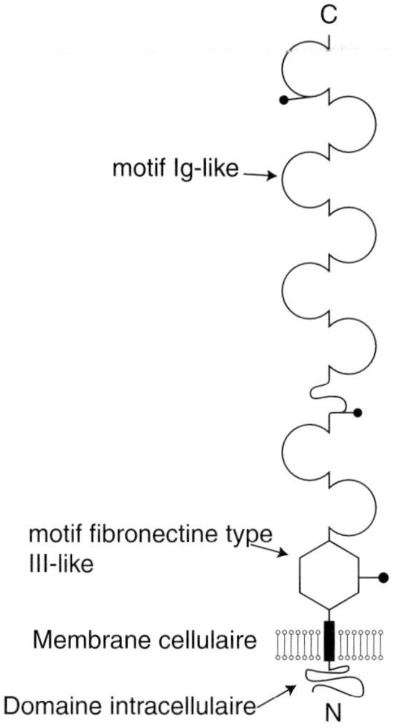


FIG. 1. — Structure supposée des domaines de la néphrine. La protéine est un récepteur transmembranaire d'adhésion cellulaire, avec un petit domaine N-terminal (N) intracellulaire, un domaine transmembranaire et un grand domaine extracellulaire C-terminal (C). Le domaine extracellulaire contient huit modules Ig-like, et un module fibronectine type III-like, adjacent au domaine transmembranaire. La localisation des trois résidus cystéine libres est indiquée par des lignes avec un point noir à l'extremité (adaptée d'après Kastilä et coll [1]).

mais cependant la maturation définitive du diaphragme de fente est défectueuse [25]. Le rôle de la néphrine est également souligné par des expériences montrant que des anticorps dirigés contre la néphrine provoquent une protéinurie massive chez les patients atteints de CNF transplantés qui ont des mutations sévères du gène de la néphrine [24]. Cette récidive de la néphrose sur le transplant ressemble à la situation rencontrée dans le syndrome d'Alport où la génération d'anticorps anti-MBG peut être responsable d'une glomérulonéphrite *de novo* chez certains patients transplantés [24].

Cependant, la structure moléculaire exacte du diaphragme de fente reste encore mystérieuse. Il a été montré que la néphrine s'associe à une protéine appelée CD2AP [4] et il est possible que cette protéine cytosolique serve à ancrer la néphrine dans les pieds des podocytes. Les autres interactions extra- et intra-cellulaires de la néphrine avec des molécules du podocyte sont cependant inconnues. Mundel et coll ont montré la localisation de la molécule d'adhésion p-cadhérine au diaphragme de fente [26] mais son rôle dans la structure et la fonction du diaphragme de fente peut être mis en question car les souris invalidées pour la p-cadhérine n'ont pas de phénotype anormal [27].

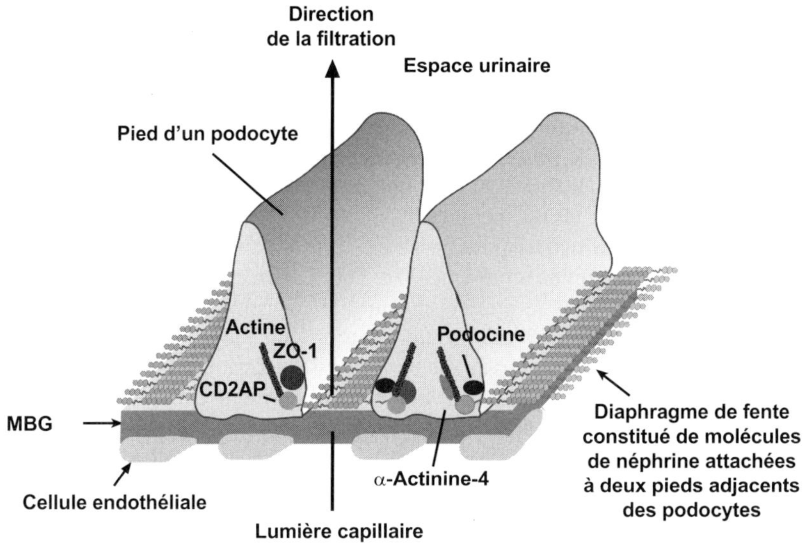


FIG. 2. — Modèle moléculaire de la barrière de filtration glomérulaire. Les trois couches de la barrière sont les cellules endothéliales fénestrées, bordant la partie interne du capillaire glomérulaire, la membrane basale glomérulaire (MBG) et les pieds des podocytes avec leur diaphragme de fente. Le diaphragme de fente constitue une structure poreuse du filtre, constituée de molécules de néphrine qui s'étendent entre deux pieds adjacents des podocytes. Dans la cellule, la néphrine interagit avec CD2AP, et possiblement aussi avec la podocine, ZO-1 et certaines protéines jusqu'à présent inconnues qui sont connectées avec l'actine. L'α-actinine-4 stabilise la structure du cytosquelette du podocyte. Les mutations de la néphrine, de CD2AP ou de la podocine entraînent une protéinurie et un syndrome néphrotique alors que les mutations de l'actinine-4 conduisent à une glomérulosclérose segmentaire et focale.

## Syndrome néphrotique congénital de type finlandais

Comme on l'a décrit plus haut, la néphrine a été identifiée initialement comme le produit du gène muté dans le CNF [1]. Le syndrome néphrotique congénital de type finlandais (NPHS1 ou CNF, MIM:256300) appartient à un groupe d'une trentaine de maladies héréditaires dont la fréquence est considérablement accrue en Finlande par rapport au reste du monde [28]. C'est une maladie récessive qui touche un nouveau-né sur 10 000 en Finlande. Bien que cette maladie soit plus fréquente en Finlande, de nombreux cas ont été décrits dans d'autres régions du monde [12, 29]. Environ 300 cas de CNF ont été rapportés la plupart chez les caucasiens mais également dans d'autres groupes ethniques. De façon intéressante, une fréquence très élevée de CNF a récemment été rapportée en Pennsylvanie parmi les Old Order Mennonites dans le district de Lancaster [30]. Ainsi dans un sous-groupe de Mennonites, l'incidence de NPHS1 était de 1/500 ce qui est environ vingt fois plus fréquent que ce qui est observé en Finlande.

Le CNF est une maladie rapidement progressive conduisant à la mort généralement dans les deux premières années de vie mais les patients peuvent être traités par transplantation rénale [31]. Le tableau clinique est assez stéréotypé [12, 13, 24]. La majorité des enfants atteints de CNF (plus de 80 p. 100) sont prématurés (avant 38 semaines) avec un poids de naissance entre 1 500 et 3 500 g [24]. Cependant les nouveau-nés sont rarement petits pour leur âge gestationnel. La présence de méconium dans le liquide amniotique est souvent notée mais la plupart des nouveau-nés n'ont pas de problème pulmonaire. L'index du poids du placenta sur le poids de naissance (ISP) est majoré de 25 p. 100 chez pratiquement tous les nouveau-nés. La raison en est inconnue.

Le problème médical majeur posé par le CNF est la perte importante de protéines plasmatiques dont l'albumine représente 90 p. 100. La protéinurie commence in utero et est ainsi détectable dans le premier échantillon d'urine testé. Dans une analyse récente [24], le syndrome néphrotique était diagnostiqué à la première semaine après la naissance chez 82 p. 100 des patients en Finlande et dans les deux premiers mois dans tous les cas. On observe toujours une hématurie microscopique et des valeurs normales de créatinine durant les premiers mois de vie. La protéinurie massive conduit à une hypogammaglobulinémie et à un risque accru d'infection [32] ainsi qu'à un taux bas d'anti-thrombine III et un risque accru de complication thrombotique [12]. L'hyperlipidémie est également présente comme dans d'autres types de syndrome néphrotique [12]. Les enfants atteints de CNF n'ont pas d'autre malformation extrarénale. Cependant des dysfonctionnements mineurs du système nerveux central et une hypertrophie cardiaque sont communément observés durant la période néphrotique. Il reste à déterminer si le déficit cérébral est dû à la perte de fonction de la néphrine dans le cerveau. Un petit sous-groupe de patients finlandais a aussi présenté des symptômes d'athétose dont l'étiologie est inconnue.

Dans les cas typiques de CNF, l'examen anatomopathologique révèle des reins plutôt gros comparés au poids du patient [12]. Les altérations histologiques sont polymorphes et progressives et il n'y a pas de stigmates pathognomoniques de la maladie [12]. Le nombre de glomérules est environ le double de la normale [33]. Dans les glomérules, on note une prolifération des cellules mésangiales et une augmentation des dépôts matriciels colorés par le PAS et l'argent [12]. Les dilatations des tubes proximaux et parfois des tubes distaux sont les observations les plus caractéristiques. L'intensité de ces dilatations varie énormément, pouvant toucher occasionnellement quelques tubes ou être dispersées dans tout le cortex. L'épithélium tubulaire est de hauteur normale au début de la maladie et devient aplati et atrophique dans les cas avancés. Dans l'interstitium, on peut noter une infiltration cellulaire et une fibrose qui s'accroît avec l'âge.

Des études en microscopie électronique montrent que la principale anomalie est la fusion et l'effacement des pieds des podocytes dans les glomérules [12]. Ceci n'est pas spécifique du CNF mais peut être observé dans de nombreuses maladies responsables de syndrome néphrotique. Récemment, nous avons étudié les reins de patients atteints de CNF avec des mutations de type Fin-major et Fin-minor en microscopie électronique [24]. De façon intéressante, on observe dans ces reins non seulement l'absence de néphrine mais également l'absence de diaphragme de fente entre les pieds des podocytes.

## Mutation du gène de la néphrine dans le CNF

Il a été montré que le CNF était dû à des mutations du gène de la néphrine. En 1998, Kestilä et coll [1] ont rapporté le clonage positionnel du gène NPHS1 muté chez les patients atteints de CNF. Ce gène, qui est localisé sur le bras long du chromosome 19, s'étend sur 26 kilobases et contient 29 exons. À ce jour, un total de 50 mutations ont été rapportées dans le gène de la néphrine chez des patients CNF (tableau I) [1, 34, 35]. On trouve des mutations faux-sens, des mutations non-sens et des mutations dans les sites d'épissage, de même que des insertions et des délétions, retrouvées soit à l'état homozygote, soit à l'état d'hétérozygote composé.

Chez les patients finlandais deux mutations principales ont été retrouvées appelées Fin-major et Fin-minor [1]. Elles rendent compte de plus de 94 p. 100 des cas en Finlande. Les deux mutations conduisent à la synthèse d'une protéine tronquée. La mutation la plus fréquente, Fin-major, est une délétion de deux paires de bases dans l'exon 2 (121 del CT) entraînant un décalage du cadre de lecture. Ceci conduit à la génération d'un codon stop dans le même exon. La mutation Fin-major seule est retrouvée chez 78 p. 100 des patients finlandais [35]. L'autre mutation finlandaise, Fin-minor est une mutation non-sens dans l'exon 26 (R1109X) conduisant à une large délétion dans le domaine intracellulaire de la néphrine.

D'une façon générale l'incidence du CNF dans les populations non finlandaises est faible. Les Old Order Mennonites du Lanscater County en Pennsylvanie sont cependant une exception. Les ancêtres de cette population fortement consanguine

TABLEAU I. — VARIANTES DE SÉQUENCE DANS *NPHS1** RESPONSABLE DE SYNDROME NÉPHROTIQUE CONGÉNITAL [*VOIR* 34].

| EXON | VARIATION NUCLÉOTIDIQUE | EFFET SUR LA PROTÉINE |
|---|---|---|
| 2 | **Fin$_{major}$-120delCT** | cadre de lecture |
| 2 | 191 G→C | W64S |
| 4 | 468 C→G | Y156X |
| 4 | 512 T→A | I171N |
| 4 | 513-5 del CAC | del 172T |
| 4 | 514-6 del ACC | del 172T |
| 4 | 518 T→A | I173N |
| 4 | 526 + 5 G→C | épissage |
| 5 | 532 C→T | Q178X |
| 5 | 534 delG | cadre de lecture |
| 6 | 613del8, ins TT | cadre de lecture |
| 6 | 692 C→A | S231X |
| 7 | 808 G→T | G270C |
| 9 | 1048 T→C | S350P |
| 9 | 1096 A→C | S366R |
| 9 | 1100 G→A | R367H |

TABLEAU I. — (*SUITE*)

| | | |
|---|---|---|
| 9 | 1102 C→T | P368S |
| 9 | 1103 C→T | P368L |
| 9 | 1135 C→T | R379W |
| 10 | 1223 G→A | R408Q |
| 10 | 1250 G→T | C417F |
| 10 | 1275 del C | cadre de lecture |
| 10 | 1306/1308 ins AC | cadre de lecture |
| 11 | 1379 G→A | R460Q |
| 12 | 1481 del C | cadre de lecture |
| 12 | 1583 G→T | C528F |
| 13 | 1672 C→T | R558C |
| 13 | 1701 C→A | C567X |
| 14 | 1829 T→A | L610Q |
| 14 | 1868 G→T | C623F |
| 15 | 1954 C→T | Q652X |
| 15 | 20071 + 2T→C | épissage |
| 17 | 2216 C→T | A739V |
| 17 | 2227 C→T | R743C |
| 18 | 2335 + 1 G→A | épissage |
| 18 | 2404 C→T | R802W |
| 18 | 2405 G→C | R802P |
| 18 | 2417 C→A | A806D |
| 18 | 2456 A→T | D819V |
| 18 | 2500 G→T | V834F |
| 19 | 2603-26088 ins CC | cadre de lecture |
| 19 | 2617 delTCA ins CC | cadre de lecture |
| 24 | 3243-3250 insG | cadre de lecture |
| 24 | 3244-3250 del G | cadre de lecture |
| 26 | **$\text{Fin}_{\text{min}}$ 3325 C→T** | R1109X |
| 26 | 3357 ins GG | cadre de lecture |
| 27 | 3388 + 2A→G | épissage |
| 27 | 3442 | Q1148X |
| 27 | 3478 C→T | R1160X |
| 27 | 3481 + 1G→T | épissage |

ont immigré aux États-Unis depuis la Suisse au début du XIX^e siècle. Il n'y a pas d'ancêtre connu en Finlande et il est probable que la mutation du gène de la néphrine dans cette population est récente [30]. Deux mutations ont été identifiées dans la population Mennonite. La première 1481 delC semble être la mutation Mennonite originale alors que la seconde 3250delG a été retrouvée uniquement dans une famille [30]. Dans d'autres populations moins atteintes par le CNF, on retrouve un profil variable de mutations. La plupart de ces patients ont des mutations privées même si quelques changements de base ont été retrouvés chez plus d'un individu. Les deux mutations finlandaises typiques, Fin-major et Fin-minor, rendent compte uniquement d'une petite proportion de cas. Jusqu'à présent les mutations Mennonites n'ont pas été retrouvées dans d'autres populations.

Les 50 mutations rapportées jusqu'à présent sont des mutations faux-sens, non-sens et touchant les sites d'épissage, de même que les délétions et les insertions. Les mutations faux-sens sont les plus fréquentes. Jusqu'à présent, on a identifié 24 substitutions d'acides aminés dans la néphrine. Huit mutations non-sens, y compris la mutation Fin-minor, ont été identifiées, cinq mutations dans des sites d'épissage. Le reste des mutations sont de petites délétions, des insertions et deux combinaisons d'insertion/délétion (tableau I).

La distribution des mutations du gène NPHS1 n'est pas uniforme le long du gène. Une proportion importante (37 p. 100 des mutations a été retrouvées dans les exons 4, 9 et 18 alors que ces trois exons ne représentent que 12 p. 100 de la séquence codante du gène). Plusieurs exons (1, 3, 8, 20, 21, 22, 23, 28 et 29) n'ont pas été retrouvés affectés par des mutations. Ceci pourrait être expliqué en partie par le faible nombre de cas analysés jusqu'à présent. Une autre explication pourrait être que certaines régions du gène sont moins sensibles à des altérations de séquences que d'autres. Par exemple, les exons 20, 23 codant pour la région située entre la membrane plasmique et le domaine Ig-8, qui contient la répétition de fibronectine de type III, n'ont jamais été retrouvés mutés jusqu'à présent. Ceci pourrait signifier que la région fibronectine de type III n'est pas sensible à certaines altérations. Un polymorphisme a été identifié dans ce domaine (tableau I). De même il n'a pas était retrouvé de mutation dans l'exon 1 qui code pour le peptide signal. Bien qu'aucune mutation non-sens n'ait à ce jour été retrouvée dans les exons 28 et 29, la partie C-terminale intracellulaire de la néphrine doit avoir une fonction importante puisque des délétions touchant les exons 28 et 29 provoquent la maladie.

Dans plusieurs cas de CNF, l'analyse de l'ADN n'a pas retrouvé de mutation, ou alors un seul allèle a été retrouvé affecté. Une explication possible est que les mutations résident dans des régions régulatrices du gène soit dans les introns, soit dans les régions flanquant les séquences codantes. Une autre explication serait l'existence d'autres gènes codant pour des protéines interagissant avec la néphrine, telle que la protéine CD2AP récemment identifiée, l'ACTN4 ou la podocine [2-4].

Plusieurs variations de séquences (polymorphismes) et des mutations faux-sens homozygotes ont été retrouvées sans association avec le CNF. Certaines d'entre elles n'entraînaient pas de changement au niveau protéique, mais d'autres ont été retouvées à l'état homozygote chez des temoins sains ou à l'état d'hétérozygote composé en association avec une mutation causant la maladie. Jusqu'à présent neuf polymorphismes ont été décrits dans le gène NPHS1. Deux de ces polymorphismes ont été retrouvés chez des individus sains à la fois à l'état hétéro- et homozygote [34, 35].

Dans un travail récent, Aya et coll [36] ont décrit un patient CNF japonais présentant à l'état homozygote trois changements nucléotidiques. L'un d'entre eux était un polymorphisme déjà décrit [35]. Le second, D819V est supposé être la mutation causale dans ce cas, car il substitue un acide aminé hydrophile par un acide aminé hydrophobe à proximité d'une cystéine qui est probablement très importante pour la structure de la protéine [36]. Le troisième changement retrouvé chez ce même patient, E447K est probablement un polymorphisme neutre.

Dans notre laboratoire, six polymorphismes supplémentaires ont été identifiés [34]. Cinq d'entre eux ne changent pas la séquence de la protéine et donc ne devraient pas affecter la structure ou la fonction de la néphrine. Dans un cas, la substitution d'une thréonine par une isoleucine, T295I, a été identifée. Cette mutation a été retrouvée chez la mère d'un patient CNF. Puisque la mutation n'est pas sur le même chromosome que celui transmettant la maladie à l'enfant, et que la mère n'a aucun phénotype, nous pouvons conclure que ceci est un polymorphisme neutre.

Le syndrome néphrotique congénital de type finlandais est une maladie sévère qui est habituellement létale avant la deuxième année de vie. La seule option thérapeutique est la transplantation rénale avec tous les aléas inhérents à cette thérapeutique, la nécessité de trouver un donneur HLA compatible, le risque de rejet, d'infection, etc. Pour beaucoup de familles atteintes de CNF la seule possibilité d'avoir des enfants sains réside dans le diagnostic prénatal. Avant le clonage positionnel du gène de la néphrine, le diagnostic prénatal dans les familles atteintes reposait sur la mesure du taux α-fœtoprotéine (AFP) dans le liquide amniotique [12]. Ceci, cependant, n'est pas spécifique du CNF. Plusieurs autres états pathologiques peuvent conduire à une élévation du taux d'AFP durant la grossesse, notamment des défauts de fermeture du tube neural et de la paroi abdominale. De plus le taux d'AFP est élevé chez les fœtus portant un seul allèle muté et même si le taux diminue par la suite lors de la grossesse, ceci peut conduire à des faux positifs. Pour toutes ces raisons, la possibilité d'un test reposant sur l'analyse de l'ADN est très importante. La découverte du gène NPHS1 rend maintenant possible le développement d'un test précis pour le CNF. Ceci peut être effectué en réalisant tout d'abord une analyse d'haplotypes et ensuite un séquençage direct de l'ADN [1, 35, 37]. Cependant, sur la base de nos expériences récentes, nous recommandons le séquençage direct de tous les exons et de la région promotrice du gène comme méthode de choix.

Une des limites du diagnostic basé sur l'analyse de l'ADN est le grand nombre de mutations faux-sens survenant dans le gène NPHS1. Dans la plupart des cas, quand le changement nucléotidique n'a pas été identifié chez des sujets témoins ou chez des patients, il est difficile de prouver si ce changement nucléotidique correspond à un polymorphisme ou réellement à une mutation causant la maladie. Le risque de faux-positif est d'autant plus grand qu'il n'existe pas de critère diagnostique absolument fiable chez les patients. Le fait que le CNF ne soit pas très fréquent en dehors de la Finlande rend difficile l'établissement de bons critères de diagnostic et ne facilite pas la prise en charge de cette maladie par les pédiatres dans d'autres pays.

## Altération de la néphrine dans les maladies rénales acquises

Nous nous sommes intéressés à l'expression de la néphrine dans les reins de patients atteints de néphropathie à lésions glomérulaires minimes et de glomérulopathie extramembraneuse qui sont les causes les plus fréquentes de syndrome néphrotique chez l'enfant et l'adulte. Chez les patients atteints de syndrome néphrotique à lésions glomérulaires minimes, l'expression de la néphrine changeait d'un aspect linéaire le long de la MBG à un aspect granulaire et elle perdait son orientation vers la MBG [38]. Les études en microscopie électronique ont montré que le degré de granulation correspondait à l'effacement des pédicelles. De plus l'étude du diaphragme de fente en immunoélectronique a montré un nombre réduit de molécules de néphrine dans les zones d'effacement podocytaire alors que la quantité de néphrine semblait normale dans les régions où le diaphragme de fente n'était pas modifié. Ces résultats montrent que l'expression de la néphrine est altérée dans la néphropathie à lésions glomérulaires minimes et suggère que la néphrine est essentielle pour la formation du diaphragme de fente dans d'autres formes de syndromes néphrotiques que le CNF. Des études en cours sur la glomérulopathie extramembraneuse indiquent également des altérations d'expression de la néphrine dans le diaphragme de fente (Doublier et al soumis). L'ensemble de ces résultats suggèrent que la néphrine puisse être plus généralement impliquée dans les processus conduisant à une protéinurie. Ceci souligne l'importance du diaphragme de fente comme barrière de filtration finale aux macromolécules dans les glomérules.

## Conclusion

La découverte de la néphrine en 1998, suivie de peu par l'identification de CD2AP et de la podocine, respectivement en 1999 et 2000, a eu un impact majeur en physiologie rénale et en néphrologie. Ces découvertes ont non seulement élucidé la nature moléculaire jusque là mystérieuse du diaphragme de fente mais ont aussi jeté un éclairage nouveau sur les mécanismes de développement de la protéinurie. Le rôle du diaphragme de fente dans la filtration glomérulaire a été l'objet de controverse depuis deux décennies mais le travail récent sur la néphrine, la podocine et CD2AP a démontré son rôle crucial dans le processus de filtration. L'identification du gène de la néphrine permet maintenant un diagnostic fiable du CNF mais également permet d'entrevoir des espoirs futurs de thérapie génique. Des travaux récents suggèrent également que la néphrine et peut-être d'autres protéines associées au diaphragme de fente sont impliquées dans les syndromes néphrotiques acquis et dans la néphropathie diabétique dont on connait l'énorme impact épidémiologique. Un des défis majeurs qui s'offre à nous sera de mieux comprendre les mécanismes conduisant au développement de cette maladie afin de développer de nouvelles voies thérapeutiques pour les prévenir.

**Remerciements**

Nous remercions très vivement le Pr Bertrand Knebelmann qui a bien voulu se charger de la traduction de ce texte.

## Bibliographie

1. Kestilä M, Lenkkeri U, Mannikkö M et al. Positionally cloned gene for a novel glomerular protein – nephrin – is mutated in congenital nephrotic syndrome. Mol Cell, 1998; **1**: 575-582.

2. Boute N, Gribouval O, Roselli S et al. NPHS2, encoding the glomerular protein podocin, is mutated in autosomal recessive steroid-resistant nephrotic syndrome. Nat Genet, 2000; **24**: 349-354.

3. Kaplan JM, Kim SH, North KN et al. Mutations in ACTN4, encoding alpha-actinin-4, cause familial focal segmental glomerulosclerosis. Nat Genet, 2000; **24**: 251-256.

4. Shih NY, Li J, Karpitskii V et al. Congenital nephrotic syndrome in mice lacking CD2-associated protein. Science, 1999; **286**: 312-315.

5. Hudson BG, Reeders ST, Tryggvason K. Type IV collagen: Structure, gene organization, and role in human diseases. Molecular basis of goodpasture and Alport syndromes and diffuse leiomyomatosis. J Biol Chem, 1993; **268**: 26033-26036.

6. Brenner BM, Hostetter TH, Jumes HD. Molecular basis of proteinuria of glomerular origin. New Engl J Med, 1978; **298**: 826-833.

7. Caulfield JP, Farquhar MG. Loss of anionic sites from the glomerular basement membrane in aminonucleoside nephrosis. Lab Invest, 1978; **39**: 505-512.

8. Kanwar YS, Liu ZZ, Kahihara N et al. Current status of the structural and functional basis of glomerular filtration and proteinuria. Semin Nephrol, 1991; **11**: 390-413.

9. Kanwar YS, Farquhar MG. Presence of heparan sulfate in the glomerular basement membrane. Proc Natl Acad Sci USA, 1979; **76**: 1303-1307.

10. Karnovsky MJ, Ainsworth SK. The structural basis of glomerular filtration. Adv Nephrol, 1972; **2**: 35-60.

11. Rodewald R, Karnovsky MJ. Porous substructure of the glomerular slit diaphragm in the rat and mouse. J Cell Biol, 1974; **60**: 423-433.

12. Holmberg C, Jalanko H, Tryggvason K et al. Congenital Nephrotic Syndrome. *In:* Barratt TM, Avner ED, Harmon WE (ed). Pediatric Nephrology (4th ed), Lippincott, Williams & Wilkins, Baltimore, 1999: 765-777.

13. Khoshnoodi J, Tryggvason K. Congenital nephrotic syndromes. Curr Opin Genes Develop, 2001, (*in press*).

14. Alport AC. Hereditary familial congenital haemorrhagic nephritis. Br Med J, 1927; **1**: 504-506.

15. Barker DF, Hostikka SL, Zhou J, et al. Identification of mutations in the COL4A5 collagen gene in Alport syndrome. Science, 1990; **248**: 1224-1227.

16. Pelletier J, Bruening W, Kashtan CE et al. Germline mutations in the Wilms' tumor suppressor gene are associated with abnormal urogenital development in Denys-Drash syndrome. Cell, 1991; **67**: 437-447.

17. Khoshnoodi J, Tryggvason K. Unraveling the molecular make-up of the glomerular podocyte slit diaphragm. Exp Nephrol, 2000, (*in press*).

18. Tryggvason K. Unraveling the mechanisms of glomerular ultrafiltration: nephrin, a key component of the slit diaphragm. J Am Soc Nephrol, 1999; **10**: 2440-2445.

19. Ruotsalainen V, Ljungberg P, Wartiovaara J et al. Nephrin is specifically located at the slit diaphragm of glomerular podocytes. Proc Nat Acad Sci USA, 1999; **96**: 7962-7967.

20. Putaala H, Sainio K, Sariola H et al. Primary structure of mouse and rat nephrin cDNA and structure and expression of the mouse gene. J Am Soc Nephrol, 2000; **11**: 991-1001.

21. Putaala H, Soininen R, Kilpeläinen P et al. The murine nephrin gene is specifically expressed in kidney, brain and pancreas. Inactivation of the gene leads to massive proteinurea and neonatal death. Hum Mol Genet, 2001; **21**: 1-8.

22. Holthofer H, Ahola H, Solin ML et al. Nephrin localizes at the podocyte filtration slit area and is characteristically spliced in the human kidney. Am J Pathol, 1999; **155**: 1681-1687.

23. Holzman LB, St John PL, Kovari IA et al. Nephrin localizes to the slit pore of the glomerular epithelial cell. Kidney Int, 1999; **56**: 1481-1491.

24. Patrakka J, Kestilä M, Wartiovaara J et al. Congenital nephrotic syndrome (NPHS1): Features resulting from different mutations in finnish. Kidney Int, 2000; **58**: 972-980.

25. Ruotsalainen V, Patrakka J, Tissari P et al. Role of nephrin in cell junction formation in human nephrogenesis. Am J Pathol, 2000; **157**: 1905-1916.

26. Reiser J, Kriz W, Kretzler M et al. The glomerular slit diaphragm is a modified adherens junction. J Am Soc Nephrol, 2000; **11**: 1-8.

27. RADICE GL, FERREIRA-CORNWELL MC, ROBINSON SD ET AL. Precocious mammary gland development in P-cadherin-deficient mice. J Cell Biol, 1997; **139**: 1025-1032.

28. DE LA CHAPELLE A. Disease gene mapping in isolated human populations: the example of Finland. J Med Genet, 1993; **30**: 857-865.

29. NORIO R. Heredity on the congenital nephrotic syndrome. Ann Paediatr Fenn, 1966; **12** (suppl 27): 1-94.

30. BOLK S, PUFFEBERGER EG, HUDSON J ET AL. Elevated frequency and allelic heterogeneity of Congenital Nephrotic Syndrome, Finnish Type, in the Old Order Mennonites. Am J Hum Genet, 1999; **65**: 1785-1790.

31. HOLMBERG C, ANTIKAINEN M, RONNHOLM K ET AL. Management of congenital nephrotic syndrome of the Finnish type. Pediatr Nephrol, 1995; **9**: 87-93.

32. LJUNGBERG P, HOLMBERG C, Jalanko H. Infections in infants with congenital nephrosis of the Finnish type. Pediatr Nephrol, 1997; **11**: 148-152.

33. TRYGGVASON K, KOUVALAINEN K. Number of nephrons in normal human kidneys and kidneys of patients with congenital nephrotic syndrome. A study using a sieving method for counting glomeruli. Nephron, 1975; **15**: 62-68.

34. BELTCHEVA O, MARTIN P, LENKKERI U, TRYGGVASON K. Mutation spectrum in the nephrin gene (NPHS1) in congenital nephrotic syndrome. Hum Mutat, 2001 (*in press*).

35. LENKKERI U, MANNIKKO M, MCCREADY P ET AL. Structure of the gene for congenital nephrotic syndrome of the Finnish type (NPHS1) and characterization of mutations. Am J Hum Genet, 1999; **64**: 51-61.

36. AYA K, TANAKA H, SEINO Y. Novel mutation in the nephrin gene of a Japanese patient with congenital nephrotic syndrome of the Finnish type. Kidney Int, 2000; **57**: 401-404.

37. MÄNNIKKÖ M, KESTILA M, LENKKERI U ET AL. Improved prenatal diagnosis of the congenital nephrotic syndrome of the Finnish type based on DNA analysis. Kidney Int, 1997; **51**: 868-872.

38. WERNERSON A, DUNÉR F, PETTERSSON E ET AL. Reduced nephrin expression in glomeruli of patients with minimal change nephrotic syndrome. Submitted for publication.

# PODOCINE ET SYNDROMES NÉPHROTIQUES CORTICO-RÉSISTANTS

par

N. BOUTE, S. ROSELLI, O. GRIBOUVAL, P. NIAUDET*, M.-C. GUBLER et C. ANTIGNAC

La néphrose idiopathique est une des néphropathies les plus fréquentes de l'enfant. Elle est habituellement caractérisée par la survenue d'une protéinurie massive provoquant un syndrome néphrotique, contrastant avec un rein normal en microscopie optique ou présentant parfois des lésions de hyalinose segmentaire et focale. La lésion caractéristique est l'effacement diffus des pédicelles des podocytes observé en microscopie électronique [1]. La réponse à la corticothérapie permet de définir deux groupes distincts selon la réponse au traitement (sensibilité ou résistance). La moitié des patients présentant une néphrose cortico-résistante évoluent vers l'insuffisance rénale chronique puis l'insuffisance rénale terminale. Dans ces cas d'évolution défavorable, sur le plan histologique, des lésions de hyalinose segmentaire et focale (focal segmental glomerulosclerosis – FSGS) se développent progressivement et aboutissent à la sclérose glomérulaire complète. Après transplantation rénale, la maladie rechute dans environ 25 p. 100 des cas, immédiatement après la greffe, suggérant la présence d'un facteur circulant responsable de la modification de la perméabilité capillaire. Dans les autres cas, au contraire, l'absence de récidive après transplantation suggère que le défaut primitif est une anomalie de structure du filtre glomérulaire (à quelque niveau que ce soit), rendant compte de la résistance à la corticothérapie et de l'absence de récidive après la greffe rénale. Des formes familiales ont été décrites pour toutes ces entités, mais plus particulièrement dans les formes cortico-résistantes. La forme la mieux individualisée est le syndrome néphrotique congénital de type finlandais (CNF), ainsi dénommé du fait de sa fréquence en Finlande. Toutefois, en dehors de ce cadre très particulier, d'autres cas familiaux ont été rapportés. Ainsi, en compilant les données publiées par 24 centres de néphrologie pédiatrique européens, White et al (1973) ont dénombré 64 cas

Inserm U423 et *Service de Néphrologie Pédiatrique, Hôpital Necker–Enfants Malades, Université Paris 5, Paris.

familiaux parmi les 1877 cas de syndromes néphrotiques idiopathiques, soit 3,55 p. 100 des cas [2]. Dans la plupart des cas, la transmission était compatible avec un mode autosomique récessif. De même, Conlon et al. (1995), en reprenant l'expérience du service de néphrologie de l'Université de Duke (USA) sur une période de dix ans, ont recensé 31 individus présentant une hyalinose segmentaire et focale familiale [3]. Ces patients appartenaient à huit familles non consanguines, et la transmission semblait être autosomique récessive dans les formes les plus précoces, alors qu'une transmission autosomique dominante à pénétrance incomplète était plus probable dans les formes à début plus tardif (troisième et quatrième décennies).

## FORMES FAMILIALES DE SYNDROMES NÉPHROTIQUES CORTICO-RÉSISTANTS

La forme la plus sévère est le syndrome néphrotique congénital de type finlandais, dont le gène, *NPHS1*, a été localisé sur le chromosome 19 puis identifié par clonage positionnel [4] et des mutations de ce gène ont été détectées à la fois dans les familles d'origine finlandaise et dans les familles d'autres origines géographiques [5]. Ce gène code pour une nouvelle protéine, la néphrine, protéine transmembranaire exprimée spécifiquement dans le podocyte, et tout particulièrement au niveau du diaphragme de fente, qui relie les pieds des podocytes sur la membrane basale glomérulaire [6-8].

À l'inverse, des formes familiales moins sévères, souvent dénommées « hyalinose segmentaire et focale primitive – primary (idiopathic) focal segmental glomerulosclerosis » ont été décrites, se caractérisant par une protéinurie, l'apparition progressive d'un syndrome néphrotique puis d'une insuffisance rénale terminale. Des formes autosomiques récessives et autosomiques dominantes ont été décrites. Deux gènes ont été localisés, l'un en 19q13, locus proche mais différent du locus du syndrome néphrotique de type finlandais [9] et l'autre en 11q21-22 [10] dans des formes autosomiques dominantes. Le premier vient d'être identifié récemment. Il s'agit du gène *ACTN4*, codant pour l'$\alpha$-actinine 4, protéine se liant aux filaments d'actine [11]. Dans quelques familles, une liaison génétique aux deux locus connus jusqu'à maintenant sur les chromosomes 11 et 19 a été exclue, prouvant l'hétérogénéité génétique et l'implication d'autres gènes non encore identifiés dans la pathogénie de ces hyalinoses segmentaires et focales.

De plus, dans de rares cas, des mutations du gène WT1 – habituellement retrouvées dans le syndrome de Drash ou le syndrome de Frasier qui associent néphropathie glomérulaire, prédisposition tumorale et ambiguité sexuelle – ont été décrites dans des cas de hyalinose segmentaire et focale familiale, chez des sujets de sexe féminin [12, 13].

À côté de ces formes isolées, il existe également des formes syndromiques encore plus rares, où le syndrome néphrotique s'associe à divers symptômes extra-rénaux [comme une dysplasie spondylo-épiphysaire, des lésions cutanées et un déficit immunitaire dans le syndrome de Schimke (MIM 242900) [14], une microcéphalie et une hernie hiatale dans le syndrome de Galloway (MIM 251300) [15]].

Enfin, très récemment, il a été montré que l'inactivation du gène *Cd2ap* chez la souris, codant pour la protéine CD2AP favorisant le recrutement du récepteur CD2 sur les lymphocytes T, provoquait non seulement un déficit immunitaire, mais surtout, un syndrome néphrotique précoce, et que CD2AP se liait à la néphrine [16]. Ces résultats suggèrent que des mutations de ce gène pourraient être responsables d'un phénotype similaire chez l'homme (associant syndrome néphrotique cortico-résistant et déficit immunitaire).

Cette rapide énumération montre l'extrême hétérogénéité des syndromes néphrotiques cortico-résistants tant sur le plan phénotypique que génétique, en dehors peut-être des syndromes néphrotiques congénitaux de type finlandais dont la présentation clinique et histologique est très homogène.

## IDENTIFICATION DE LA PODOCINE

### Caractérisation d'une nouvelle entité de syndrome néphrotique cortico-résistant familial

En 1995, nous avons caractérisé dans le laboratoire, une entité particulière de syndrome néphrotique cortico-résistant de transmission autosomique récessive sur les critères suivants : début précoce avant 3 ans, évolution constante vers l'insuffisance rénale terminale et absence de récidive après transplantation rénale. Par des études de liaison dans neuf familles, nous avons localisé le gène responsable (nommé initialement *SRN1* et appelé maintenant *NPHS2*) sur le bras long du chromosome 1 en 1q25-q31, entre les marqueurs D1S452 et D1S466 [17]. Cette localisation a été confirmée par un autre groupe [18], et plus récemment, une liaison à cette région a également été démontrée dans une famille présentant une hyalinose segmentaire et focale débutant à l'âge adulte [19]. Toutefois, dans une famille, la liaison au locus *NPHS2* était clairement exclue, prouvant l'existence, là aussi d'une hétérogénéité génétique.

### Identification du gène *NPHS2* par clonage positionnel [20]

#### Définition de l'intervalle génétique minimal où se situe le gène et construction d'un contig de PAC couvrant la région

En testant d'autres marqueurs microsatellites de la région et de nouvelles familles [21], nous avons dans un premier temps pu localiser le gène entre les marqueurs D1S480 et D1S2883, et construire un contig de YAC (Yeast Artificial Chromosomes) et de PAC (P1 Artificial Chromosomes) couvrant la région. Nous avons alors pu caractériser d'autres marqueurs microsatellites dans ce contig et tester ces nouveaux marqueurs dans les familles. Deux familles présentant des évènements cruciaux de recombinaison nous ont permis de localiser précisément le locus de la maladie entre D1S1640 et 183F10CA, nouveau marqueur microsatellite que nous avons identifié par séquençage de sous-clones de la région. Le contig de 35 PAC entre ces deux marqueurs couvrait environ 2 à 2,5 Mb, mais contenait cinq « brèches » partiellement comblées par 14 cosmides.

En recherchant dans les banques de données les séquences potentiellement localisées dans la région et en séquençant les extrémités des YAC, des PAC et des cosmides ainsi que des sous-clones de différents PAC contenant potentiellement des îlots CpG, nous avons localisé sur ce contig quatre gènes déjà connus et de nombreux EST (Expressed Sequence Tags), correspondant à des séquences « étiquettes », courtes portions de séquences d'ADNc de différents tissus, séquencées à grande échelle et disponibles dans les banques de données.

### IDENTIFICATION DU GÈNE *NPHS2*

En consultant la base de données du Sanger Centre, nous avons identifié un EST AA398634, qui provenait d'une banque de testicule, et avons montré qu'il était localisé près de la borne distale de la région d'intérêt. Nous avons montré par RT-PCR qu'il était exprimé dans le rein. Par RACE-PCR, nous avons ensuite caractérisé un transcrit contenant une courte phase ouverte de lecture et homologue à six EST provenant tous d'une banque de rein humain. En utilisant ce produit de RACE-PCR comme sonde pour hybrider un Northern blot contenant des ARN de différents tissus, nous avons montré que ce transcrit d'environ 2 kb était exprimé seulement dans le rein (fig. 1). Nous avons ensuite confirmé ces résultats en hybridant un dot blot contenant des ARN de 50 tissus différents (Clontech). Un fort signal a été obtenu seulement avec le rein adulte et le rein fœtal. À noter toutefois un faible signal, après 24 heures d'exposition, dans le testicule, le cœur et le foie. La localisation de ce gène sur le contig et son expression quasi-exclusive dans le rein faisaient de ce gène un excellent gène candidat, hypothèse renforcée par la quasi-absence de produit d'amplification par RT-PCR, avec l'ARN extrait du rein terminal d'un patient.

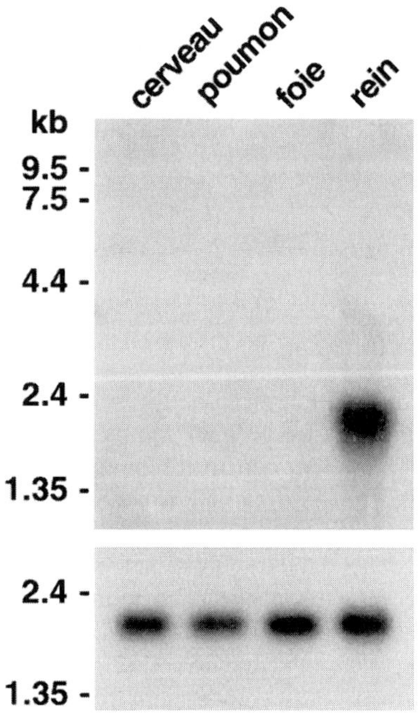


FIG. 1. — Étude de l'expression du gène *NPHS2* dans différents tissus fœtaux par Northern blot, hybridé, en haut avec une sonde couvrant les exons 5-8 du gène *NPHS2*, en bas avec une sonde contrôle (β-actine). Un transcrit unique d'environ 2 kb est détecté seulement dans le rein.

Nous avons donc caractérisé la structure intron-exon du gène qui comprend huit exons, et recherché des mutations chez 16 patients non apparentés appartenant à des familles dans lesquelles l'étude des haplotypes était compatible avec une liaison au locus *NPHS2*. Nous avons identifié 10 mutations différentes dans 14 familles. Quatre de ces mutations aboutissent à un décalage du cadre de lecture ou à l'apparition d'un codon stop prématuré et sont donc des mutations inactivatrices, ce qui prouve que ce gène est bien le gène *NPHS2*. À noter qu'une mutation non sens a été détectée dans la famille dans laquelle nous avions précisément montré l'absence de transcrit par RT-PCR. Six mutations sont des mutations faux-sens survenant dans des régions très conservées de la protéine (voir infra), ségrégeant dans les familles avec la maladie, et non retrouvées dans 80 chromosomes témoins, ce qui suggère fortement que ces mutations sont bien responsables du phénotype chez les enfants atteints. Une de ces deux mutations faux sens responsable d'une substitution d'une arginine par une glutamine (R138Q) a été retrouvée avec une particulière fréquence (chez 6 des 14 patients testés, quatre fois à l'état homozygote, deux fois à l'état hétérozygote). Un effet fondateur peut être envisagé, du moins pour une majorité des patients, du fait de l'origine géographique commune des enfants porteurs de cette mutation (Allemagne, Belgique, Pays-Bas, Est de la France).

### Étude de l'expression du gène *NPHS2* dans le rein par hybridation *in situ* (Planche couleurs figure 4 page 308)

Les expériences d'hybridation *in situ* ont permis de montrer que le gène *NPHS2* est exprimé uniquement au niveau des podocytes dans le rein mature. Dans les reins fœtaux, aucun signal n'a été observé aux stades précoces du développement du néphron. En revanche, des signaux intenses ont été détectés dans le segment inférieur du corps en S, dans la région correspondant aux futurs podocytes. Cette expression persiste dans les glomérules immatures et dans les glomérules matures du cortex profond. Ce patron d'expression est tout à fait comparable à celui du gène de la néphrine [22-23]. Il reste maintenant à vérifier s'il existe une expression de la podocine dans les mêmes tissus extra-rénaux que la néphrine, à savoir le pancréas et le cerveau postérieur [22-23]. Si elle existe, cette expression est sûrement très faible puisqu'elle n'a pas été détectée en Northern-dot blot (voir plus haut).

### Structure potentielle de la protéine codée par le gène *NPHS2*

Le gène *NPHS2* code pour une nouvelle protéine que nous avons appelée podocine, du fait de son expression quasi-exclusive au niveau des podocytes. Les programmes de prédiction de structure de protéines ont permis d'établir que la podocine est une protéine de 383 acides aminés composée d'une partie N-terminale de 102 acides aminés, d'un domaine trans-membranaire de 16-18 acides aminés et d'une longue partie cytoplasmique carboxy-terminale de 263 acides aminés. Elle présente globalement 38,5 p. 100 d'identité et 62 p. 100 de similarité avec la stomatine humaine (aussi appelée band 7) et 30,7 p. 100 d'identité et 52 p. 100 de similarité avec la protéine MEC2 de *C. elegans*. Ces deux protéines, comme la podocine, ont la même structure de protéine membranaire avec un domaine trans-membranaire et un long domaine C-terminal cytoplasmique. En fait, les homologies de séquences entre ces protéines portent surtout sur le domaine trans-membranaire et une grande partie du domaine cytoplasmique. Si seules ces régions sont prises en compte (248 acides aminés), la podocine a 50 p. 100 d'identité et 82 p. 100 de similarité avec la stomatine et MEC-2. La stomatine est une protéine de la paroi du globule rouge dont le rôle est mal connu, mais qui est absente chez les patients présentant une stomatocytose, anémie hémolytique héréditaire de transmission autosomique dominante [24-25]. MEC-2, chez *C. elegans*, est spécifique des neurones mécano-sensibles et semble avoir une action fondamentale en liant les canaux mécano-sensibles au cytosquelette microtubulaire [26]. Plus récemment, il a également été montré que la stomatine était exprimée dans les neurones sensitifs de mammifère et pourrait avoir un rôle dans la mécano-transduction [27].

Il a été montré que les deux extrémités de la stomatine et de MEC-2 sont cytoplasmiques, suggérant que ces protéines ont une structures en épingle à cheveux et sont ancrées à la membrane par le domaine membranaire [26, 28]. De plus, la stomatine peut former des oligomères par sa partie C-terminale [29] et possède deux cystéines palmitoylées de part et d'autre de son domaine transmembranaire, augmentant son affinité pour la membrane plasmique [30]. Il est probable que la podocine ait une structure similaire, étant donné la grande similitude entre la podocine et la stomatine.

Il existe d'autres protéines membranaires, comme les cavéolines, qui possèdent une structure en épingle à cheveux et forment les oligomères. Cette oligomérisation permet de créer des structures complexes se comportant comme des « échaffaudages » dans la membrane des cavéoles [31]. Sur le même modèle, la podocine, par oligomérisation, pourrait former une structure plus complexe au niveau de la membrane du podocyte, qui interagirait avec d'autres protéines pour servir de lien entre la membrane et le cytosquelette.

Bien que la localisation subcellulaire de la podocine ne soit pas encore connue, il est tentant d'imaginer une interaction directe ou indirecte avec la néphrine, ainsi qu'avec d'autres protéines exprimées au niveau du diaphragme de fente, comme ZO1 ou CD2AP [11, 32]. La partie C-terminale de la podocine contient six prolines qui sont des sites de liaison potentiels aux domaines SH3 (Src homology 3) et elle pourrait donc interagir avec l'un des trois domaines SH3 de CD2AP. La podocine pourrait également être localisée au niveau des contacts focaux et se fixer aux protéines qui relient les pédicelles à la membrane basale glomérulaire.

## CONCLUSION

Nous venons d'identifier un nouveau gène, *NPHS2,* exprimé pratiquement exclusivement dans le rein, et au niveau du rein, seulement par les podocytes. Ce gène code pour une nouvelle protéine, que nous avons appelée la podocine, qui joue un rôle majeur dans la filtration glomérulaire, comme le prouvent la localisation de la protéine au niveau des podocytes et la survenue d'un syndrome néphrotique quand la protéine manque ou est altérée,

De plus, il est légitime de penser que des mutations de ce gène seront retrouvées, non seulement dans les formes familiales de syndromes néphrotiques cortico-résistants, mais également dans des formes sporadiques. Une recherche de mutation du gène *NPHS2* devra donc être effectuée chez tout enfant présentant un syndrome néphrotique cortico-résistant avant d'envisager toute autre thérapeutique. Un test diagnostic, tenant compte de la mutation prépondérante (R138Q), pourra être développé. Par ailleurs, il faudra également rechercher l'implication du gène *NPHS2* dans d'autres formes de hyalinose segmentaire familiales ou non [d'autres types de mutations pouvant être responsables de formes moins sévères, [33]] ainsi que dans des formes secondaires (SIDA, réduction néphronique...) , où les mutations de *NPHS2* pourraient être non pas causales mais prédisposer au développement des lésions. De façon plus générale, il est certain que la découverte du rôle de nombreux gènes à expression principalement podocytaire dans le développement de syndromes néphrotiques, ouvre la voie à une modification radicale de la compréhension de la physiopathologie du podocyte et de la barrière de filtration glomérulaire.

## BIBLIOGRAPHIE


1. BROYER M, MEYRIER A, NIAUDET P, HABIB R. Minimal changes and focal segmental glomerular sclerosis. *In:* Cameron S, Davison AM, Grünfeld JP, Kerr D and Ritz E (eds) Oxford textbook of clinical nephrology. Oxford, Oxford University Press, 1992, 298-339.
2. WHITE RH. The familial nephrotic syndrome. I. A European survey. Clin Nephrol, 1973; **1**: 215-219.
3. CONLON PJ, BUTTERLY D, ALBERS F ET AL. Clinical and pathologic features of familial focal segmantal glomerulosclerosis. Am J Kidney Dis, 1995; **26**: 34-40.
4. KESTILA M, LENHKERI U, MÄNNIKKÖ M ET AL. Positionally cloned gene for a novel glomerular protein – nephrin – is mutated in congenital nephrotic syndrome. Mol Cell, 1998; **1**: 575-82.
5. LENKKERI U, MÄNNIKKÖ M, MCCREADY ET AL. Structure of the gene for congenital nephrotic syndrome of the Finnish type (*NPHS1*) and characterization of mutations. Am J Hum Genet, 1999; **64**: 51-61.
6. RUOTSALAINEN V, LJUNGBERG P, WARTIOVAARA J ET AL. Nephrin is specifically located at the slit diaphragm of glomerular podocytes. Proc Natl Acad Sci USA, 1999; **96**: 7962-7967.
7. HOLZMAN LB, ST JOHN PL, KOVARI IA ET AL. Nephrin localzes to the slit pore of the glomerular epithelial cell. Kidney Int, 1999; **56**: 1481-1491.
8. HOLTHOFFER H, AHOLA H, SOLIN M-L ET AL. Nephrin colocalizes at the podocyte filtration slit area and is characteristically spliced in the human kidney. Am J Pathol, 1999; **155**: 1681-1687.
9. MATHIS BJ, KIM SH, CALABRESE K ET AL. A locus for inherited focal segmental glomerulosclerosis maps to chromosome 19q13. Kidney Int, 1998; **53**: 282-286.
10. WINN MP, CONLON PJ, LYNN KL ET AL. Linkage of a gene causing familial focal segmental glomerulosclerosis to chromosome 11 and further evidence of genetic heterogeneity. Genomics, 1999; **58**: 113-120.
11. KAPLAN JM, HAN KIM S, NORTH KN ET AL. Mutations in *ACTN4,* encoding α-actinin-4, cause familial focal segmental glomerulosclerosis. Nature Genet, 2000; **24**: 251-256.
12. DEMMER L, PRIMACK W, LOIK V ET AL. Frasier syndrome: a cause of focal segmental glomerulosclerosis in a 46,XX female. J Am Soc Nephrol, 1999; **10**: 2215-2218.
13. DENAMUR E, BOCQUET N, MOUGENOT B ET AL. Mother-to-child transmitted WT1 splice-site mutation is responsible for distinct glomerular diseases. J Am Soc Nephrol, 1999; **10**: 2219-2223.
14. BOERKOEL CF, O'NEILL S, ANDRÉ JL ET AL. Manifestations and treatment of Schimke immunoosseous dysplasia: 14 new cases and a review of the literature. Eur J Pediatr, 2000; **159**: 1-7.
15. GALLOWAY WH, MOWAT AP. Congenital microcephaly with hiatus hernia and nephrotic syndrome in two sibs. J Med Genet, 1968; **5**: 319-321.
16. SHIH N-Y, LI J, KARPITSKII V ET AL. Congenital nephrotic syndrome in mice lacking CD2-associated protein. Science, 1999; **286**: 312-3316.

17. FUCHSHUBER A, JEAN G, GRIBOUVAL O ET AL. Mapping a gene (SRN1) to chromosome 1q25-q31 in idiopathic nephrotic syndrome confirms a distinct entity of autosomal recessive nephrosis. Hum Mol Genet, 1995; **4**: 2155-2158.

18. LENCH NJ, MOYNIHAN L, CARRADICE A ET AL. Autozygosity mapping of a locus for autosomal recessive focal segmental glomerulosclerosis (FGS) to chromosome 1q25-q31. Am J Hum Genet, 1998; **63**: A296.

19. TSUKAGUCHI SH, KIM SH, ABREU P ET AL. A locus for adolescent and adult onset familial focal segmental glomerulosclerosis on chromosome 1q25-31. *J Am Soc Nephrol*, 2000; **11**: 1674-1680.

20. BOUTE N, GRIBOUVAL O, ROSELLI S ET AL. The NPHS2 gene encoding a novel glomerular protein, podocin, is mutated in autosomal recessive steroid-resistant nephrotic syndrome. Nature Genet, 2000; **24**: 349-354.

21. FUCHSHUBER A, JANSSEN F, GRIBOUVAL O ET AL. Presymptomatic diagnosis of familial steroid-resistant nephrotic syndrome. Lancet, 1996; **347**: 1050-1051.

22. MOELLER MJ, KOVARI IA, HOLZMAN LB. Evalution of a new tool for exploring podocyte biology: mouse Nphs1 5' flanking region drives LacZ expression in podocytes. J Am Soc Nephrol, 2000; **11**: 2306-2314.

23. PUTAALA H, SOININEN R, KILPELAINEN P ET AL. The murine nephrin gene is specifically expressed in kidney, brain and pancreas: inactivation of the gene leads to massive proteinuria and neonatal death. Hum Mol Genet, 2001; **10**: 1-8.

24. STEWART GW, HEPWORTH-JONES BE, KEEN JN ET AL. Isolation of cDNA coding for an ubiquitous membrane protein deficient in high Na+, low K+ stomatocytic erythrocytes. Blood, 1992; **79**: 1593-1601.

25. GALLAGHER PG, FORGET BG. Structure, organization, and expression of the human band 7.2b gene, a candidate gene for hereditary hydrocytosis. J Biol Chem, 1995; **270**: 26358-26363.

26. HUANG M, GU G, FERGUSON EL, CHALFIE M. A stomatin-like protein necessary for mechanosensation in C. elegans. *Nature*, 1995; **378**: 292-295.

27. MANNSFELDT AG, CARROLL P, STUCKY CL, LEWIN GR. Stomatin, a MEC-2 like protein, is expressed by mammalian sensory neurons. Mol Cell Neurosci, 1999; **13**: 391-404.

28. SALZER U, AHORN H, PROHASKA R. Identification of the phosphorylation site on human erythrocyte band 7 integral membrane protein: implications for a monotopic protein structure. Biochim Biophys Acta, 1993; **1151**: 149-152.

29. SNYERS L, UMLAUF E, PROHASKA R. Oligomeric nature of the integral membrane protein stomatin. J Biol Chem, 1998; **273**: 17221-17226 .

30. SNYERS L, UMLAUF E, PROHASKA R. Cysteine 29 is the major palmitoylation site on stomatin. FEBS Lett, 1999; **449**: 101-104 .

31. ENGELMAN JA, ZHANG, XL, RAZANI B ET AL. p42/44 MAP kinase-dependent and – independent signaling pathways regulate caveolin-1 gene expression. J Biol Chem, 1999; **274**: 32333-32341.

32. REISER J, KRIZ W, KRETZLER M, MUNDEL P. The glomerular slit diaphragm is a modified adherens junction. J Am Soc Nephrol, 2000; **11**: 1-8.

33. TSUKAGUCHI SH, KIM SH, ABREU P ET AL. Missense mutations in podocin in a family with adult-onset FSGS. J Am Soc Nephrol, 2000; **11**: 415A.

# BIOLOGIE DU PODOCYTE : UN NOUVEAU PAS EN AVANT

par

P. MUNDEL, K. SCHWARZ et J. REISEN*

La membrane basale glomérulaire (GBM) représente la structure de soutien principale du flocculus glomérulaire. Les cellules glomérulaires endothéliales et mésangiales sont situées en dedans de la GBM alors que les podocytes sont à la face externe de la GBM. Les podocytes sont des cellules hautement spécialisées, avec une organisation cellulaire et une cytoarchitecture complexes [1]. Ainsi les podocytes sont divisés en trois différents segments, au plan structural et fonctionnel : le corps cellulaire, les expansions principales et les pieds des podocytes. Les corps cellulaires et les expansions principales ne sont généralement pas directement attachés à la GBM mais sont plutôt des structures qui flottent librement dans le filtrat de l'espace de Bowman, créant un sous-espace entre le corps cellulaire et les pédicelles. Au contraire, les pieds des podocytes recouvrent le versant externe de la GBM et sont entrelacés avec les pédicelles des cellules voisines, formant des fentes de filtration entre les cellules adjacentes. En outre, les fentes de filtration sont traversées par le diaphragme de fente. Les podocytes sont organisés d'une façon polarisée avec un domaine membranaire luminal et un domaine abluminal, qui sont séparés l'un de l'autre au niveau du diaphragme de fente. À leur surface luminale, les podocytes sont recouverts d'un glycocalyx bien développé, composé de plusieurs sialoglycoprotéines dont la podocalyxine [2, 3]. Takeda et coll. ont démontré que la podocalyxine fonctionne comme une substance anti-adhésion qui maintient ouverte la voie de filtration entre les pédicelles voisines de l'épithélium glomérulaire, par « répulsion de charges » [4]. Le revêtement de surface négatif non seulement contribue à la charge négative de la barrière de filtration mais est aussi critique dans la formation et la préservation de l'architecture dynamique des expansions podocytaires.

*Department of Medicine and Department of Anatomy and Structural Biology, Albert Einstein College of Medicine, Bronx, NY, États-Unis.

D'autres protéines sont présents dans la membrane du podocyte (voir la revue générale dans [1, 5]) comprennent la tyrosine phosphatase GLEPP1 [6], la podoplanine [7], la néphrine [8] et la podocine [9]. Le récepteur de GLEPP1 (Ptpro) joue un rôle dans la régulation qui relie le débit de filtration glomérulaire et la pression glomérulaire, par l'intermédiaire d'un effet sur la structure et la fonction des podocytes, comme le reflète l'observation selon laquelle des souris déficientes en GLEPP1 (Ptpro) ont une structure altérée des podocytes associée à une hypertension artérielle et à une baisse du débit de filtration glomérulaire [10]. On a montré que la podocalyxine inhibait l'adhésion cellule/cellule et modifiait les propriétés jonctionnelles des cellules rénales canines Madin-Darby (MDCK) [4].

Les pieds des podocytes ne sont pas statiques mais plutôt contiennent un système contractile similaire à celui observé dans les péricytes. Cet appareil contractile est composé d'actine, de myosine-2, de α-actinine-4, de taline et de vinculine [11]. Des mutations de l'α-actinine-4 sont responsables d'une glomérulosclérose segmentaire et focale familiale [12]. Ces résultats ont des implications directes dans la compréhension du rôle du cytosquelette des podocytes dans la physiopathologie rénale. Les faisceaux de filaments d'actine forment des arches entre les pédicelles adjacentes du même podocyte [11]. De façon importante, les filaments d'actine sont connectés à la GBM sous-jacente, en des points de contacts focaux, par l'intermédiaire de l'intégrine $\alpha_3\beta_1$ [13] et l'inactivation de l'intégrine $\alpha_3$ entraîne un défaut de formation des pieds des podocytes [14]. Récemment on a rapporté que les pieds des podocytes contiennent en outre un second système de liaison à la GBM, constitué de dystroglycan α et β et d'utrophine [15], qui est régulé de façon différentielle dans la maladie à lésions glomérulaires minimes et dans la glomérulosclérose segmentaire et focale [16]. En plus des protéines contractiles décrites plus haut, nous avons récemment rapporté l'association de la synaptopodine aux filaments d'actine dans les pieds des podocytes [17]. La synaptopodine est le premier membre d'une nouvelle classe de protéines riches en proline qui sont également trouvées dans un sous-groupe de dendrites télencéphaliques [17, 18].

La paroi capillaire glomérulaire est hautement perméable à l'eau, aux petits solutés et aux ions mais est imperméable aux protéines plasmatiques et aux autres molécules de grande taille, produisant ainsi un filtrat glomérulaire virtuellement dépourvu de protéines. Les caractéristiques structurales qui rendent compte de cette spécificité sont insuffisamment connues. Le long du passage de la barrière de filtration, le filtrat doit traverser des pores ouverts de l'endothélium glomérulaire, le réseau collagénique hautement hydraté de la membrane basale glomérulaire et les fentes de filtration. Ces fentes sont établies par les interdigitations des pieds des podocytes et sont couvertes par le diaphragme de fente qui est ancré latéralement aux pieds des podocytes. En 1974, Rodewald et Karnovsky ont publié un modèle de structure fine du diaphragme de fente qui était basé sur leurs observations en microscopie électronique de transmission d'un matériel coloré par l'acide tannique [19]. Selon leurs résultats, le diaphragme de fente était constitué d'unités connectées en leur centre à une formation linéaire, formant comme une fermeture-éclair. L'espace intercellulaire enjambé par le diaphragme de fente et large de 30 à 40 nm et les pores rectangulaires de la fermeture-éclair ont la taille approximative d'une molécule d'albumine. Une découverte très féconde a été celle de la néphrine, produit du gène qui se trouve muté dans le syndrome néphrotique congénital de type finlandais [20], qui a été localisée au diaphragme de fente [8, 21, 22]. De façon intéressante, les souris mutées pour la néphrine développent une protéinurie massive dès la naissance, avec une fusion seulement partielle des pieds des podocytes et un rétrécissement des fentes de filtration [23], indiquant que plusieurs protéines transmembranaires contribuent à la formation du diaphragme de fente. En effet le complexe du diaphragme de fente, en plus de la ZO-1 et de la néphrine contient également la P-cadhérine [24, 25], ainsi que de la caténine α, β et γ et peut ainsi représenter une jonction adhérente modifiée [24]. Ainsi, la P-cadhérine semble être la protéine du squelette du diaphragme de fente alors que la néphrine fait partie des protéines spécifiques de ce diaphragme. Bien que la P-cadhérine soit exprimée à des taux élevés dans le placenta et le testicule, les souris mâles et femelles invalidées pour la P-cadhérine sont fertiles [26]. Les cadhérines-E et P sont souvent co-exprimées dans les tissus embryonnaires et adultes, par exemple les deux cadhérines sont présentes dans la corde dorsale et dans les couches basales de l'épiderme. Dans ces tissus, la E-cadhérine peut se substituer fonctionnellement à la P-cadhérine chez des animaux mutants, expliquant ainsi leur viabilité [26]. De même, la E-cadhérine est aussi exprimée dans les podocytes [24] et peut se substituer à la P-cadhérine au niveau du diaphragme de fente. On a besoin d'études complémentaires pour analyser la fonction rénale et la morphologie des souris mutantes pour la P-cadhérine, et pour clarifier ce problème.

Les podocytes sont lésés dans beaucoup de formes de maladie glomérulaire, d'origine immune (glomérulonéphrite extramembraneuse), toxique (modèle de l'aminonucléoside de puromycine ressemblant aux lésions glomérulaires minimes), métabolique (diabète) et hémodynamique (hypertension glomérulaire). À l'exception de la néphropathie associée à l'infection par le VIH et la glomérulosclérose segmentaire et focale idiopathique avec collapsus [27, 28], les anomalies structurales qui surviennent sont secondaires à la réponse à la lésion podocytaire. En outre, les observations histologiques sont identiques quelle que soit la cause sous-jacente. Les événements les plus précoces sont caractérisés par l'altération des pieds des podocytes et la configuration du diaphragme de fente, avec perte des pieds des podocytes et perte de l'intégrité de ce diaphragme. La fusion des pieds des podocytes est associée au début de la protéinurie et au détachement des podocytes de la GBM [29]. Ces phénomènes sont accompagnés de la réorganisation du cytosquelette d'actine en un réseau dense qui est précédé par l'induction de l'expression de l'α-actinine podocytaire [30]. Ces lésions précoces sont totalement réversibles. Cependant, les mécanismes moléculaires qui provoquent les altérations morphologiques des pieds des podocytes sont mal comprises et restent un domaine actif de recherche [5]. Du point de vue des maladies glomérulaires progressives, il est important de reconnaître que si les lésions structurales précoces ne sont pas effacées, les lésions glomérulaires sévères et progressives se développent. Cela comporte la vacuolisation des podocytes, la formation de pseudo-kystes et le détachement des podocytes de la GBM. Ces événements sous-tendent la formation de synéchies par l'intermédiaire de l'adhésion des cellules pariétales épithéliales de la capsule de Bowman aux zones dénudées de la GBM. Ces lésions sont irréversibles et conduisent de façon ultime au développement de la glomérulosclérose segmentaire et à l'insuffisance rénale terminale [31].

La différenciation des podocytes de l'homme et du rat *in vitro* est associée à un arrêt irréversible de croissance. Pour court-circuiter ce problème, nous avons dérivé des lignées cellulaires de podocytes immortalisés à partir de l'Immortomouse portant un antigène T sensible à la température, comme transgène [32]. Ces cellules peuvent être maintenues soit dans un état de prolifération à 33°C, soit être induites vers la différenciation à 37°C. Les podocytes qui prolifèrent et se différencient expriment la protéine WT-1 [33]. La cellule différenciée montre un arrangement ordonné des filaments d'actine et des microtubules, s'étendant dans les pédicelles en formation au cours de la différenciation, rappelant les expansions podocytaires *in vivo*. Ces réarrangements du cytosquelette et la formation des expansions sont accompagnés par le début de la synthèse de synaptopodine [33]. En plus de la WT-1 et de la synaptopodine, les podocytes de souris expriment d'autres protéines spécifiques des podocytes. Nous avons pu détecter de la podocalyxine par RT-PCR et par analyse en Northern blot (résultats personnels non publiés). À l'aide de la RT-PCR et de l'immunocytochimie nous avons trouvé l'expression de la tyrosine-phosphatase GLEPP1 spécifique du podocyte [6]. En outre les cellules expriment aussi la néphrine [20], la protéine CD2AP associée à la néphrine [34] et l'homologue murin de la podoplanine [7]. Ils expriment aussi des récepteurs ou une grande variété de substances vaso-actives, comprenant la bradykinine [33] et un récepteur fonctionnel de l'angiotensine II (H. Pavenstadt, Freiburg, Allemagne, communication personnelle). Dans leur ensemble, ces études montrent que les lignées cellulaires immortalisées de podocytes de souris conservent un potentiel de différenciation similaire à celui de podocytes *in vivo* et confirment qu'il s'agit bien d'outils utiles pour étudier la différenciation et la fonction des podocytes *in vitro*.

En résumé, l'identification et la caractérisation moléculaires d'un grand nombre de nouvelles protéines spécifiques des podocytes, parmi lesquelles la podocalyxine, GLEPP1, la podoplanine, pod-1, la synaptopodine, la néphrine, CD2AP et maintenant la podocine [9] doivent ouvrir de nouvelles voies dans l'étude des mécanismes moléculaires qui déterminent l'effacement et la fusion des pieds des podocytes, la protéinurie et la progression de la sclérose glomérulaire. Le développement récent des lignées cellulaires de podocytes de souris immortalisés qui retiennent un potentiel de différenciation identique à celui de podocytes *in vivo* [33] et la disponibilité de stratégies de ciblage spécifique aux podocytes [35, 36] devraient faciliter l'analyse des fonctions du podocyte dans des conditions normales et pathologiques.

## Bibliographie


1. Mundel P, Kriz W. Structure and function of podocytes: an update. Anat-Embryol-Berl, 1995; **192**: 385-97.
2. Kerjaschki D, Sharkey DJ, Farquhar MG. Identification and characterization of podocalyxin - the major sialoglycoprotein of the renal glomerulr epithelial cell. J Cell Biol, 1984; **98**: 1591-1596.
3. Kershaw DB, Thomas PE, Wharram BL et al. Molecular cloning, expression, and characterization of podocalyxin-like protein from rabbit as a transmembrane protein of glomerular podocytes and vascular endothelium. J Biol Chem, 1995; **270**: 29439-29446.
4. Takeda, T, Go WY, Orlando RA, Farquhar MG. Expression of podocalyxin inhibits cell-cell adhesion and modifies junctional properties in madin-darby canine kidney cells. Mol Biol Cell, 2000; **11**: 3219-32.
5. Somlo S, Mundel P. Getting a foothold in nephrotic syndrome. Nat Genet, 2000; **24**: 333-335

6. THOMAS PE, WHARRAM BL, GOYAL M ET AL. GLEPP1, a renal glomerular epithelial (podocyte) membrane protein-tyrosine phosphatase. Identification, molecular cloning, and characterization in rabbit. J Biol Chem, 1994; **269**: 19953-19962.

7. BREITENEDER-GELEFF S, MATSUI K, SOLEIMAN A ET AL. Podoplanin, novel 43-kd membrane protein of glomerular epithelial cells, is down-regulated in puromycin nephrosis. Am J Pathol, 1997; **151**: 1141-52.

8. RUOTSALAINEN V, LJUNGBERG P, WARTIOVAARA J ET AL. Nephrin is specifically located at the slit diaphragm of glomerular podocytes. Proc Natl Acad Sci USA, 1999; **96**: 7962-7967.

9. BOUTE N, GRIBOUVAL O, ROSELLI S ET AL. NPHS2, encoding the glomerular protein podocin, is mutated in autosomal recessive steroid-resistant nephrotic syndrome. Nat Genet, 2000; **24**: 349-354.

10. WHARRAM BL, GOYAL M, GILLESPIE PJ ET AL. Altered podocyte structure in GLEPP1 (Ptpro)-deficient mice associated with hypertension and low glomerular filtration rate. J Clin Invest, 2000; **106**: 1281-1290.

11. DRENCKHAHN D. FRANKE RP. Ultrastructural organization of contractile and cytoskeletal proteins in glomerular podocytes of chicken, rat, and man. Lab Invest, 1988; **59**: 673-82.

12. KAPLAN JM, KIM SH, NORTH KN ET AL. Mutations in ACTN4, encoding alpha-actinin-4, cause familial focal segmental glomerulosclerosis. Nat Genet, 2000; **24**: 251-256.

13. ADLER S. Characterization of glomerular epithelial cell matrix receptors. Am J Pathol, 1992; **141**: 571-8.

14. KREIDBERG JA, DONOVAN MJ, Goldstein SL ET AL. Alpha 3 beta 1 integrin has a crucial role in kidney and lung organogenesis. Development, 1996; **122**: 3537-3547.

15. RAATS CJ, VAN DEN BORN J, BAKKER MA ET AL. Expression of Agrin, Dystroglycan, and Utrophin in Normal Renal Tissue and in Experimental Glomerulopathies. Am J Pathol, 2000; **156**: 1749-1765.

16. REGELE HM, FILLIPOVIC E, LANGER B ET AL. Glomerular expression of dystroglycans is reduced in minimal change nephrosis but not in focal segmental glomerulosclerosis. J Am Soc Nephrol, 2000; **11**: 403-12.

17. MUNDEL P, HEID HW, MUNDEL TM ET AL. Synaptopodin: an actin-associated protein in telencephalic dendrites and renal podocytes. J Cell Biol, 1997; **139**: 193-204.

18. DELLER T, MERTEN T, ROTH SU ET AL. Actin-associated protein synaptopodin in the rat hippocampal formation: localization in the spine neck and close association with the spine apparatus of principal neurons. J Comp Neurol, 2000; **418**: 164-81.

19. RODEWALD R, KARNOVSKY MJ. Porous substructure of the glomerular slit diaphragm in the rat and mouse. J Cell Biol, 1974; **60**: 423-433.

20. KESTILA M, LENKKERI U, MANNIKKO M ET AL. Positionally cloned gene for a novel glomerular protein-nephrin-is mutated in congenital nephrotic syndrome. Mol Cell, 1998; **1**: 575-82.

21. HOLTHOFER H, AHOLA H, SOLIN ML ET AL. Nephrin localizes at the podocyte filtration slit area and is characteristically spliced in the human kidney. Am J Pathol, 1999; **155**: 1681-7.

22. HOLZMAN LB, JOHN PL, KOVARI IA ET AL. Nephrin localizes to the slit pore of the glomerular epithelial cell. Kidney Int, 1999; **56**: 1481-1491.

23. PUTAALA H, SOININEN R, KILPELAINEN P ET AL. The murine nephrin gene is specifically expressed in kidney, brain and pancreas: inactivation of the gene leads to massive proteinuria and neonatal death. Hum Mol Genet, 2001; **10**: 1-8.

24. REISER J, KRIZ W, KRETZLER M, MUNDEL P. The glomerular slit diaphragm is a modified adherens junction. J Am Soc Nephrol, 2000; **11**: 1-8.

25. RUOTSALAINEN V, PATRAKKA J, TISSARI P ET AL. Role of nephrin in cell junction formation in human nephrogenesis. Am J Pathol, 2000; **157**: 1905-16.

26. RADICE GL, FERREIRA-CORNWELL MC, ROBINSON SD ET AL. Precocious mammary gland development in P-cadherin-deficient mice. J Cell Biol, 1997; **139**: 1025-1032.

27. BARISONI L. Podocyte cell cycle regulation and proliferation in collapasing glomerulopathies. Kidney Int, 2000; **58**: 81-87.

28. Barisoni L, Kriz W, Mundel P, D'Agati V. The dysregulated podocyte phenotype: a novel concept in the pathogenesis of collapsing idiopathic focal segmental glomerulosclerosis and HIV-associated nephropathy. J Am Soc Nephrol, 1999; **10**: 51-61.

29. Kriz W, Gretz N, Lemley KV. Progression of glomerular diseases: is the podocyte the culprit? Kidney Int, 1998; **54**: 687-97.

30. Smoyer WE, Mundel P, Gupta A, Welsh MJ. Podocyte alpha-actinin induction precedes foot process effacement in experimental nephrotic syndrome. Am J Physiol, 1997; **273**: F150-7.

31. Kriz W, Hosser H, Hahnel B et al. From segmental glomerulosclerosis to total nephron degeneration and interstitial fibrosis: a histopathological study in rat models and human glomerulopathies. Nephrol Dial Transplant, 1998; **13**: 2781-98.

32. Jat PJ, Noble MD, Ataliotis P et al. Direct derivation of conditionally immortal cell lines from an H-2$K^b$-tsA58 transgenic mouse. Proc Natl Acad Sci USA, 1991; **88**: 5096-5100.

33. Mundel P, Reiser J, Borja AZ et al. Rearrangements of the cytoskeleton and cell contacts induce process formation during differentiation of conditionally immortalized mouse podocyte cell lines. Exp Cell Res, 1997; **236**: 248-58.

34. Shih NY, Li J, Karpitskii V et al. Congenital nephrotic syndrome in mice lacking CD2-associated protein. Science, 1999; **286**: 312-315.

35. Moeller MJ, Kovari IA, Holzman LB. Evaluation of a new tool for exploring podocyte biology: mouse nphs1 5' flanking region drives LacZ expression in podocytes. J Am Soc Nephrol, 2000; **11**: 2306-14.

36. Wong MA, Cui S, Quaggin SE. Identification and characterization of a glomerular-specific promoter from the human nephrin gene. Am J Physiol Renal Physiol, 2000; **279**: F1027-32.

# RÉPARATION DE L'INFLAMMATION GLOMÉRULAIRE

par

L. BAUD, B. FOUQUERAY, A. BELLOCQ, S. DOUBLIER et J. PELTIER*

L'inflammation participe au développement des lésions glomérulaires dans de nombreux modèles de glomérulonéphrite. Au stade initial, la libération de facteurs chimiotactiques à partir du glomérule provoque la mobilisation de cellules inflammatoires. Ensuite la libération de facteurs pro-inflammatoires par ces cellules contribue à détruire le glomérule. Finalement la génération de facteurs anti-inflammatoires peut conduire dans certains cas à l'interruption de la réaction inflammatoire et à la résolution des lésions. C'est seulement récemment que l'attention a été portée sur les mécanismes moléculaires impliqués dans cette dernière phase. La revue ci-dessous fait le point sur les développements les plus actuels dans ce domaine en montrant comment au cours de la réaction inflammatoire glomérulaire, [1] des facteurs anti-inflammatoires sont progressivement produits ou deviennent efficaces et [2] des facteurs pro-inflammatoires ne sont plus produits ou deviennent inefficaces.

## INTERVENTION DE FACTEURS ANTI-INFLAMMATOIRES DANS LA RÉACTION INFLAMMATOIRE GLOMÉRULAIRE

### Expression et rôle de facteurs anti-inflammatoires dans le glomérule

La réaction inflammatoire glomérulaire peut être interrompue par la formation locale de médiateurs anti-inflammatoires, principalement de cytokines. L'importance de celles-ci [ interleukine (IL)-4, -6, -10, -11, -13 et transforming growth factor-β (TGF-β)] a été rappelée dans plusieurs revues [1, 2, 3]. À côté de ces cytokines, d'autres médiateurs pourraient jouer un rôle. L'attention a été portée par

* INSERM U489 et Service d'Explorations Fonctionnelles Multidisciplinaires, Hôpital Tenon, Paris.

exemple récemment sur l'implication du monoxyde de carbone (CO). Ce métabolite est formé à partir de l'hème en même temps que la biliverdine et le fer ($Fe^{2+}$), sous l'action d'une enzyme, l'hème oxygénase (HO) [4, 5] (fig. 1). Trois isoformes de HO ont été caractérisées : deux sont d'expression constitutive (HO-2 et HO-3) alors qu'une troisième, HO-1, est faiblement exprimée dans les conditions physiologiques, mais rapidement induite dans différentes situations de stress, en particulier oxydatif [5]. Cette induction est expliquée par la liaison de facteurs transcriptionnels comme NF-κB et AP-1 à des éléments cis identifiés dans la région promotrice du gène HO-1. L'expression de HO-1 dans les tissus leur confère une protection en particulier vis-à-vis de l'agression des dérivés réactifs de l'oxygène. *In vitro*, la résistance cellulaire à un stress oxydatif apparaît en effet corrélée positivement avec le niveau d'expression d'HO-1 [6]. Si cette expression est réduite, comme dans les cellules isolées de souris invalidées pour le gène HO-1, la susceptibilité au stress oxydatif augmente [6]. Au contraire, si cette expression est élevée, par exemple par traitement des cellules avec l'hème ou par transfert du gène HO-1, la susceptibilité au stress oxydatif diminue. La protection alors apportée par l'activité de HO-1 est attribuée à la fonction anti-oxydante de la bilirubine et à l'induction par $Fe^{2+}$ de la ferritine qui séquestre le fer libre et prévient ainsi la formation de radicaux hydroxyl [7, 8]. *In vivo*, l'administration de tinprotoporphyrine, un inhibiteur des HO, aggrave les lésions pulmonaires consécutives à un stress oxydatif comme l'hypoxie ; au contraire, le transfert du gène HO-1 à l'aide d'un vecteur adénoviral limite ces lésions [9]. Cette protection est associée à un puissant effet anti-inflammatoire [9].

Le rôle de HO-1 dans le contrôle de la réaction inflammatoire a été magnifiquement démontré dans un modèle d'inflammation induit chez le rat par l'injection intrapleurale de carraghène. Dans le foyer inflammatoire, l'expression de HO-1 et l'activité de l'HO s'élèvent progressivement avec l'apparition des macrophages pour culminer à la phase de résolution des lésions [10]. L'implication de HO-1 dans le développement de cette phase est suggéré par le fait que l'administration de tinprotoprophyrine le retarde alors que celle de ferriprotoporphyrine IX, un inducteur des HO, l'accélère. Le rôle de HO-1 dans la résolution de l'inflammation a été confirmé dans des modèles de glomérulonéphrite. Dans la glomérulonéphrite induite chez le rat par l'injection d'antisérum anti-membrane basale glomérulaire, l'expression glomérulaire de HO-1 apparaît indétectable [11] ou faible à la phase hétérologue [12]. Mais son augmentation par l'administration de ferriprotoporphyrine IX permet alors de limiter les lésions glomérulaires, en

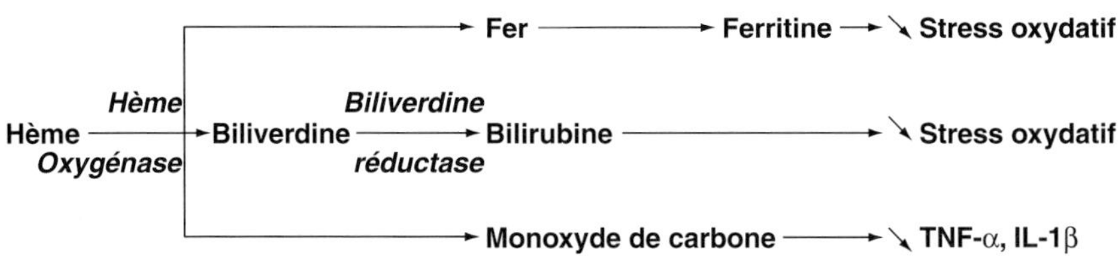


FIG. 1. — L'hème oxygénase catalyse la dégradation de l'hème. Les métabolites produits réduisent directement ou indirectement la génération de dérivés réactifs de l'oxygène et de cytokines pro-inflammatoires.

particulier l'infiltration de cellules inflammatoires et le développement de la protéinurie. L'expression de HO-1 est très importante à la phase autologue de la glomérulonéphrite où elle coïncide avec l'infiltration du glomérule par des macrophages [12, 13]. À nouveau l'administration de ferriprotoporphyrine IX permet de limiter les lésions glomérulaires, en particulier la formation de thrombi et le développement de la protéinurie, que le nombre de macrophages infiltrants soit maintenu [13] ou diminué [12].

Les mécanismes moléculaires de la protection apportée dans le glomérule par l'expression de HO-1 sont encore hypothétiques : 1) limitation de la toxicité des dérivés réactifs de l'oxygène ; 2) limitation de la formation de monoxyde d'azote (NO) après inactivation de l'isoforme inductible de la NO synthase (iNOS) par destruction de l'hème [13] ; ou/et 3) diminution de la pression intracapillaire et limitation de l'agrégation plaquettaire [12]. Quel que soit le mécanisme, le médiateur responsable pourrait être le CO. Ses effets anti-inflammatoires viennent en effet d'être démontrés *in vitro* et *in vivo* [7]. *In vitro*, l'exposition de macrophages à de faibles concentrations de CO (100 à 500 parts par million, ppm) entraîne une diminution de leur capacité de synthèse des cytokines pro-inflammatoires (tumor necrosis factor-$\alpha$ [TNF-$\alpha$], IL-1$\beta$, macrophage inflammatory protein-1$\beta$ [MIP-1$\beta$]) et une augmentation de leur capacité de synthèse des cytokines anti-inflammatoires (IL-10). Cette réponse, qui est aussi observée *in vivo*, n'est pas expliquée par une activation de la voie guanylate cyclase-GMP cyclique décrite dans les cellules vasculaires et les neurones. Elle implique plutôt une activation de la voie p38 kinase, une mitogen-activated protein kinase (MAPK). Celle-ci réduit en particulier l'expression du TNF-$\alpha$ par un contrôle post-transcriptionnel [7].

Différents dérivés de l'acide arachidonique émergent aussi comme de nouveaux médiateurs susceptibles d'interrompre la réaction inflammatoire. Ils incluent des métabolites de la voie des cyclo-oxygénases (COX) comme la prostaglandine (PG) $D_2$ et son dérivé la 15 désoxy $\Delta^{12-14}$ PG $J_2$ et des métabolites de la voie des lipoxygénases comme l'acide 15 hydroxy-eicosatétraénoïque (15 HETE) et les lipoxines (LXs).

Au début de la réaction inflammatoire, l'acide arachidonique libéré des phospholipides membranaires par l'action de la phospholipase A2 est métabolisé par la COX-2 en $PGG_2$ puis $PGH_2$, elle-même transformée en $PGE_2$ (fig. 2). Celle-ci exerce des activités essentiellement pro-inflammatoires. Lorsque la réaction inflammatoire évolue, les cellules inflammatoires produisent de l'IL-10 qui, en particulier, modifie la métabolisme de la $PGH_2$ [14]. Se forment alors au détriment de la $PGE_2$ des PG à cyclopentenone, la $PGD_2$ et son dérivé la 15 désoxy $\Delta^{12-14}$ $PGJ_2$ qui exercent des activités anti-inflammatoires. L'importance de ce mécanisme a été démontrée récemment dans le modèle d'inflammation induit chez le rat par l'injection intrapleurale de carraghène [14]. Dans ce modèle, le développement de la réaction inflammatoire avec la formation d'un exsudat riche en polynucléaires neutrophiles puis en macrophages apparaît limité par l'administration d'anti-inflammatoires non stéroïdiens (AINS), si celle-ci est précoce. En effet à ce stade, l'inactivation de la COX-2 prévient uniquement la formation de $PGE_2$ pro-inflammatoire. Au contraire, lorsque les AINS sont administrés tardivement, à la phase de résolution, une aggravation des lésions est notable. Elle est expliquée par le fait qu'à ce stade, l'inactivation de la COX-2 prévient surtout la formation de $PGD_2$ et 15 désoxy $\Delta^{12-14}$ $PGJ_2$ anti-inflammatoires. Les activités anti-inflammatoires de ces PG à cyplopentenone incluent la répression de certains gènes (iNOS

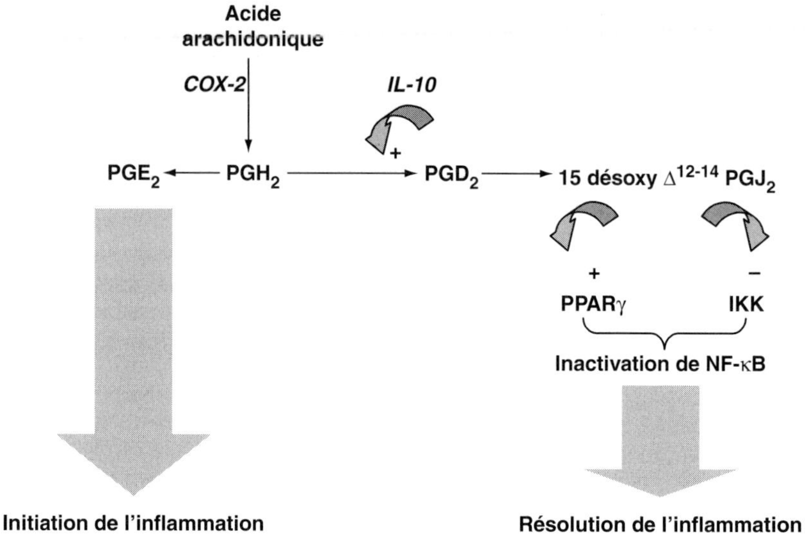


FIG. 2. — La réaction inflammatoire est caractérisée par la formation à partir de l'acide arachidonique d'abord de PG pro-inflammatoires ($PGE_2$) puis de PG anti-inflammatoires ($PGD_2$ et 15 désoxy $\Delta^{12\text{-}14}$ $PGJ_2$).

et TNF-α par exemple) dans les macrophages activés. Le contrôle est exercé au niveau transcriptionnel, via l'inactivation de facteurs tels que AP-1, STAT-1 et NF-κB [15].

La production de NO joue un rôle déterminant dans l'initiation et le maintien des lésions glomérulaires chez les souris MRL/*Lpr* qui développent spontanément une glomérulonéphrite à complexes immuns identique à celle observée dans le lupus erythémateux chez l'homme [16]. Comme la synthèse des PGs apparaît très perturbée dans ce modèle, l'hypothèse a été formulée que la production excessive de NO pourrait être liée à un défaut de la synthèse des PG à cyclopentenone. Reilly et al [16] ont montré que les cellules mésangiales des souris MRL/*Lpr* produisent effectivement moins de $PGJ_2$ que celles des souris contrôles BALB/*c*. Le défaut pourrait avoir pour origine la faible expression de COX-2. Il serait responsable de l'excès de production de NO par ces cellules puisque l'addition de 15 désoxy $\Delta^{12\text{-}14}$ $PGJ_2$ le corrige totalement.

Les mécanismes moléculaires par lesquels les PG à cyclopentenone inactivent des facteurs de transcription et ainsi limitent l'expression de iNOS ou de TNF-α sont multiples. Le plus important implique la liaison de la 15 désoxy $\Delta^{12\text{-}14}$ $PGJ_2$ à un récepteur nucléaire, le peroxisome proliferator-activated receptor γ(PPARγ) [15]. Celui-ci est exprimé dans les monocytes / macrophages, en particulier sous le contrôle de l'IL-4 [17]. Il est aussi exprimé dans les cellules mésangiales en culture [18, 19]. Le récepteur PPAR γ activé, en se liant aux complexes de coactivateurs CREB-binding protein (CBP)-SRC-1 empêcherait ces complexes d'assurer les activités transcriptionnelles de facteurs comme NF-κB et AP-1 [20]. D'autres voies de signalisation indépendantes de PPARγ participent aussi au contrôle de iNOS par la 15 désoxy $\Delta^{12-14}$ $PGJ_2$. Leur existence a été suggérée par l'observation que l'efficacité anti-inflammatoire de la 15 désoxy $\Delta^{12-14}$ $PGJ_2$ est plus grande que celle de ligands synthétiques de PPARγ alors que cette PG a une affinité plus faible qu'eux pour PPARγ [21]. Les voies de signalisation indépendantes de PPARγ conduisent à l'inactivation de NF- κB par au moins deux mécanismes différents. Premièrement, le maintien de NF-κB dans le cytosol par sa liaison aux protéines inhibitrices IκBα et IκBβ. Ce mécanisme implique l'inactivation de kinases spécifiques (IKK) responsables de la phosphorylation et de la dégradation rapide des IκB [21, 22]. Deuxièmement, l'inhibition de la liaison de NF-κB à l'ADN. Cette altération est due à l'alkylation de cystéines critiques dans les sous-unités p50 et p65 de NF-κB [21]. Les voies de signalisation indépendantes de PPARγ sont aussi impliquées dans le rôle inhibiteur de la 15 désoxy $\Delta^{12-14}$ $PGJ_2$ sur l'expression de monocyte chemoattractant protein 1 (MCP-I) dans les cellules mésangiales humaines [19] et sur l'expression de TNF-α et IL-6 dans les monocytes / macrophages humains [23].

Au cours de la réaction inflammatoire glomérulaire, l'acide arachidonique est métabolisé non seulement par les COX mais aussi par les lipoxygénases. Au début de la réaction inflammatoire, il est métabolisé préférentiellement par la 5-lipoxygénase pour former des leucotriènes (LTs), en particulier le LTB4, qui exercent des activités pro-inflammatoires. Lorsque la réaction inflammatoire évolue, apparaît l'IL-4 qui, entre autres effets, induit l'expression de la 15-lipoxygénase [24]. La formation de 15 HETE puis de LXs est alors favorisée aux dépens de celle des LTs [25, 26]. Les LXs participent aux mécanismes d'interruption de la réaction inflammatoire en limitant le recrutement et l'activation des polynucléaires neutrophiles [27] et en augmentant la phagocytose par les macrophages des polynucléaires neutrophiles en apoptose [28]. Le 15 HETE exerce des activités anti-inflammatoires en se liant, comme la 15 désoxy $\Delta^{12-14}$ $PGJ_2$, à PPAR-γ. L'importance du rôle anti-inflammatoire de la 15-lipoxygénase a été démontrée récemment dans le modèle de glomérulonéphrite induit chez le rat par l'injection d'antisérum anti-membrane basale glomérulaire [29]. Le transfert dans le rein du gène codant pour cette enzyme prévient le développement de la réaction inflammatoire glomérulaire, vraisemblablement en limitant l'activation des cellules inflammatoires plutôt qu'en empêchant leur mobilisation.

## Sensibilisation des cellules cibles glomérulaires à l'action de facteurs anti-inflammatoires

Les facteurs anti-inflammatoires incluent, à côté des médiateurs anti-inflammatoires, des hormones circulantes, principalement les glucocorticoïdes. Le rôle des glucocorticoïdes endogènes dans le contrôle de l'inflammation glomérulaire a été démontré en particulier dans la glomérulonéphrite induite chez le rat par l'injection d'antisérum anti-membrane basale glomérulaire. La surrénalectomie réalisée avant l'injection provoque une exacerbation des lésions inflammatoires glomérulaires qui se traduit par une majoration de la protéinurie [30].

On sait que l'efficacité des glucocorticoïdes est directement corrélée à la concentration de récepteurs (GR) disponibles dans le cytosol des cellules cibles [31]. C'est pourquoi l'hypothèse a été formulée que les médiateurs anti-inflammatoires pourraient interrompre la réaction inflammatoire en partie parce qu'ils augmentent la disponibilité des GR et ainsi la réponse aux gluocorticoïdes. Ce mécanisme moléculaire n'a été vérifié que pour certains d'entre eux, et uniquement *in vitro*. Ainsi l'IL-4 (lorsqu'elle est associée à l'IL-2) et l'IL-13 augmentent le nombre de GR, respectivement dans les lymphocytes et les monocytes humains [32, 33]. Cependant ces cytokines diminuent aussi l'affinité des GR pour leur ligand de sorte que la sensibilité des cellules aux glucocorticoïdes n'apparaît pas augmentée. L'IL-10, elle, augmente le nombre de GR sans en diminuer l'affinité [34]. Il en résulte donc une augmentation de la sensibilité des cellules cibles aux glucocorticoïdes. Les mécanismes moléculaires de ce contrôle n'ont pas été identifiés. Ils pourraient inclure l'expression de heat shock protein 90 (Hsp 90), une molécule chaperon qui, en s'associant à GR, rend accessible le site de liaison aux glucocorticoïdes [35].

La somatostatine est un neuropeptide qui exerce diverses activités anti-inflammatoires et ainsi limite le développement des lésions glomérulaires dans la glomérulonéphrite induite chez le rat par l'injection d'antisérum anti-membrane basale glomérulaire [36]. Parce que l'efficacité anti-inflammatoire des glucocorticoïdes apparaît limitée lorsque la disponibilité de la somotostatine est réduite par l'administration d'un anticorps neutralisant [37], nous avons aussi testé l'hypothèse que la somatostatine amplifie la réponse aux glucocorticoïdes en augmentant leur liaison spécifique aux cellules cibles [38]. Les résultats de notre étude ont montré que l'exposition de macrophages murins à la somatostatine détermine une augmentation du nombre de sites de liaison des glucocorticoïdes sans modification de leur affinité pour le ligand. Elle a été attribuée à une disponibilité plus grande des Hsp 90 dont la dégradation par les calpaïnes est prévenue. En augmentant la liaison spécifique des glucocorticoïdes, la somatostatine amplifie à la fois l'activité transcriptionnelle de GR et l'interférence transcriptionnelle de GR avec NF-κB [38].

Enfin, comme la somatostatine, le TGF-β1 augmente la liaison des glucocorticoïdes et la réponse que celle-ci entraîne dans les monocytes / macrophages [39]. Mais les mécanismes moléculaires impliqués dans ce contrôle n'ont pas encore été identifiés.

## NEUTRALISATION DE FACTEURS PRO-INFLAMMATOIRES DANS LA RÉACTION INFLAMMATOIRE GLOMÉRULAIRE

Deux mécanismes bloquent l'intervention des médiateurs pro-inflammatoires. Le premier affecte leur disponibilité : ou ces médiateurs ne sont plus produits, ou, encore produits, ils sont rapidement inactivés. Le second mécanisme concerne la réceptivité des cellules inflammatoires : elles peuvent en effet perdre progressivement leur sensibilité aux facteurs pro-inflammatoires, même si ceux-ci sont toujours biologiquement actifs.

### Dégradation ou inactivation des médiateurs pro-inflammatoires

Les médiateurs pro-inflammatoires ont une demi-vie biologique brève. Ils sont dégradés rapidement, par oxydation comme le NO ou par protéolyse comme les neuropeptides et les cytokines. Ces derniers sont en effet la cible d'ectopeptidases en partie identifiées [40]. L'inactivation des cytokines pro-inflammatoires, en particulier ILs et TNF-α, est aussi provoquée par leur interaction avec des récepteurs spécifiques, présents dans l'environnement inflammatoire sous forme soluble [41]. Ceux-ci sont formés progressivement soit par clivage protéolytique des récepteurs membranaires soit par épissage différentiel. Ils entrent alors en compétition avec les récepteurs membranaires pour lier les cytokines. Ce sont donc des inhibiteurs, bien que dans certains cas ils augmentent la demi-vie des cytokines en limitant leur attaque par les protéases. Leur importance dans le contrôle de la réaction inflammatoire glomérulaire a été suggérée par les résultats d'études dans lesquelles ils ont été administrés sous forme recombinante. Ainsi, dans la glomérulonéphrite induite chez le rat par l'injection d'antisérum anti-membrane basale glomérulaire, l'administration de la forme soluble du récepteur I du TNF-α limite les lésions inflammatoires à la phase hétérologue : l'expression glomérulaire des molécules d'adhérence est réduite de sorte que la mobilisation des polynucléaires neutrophiles est limitée et la protéinurie partiellement prévenue [42]. Une même protection est apportée par la forme soluble du récepteur du TNF-α à la phase autologue de la maladie : l'expression glomérulaire de médiateurs pro-inflammatoires comme le macrophage migration inhibitory factor (MIF) est diminuée, la mobilisation des monocytes/macrophages et la formation de croissants est moindre et la protéinurie supprimée [43].

Les cytokines pro-inflammatoires perdent progressivement leur efficacité biologique aussi parce qu'elles entrent en compétition avec des cytokines antagonistes. L'IL-1 en est le principal exemple. Au cours de la réaction inflammatoire, cette cytokine est produite d'abord sous la forme unique d'IL-1β biologiquement active, puis sous la forme d'IL-1β et d'IL-1ra. L'IL-1ra se lie comme l'IL-1β au récepteur de l'IL-1 mais n'exerce aucune activité biologique, de sorte que lorsque sa concentration excède celle d'IL-1β de 100 à 500 x, la réponse à l'Il-1β est totalement interrompue. Dans un modèle accéléré de glomérulonéphrite induit chez le rat par l'injection d'antisérum anti-membrane basale glomérulaire, l'expression glomérulaire des ARN messagers de l'IL-1β et de l'IL-1ra augmente progressivement au cours des premières heures [44]. Le rapport IL-1ra/IL-1β n'excède alors pas 20, et serait donc insuffisant pour bloquer les activités pro-inflammatoires de l'IL-1β. Mais si l'IL-1ra est administré à une phase précoce [45, 46] ou même tardive [47] de la maladie, son excès permet de limiter la mobilisation de monocytes/macrophages, la formation de croissants et le développement de la protéinurie. La même efficacité peut-être obtenue avec une technique de transfert génique ciblé [48].

## Résistance des cellules cibles glomérulaires à l'action de facteurs pro-inflammatoires

Elle est la conséquence soit de la disparition de récepteurs spécifiques des médiateurs pro-inflammatoires à la surface des cellules cibles soit de l'interruption des voies de signalisation qui y sont associées. Ce dernier mécanisme est particulièrement intéressant et a fait l'objet de nombreuses études au cours des dernières années. Deux exemples peuvent en être donnés. Le premier concerne la réponse au TNF- α et à l'IL-1β. Ces cytokines pro-inflammatoires se lient à des récepteurs membranaires spécifiques responsables en particulier de l'activation du facteur de transcription NF-κB. Le caractère transitoire de l'activation de NF-κB est expliqué par le fait que les gènes transcrits sous son contrôle codent non seulement pour des protéines pro-inflammatoires mais aussi pour IκBα [49, 50]. La synthèse en excès de IκBα conduit au désengagement des molécules de NF-κB associées à l'ADN et à la séquestration de celles restées dans le cytoplasme. Dans les cellules mésangiales, la surexpression de IκBα après transfert de son gène bloque effectivement l'activation de NF-κB par le TNF-α [51]. Cependant, l'existence dans ces cellules d'une boucle de régulation négative dans laquelle NF-κB induirait l'expression de IκBα et ainsi sa propre inactivation a été contestée. En effet la transfection de cellules mésangiales avec des oligonucléotides antisens spécifiques de IκBα ne prolonge pas l'activation de NF-κB par l'IL-1β mais au contraire la limite [52].

Un autre exemple d'interruption des voies de signalisation concerne les interférons (IFN), l'IL-6, l'IL-10 et les colony-stimulating factors (CSF). Ces cytokines se lient à des récepteurs membranaires dont le domaine cytoplasmique est couplé à une tyrosine kinase de la famille des janus kinases (JAK) (fig. 3). Après interaction du récepteur avec le ligand, les JAK sont activées. Elles phosphorylent des protéines dont le récepteur lui-même, permettant alors l'ancrage de protéines cytoplasmiques qui possèdent un domaine d'association aux peptides phosphorylés sur un résidu tyrosine, ou domaine SH2 [53]. Par ce mécanisme, les protéines STAT (pour signal transducer and activator of transcription) sont recrutées et à leur tour phosphorylées par les JAK. Elles peuvent ensuite se dimériser, le domaine SH2 d'un élément du dimère reconnaissant le domaine phosphorylé sur un résidu tyrosine de l'autre élément. Après translocation nucléaire, les STAT induisent la transcription de multiples gènes cibles exprimés au cours de la réaction inflammatoire. L'activation de cette voie de signalisation est rapidement interrompue par divers mécanismes moléculaires, soit constitutivement actifs soit inductibles [53]. Le plus important implique le suppressor of cytokine signalling (SOCS), une protéine dont la synthèse est induite par l'activation de la voie JAK-STAT. Cette molécule a été identifiée par trois équipes avec trois approches différentes : le clonage par expression d'une protéine bloquant la différenciation des monocytes en présence d'IL-6, la recherche avec la technique du double hybride de protéines interagissant avec le domaine kinase de JAK2 et la recherche de protéines présentant une homologie avec le domaine SH2 de STAT. Les protéines de la famille SOCS (SOCS 1, 2, 3) présentent une structure similaire avec un domaine SH2 central qui permet leur liaison à JAK. Leur fonction est de bloquer l'activité enzymatique de JAK, soit directement soit en induisant le recrutement de phosphotyrosine phosphatases. Leur intervention dans l'inflammation a été démontrée *in vivo* et *in vitro*. Les souris invalidées pour le gène SOCS 1 présentent des lésions du foie généralement létales, et des lésions du pancréas, des poumons et du cœur avec une infiltration monocytaire [54]. Ce tableau est expliqué par une sensibilité illimitée des cellules inflammatoires à l'action de l'IFN-γ. En effet les lésions n'apparaissent pas chez les souris invalidées pour le gène SOCS 1 recevant un anticorps anti-IFN-γ et chez des souris invalidées à la fois pour le gène SOCS 1 et pour le gène IFN-γ. *In vitro*, l'expression de SOCS 3 dans les monocytes / macrophages [55] comme dans les cellules mésangiales [56, 57] est induite par des cytokines aussi bien pro-inflammatoires que anti-inflammatoires. Lorsqu'elle est induite par l'IL-10, elle apparaît corrélée à la capacité de cette cytokine d'inhiber la synthèse de cytokines pro-inflammatoires comme le TNF-α et l'IL-1 [55].

Dans la glomérulonéphrite induite chez le rat par l'injection d'antisérum anti-membrane basale glomérulaire, l'expression glomérulaire de SOCS 3 augmente

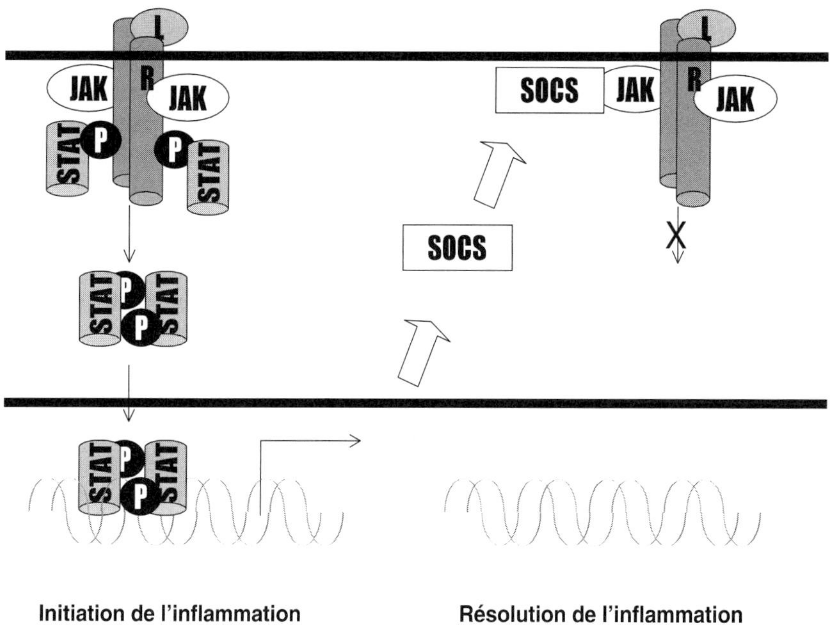


FIG. 3. — Mécanismes d'interruption de la voie de signalisation JAK/STAT. La liaison de ligands (L) comme l'IFNγ à des récepteurs spécifiques (R) conduit à l'activation de kinases (JAK) et à la formation de dimères STAT qui migrent dans le noyau et induisent la transcription de gène cibles. Cette voie de signalisation est interrompue progressivement par la formation de SOCS, elle même sous le contrôle de STAT.

progressivement, proportionnellement à la sévérité de la maladie [56, 57]. Son rôle dans la résolution de l'inflammatoire glomérulaire est encore à déterminer.

## CONCLUSION

La résolution de l'inflammation glomérulaire nécessite la formation de médiateurs anti-inflammatoires et la neutralisation de médiateurs pro-inflammatoires. Cette phase est aussi favorisée par le fait que les cellules inflammatoires deviennent progressivement plus sensibles à l'action des médiateurs anti-inflammatoires et au contraire résistantes à l'action des médiateurs pro-inflammatoires. Les mécanismes moléculaires impliqués dans ces régulations sont bien sûr autant de cibles pour le développement de nouvelles thérapeutiques.

**Remerciements**

Les travaux personnels décrits dans cette revue ont bénéficié du support de l'INSERM et de la Faculté de Médecine Saint Antoine. Les auteurs remercient Sabine Heim et Kathleen Ericher pour leur aide éditoriale.

## BIBLIOGRAPHIE


1. BAUD L, FOUQUERAY B, BELLOCQ A. Switching off renal inflammation by anti-inflammatory mediators: The facts, the promise and the hope. Kidney Int, 1998; **53**: 1118-1126.
2. KLUTH DC, REES AJ. New approaches to modify glomerular inflammation. J Nephrol, 1999; **12**: 66-75.
3. KITAMURA M, FINE LG. The concept of glomerular self-defense. Kidney Int, 1999; **55**: 1639-1671.
4. DONG Z, LAVROVSKY Y, VENKATACHALAM MA ET AL. Heme oxygenase-I in tissue pathology. The yin and yang. Am J Pathol, 2000; **156**: 1485-1488.
5. AGARWAL A, NICK HS. Renal response to tissue injury: lessons from heme oxygenase-1 gene ablation and expression. J Am Soc Nephrol, 2000; **11**: 965-973.
6. POSS KD, TONEGAWA S. Reduced stress defense in heme oxygenase 1-deficient cells. Proc Natl Acad Sci USA, 1997; **94**: 10925-10930.
7. OTTERBEIN LE, BACH FH, ALAM J ET AL. Carbon monoxide has anti-inflammatory effects involving the mitogen-activated protein kinase pathway. Nature Med, 2000; **6**: 422-428.
8. SUTTNER DM, DENNERY PA. REVERSAL of HO-1 related cytoprotection with increased expression is due to reactive iron. FASEB J, 1999; **13**: 1800-1809.
9. OTTERBEIN LE, KOLLS JK, MANTELL LL ET AL. Exogenous administration of heme oxygenase-I by gene transfer provides protection against hyperoxia-induced lung injury. J Clin Invest, 1999; **103**: 1047-1054.
10. WILLIS D, MOORE AR, FREDERICK R ET AL. Heme oxygenase: a novel target for the modulation of the inflammatory response. Nature Med, 1996; **2**: 87-90.
11. VOGT BA, SHANLEY TP, CROATT A ET AL. Glomerular inflammation induces resistance to tubular injury in the rat. A novel form of acquired, heme oxygenase-dependent resistance to renal injury. J Clin Invest, 1996; **98**: 2139-2145.
12. MOSLEY K, WEMBRIDGE DE, CATTELL V ET AL. Heme oxygenase is induced in nephrotoxic nephritis and hemin, a stimulator of heme oxygenase synthesis, ameliorates disease. Kidney Int, 1998; **53**: 672-678.
13. DATTA PK, KOUKOURITAKI SB, HOPP KA ET AL. Heme oxygenase – I induction attenuates inducible nitric oxide synthase expression and proteinuria in glomerulonephritis. J Am Soc Nephrol, 1999; **10**: 2540-2550.
14. GILROY DW, COLVILLE-NASH PR, WILLIS D ET AL. Inducible cyclooxygenase may have anti-inflammatory properties. Nature Med, 1999; **5**: 698-701.
15. RICOTE M, LI AC, WILLSON TM ET AL. The peroxisome proliferator-activated receptor-γ is a negative regulator of macrophage activation. Nature, 1998; **391**: 79-82.
16. REILLY CM, OATES JC, COOK JA ET AL. Inhibition of mesangial cell nitric oxide in MRL-*lpr* mice by prostaglandin J2 and proliferator activation receptor-γ agonists. J Immunol, 2000; **164**: 1498-1504.
17. HUANG JT, WELCH JS, RICOTE M ET AL. Interleukin-4-dependent production of PPAR-γ ligands in macrophages by 12/15-lipoxygenase. Nature, 1999; **400**: 378-382.
18. ASANO T, WAKISAKA M, YOSHINARI M ET AL. Peroxisome proliferator-activated receptor gamma I (PPARγI) expresses in rat mesangial cells and PPARγ agonists modulate its differentiation. Biochim Biophys Acta, 2000; **1497**: 148-154.
19. ROVIN BH, LU L, WANG Y. Regulation of mesangial cell chemokine expression through endogenous anti-inflammatory mechanisms (abstract). J Am Soc Nephrol, 2000; **11**: 498 A.
20. LI M, PASCUAL G, GLASS CK. Peroxisome proliferator-activated receptor γ-dependent repression of the inducible nitric oxide synthase gene. Mol Cell Biol, 2000; **20**: 4699-4707.
21. STRAUS DS, PASCUAL G, LI M ET AL. 15-Deoxy-$\Delta^{12-14}$ – prostaglandin J2 inhibits multiple steps in the NF-κB signaling pathway. Proc Natl Acad Sci USA, 2000; **97**: 4844-4849.
22. CASTRILLO A, DIAZ-GUERRA MJM, HORTELANO S ET AL. Inhibition of IκB kinase and IκB phosphorylation by 15-deoxy-$\Delta^{12-14}$- prostaglandin J2 in activated murine macrophages. Mol Cell Biol, 2000; **20**: 1692-1698.

23. THIERINGER R, FENYK-MELODY JE, LE GRAND CB ET AL. Activation of peroxisome proliferator-activated receptor γ does not inhibit IL-6 or TNF-α responses of macrophages to lipopolysaccharide in vitro or in vivo. J Immunol, 2000; **164**: 1046-1054.

24. KATOH T, LAKKIS FG, MAKITA N ET AL. Co-regulated expression of glomerular 12/15-lipoxygenase and interleukin-4 mRNAs in rat nephrotoxic nephritis. Kidney Int, 1994; **46**: 341-349.

25. CLARKSON MR, MC GINTY A, GODSON C ET AL. Leukotrienes and lipoxins: lipoxygenase-derived modulators of leukocyte recruitment and vascular tone in glomerulonephritis. Nephrol Dial Transplant, 1998; **13**: 3043-3051.

26. MONTERO A, BADR KF. 15-lipoxygenase in glomerular inflammation. Exp Nephrol, 2000; **8**: 14-19.

27. O'MEARA YM, BRADY HR. Lipoxins, leukocyte recruitment and the resolution phase of acute glomerulonephritis. Kidney Int, 1997; **58**: S56-S61.

28. GODSON C, MITCHELL S, HARVEY K ET AL. Lipoxins rapidly stimulate nonphlogistic phagocytosis of apoptotic neutrophils by monocyte – derived macrophages. J Immunol, 2000; **164**: 1663-1667.

29. MUNGER KA, MONTERO A, FUKUNAGA M ET AL. Transfection of rat kidney with human 15-lipoxygenase suppresses inflammation and preserves function in experimental glomerulonephritis. Proc Natl Acad Sci USA, 1999; **96**: 13375-13380.

30. LEECH M, HUANG XR, MORAND EF ET AL. Endogenous glucocorticoids modulate experimental anti-glomerular basement membrane glomerulonephritis. Clin Exp Immunol, 2000; **119**: 161-168.

31. BRÖNNEGARD M. Steroid receptor number. Individual variation and downregulation by treatment. Am J Respir Crit Care Med, 1996; **154**: S28-S33.

32. KAM JC, SZEFLER SJ, SURS W ET AL. Combination IL-2 and IL-4 reduces glucocorticoid receptor – binding affinity and T cell response to glucocorticoids. J Immunol, 1993; **151**: 3460-3466.

33. SPAHN JD, SZEFLER SJ, SURS W ET AL. A novel action of IL-13 : Induction of diminished monocyte glucocorticoid receptor-binding affinity. J Immunol, 1996; **157**: 2654-2659.

34. FRANCHIMONT D, MARTENS H, HAGELSTEIN M-T ET AL. Tumor necrosis factor α decreases, and interleukine - 10 increases, the sensitivity of human monocytes to dexamethasone : potential regulation of the glucocorticoid receptor. J Clin Endocrinol Metab, 1999; **84**: 2834-2839.

35. RIPLEY BJM, STEPHANOU A, ISENBERG DA ET AL. Interleukine – 10 activates heat-shock protein 90β gene expression. Immunology, 1999; **97**: 226-231.

36. BAUD L, FOUQUERAY B, BELLOCQ A ET AL. Growth hormone and somatostatin in glomerular injury. J Nephrol, 1999; **12**: 18-23.

37. KARALIS K, MASTORAKOS G, SANO H ET AL. Somatostatin may participate in the anti-inflammatory actions of glucocorticoids. Endocrinology, 1995; **136**: 4133-4138.

38. BELLOCQ A, DOUBLIER S, SUBERVILLE S ET AL. Somatostatin increases glucocorticoid binding and signaling in macrophages by blocking the calpain-specific cleavage of Hsp 90. J Biol Chem, 1999; **274**: 36891-36896.

39. PELTIER J, BELLOCQ A, PEREZ J ET AL. Transforming growth factor-beta 1 (TGF-βI) increases glucocorticoid binding an signaling in macrophages through a Smad – and AP-I-mediated process (abstract). J Am Soc Nephrol, 2000; **11**: 497A.

40. BAUVOIS B. Ectopeptidases, enzymes plurifontionnelles. Medecine/Sciences, 1992; **8**: 441-447.

41. FERNANDEZ-BOTRAN R. Soluble cytokine receptors: their role in immunoregulation. FASEB J, 1991; **5**: 2567-2574

42. MULLIGAN MS, JOHNSON KJ, TODD RF ET AL. Requirements for leukocyte adhesion molecules in nephrotoxic nephritis. J Clin Invest, 1993; **91**: 577-587.

43. LAN HY, YANG N, METZ C ET AL. TNF-α up-regulates renal MIF expression in rat crescentic glomerulonephritis. Mol Med, 1997; **3**: 136-144.

44. TAM FWK, SMITH J, CASHMAN SJ ET AL. Glomerular expression of interleukin-1 receptor antagonist and interleukin-1β genes in antibody-mediated glomerulonephritis. Am J Pathol, 1994; **145**: 126-136.

45. LAN HY, NIKOLIC-PATERSON DJ, ZARAMA M ET AL. Suppression of experimental crescentic glomerulonephritis by the interleukin-1 receptor antagonist. Kidney Int, 1993; **43**: 479-485.

46. NIKOLIC-PATERSON DJ, LAN HY, HILL PA ET AL. Suppression of experimental glomerulonephritis by the interleukin-1 receptor antagonist: Inhibition of intercellular adhesion molecule-1 expression. J Am Soc Nephrol, 1994; **4**: 1695-1700.

47. LAN HY, NIKOLIC-PATERSON DJ, MU W ET AL. Interleukin-1 receptor antogonist halts the progression of established crescentic glomerulonephritis in the rat. Kidney Int, 1995; **47**: 1303-1309.

48. YOKOO T, OHASHI T, UTSUNOMIYA Y ET AL. Prophylaxis of antibody-induced acute glomerulonephritis with genetically modified bone marrow-derived vehicle cells. Hum Gene Ther, 1999; **10**: 2673-2678.

49. FINCO TS, BALDWIN AS. Mechanistic aspects of NF-κB regulation: the emerging role of phosphorylation and proteolysis. Immunity, 1995; **3**: 263-272.

50. LENTSCH AB, WARD PA. Activation and regulation of NF-κB during acute inflammation. Clin Chem Lab Med, 1999; **37**: 205-208.

51. HIRAHASHI J, TAKAYANAGI A, HISHIKAWA K ET AL. Overexpression of truncated IκBα potentiates TNF-α-induced apoptosis in mesangial cells. Kidney Int, 2000; **57**: 959-968.

52. AUWARDT RB, MUDGE SJ, CHEN C-G ET AL. Inhibition with antisense oligonucleotide suggests that IκB-α does not form a negative autoregulatory loop for NF-κB in mesangial cells. Exp Nephrol, 2000; **8**: 144-151.

53. STARR R, HILTON DJ. Negative regulation of the JAK/STAT pathway. BioEssays, 1999; **21**: 47-52.

54. STARR R, METCALF D, ELEFANTY AG ET AL. Liver degeneration and lymphoid deficiencies in mice lacking suppressor of cytokine signaling-1. Proc Natl Acad Sci USA, 1998; **95**: 14395-14399.

55. DONNELLY RP, DICKENSHEETS H, FINBLOOM DS. The interleukin – 10 signal transduction pathway and regulation of gene expression in mononuclear phagocytes. J Interferon Cytokine Res, 1999; **19**: 563-573.

56. MCGINTY A, TAM FWK, COOK HT ET AL. Suppressors of cytokine signalling (SOCS): Expression by mesangial cells and regulation by cytokine and growth factors (abstract). FASEB J, 1999; **13**: A39.

57. DIAMOND P, DORAN P, BRADY HR ET AL. Suppressors of cytokine signalling (SOCS): putative modulators of cytokine bioactivity in health and disease. J Nephrol, 2000; **13**: 9-14.

# LES CELLULES SOUCHES HÉMATOPOÏÉTIQUES : APPLICATIONS THÉRAPEUTIQUES DANS LES MALADIES AUTO-IMMUNES ET EN TRANSPLANTATION D'ORGANE

par

M. TOUNGOUZ et M. GOLDMAN*

Le système hématopoïétique est constitué d'une hiérarchie de progéniteurs, de précurseurs et de cellules mûres qui diffèrent par leurs capacités à proliférer et à se différencier. Le maintien de ce système repose sur l'existence de cellules souches hématopoïétiques primitives et pluripotentes (CSH) qui ont la capacité de s'auto-renouveler et de reconstituer l'ensemble des lignées cellulaires sanguines. La transplantation de CSH est devenue une approche très efficace pour restaurer les systèmes immunologique et hématologique après myéloablation. Actuellement, la greffe de CSH est un traitement validé du cancer et des maladies hématologiques. Elle représente l'application principale de la thérapie cellulaire. Au cours des dernières années, des avancées considérables ont été enregistrées dans le domaine de la greffe de CSH. L'utilisation de greffons cellulaires, hautement enrichis en CSH et appauvris en cellules mûres, a permis de réduire l'incidence de maladie du greffon contre l'hôte (HVG) par élimination des lymphocytes T alloréactifs et de minimiser la probabilité de réintroduction de cellules tumorales qui sont souvent présentes dans les greffons cellulaires autologues non manipulés [1]. L'utilisation de grandes quantités de CSH du sang périphérique (CSHP) a été associée à une récupération hématologique plus rapide, réduisant de ce fait les risques de saignement dus à la thrombopénie et les risques d'infection dus à la neutropénie [2]. Par delà le traitement du cancer, cette sécurité accrue de la greffe de CSH a rendu cette modalité thérapeutique attractive pour le traitement d'autres désordres du système hématolymphoïde comme les maladies auto-immunes (MAI) et pour l'induction de tolérance à la greffe d'organe.

* Département d'Immunologie-Hématologie-Transfusion, Hôpital Erasme, Bruxelles, Belgique.

# GREFFE DE CELLULES SOUCHES HÉMATOPOÏÉTIQUES POUR LE TRAITEMENT DES MALADIES AUTO-IMMUNES SÉVÈRES

La prévalence des MAI, dans les pays occidentaux, est estimé entre 3 [3] et 7 p. 100 [4]. La liste de MAI augmente sans cesse du fait de la meilleure compréhension de la pathogénie de nombreuses maladies dont l'origine restait inconnue. L'une des caractéristiques des MAI est leur évolution clinique variable qui peut aller d'un épisode unique sans séquelle, une progression indolente avec handicap significatif jusqu'à la maladie rapidement progressive avec mortalité précoce. Si ce sous-groupe de patients souffrant de MAI réfractaire pouvait être identifié avant de développer des lésions irréversibles, il serait le candidat idéal pour l'immunoablation suivie d'une greffe de CSH. De nombreuses études animales ont montré que les MAI, aussi bien héréditaires qu'induites, pouvaient être traitées avec succès par greffe de CSH [5]. Chez l'homme, l'efficacité d'un tel traitement a été initialement observée après greffe de moelle allogénique réalisée pour traiter une leucémie ou une anémie aplasique chez des patients qui avaient aussi une MAI [6]. La plupart des patients avaient une arthrite rhumatoïde (RA) et étaient transplantés du fait d'une anémie aplasique secondaire à un traitement aux sels d'or ou à la D-pénicillamine. Au Fred Hutchinson Cancer Center de Seattle, 4 patients sur 6 souffrant à la fois d'une maladie de Crohn et d'une leucémie ont été guéris des deux maladies après transplantation de moelle allogénique. D'autres auteurs rapportent l'effet bénéfique de la greffe de moelle dans d'autres MAI incluant la sclérose multiple (MS) [7, 8], le lupus érythémateux disséminé(LED), le syndrome d'Evans et le syndrome de CREST [9, 10]. Des transplantations à la fois autologues et allogéniques ont été réalisées mais le nombre de transplantations autologues est de loin supérieur à celui des transplantations allogéniques pour des raisons évidentes de sécurité. Néanmoins, des résultats décevants ont été notés initialement en ce qui concerne les greffes autologues. L'infusion de greffons autologues à 4 patients souffrant de SAID (myasthénie, thyroïdite de Hashimoto, LED, dermatite atopique et RA) fut suivie d'une persistance ou d'une récurrence des signes cliniques ou sérologiques de la maladie [11]. Un patients souffrant de syndrome de CREST traité par des hautes doses de cyclophosphamide (CY) puis par une greffe de CSH autologues a bénéficié d'une rémission complète mais transitoire de la maladie [12]. Ces données suggéraient que la greffe autologue devait être purgée des lymphocytes T autoréactifs avant l'infusion. Ceci peut être réalisé par sélection positive des cellules souches CD34+ (déplétion lymphocytaire T de l'ordre de 2-3 logarithmes) suivie d'une sélection négative des cellules non-CD34+ par l'utilisation d'anticorps (Ac) monoclonaux anti-CD2, -CD3, -CD4 et -CD8.

Le mécanisme exact des effets bénéfiques de la greffe de CSH dans les MAI n'est qu'imparfaitement compris. Théoriquement, les CSH pourraient induire une rémission à long terme par régénération d'un répertoire immunitaire naïf (fig. 1) restant non réactif aux auto-antigènes jusqu'à une éventuelle réexposition à l'agent déclencheur de la maladie initiale. Cette absence de réactivité aux autoantigènes pourrait résulter de la génération de cellules suppressives et/ou de l'induction de tolérance par l'exposition aux lymphocytes, tôt au cours de l'ontogénie, d'épitopes du soi aboutissant à l'anergie et/ou à la délétion clonale des lymphocytes autoréactifs. Si la plupart des MAI étaient dues à des défauts de la cellule souche hémato-

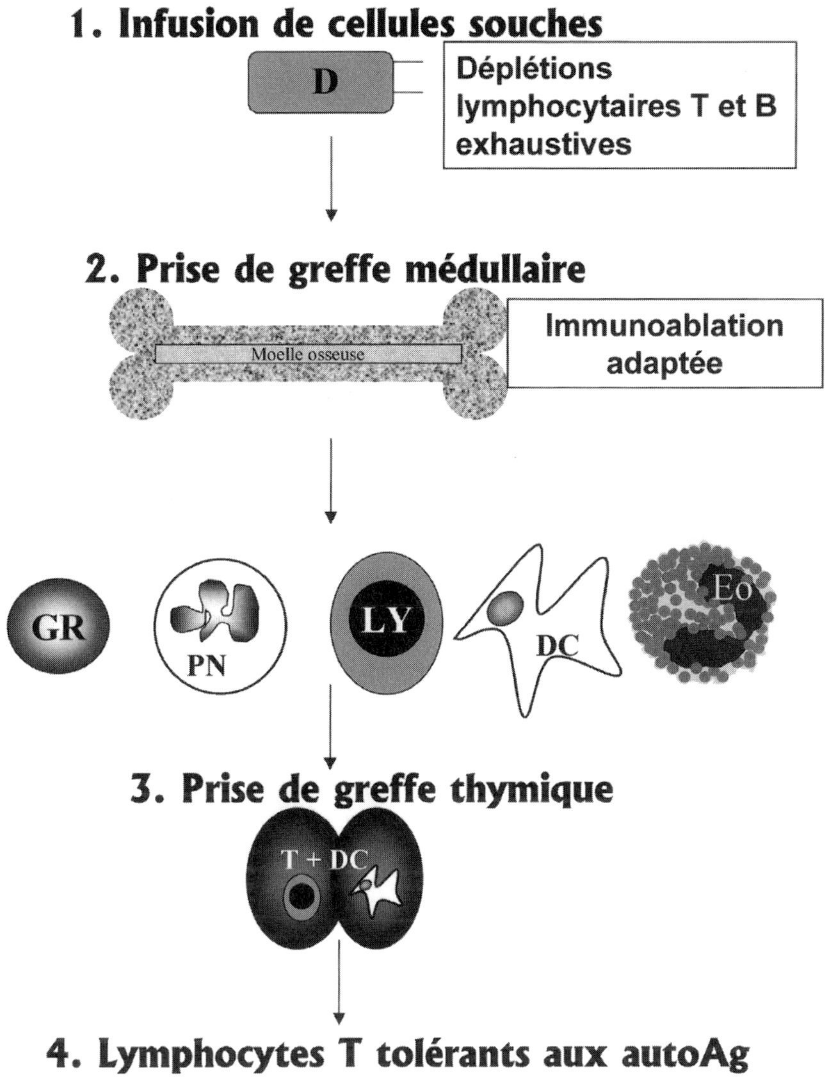


FIG. 1. — Principe de la transplantation de cellules souches hématopoïétiques pour le traitement des maladies auto-immunitaires sévères et développements proposés (Encadrés). D: donneur.

poïétique, cette approche ne serait pas appropriée. Cependant, la plupart des MAI surviennent chez l'adulte et la majorité de jumeaux monozygotes sont discordants pour ces maladies ce qui plaide contre cette hypothèse.

Pour justifier un nouvelle approche thérapeutique, la morbidité et la mortalité liées à la maladie doivent bien évidemment être supérieures à celles du traitement. La diminution impressionnante de la mortalité liée à la transplantation (TRM) en situation autologue (< 3 p. 100) et même allogénique (< 10 p. 100) a permis d'envisager des essais cliniques utilisant les CSH pour le traitement des MAIS réfractaires au traitement conventionnel [13]. Les résultats de ces essais ont été collectés grâce à une action conjointe de l'EBMT (European Bone Marrow Transplant Group) et de l'EULAR (European League Against Rheumatism). Ces résultats sont extrêmement encourageants. Les données cumulées présentées lors du meeting tenu à Bâle en Octobre 2000 sont les suivantes. En Europe et en Asie, 251 patients ont été transplantés. Le suivi médian était de 13 mois. La plupart des centres ont utilisé la greffe autologue. Les indications principales sont la MS (n = 89), la sclérose systémique (SSc) (n = 52), le LED (n = 23), la RA (n = 21) et l'arthrite chronique juvénile (JCA) (n = 21) (*voir aussi* 13). Le régime de conditionnement avait pour but l'ablation du système immunitaire. Il variait d'une indication à l'autre. CY (120 mg/kg) et irradiation corporelle totale (TBI) (12,6 Gy fractionnés sur 4 jours) dans la MS. CY (100 et 200 mg/kg) seul dans la RA. Le régime de conditionnement le plus intensif a été utilisé dans la JCA: 4 jours de globulines anti-thymocytaires (ATG), CY 200 mg/kg et dose unique de TBI (4 Gy). Sur les 251 patients, 225 sont en vie ; 7 et 19 sont décédés respectivement du fait d'une progression de la maladie et de complications.La TRM était de 9 p. 100 ce qui est comparable à la TRM associée à la greffe de CSH autologues dans le cancer. Les résultats préliminaires indiquent que le taux de rechute le plus élevé à un an est observé dans la JCA (50 p. 100) alors que seuls 10 p. 100 des patients avec MS et SSc ont rechuté. Les données US de l'ABMTR sont semblables. 87 patients ont été transplantés. Les indications principales sont les mêmes. Après quatre ans de suivi médian, le taux de survie est de 89 p. 100. Le source de CSH recommandée est le sang périphérique du fait de la prise de greffe hématologique plus rapide. Si actuellement, un tiers des greffons cellulaires ont été appauvris en lymphocytes T, l'effet bénéfique de cette procédure reste à établir. Ceci est particulièrement vrai au vu du retard à la reconstitution immunitaire qui y est associé bien que certains résultats cliniques majeurs aient été rapportés [14].

La transplantation de CSH est réalisée dans le monde entier pour traiter les SAID. Bien que davantage de rémissions que de vraies guérisons aient été obtenues, les résultats sont globalement très encourageants. Dans certaines maladies, en particulier la MS, les résultats sont supérieurs à ceux obtenus par les traitements conventionnels. Des essais prospectifs randomisés doivent être maintenant mis sur pieds afin de préciser les meilleures indications, régimes de conditionnement et manipulations cellulaires.

## GREFFE DE CELLULES SOUCHES POUR L'INDUCTION DE TOLÉRANCE EN TRANSPLANTATION D'ORGANE

L'induction de tolérance constitue la quête ultime en transplantation. C'est la solution à la perte tardive des greffons due au rejet chronique et aux effets secondaires mortels de l'immunosuppression que sont les cancers et les infections. Enfin, c'est l'étape obligée pour surmonter la formidable barrière posée par la xénotransplantation.

L'induction et le maintien de la tolérance dépendent de deux mécanismes non mutuellement exclusifs. Le premier est la délétion intra-thymique des clones T alloréactifs. Dans cette forme de tolérance aussi appelée « tolérance centrale », la prise de greffe stable des cellules du donneur dans les sites hématopoïétiques (macrochimérisme) du receveur induit l'élimination des lymphocytes T spécifiques du donneur durant leur différenciation. Ce processus de sélection négative est identique à celui aboutissant à la délétion clonale des lymphocytes T autoréactifs survenant au cours de l'éducation thymique. La seconde forme de tolérance appelée « tolérance periphérique », consiste en l'inactivation, en périphérie, des lymphocytes T alloréactifs causant des dommages à la greffe. On suppose que ce phénomène résulterait du microchimérisme défini comme la persistance de faibles quantités de cellules du donneur à des sites distants de la greffe (peau, sang, ganglions lymphatiques). Les mécanismes impliqués dans la tolérance périphérique incluent l'apoptose, l'anergie, l'immunodéviation avec production préférentielle de cytokines suppressives commme l'IL-10.

## Microchimérisme et tolérance

La relation entre microchimérisme et tolérance a d'abord été suggérée par l'observation de l'effet bénéfique des transfusions sanguines avant transplantation. Cette procédure résulte en une amélioration de 5 à 10 p. 100 de la survie des greffons [15, 16]. Plus récemment, Starzl et coll. ont décrit une relation entre microchimérisme et survie à long terme (27-29 ans) du greffon hépatique ou rénal [17, 18]. Cette équipe a suggéré que les leucocytes du donneur pouvaient induire chez le receveur une tolérance périphérique par l'anergie des lymphocytes T induite par des cellules présentatrices d'antigène non professionnelles [19]. De plus, certaines cellules du donneur peuvent exercer un effet veto résultant en l'inactivation des lymphocytes T anti-donneur [20, 21]. Dans de nombreux modèles, on a pu montrer que cette forme de tolérance dépendait d'une balance instable entre microchimérisme et immunité anti-donneur. Ainsi, l'élimination des leucocytes du donneur est corrélée au rejet de greffe [22, 23]. Cependant, la pertinence clinique du microchimérisme est toujours matière à controverse et les données actuelles de la littérature indiquent que ce type de chimérisme représente plus une conséquence qu'une cause de la survie du greffon à long terme. De fait, le rejet aigu de greffe peut survenir chez des patients présentant un microchimérisme stable [24, 25] et dans cette situation, la disparition du microchimérisme après l'enlèvement du greffon suggère qu'il reflète une libération constante de cellules du donneur de la greffe [20]. Quoiqu'il en soit, ce champ intense de recherches a encouragé de nombreux groupes à évaluer des protocoles cliniques de greffe combinée de CSH du donneur et d'organe dans le but d'augmenter le microchimérisme. La greffe cellulaire était réalisée en conjonction avec la mise en place d'une immunosuppression conventionnelle, c'est-à-dire sans préconditionnement du receveur par des agents myélotoxiques. En transplantation hépatique, de tels protocoles ont permis d'augmenter la survie du greffon [26]. Cependant, la vraie tolérance n'a pu être induite car l'immunosuppression post-greffe n'a pu être arrêtée et les tests in vitro suggéraient une immunosuppression non spécifique [27]. Des inquiétudes en ce qui concerne la sécurité ont aussi été soulevées par ces essais. En transplantation rénale, l'infusion de CSH du donneur non manipulée était associée à une augmentation de la mortalité due à des infections virales [28]. Dans notre propre expérience, l'administration de cellules CD34+ purifiées chez 10 receveurs de rein fut bien tolérée bien qu'aucun chimérisme à long terme n'ait pu démontré, probablement du fait de la quantité faible de cellules CD34+ disponibles après extraction des corps vertébraux du donneur cadavérique (1 million de CSH CD34+/kg) [29].

## Macrochimérisme et tolérance centrale

Étant donné les limites de la tolérance périphérique, l'induction d'un chimérisme mixte et d'une tolérance centrale apparaît le moyen le plus fiable d'aboutir à la tolérance à long terme des greffes d'organes (fig. 2). Cette approche a été explorée dans des modèles animaux dans lesquels un conditionnement myéloablatif du receveur suivi d'une greffe de moelle permettait d'établir un chimérisme mixte stable. Ceci a été initialement suggéré par l'observation d'Owen et coll que des jumeaux dizygotes avaient des cellules des deux individus dans le sang [30]. Medawar et coll démontrèrent par la suite que la tolérance néonatale induite par le macrochimérisme permettait la persistance indéfinie de greffe de peau du donneur de CSH (cellules spléniques semi-allogéniques) [31]. Par ce type de stratégie, la tolérance peut être atteinte dans les modèles les plus contraignants de transplantation tissulaire, tels que la greffe de peau incompatible chez la souris [32] ou la xénotransplantation chez les grands animaux [33].

Le conditionnement myéloablatif du receveur a longtemps été considéré comme nécessaire à la prise de greffe à long terme des CSH pluripotentes permettant l'établissement d'un macrochimérisme stable et ce malgré le fait que Cobbold et Waldmann aient pu établir un chimérisme mixte sans conditionnement myéloablatif [34]. Les régimes de conditionnement cytoréductifs ciblent deux compartiments: a) le pool de lymphocytes T alloréactifs périphériques préexistant afin de prévenir le rejet des cellules du donneur ; et b) la moelle osseuse afin de créer de « l'espace » pour faciliter l'implantation des CSH du donneur. Pour atteindre ces objectifs, le régime de conditionnement associe le plus souvent des anticorps anti-T déplétants ou non, une irradiation corporelle totale (TBI) et/ou thymique. Les progrès réalisés dans les modèles animaux vont du remplacement de la TBI par le diméthyl myléran (un analogue du busulfan) [35] ou par la déplétion NK [36] à l'abrogation pure et simple du conditionnement par l'utilisation de hautes doses de CSH et d'un blocage de la costimulation par l'antiCD40L et la CTLA4Ig [37]. Les agents de costimulation administrés en même temps que le tissu allogénique cibleraient spécifiquement les lymphocytes T anti-donneur et induiraient leur délétion fonctionnelle, laissant le champ libre aux CSH pour migrer dans le thymus et y établir le chimérisme central.

L'étape suivante dans cet effort constant de réduction de la toxicité des régimes de conditionnement a été de transposer ces modèles au grand animal avant d'entamer des essais cliniques. Des avancées majeures ont été obtenues récemment par l'équipe de D. Sachs dans un modèle porcin utilisant une combinaison de TBI non létale, d'irradiation thymique et d'anticorps anti-lymphocytes T [38]. Cette approche a permis d'augmenter la survie de greffes de peau du donneur et d'objectiver un chimérisme thymique. De plus, la TBI pouvait aussi dans ce modèle être supprimée pour autant que de grandes quantités de cellules souches soient injectées [39, 40, 41].

D'un point de vue clinique, il y a au moins trois rapports de tolérance à la greffe d'organe après greffe de cellules souches du donneur. Sayegh et coll ont rapporté les cas deux patients avec LAM précédemment greffés avec la moelle d'un don-

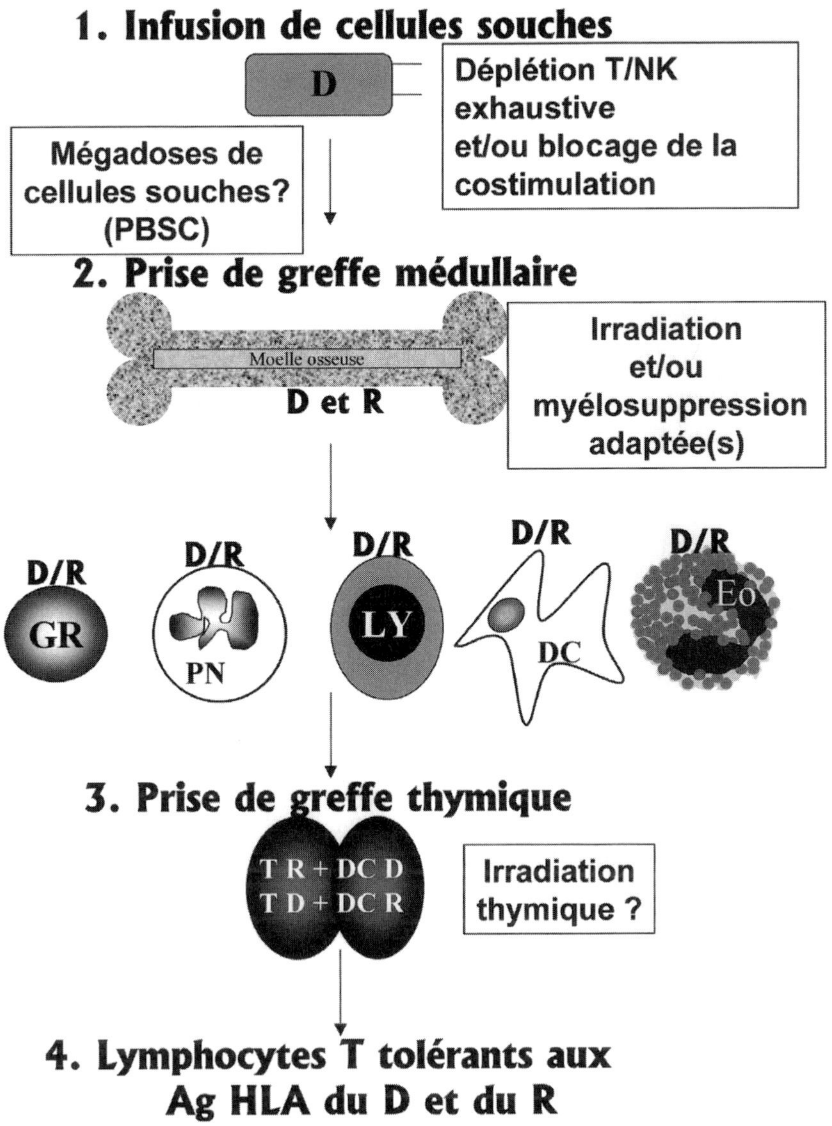


FIG. 2. — Principe de la transplantation de cellules souches hématopoïétiques pour l'induction de tolérance en transplantation d'organe. (D : donneur ; R : receveur).

neur apparenté HLA identique qui reçurent quelques années plus tard une greffe rénale du même donneur [42]. Dans les deux cas, une tolérance à long terme sans immunosuppression a été observée. Jacobsen et coll ont rapporté un cas de syndrome de Wiskott-Aldrich avec glomérulonéphrite mésangioproliférative qui reçut une greffe combinée rein/moelle provenant de la mère un an après le diagnostic [43].

Toute immunosuppression fut arrêtée 3 ans après la greffe. Finalement, Sorof et coll ont rapporté le cas d'une jeune femme de 15 ans souffrant d'anémie aplasique et greffée avec une moelle dépourvue de lymphocytes T d'un donneur haplo-identique (le père) [44]. Elle développa une insuffisance rénale terminale radique. Une greffe du rein du père fut réalisée 7 mois plus tard et tolérée sans immunosuppression. Toutes ces transplantations de CSH ont été réalisées après un conditionnement myéloablatif. Récemment, un chimérisme lymphohématopoïétique et un effet du greffon contre le lymphome ont été décrits par Sykes et coll après conditionnement non myéloablatif suivi d'une greffe de moelle HLA incompatible chez cinq patients porteurs d'un lymphome malin non hodgkinien réfractaire au traitement [45]. Sur base de ces données, cette équipe réalisa ensuite la première greffe combinée de rein et de moelle chez une femme de 55 ans avec insuffisance rénale terminale en utilisant un conditionnement non myéloablatif [46]. La moelle d'une sœur HLA identique a été infusée directement après la greffe rénale. L'immunosuppression post-transplantation consistait en un traitement à la ciclosporine qui a été arrêtée au jour 73. Aucun épisode de rejet n'a été à déplorer et la fonction rénale était excellente jusqu'au jour 170 (durée du suivi) et associée à une réponse anti-tumorale malgré un chimérisme transitoire.

Sur base des développements expérimentaux récents et de ces observations cliniques, des essais cliniques d'un niveau de toxicité acceptable peuvent maintenant être envisagés. L'un des paramètres cruciaux pour l'élaboration de ces protocoles cliniques est la nature des cellules du donneurs infusées. Idéalement, l'inoculum du donneur doit pouvoir établir un macrochimérisme et procurer des précurseurs pour la reconstitution immunitaire sans déclencher de GVH. Ces impératifs peuvent paraître contradictoires puisque les cellules responsables de la GVH (les lymphocytes T) sont, en partie, celles qui favorisent la prise de greffe. Des études analysant l'infusion de cellules souches CD34+ purifiées suggèrent que ces cellules pourraient avoir une avantage sélectif pour la prise de greffe à long terme [47, 48]. De plus, elles apparaissent douées d'activité veto [49]. Nous avons vérifié la faisabilité de l'injection de cellules CD34+ hautement purifiées de vertèbres du donneur cadavérique. Ce point est crucial pour la mise en application à grande échelle de ce type d'approche en greffe d'organe. Pour les donneurs vivants, les CSH périphériques sont les candidats de choix car elles sont facilement obtenues en grand nombre. Quelle que soit la source de CSH, le succès de l'induction du chimérisme mixte dépendra étroitement du conditionnement du receveur et de la balance entre le nombre de CSH et de lymphocytes T infusés.

## RECONSTITUTION IMMUNITAIRE APRES GREFFE DE CSH

La reconstitution immunitaire après conditionnement immunoablatif est d'une importance capitale pour l'induction de tolérance à l'encontre des antigènes allogéniques comme des autoantigènes. Cette reconstitution, chez l'adulte, est cruciale dans les nouvelles approches thérapeutiques non seulement pour la reprogrammation du système immunitaire mais encore pour la capacité des patients à répondre à des agressions virales après la transplantation. Les données récoltées en situation autologue montrent qu'un receveur de CSH reste immuno-incompétent pendant une période variable après greffe. Les variables primaires qui contribuent à l'immuno-incompétence post-transplantation sont un défaut de transfert d'immunité du donneur spécifique d'antigène, une récapitulation de l'ontogénie et les effets du vieillissement sur les fonctions immunitaires. La présence de lymphocytes T spécifiques de l'antigène est requise pour la protection à l'encontre des infections virales et fungiques mais aussi pour l'induction de réponses humorales optimales. Le transfert de lymphocytes T et B a été observé à une fréquence accrue après greffes autologues en comparaison des greffes allogéniques et un transfert plus important a été observé après greffe de CSH du sang périphérique en comparaison de la moelle [50, 51]. Une immunité persistante cellulaire et humorale requiert la production de lymphocytes T naïfs capables de se différencier en lymphocytes T spécifiques de l'antigène. La prise de greffe hématopoïétique peut être détectée 2 à 3 semaines après la transplantation [52]. Bien que des lymphocytes T et des réponses prolifératives puissent être détectées dans le mois qui suit le transplantation de moelle non modifiée, la cinétique de récupération lymphocytaire T est évaluée avec plus de précision après greffe de moelle dépourvue de lymphocytes T. Dans ce cas, les lymphocytes T CD3+ circulants apparaissent après 2 à 3 mois. Ces lymphocytes sont caractérisés par un phénotype thymique (CD1+ CD3dim) indiquant une récapitulation de l'ontogénie, si la fonction thymique est suffisante. Chez les enfants (<10 ans), les lymphocytes CD8+ retrouvent des valeurs normales après 4-6 mois, les lymphocytes CD4+ après 6-12 mois. La normalisation des taux de lymphocytes CD4+ est retardée chez le sujet plus âgé. La génération de nouveaux lymphocytes spécifiques d'antigènes provenant des CSH du donneur est supposée survenir dans le thymus. Dans des situations autres que la transplantation, il existe une corrélation inverse entre l'âge et la capacité des patients recevant une chimiothérapie à générer des lymphocytes naïfs (CD45RA CD4+) [53]. Les patients âgés de plus de 15 ans ont une capacité nettement diminuée à générer des lymphocytes T naïfs. Cependant, si l'identification d'un marqueur moléculaire spécifique des émigrants thymiques précoces (TREC) a permis de confirmer ces données, elle a aussi permis de montrer qu'une production lymphocytaire thymique substantielle persiste chez l'adulte [54]. À l'appui de ces travaux, dans notre propre expérience et malgré une déplétion T intensive, les lymphocytes CD4+ sont revenus au niveau des valeurs pré-transplantation 10 mois après la greffe sans rechute de la maladie chez une jeune femme de 22 ans souffrant de RA sévère [14]. Des études expérimentales suggèrent que l'utilisation de facteurs (cytokines, hormones) susceptibles de stimuler la régénération thymique et la lymphopoïèse pourraient être d'un intérêt clinique majeur. L'un des facteurs les plus prometteurs est l'IL-7 qui est capable d'induire une accélération des reconstitutions thymocytaire et lymphocytaire splénique lorsqu'il est administré à des souris après greffe de moelle syngénique déplétée en lymphocytes T [55]. Ces données suggèrent que l'IL-7 exogène pourrait avoir la même activité stimulatrice post-greffe sur la lymphopoïèse que les facteurs de croissance myéloïdes (G- et GM-CSF) ont sur l'hématopoïèse.

## CONCLUSION

Les progrès majeurs réalisés dans le domaine de la transplantation de CSH ont fait de cette approche non seulement l'application principale de la thérapie cellulaire en hématologie et dans le cancer mais encore une modalité thérapeutique prometteuse pour le traitement des SAID et l'induction de tolérance aux allogreffes. L'évaluation de son efficacité dans ces deux dernières indications n'en est encore qu'à ses débuts. Des défis de taille restent à relever tels que la sélection des patients les plus adaptés à cette approche, la réduction de la toxicité du conditionnement et l'optimalisation des manipulations cellulaires. Mais, l'efficacité rapportée dans les travaux pionniers décrits dans cet article et la mise en œuvre d'essais cliniques multiples nous font espérer que cette approche deviendra bientôt un traitement validé. Par ailleurs, ces essais nous offrent une occasion unique d'explorer l'ontogénie du système immunitaire dont la connaissance est fondamentale pour l'amélioration et le développement de procédures thérapeutiques dans bien d'autres domaines de la médecine.

## BIBLIOGRAPHIE

1. BRUGGER W, BROSS KJ, GLATT M ET AL. Mobilisation of tumour cells and hematopoietic progenitor cells into peripheral blood of patients with solid tumours. Blood, 1994; **83**: 636-640.

2. CHAMPLIN RE, SCHMITZ N, HOROWITZ M ET AL. Blood stem cells compared with bone marrow as a source of hematopoietic cells for allogeneic tranplantation. Blood, 2000; **95**: 3702-3709.

3. JACOBSON DL, GANGE SJ, ROSE NR ET AL. Epidemiology and estimated population burden of selected autoimmune diseases in the US. Clin Immunol Immunopathol, 1997; **84**: 223-243.

4. SINHA AA, LOPEZ MT, MC DEVITT HO. Autoimmune disease: the failure of self-tolerance. Science, 1990; **248**: 1380-1385.

5. VAN GELDER M, VAN BEKKUM DW. Effective treatment of relapsing experimental auto-immune encephalomyelitis with pseudoautologous bone marrow transplantation. Bone Marrow Transplant, 1996; **18**: 1029-1034.

6. TYNDALL A, GRATWOHL A. Haematopoietic stem and progenitor cells in the treatment of severe auto-immune diseases. Ann Rheum Diseases, 1996; **55**: 149-151.

7. BURT RK, BURNS W, HESS A. Bone marrow transplantation for multiple sclerosis. Bone Marrow Transplant, 1995; **16**: 1-6.

8. TYNDALL A, BLACK C, WINKLER J ET AL. Treatment of systemic sclerosis with autologous haematopoietic stem cell transplantation. Lancet, 1997; **349**: 254.

9. MARMONT AM, VAN BEKKUM DW. Stem cell transplantation for severe auto-immune diseases: new proposals but still unanswered questions. Bone Marrow Transplant, 1995; **16**: 497-498.

10. SNOWDEN JA, BIGGS JC, BROOKS PM. Autologous blood stem cell transplantation for autoimmune diseases. Lancet, 1996; **348**: 1112-1113.

11. EULER HH, MARMONT AM, BACIGALUPO A ET AL. Early recurrence or persistence of autoimmune diseases after unmanipulated autologous stem cell transplantation. Blood, 1996; **88**: 3621-3625.

12. DREGER P, FASTENRATH S, HAHN U ET AL. Recurrence or persistence of auto-immune diseases following autologous and unmanipulated stem cell transplantation in five patients. *Proceedings of the international meeting « Haematopoietic stem cell therapy in auto-immune diseases »*, Basel 26-28 september, 1996, 21.

13. TYNDALL A, GRATWOHL A. Immune ablation and stem-cell therapy in autoimmune disease: clinical experience. Arthritis Res, 2000; **2**(4): 276-280.

14. DUREZ P, TOUNGOUZ M, SCHANDENÉ L ET AL. Remission and immune reconstitution after T-cell depleted stem cell transplantation for rheumatoid arthritis. Lancet, 1998; **352**: 881.

15. OPELZ G, SENGAR DP, MICKEY MR. Effect of blood transfusions on subsequent kidney transplants. Transplant Proc, 1973; **5**: 253.

16. LAGAAIJ EL, HENNEMANN IH, RUIGROK M ET AL. Effect of one -HLA-DR-antigen-matched and completely HLA-DR-marched blood transfusions on survival of heart and kidney allografts. N Engl J Med, 1989; **321**: 701-705.

17. STARZL TE, DEMETRIS AJ, MURASE N ET AL. Cell migration, chimerism, and graft acceptance. Lancet, 1992; **339**: 1579-1582.

18. STARZL TE, DEMETRIS AJ, TRUCCO M ET AL. Cell migration and chimerism after whole-organ transplantation: the basis of graft acceptance. Hepatology, 1993; **17**: 1127-1152.

19. THOMSON AW, LU L. Are dendritic cells the key to liver transplant tolerance? Immunol Today, 1999; **20**: 27-32.

20. SCHLITT HJ. Is micro chimerism needed for allograft tolerance? Transplant Proc, 1997; **29**: 82-84.

21. THOMAS JM, VERBANAC KM, CARVER FM ET AL. Veto cells in transplantation tolerance. Clin Transplan, 1994; **8**: 195-203.

22. EHL S, AICHELE P, RAMSEIER H ET AL. Antigen persistence and time of T cell tolerization determine the efficacy of tolerization protocols for prevention of skin graft rejection. Nat Med, 1998; **4**: 1015-1019.

23. MURASE N, STARZL TE, TANABE M ET AL. Variable chimerism, graft-versus-host disease, and tolerance after different kinds of cell and whole organ transplantation from Lewis to brown Norway rats. Transplantation, 1995; **60**: 158-171.

24. HISANAGA M, HUNDRIESER J, BOKER K ET AL. Development, stability and clinical correlations of allogeneic microchimerism after solid organ transplantation. Transplantation, 1996; **61**, 40-45.

25. SCHLITT HJ, HUNDRIESER J, RINGE B ET AL. Donor-type microchimerism associated with graft rejection eight years after liver transplantation. N Engl J Med, 1994; **330**: 646-647.

26. RICORDI C, KARATZAS T, NERY J ET AL. High-dose donor bone marrow infusions to enhance allograft survival: The effect of timing. Transplantation, 1997; **63**: 7-11.

27. MARKEES TG, PHILLIPS NE, GORDON EJ ET AL. Long-term survival of skin allografts induced by donor splenocytes and anti-CD154 antibody in thymectomized mice requires CD4(+) T cells, interferon-gamma, and CTLA4. J Clin Invest, 1998; **101**: 2446-2455.

28. GARCIA-MORALES R, CARRENO M, MATHEW J ET AL. The effects of chimeric cells following donor bone marrow infusions as detected by PCR-flow assays in kidney transplant recipients. [Published erratum appears in J Clin Invest, 1997; **99**: 2295] J Clin Invest, 1997; **99**: 1118-1129.

29. DE PAUW L, ABRAMOWICZ D, DONCKIER V ET AL. Isolation and infusion of donor CD34+ bone marrow cells in cadaver kidney transplantation. Nephrol Dialysis Transplant, 1998; **1**: 34-36.

30. OWEN RD. Immunogenetic consequences of vascular anastomoses between bovine twins. Science, 1945; **102**: 400.

31. BILLINGHAM RE, BRENT L, MEDAWAR PB. Actively acquired tolerance of foreign cells. Nature, 1952; **172**: 603.

32. SYKES M, SZOT GL, SWENSON K ET AL. Induction of high levels of allogeneic hematopoietic reconstitution and donor-specific tolerance without myelosuppressive conditioning. Nat Med, 1997; **3**: 783-787.

33. AUCHINCLOSS H Jr, SACHS DH. Xenogeneic transplantation. Ann Rev Immunol, 1998; 16: 433-470.

34. COBBOLD SP, MARTIN G, QIN S ET AL. Monoclonal antibodies to promote marrow engraftment and tissue graft tolerance. Nature, 1986; **323**: 164-166.

35. De VRIES-VAN DER ZWAN A, BESSELING AC, DE WAAL LP ET AL. Specific tolerance induction and transplantation : a single day protocol. Blood, 1997; **89**: 2596-2601.

36. NEIPP M, GAMMIE JS, EXNER BG ET AL. A partial conditioning approach to achieve mixed chimerism in the rat: depletion of host natural killer cells significantly reduces the amount of total body irradiation required for engraftment. Transplantation, 1999; **68**: 369-378.

37. WEKERLE T, KURTZ J, ITO H ET AL. Allogeneic bone marrow transplantation with co-stimulatory blockade induces macrochimerism and tolerance without cytoreductive host treatment. Nat Med, 2000; **6**: 464-469.

38. HUANG CA, FUCHIMOTO Y, SCHEIER-DOLBERG R ET AL. Stable mixed chimerism and tolerance using a nonmyeloablative preparative regimen in a large-animal model. J Clin Invest, 2000; **105**: 173-181.

39. Nikolic B, Sykes M. Bone marrow chimerism and transplantation tolerance. Curr Opin Immunol, 1997; **9**: 634-640.

40. Reisner Y, Martelli MF. Stem cell escalation enables HLA-disparate haematopoietic transplants in leukaemia patients. Immunol Today, 1999; **20**: 343-347.

41. Sykes M, Szot GL, Swenson K, Pearson DA. Induction of high levels of allogeneic hematopoietic reconstitution and donor-specific tolerance without myelosuppressive conditioning. Nat Med, 1997; **3**: 783-787.

42. Sayegh MH, Fine NA, Smith JL et al. Immunologic tolerance to renal allografts after bone marrow transplants from the same donors. Ann Int Med, 1991; **114**: 954-955.

43. Jacobsen N, Taaning E, Ladefoged J et al. Tolerance to an HLA-B,DR disparate kidney allograft after bone-marrow transplantation from the same donor. Lancet, 1994; **343**: 800.

44. Sorof JM, Koerper MA, Portale AA et al. Renal transplantation without chronic immunosuppression after T cell-depleted HLA-mismatched bone marrow transplantation. Transplantation, 1995; **59**: 1633-1635.

45. Sykes M, Preffer F, McAfee S et al. Mixed lymphohaematopoietic chimerism and graft-versus-lymphoma effects after non-myeloablative therapy and HLA-mismatched bone-marrow transplantation. Lancet, 1999; **35**3: 1755-1759.

46. Spitzer TR, Delmonico F, Tolkoff-Rubin N et al. Combined histocompatibility leukocyte antigen-matched donor bone marrow and renal transplantation for multiple myeloma with end stage renal disease: the induction of allograft tolerance through mixed lymphohematopoietic chimerism. Transplantation, 1999; **68**: 480-484.

47. Bensinger WI, Buckner CD, Shannon-Dorcy K et al. Transplantation of allogeneic CD34+ peripheral blood stem cells in patients with advanced hematologic malignancy. Blood, 1996; **88**: 4132-4138.

48. Link H, Arseniev L, Bahre O et al. Transplantation of allogeneic CD34+ blood cells. Blood, 1996; **87**: 4903-4909.

49. Reisner Y, Martelli MF. Stem cell escalation enables HLA-disparate haematopoietic transplants in leukaemia patients. Immunol Today, 1999; **20**: 343-347.

50. Linch DC, Knot LJ, Thomas RM et al. T-cell regeneration after allogeneic and autologous bone marrow transplantataion. Br J Haematol, 1983; **53**: 451-458.

51. Ottinger HD, Beelen DW, Scheulen B et al. Improved immune reconstitution after allotransplantation of peripheral blood stem cells instead of bone marrow. Blood, 1996; **88**: 2775-2779.

52. Atkinson K. Reconstruction of the haematopoietic and immune systems after bone marrow transplantation. Bone MarrowTransplant, 1990; **5**: 209-226.

53. Mackall CL, Fleisher TA, Brown MR et al. Age thymopoiesis and CD4+ T lymphocyte regeneration after intensive chemotherapy. N Engl J Med, 1995; **332**: 143-149.

54. Douek DC, McFarland RD, Keiser PH et al. Changes in thymic function with age and during the treatment of HIV infection. Nature, 1998; **396**: 690-695.

55. Bolotin E, Smith S, Smogorzewska EM et al. Enhancement of thymopoiesis after bone marrow transplant by *in vivo* IL-7. Blood, 1996; **88**: 1887-1894.

# SÉNESCENCE RÉNALE, SÉNESCENCE CELLULAIRE ET LEUR RÔLE EN NÉPHROLOGIE ET TRANSPLANTATION

par

P. F. HALLORAN et A. MELK*

Chez l'homme, la fonction rénale diminue régulièrement avec l'âge à partir d'environ 30 ans. Bien qu'elle soit variable à l'échelon individuel, cette diminution est facilement mesurée et globalement prédictible à l'échelon de la population. Les principales caractéristiques de cette diminution de fonction rénale due à l'âge sont une baisse du débit de filtration glomérulaire, une élévation des résistances vasculaires rénales et une élévation de la fraction filtrée. Ces modifications traduisent probablement un vieillissement rénal considéré comme « normal ». L'exclusion d'un certain nombre de néphrons survient d'une manière régulière sans protéinurie ni perte de sel, ce qui suggère plutôt un mécanisme régulé qu'un mécanisme pathologique. Lorsqu'existent en plus, une hypertension artérielle ou une insuffisance cardiaque, ces modifications sont accélérées. De surcroît, l'incidence de l'insuffisance rénale chronique terminale augmente avec l'âge, passant d'environ 10 par million d'habitants avant l'âge de 20 ans à 1000 par million d'habitants après 65 ans. Néanmoins, une fonction rénale normale peut être observée à 70 voire 80 ans [1]. De plus, l'âge du donneur représente le principal déterminant de perte de fonction après transplantation rénale. Cet article propose une revue des avancées récentes en matière de biologie cellulaire, de vieillissement cellulaire ainsi que leurs implications sur le vieillissement physiologique du rein.

## Définitions

Il importe que la terminologie relative au vieillissement soit précise. L'âge est le temps écoulé depuis la naissance. Le terme « sénescence rénale » définit un phénotype structurel et fonctionnel propre aux reins âgés. Les « sénescences cellulaire

* Division of Nephrology and Immunology, University of Alberta, Edmonton, Canada.

et réplicative » ont trait au phénotype *in vitro* des cellules somatiques qui ont atteint la limite de leur faculté de réplication, un état qui peut ou non exister pour ces mêmes cellules *in vivo*. Les études *in vitro* qui utilisent des cellules âgées, c'est-à-dire provenant d'un sujet âgé, doivent être distinguées des études qui utilisent des cellules sénescentes, c'est-à-dire des cellules qui ont développé *in vitro* un phénotype de sénescence. Des études *in vivo* peuvent d'ailleurs chercher à identifier ces cellules sénescentes.

## Le phénotype de sénescence rénale

Chez l'homme, la sénescence rénale est caractérisée par une diminution de la masse rénale, particulièrement aux dépens du cortex, du nombre de cellules [2], une augmentation de l'hétérogénéité et l'apparition d'anomalies focales. Les principales caractéristiques histologiques de la sénescence rénale sont des anomalies vasculaires (hyalinose et épaississement fibreux de l'intima des artères, hyalinose des artérioles), une sclérose diffuse des glomérules avec duplication des capsules de Bowman, une atrophie tubulaire focale avec présence de lipofuschine, une fibrose interstitielle et des foyers d'inflammation. Les relations entre ces différentes lésions sont encore peu claires : sclérose glomérulaire, atrophie tubulaire et fibrose interstitielles sont-elles primitives ou secondaires ? En revanche, la sénescence rénale n'est pas associée à une protéinurie significative, une hématurie, l'apparition d'une insuffisance rénale chronique terminale, une sclérose focale ou un infarctus lié à une occlusion artérielle. Les glomérules scléreux du cortex superficiel semblent avoir leur artériole afférente occlue par un épaississement de l'intima tandis que les glomérules scléreux du cortex profond semblent avoir des shunts entre artériole afférente et efférente. Dans les deux cas, les modifications artériolaires pourraient être secondaires aux modifications glomérulaires et vice versa.

Les manisfestations du vieillissement du rein dans une population humaine non sélectionnée peuvent être décrites grâce à des formules telles que celle de Cockcroft-Gault [3] ou celle du MDRD [4]. Ces formules décrivent un phénotype fonctionnel de sénescence rénale non sélectif qui reflète certes les modifications spécifiquement liées à l'âge mais aussi celles qui sont liées aux maladies associées à l'âge comme l'hypertension artérielle ou l'insuffisance cardiaque. La Baltimore Longitudinal Study on Aging décrit un phénotype plus sélectif puisque en sont exclues toutes les maladies rénales, l'hypertension artérielle et l'insuffisance cardiaque. Dans ce cas, la diminution moyenne du débit de filtration glomérulaire est de, 0,75 ml/min/an. Un tiers des sujets de 80 ans ont encore une fonction rénale normale [1]. Ainsi, les caractéristiques phénotypiques de la sénescence rénale pourraient être dues à des facteurs n'ayant rien à voir avec le temps, comme le stress ou le niveau de pression artérielle.

Quel est le mécanisme expliquant la perte de néphrons en l'absence de protéinurie, d'hématurie, de perte de sel et d'autres marqueurs de maladie rénale ? Bien que les sujets âgés aient une diminution de leurs facultés d'excrétion et/ou de rétention d'eau et de sel, ils parviennent néanmoins à maintenir un état stable malgré une baisse d'environ 50 p. 100 de leur débit de filtration glomérulaire. Nous pensons qu'il doit exister d'abord un détecteur puis un interrupteur. Le détecteur évalue la performance globale d'un néphron donné et décide de l'exclure en mettant en jeu l'interrupteur. L'interrupteur quant à lui est probablement d'origine vasculaire. Un détecteur de performance du néphron situé dans l'appareil juxta-glomérulaire pourrait ainsi moduler le calibre de l'artériole glomérulaire afférente. L'appareil juxta-glomérulaire est un détecteur bien connu de la quantité de sel : une quantité élevée de sel au contact de la macula densa provoque une vasoconstriction qui « exclut » le néphron. Ceci empêcherait les néphrons malades de générer une perte sodée et donc de perturber la balance sodée. Ce mécanisme pourrait aussi ne pas être régulé et refléter les seules modifications histologiques constatées sur les petits vaisseaux.

Bien que l'incidence de l'insuffisance rénale chronique terminale soit de 50 à 100 fois supérieure chez les sujets de plus de 65 ans que chez ceux de moins de 20 ans [5], l'insuffisance rénale chronique terminale n'en demeure pas moins une affection rare chez les sujets âgés (environ 1 cas pour 1000). Ainsi, le vieillissement physiologique ne conduit-il pas systématiquement à l'insuffisance rénale terminale.

Dans le domaine de la transplantation, les receveurs d'organes provenant de donneurs âgés, en particulier d'origine cadavérique, ont une moins bonne fonction que ceux qui ont bénéficié d'un donneur plus jeune. D'ailleurs, le facteur ayant l'impact négatif le plus important est bien l'âge du donneur [6]. Les reins de donneurs âgés ont un risque accru de reprise retardée de fonction, de rejet aigu, de néphropathie chronique d'allogreffe, de diminution significative du débit de filtration glomérulaire ainsi qu'un risque augmenté de perte du greffon qu'elle soit précoce ou tardive. Certaines de ces caractéristiques sont à l'évidence dues au contexte de la mort de ces donneurs âgés, comme l'incidence accrue d'accidents vasculaires cérébraux hémorragiques et d'hypertension artérielle. Mais l'âge du donneur demeure un facteur très péjoratif même lorsque ces facteurs confondants sont pris en compte [7]. Cet effet est moins important chez les donneurs vivants, ce qui peut refléter bien sûr l'effet de sélection mais aussi l'absence de stress lié au processus global de prélèvement des reins de cadavre.

À partir de quand, l'âge du donneur intervient-il en transplantation rénale ? L'effet âge du donneur combine probablement des facteurs liés à la date de la mort cérébrale et des facteurs qui interviennent après la transplantation. L'effet majeur est observé sur le taux de reprise retardée de fonction et le débit de filtration glomérulaire à 6 mois. De plus, la perte de fonction due à l'âge intervient sur le rein transplanté comme sur le rein natif, cette perte pouvant être bien sûr accélérée par d'autres facteurs comme l'hypertension artérielle.

## Bases moléculaires de la sénescence

Le phénotype de sénescence peut être la conséquence d'une perte de cellules, l'émergence et la persistance de cellules anormales et d'altérations biochimiques de la matrice extracellulaire. Au contraire, la perte globale de cellules pourrait témoigner d'une possibilité limitée de remplacement plutôt que d'un excès de perte. Les théories de la sénescence insistent sur l'accumulation de lésions dans les cellules après la mitose et l'épuisement des capacités de réplication des cellules ayant un potentiel mitotique. Les radicaux libres générés par la respiration cellulaire provoquent des altérations des lipides, des protéines et de l'ADN [8]. L'instabilité génomique peut entraîner des modifications de l'ADN mitochondrial et la perte de l'ADN télomérique.

Les études portant sur les aspects génétiques de la sénescence suggèrent un rôle prépondérant des facteurs environnementaux [9]. Dans certains types cellulaires, la sénescence *in vitro* provoque la perte de la faculté des cellules à développer une réponse apoptotique, ce qui suggère que l'accumulation de cellules sénescentes pourrait contribuer au vieillissement en modifiant la fonction globale des tissus. L'interdépendance des différents organes grâce aux facteurs humoraux pourrait contribuer au vieillissement, par exemple grâce à la perte de certaines fonctions hormonales. Plusieurs auteurs ont postulé que le phénotype de sénescence était le reflet d'un programme génétique tout comme celui du développement.

Nous nous focaliserons sur quelques théories dérivées de la situation *in vitro* et qui semblent avoir un impact *in vivo* chez l'homme. Nous insisterons également sur les difficultés à comparer les situations humaine et murine.

## Raccourcissement des télomères

Les cellules somatiques humaines en culture *in vitro* ne peuvent subir qu'un nombre limité de divisions [10]. Ce nombre de cycles est appelé le nombre de Hayflick. Il est plus bas pour les cellules de sujets âgés. Ainsi, les cellules somatiques humaines *in vitro* possèdent un mécanisme comptant le nombre de fois où elles se sont divisées, une sorte d'« horloge mitotique ». Elles s'arrêtent définitivement lorsque ce nombre est atteint et présentent alors un état de « sénescence réplicative ». Au contraire, les cellules de souris en culture ont des limites définies par leur susceptibilité aux agressions et non par une horloge mitotique.

Dans les cellules humaines, le raccourcissement des télomères est une phase critique de la sénescence réplicative. En 1973, Olovnikov proposa la théorie des télomères, à savoir que les cellules somatiques sont limitées car elles ne peuvent pas complètement répliquer leurs télomères [11] (fig. 1). Les télomères sont des séquences d'ADN simple (TTAGGG) répétées à la fin des chromosomes et qui raccourcissent dans les cellules normales en division. Les télomères empêchent les terminaisons des chromosomes d'être confondues avec des cassures d'ADN et ont probablement d'autres fonctions comme la protection contre la dégradation enzymatique, la recombinaison et les fusions interchromosomiques. Les extrémités des télomères peuvent être répliquées grâce à une enzyme, la télomérase, une protéine ribonucléique exprimée dans les populations cellulaires germinales ou immortalisées qui maintiennent constante la longueur des télomères. Les fibroblastes humains en culture n'ont pas de télomérase et ont donc un raccourcissement de leurs télomères à chaque cycle cellulaire. Ils développent donc une sénescence réplicative lorsque la longueur des télomères devient critique. L'expérience déterminante fut la démonstration que la transfection de la télomérase dans une populations de cellules humaines en culture augmentait la durée de vie de ces cellules et leur capacité de réplication [12], permettant ainsi de dépasser la limite du nombre de Hayflick.

L'ADN télomérique diminue d'environ 100 paires de bases dans les cellules somatiques normales à chaque division. La perte des télomères déclenche une réaction analogue à celle induite par les cassures d'ADN, qui résulte en un état cellulaire organisé, le phénotype de sénescence (M1 sur la fig. 1). Les cellules qui continuent à se diviser en réponse à des stimuli anormaux développent une instabilité génomique considérable ou crise (M2). Les cellules germinales ou immortalisées comme la plupart des lignées de cellules cancéreuses possèdent des mécanismes qui soit activent la télomérase, soit au contraire, préservent indéfini-

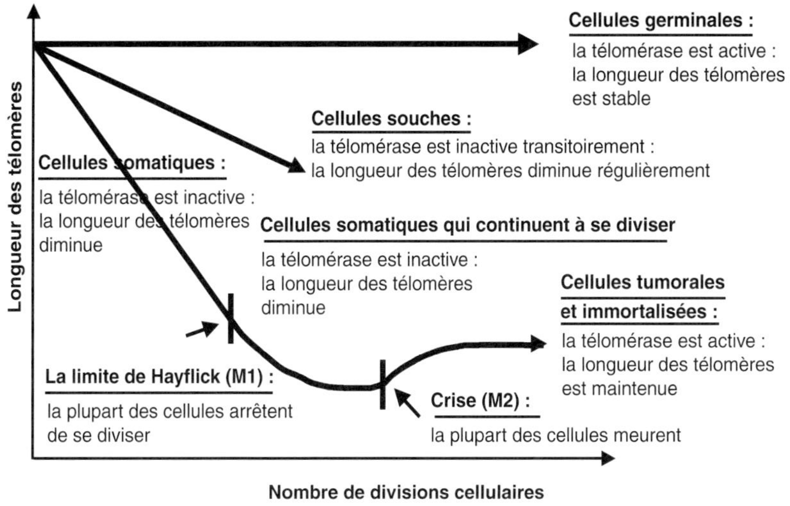


FIG. 1. — L'hypothèse du télomère. La télomérase, active dans les cellules germinales, maintient des télomères longs et stables, mais elles est réprimée dans la plupart des cellules somatiques normales, résultant en un raccourcissement des télomères dans les cellules en division. Au stade M1, la limite de Hayflick, il existe une perte de télomère présumée critique dans un ou plusieurs chromosomes ce qui engendre un signal d'arrêt du cycle cellulaire. Ceci correspond au phénotype de sénescence réplicative. Certains événements peuvent permettre aux cellules somatiques de shunter le stade M1 sans activer la télomérase. Lorsque les chromosomes deviennent court à un certain niveau critique sur un grand nombre de télomères, les cellules deviennent génomiquement instables et entrent en crise (M2). Quelques rares clones qui activent la télomérase, échappent au stade M2, stabilisent leur génome et acquièrent un capacité de croissance infinie.

ment la longueur des télomères en dépit des divisions cellulaires protégeant ainsi leur génome.

Nous avons récemment démontré que les télomères raccourcissent avec l'âge dans le rein humain et que ce phénomène est plus important dans le cortex que dans la médullaire [13]. Ces résultats sont intéressants car il se trouve que le vieillissement affecte plus le cortex que la médullaire. La signification de la perte des télomères n'est cependant pas claire. Alors qu'elle est très certainement importante dans les cellules cancéreuses, sa contribution au phénotype de sénescence rénale est inconnue. Cependant, étant donné l'hétérogénéité des populations cellulaires rénales et la perte des noyaux avec l'âge, il est possible que la perte des télomères soit impliquée dans certains aspects fondamentaux de la sénescence rénale.

## Mécanisme d'arrêt du cycle cellulaire dans les cellules sénescentes

La croissance cellulaire est régulée par l'expression de gènes inhibiteurs du cycle cellulaire et par la répression de régulateurs positifs du cycle. Les kinases dépendantes des cyclines ou cdk reçoivent et intègrent des signaux régulateurs du cycle cellulaire. Les inhibiteurs des cdk (cdkI) préviennent ou rétablissent l'activation de ces kinases (fig. 2). Il existe 2 familles principales de cdk : celles de type INK4 (par exemple $p16^{INK4a}$) et celles de type CIP/KIP (par exemple $p21^{WAF1/CIP1}$).

$P16^{INK4a}$ (INK4a pour inhibiteur de CDK4), un inhibiteur des cdk de la famille INK4, est l'élément régulateur central du cycle cellulaire dans les cellules sénescentes *in vitro*. Il provoque l'arrêt du cycle en phase G1 en inhibant spécifiquement CDK4 et CDK6. Les cdk 4 et 6 phosphorylent la protéine Rb (retinoblastoma-susceptibility tumor suppressor protein), prévenant ainsi sa fixation aux facteurs de transcription [14]. Les facteurs de transcription, tels que E2F, sont nécessaires à la transition G1/S en transactivant de nombreux gènes important pour la mitose. $P16^{INK4a}$ prévient indirectement l'hyperphosphorylation de Rb et par conséquent, l'entrée dans la phase S [15]. Au fur et à mesure que les cellules humaines et de souris *in vitro* approchent de la sénescence, elles expriment $P16^{INK4a}$. L'activité télomérase seule est insuffisante pour immortaliser des cellules épithéliales humaines, l'inactivation de Rb et de $P16^{INK4a}$ étant une seconde étape cruciale [16].

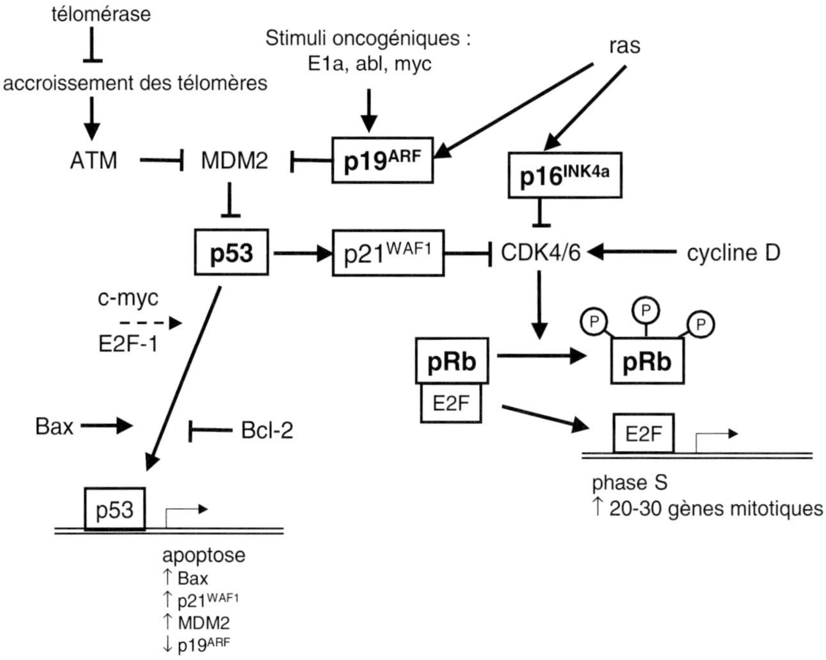


FIG. 2. — La voie p53-rétinoblastome (Rb). L'expression de p53 est augmentée par des altérations de l'ADN et/ou un raccourcissement des télomères. p53 se lie à MDM2 pour ubiquitination et dégradation. Ceci peut être prévenu par $p19^{ARF}$ qui stabilise p53. La stabilisation de p53 permet l'induction de gènes importants dans l'apoptose (Bax) et dans l'arrêt de croissance ($p21^{WAF21/CIP1}$). $p16^{INK4a}$ interfère avec les cyclines de type D se fixant sur les kinases CDK4/6 pour diminuer leur activité et ainsi la progression au stage critique G1/S. Rb déphosphorylée réprime les génes dépendant de E2F et bloque la progression G1/S tandis qu'E2F seul transactive de nombreux importants pour la mitose.

Le protecteur du génome, p53, réagit au raccourcissement des télomères et contrôle le point d'arrêt du cycle en G1. En réponse à une altération de l'ADN, le niveau de p53 augmente par un mécanisme post-transcriptionnel. Ceci provoque une activation transcriptionnelle de $p21^{WAF1}$, un inhibiteur de CIP1, qui peut médier l'arrêt en phase G1 [17]. P53 se lie à MDM2 pour subir ubiquitination et dégradation. Ceci peut être prévenu par $p19^{ARF}$, qui stabilise p53. $P19^{ARF}$ est de la famille de $P16^{INK4a}$ en ce sens que $p19^{ARF}$ utilise un cadre de lecture alternatif du même gène [18]. L'inactivation de p53 est l'événement génétique le plus fréquent dans le cancer et p53 est indispensable pour que la perte des télomères induise un arrêt du cycle cellulaire [19]. Certains oncogènes induisent une sénescence dans certaines cellules humaines non transformées via $P16^{INK4a}$ et p53. Par exemple, la sénescence induite par ras dépend de l'expression de $P16^{INK4a}$ et de p53 tandis que raf peut induire une sénescence dans des cellules qui n'ont pas de fonction p53, probablement via $P16^{INK4a}$ seul. L'induction de p53 par ras dépend de $p19^{ARF}$.

Dans nos études *in vivo*, nous avons trouvé une expression faible de l'ARNm de $P16^{INK4a}$ dans des échantillons de rein provenant d'individus jeunes. L'expression de $P16^{INK4a}$ augmente globalement avec l'âge, bien que cette expression soit variable selon les individus [20]. De hauts niveaux de $P16^{INK4a}$ sont également observés dans des reins anormaux provenant de patients atteints d'hydronéphrose, de néphropathie interstitielle, de pyélonéphrite ou de polykystose autosomique dominante. Nous avons récemment montré que $P16^{INK4a}$ est exprimé à un faible niveau dans les reins de très jeunes rats et souris, ce en accord avec des études antérieures [21], mais que ce niveau augmente avec l'âge. Logiquement, la souris invalidée pour $P16^{INK4a}$ se développe normalement [22]. Le niveau de $P16^{INK4a}$ n'était pas inductible chez la souris par des agressions rénales. Comparé aux autres membres de la famille des INK4, l'expression de l'ARNm de $P16^{INK4a}$ est très restreinte. Nos propres données suggèrent que $P16^{INK4a}$ n'est pas exprimé normalement dans les reins jeunes ni inductible par une agression, mais qu'il est induit chez certains individus par l'âge et la maladie, ce qui est compatible avec un rôle potentiel dans la sénescence.

## Mécanismes de sénescence chez l'homme et les rongeurs

À la fois les fibroblastes cutanés humains et les fibroblastes embryonnaires de souris peuvent développer un phénotype de sénescence après division cellulaire *in vitro*. Cependant, l'état de sénescence est médié par le raccourcissement des télomères chez l'homme mais pas chez la souris [23-24]. L'état de sénescence dans les cellules de souris ressemble à celui des cellules humaines à la limite près du nombre de Hayflick, incluant l'expression de $P16^{INK4a}$. Mais l'arrêt de croissance des fibroblastes embryonnaires de souris survient après un nombre de cycles cellulaires plus faible et sans attrition notable des télomères, probablement parce que les dommages accumulés dans les conditions de culture déclenchent une réponse p53. Ainsi la sénescence de cellules en culture résulte de 2 sources de signaux, qui peuvent toutes deux induire l'expression d'un groupe commun d'inhibiteurs du cycle de division cellulaire [24]. Un groupe est extrinsèque et provient des stress de l'environnement. Les stress liés à la culture tels que l'agression oxydative peuvent simuler les stress de la vie *in vivo* sur toute la durée de la vie. Le second groupe est intrinsèque et dépend de la machinerie qui contrôle l'intégrité des télomères (l'horloge mitotique). Les hommes ont une horloge mitotique et pas les souris. Les différences de capacité proliférative en culture des cellules humaines et de souris reflètent le degré de réponse de ces cellules à ces voies de signalisation. Les cellules de rat pourraient ressembler aux cellules de souris dans la mesure où elles ont aussi de très longs télomères.

## Contribution de la sénescence cellulaire au phénotype de sénescence rénale

Le rein humain vieillissant possède 4 caractéristiques qui nécessitent une explication : le phénotype de sénescence rénale normal, l'incidence élevée d'insuffisance rénale chronique terminale, l'incidence élevée de cancers et les moins bons résultats après transplantation rénale, en particulier lorsqu'il s'agit de reins de cadavre.

Comme nous l'avons envisagé, il est important de bien préciser l'espèce en question lorsqu'on parle de vieillissement rénal. Les modifications liées au vieillissement chez le rat et d'autres animaux de laboratoire sont différentes de celles d'espèces de longue durée de vie comme l'homme [25]. Par exemple, les modifications artérielles caractéristiques de la sénescence ne se développent pas dans les espèces qui vivent moins de 12 ans [26]. Etant donné les éléments de preuve récents suggérant que les mécanismes de vieillissement chez l'homme et les rongeurs sont fondamentalement différents, une distinction entre les observations effectuées chez l'homme et les animaux de laboratoire est importante.

Le phénotype de sénescence dans une population non sélectionnée reflète les effets de l'âge et des maladies liées à l'âge. Les facteurs génétiques, les stress intrinsèques et les facteurs environnementaux extrinsèques régulent le vieillissement du rein qui est accéléré par l'hypertension artérielle et l'insuffisance cardiaque [27]. Il en résulte qu'un modèle général de sénescence rénale doit inclure la possibilité d'une accélération par des stress anormaux. Un néphron sénescent est irrémédiablement exclu à un certain moment. Cependant, le déclencheur de ce mécanisme d'exclusion n'est pas encore clair : vasculaire, glomérulaire, tubulaire ou autre. Il semble possible qu'un mécanisme d'exclusion physiologique soit déclenché, directement ou indirectement, par des modifications moléculaires de sénescence dans un type de cellule crucial, le tout détecté par un mécanisme de régulation dans le néphron. L'incidence d'insuffisance rénale chronique est élevée chez le sujet âgé, mais le taux de diminution de fonction dans l'étude MDRD n'était pas affecté par l'âge de façon indépendante, suggérant que la perte de fonction liée à l'âge n'était pas uniforme [4].

La susceptibilité vis-à-vis de l'insuffisance rénale chronique terminale peut être expliquée en partie par une incidence élevée de maladies responsables d'insuffisance rénale chez les individus âgés. Il est aussi possible que les processus de sénescence rénale incluent une moindre capacité des néphrons âgés de réagir au stress de la maladie, à savoir une interaction entre le stress de la maladie et des processus de sénescence intrinsèques.

Les moins bonnes performances des reins transplantés provenant de donneurs âgés, particulièrement lorsqu'il s'agit de reins de cadavre, pourraient en être un exemple démonstratif. Nous pensons que la sénescence cellulaire peut contribuer à une capacité diminuée des néphrons âgés à répondre aux stress de la mort cérébrale, de la conservation et de l'inflammation spécifique ou non après transplantation. De ce fait, les cellules limitantes dans les néphrons âgés atteignent les limites de la sénescence et le néphron est irrémédiablement exclu.

L'effet de l'âge sur le rein est un des plus prédictibles chez l'homme et l'impact négatif le plus important en transplantation, même si les mécanismes moléculaires en sont encore imparfaitement définis. Des travaux récents en biologie cellulaire ouvrent des perspectives intéressantes pour mieux comprendre certaines de ces relations, prédire voire agir sur certains de ces mécanismes.

## Remerciements

Nous remercions très vivement le Professeur Christophe Legendre qui a bien voulu se charger de la traduction de ce texte.

## Bibliographie

1. Lindeman RD, Tobin J, Shock NW. Longitudinal studies on the rate of decline in renal function with age. J Amer Ger Soc, 1985; **33(4)**: 278-85.
2. Gourtsoyiannis N, Prassopoulos P, Cavouras D, Pantelidis N. The thickness of the renal parenchyma decreases with age. A CT study of 360 patients. Am J Roentgenol, 1990; **155**: 541-4.
3. Cockcroft DW, Gault MH. Prediction of creatinine clearance from serum creatinine. Nephron, 1976, 16: 31-41.
4. Levey AS, Bosch JP, Lewis JB et al. A more accurate method to estimate glomerular filtration rate from serum creatinine: a new prediction equation. Modification of Diet in Renal Disease Study Group. Ann Intern Med, 1999; **130 (6)**: 461-70.
5. U.S. Renal Data System, USRDS 1996 Annual Data Report National Institute of Health, National Institute of Diabetes and Digestive and Kidney Diseases. Bethesda, MD, April 1996.
6. Terasaki PI, Cecka JM, Gjertson DW, Cecka JM, Terasaki PI, editors. Clinical Transplants 1998. Los Angeles: UCLA Tissue Typing Laboratory; 1998; 36, Impact analysis: a method for evaluating the impact of factors in clinical renal transplantation. p. 437-41.
7. Cecka JM, Cecka JM, Terasaki PI, editors. Clinical Transplants. Los Angeles: UCLA Tissue Typing Laboratory; 1999, 1, The UNOS scientific renal transplant registry. p. 1-16.
8. Johnson FB, Sinclair DA, Guarente L. Molecular biology of aging. Cell, 1999; **96**: 291-302.
9. Finch CE, Tanzi RE. Genetics of aging. Science, 1997; **278**: 407-11.
10. Hayflick L, Moorhead PS. The serial cultivation of human diploid cell strains. Exp Cell Res, 1961; **25**: 585-621.
11. Olovnikov AM. A theory of marginotomy. The inclomplete copying of template margin in enzymatic synthesis of polynucleotides and biological significance of the phenomenon. J Theoret Biol, 1973; **41**(1): 181-190.
12. Bodnar AG, Ouellette M, Frolkis M et al. Extension of life-span by introduction of telomerase into normal human cells. Science, 1998; **279**: 349-52.
13. Melk A, Ramassar V, Helms LM et al. Telomere shortening in kidneys with age. J Am Soc Nephrol, 2000; **11**: 444-53.
14. Weinberg RA. The retinoblastoma protein and cell cycle control. Cell, 1995; **81**: 323-30.
15. Serrano M, Hannon GJ, Beach D. A new regulatory motif in cell-cycle control causing specific inhibition of cyclin D/CDK4. Nature, 1993; **366**: 704-7.
16. Kiyono T, Foster SA, Koop JI, et al. Both Rb/p16$^{INK4a}$ inactivation and telomerase activity are required to immortalize human epithelial cells. Nature, 1998; **396**: 84-8.
17. Harper JW, Adami GR, Wei N, et al. The p21 cdk-interacting protein cip1 is a potent inhibitor of G1 cyclin-dependent kinases. Cell, 1993; **75**: 805-16.

18. HABER DA. Splicing into senescence: the curious case of p16 and p19[ARF]. Cell, 1997; **91**: 555-8.

19. CHIN L, ARTANDI SE, SHEN Q ET AL. p53 deficiency rescues the adverse effects of telomere loss and cooperates with telomere dysfunction to accelerate carcinogenesis. Cell, 1999; **97**: 527-38.

20. MELK A, TURNER P, HELMS LM ET AL. Expression of senescence regulator P16INK4a mRNA in some human kidney samples. [Abstract] JASN, 2000; **11**: 461A.

21. ZINDY F, QUELLE DE, ROUSSEL MF, SHERR CJ. Expression of the p16INK4a tumor suppressor versus other INK4 family members during mouse development and aging. Oncogene, 1997; **15**: 203-11.

22. SERRANO M, LEE H-W, CHIN L, CORDON-CARDO C, Beach D, DePinho RA. Role of the INK4a locus in tumor suppressor and cell mortality. Cell, 1996; **85**: 27-37.

23. WRIGHT WE, SHAY JW. Telomere dynamics in cancer progression and prevention: fundamental differences in human and mouse telomere biology. Nature Medicine, 2000; **6** (8): 849-51.

24. SHERR CJ, DEPINHO RA. Cellular senescence: mitotic clock or culture shock? Cell, 2000; **102**: 407-10.

25. BAYLIS C, CORMAN B. The aging kidney: insights from experimental studies. J Am Soc Nephrol, 1998; **9** (4): 699-709.

26. TRACY RE, JOHNSON LK. Aging of a class of arteries in various mammalian species in relation to the life span. Gerontology, 1994; **40** (6): 291-297.

27. FLISER D, FRANEK E, JOEST M ET AL. Renal function in the elderly: impact of hypertension and cardiac function. Kidney Int, 1997; **51(4)**: 1196-204.

# NÉPHROTOXICITÉ DES TRAITEMENTS IMMUNOSUPPRESSEURS UTILISÉS EN TRANSPLANTATION RÉNALE

par

Y. VANRENTERGHEM*

Peu après son introduction en transplantation clinique, et au contraire des autres agents immunosuppresseurs jusque-là utilisés tels que l'azathioprine, les corticoïdes et les gammaglobulines anti-lymphocytaires, il est rapidement devenu évident que l'utilisation de la cyclosporine A (CsA) n'était pas exempte de néphrotoxicité. Depuis lors la toxicité rénale à court ou à long terme de la CsA tout comme celle du Tacrolimus, un autre inhibiteur des calcineurines, a été largement rapportée [1]. Celle-ci n'est pas exclusive à la transplantation rénale mais a aussi été clairement démontrée dans d'autres greffes d'organes où l'administration chronique de CsA s'accompagnait d'une perte progressive et irréversible de la fonction rénale [2]. Malgré cela, parmi les diverses causes d'altérations de la fonction du greffon rénal (rejet chronique, reflux vésico-urétéral,...), il est à l'heure actuelle toujours impossible de définir quelle en est la part exacte intrinsèquement liée à l'utilisation au long cours de la CsA.

La diversification des traitements immunosuppresseurs actuellement disponibles nous permet de proposer des combinaisons immunosuppressives à néphrotoxicité réduite et à faible risque immunologique.

* Département de Néphrologie, Université Catholique de Louvain, Gasthuisberg, Leuven, Belgique.

# LA TOXICITÉ RÉNALE DES NOUVEAUX IMMUNOSUPPRESSEURS

## Le Tacrolimus ou FK-506

Les effets immunosuppresseurs du FK-506 sont comme pour la CsA largement liés à l'inhibition de l'activité de la calcineurine, une sérine-thréonine phosphatase qui active divers factors de transcription impliqués dans l'activation cytokinique [3]. Comparativement à la CsA, l'utilisation du FK-506 s'accompagne d'un taux inférieur de rejets aigus, permet un meilleur contrôle tensionnel et lipidique mais par contre est associée à un taux accru de diabète de novo [3]. Les différents essais cliniques à ce jour réalisés n'ont pas permis de démontrer de différence en terme de toxicité rénale entre ces deux molécules. En effet, dans deux essais thérapeutiques, l'un américain, l'autre multicentrique européen, aucune différence de fonction rénale n'a été constatée entre les patients traités par CsA et ceux par FK-506. De plus, les altérations histologiques rénales étaient similaires que les patients reçoivent de la CsA ou du FK-506 [4]. Les mécanismes sous-jacents à cette néphrotoxicité ainsi que de possibles différences entre ces deux produits sont loin d'être complètement élucidés [5]. La néphrotoxicité aiguë des inhibiteurs des calcineurines fait suite à une vasoconstriction de l'artériole afférente avec par conséquence une réduction de la filtration glomérulaire. Cet effet purement hémodynamique est réversible après réduction de dose et s'explique entre autre par une stimulation de la synthèse d'endothéline [6]. Par contre les mécanismes expliquant le passage d'une toxicité aiguë à une toxicité chronique sont nettement moins bien documentés notamment pour le FK-506. La stimulation de la synthèse d'endothéline induite tant par la CsA que par le FK-506 pourrait par le biais de la production de TGF-β1 également intervenir dans la néphrotoxicité chronique de ces molécules de façon relativement semblable au rôle fibrosant exercé par le TGF-β1 dans les pathologies rénales primitives [7, 8]. Bien que le FK-506 tout comme la CsA puisse induire la synthèse de TGF-β1, cet effet est nettement moindre pour le FK-506 et est presque inexistant aux doses habituellement utilisées en pratique clinique [9-11]. Il est à l'heure actuelle trop tôt pour affirmer que possiblement de par ses effets fibrogéniques moindres le FK-506 pourrait à l'inverse de la CsA avoir des effets protecteurs sur la néphropathie chronique du greffon tel que suggéré par une récente étude portant sur un petit nombre de patients [12].

## Le mycophénolate de mofétil (MMF)

Le mycophénolate de mofétil, prodrogue inactive de l'acide mycophénolique par son effet inhibiteur sur la voie de synthèse de novo des bases purines est un bloqueur de la prolifération des lymphocytes T et B. L'addition de MMF à des protocoles immunosuppresseurs comportant un inhibiteur des calcineurines (CsA ou FK-506) et des stéroïdes comme démontrée dans de larges études multicentriques contrôlées s'accompagne d'une réduction significative du nombre de rejets aigus [13]. Aucune différence de fonction rénale n'a été observée d'avec les groupes contrôles ne recevant pas de MMF suggérant que le MMF n'est pas néphrotoxique. Aucun effet du MMF sur le profil tensionnel ou sur les lipides sériques n'a été constaté.

### Les anticorps monoclonaux bloqueurs des récepteurs à l'interleukine 2

Parmi les nouveaux agents immunosuppresseurs disponibles, deux anticorps monoclonaux dirigés contre le récepteur de l'interleukine 2 ont récemment été évalués dans des études contrôlées et randomisées de phase III. Le premier, le Basiliximab est un anticorps chimérique (homme/souris), le second, le Daclizumab est un anticorps humanisé. Ces deux molécules utilisées en transplantation rénale dans des protocoles d'induction en association avec la CsA et des stéroïdes ont clairement démontré un bénéfice significatif de leurs utilisations en terme de réduction de l'incidence de rejets aigus [14, 15]. Au contraire de l'anticorps monoclonal murin anti-CD3 (OKT3), l'administration d'anticorps anti-récepteur de l'interleukine 2 ne s'accompagne pas de réactions cytokiniques immédiates, ni d'ailleurs d'autres effets secondaires. Aucune néphrotoxicité de ces molécules n'a été rapportée. De façon intéressante, tant dans des essais américains que dans des protocoles internationaux utilisant le Daclizumab, la fonction rénale était meilleure dans les groupes traités par anticorps monoclonaux que dans les groupes contrôles [15, 16]. La raison de cette différence n'est pas claire, les doses de CsA administrées dans les deux groupes étaient identiques, peut-être cela tient-il à l'incidence moindre de rejets aigus chez les patients traités par Daclizumab quoique d'autres études n'ont pas pu confirmer cette hypothèse.

### La rapamycine

La rapamycine bien que n'appartenant pas au groupe des inhibiteurs des calcineurines se fixe sur une immunophyline intracellulaire : la FK-binding protein, la même qui fixe le FK-506 et ainsi prévient la transcription de différents mARN intervenant dans la régulation du cycle cellulaire. L'association rapamycine-CsA essayée dans divers essais thérapeutiques a clairement démontré son efficacité dans la prévention du rejet aigu [17, 18]. Malheureusement l'usage combiné de ces deux médicaments, en tout cas aux doses jusqu'à ce jour utilisées, s'accompagne d'un taux non négligeable d'hypertension artérielle mais aussi de toxicité rénale [18]. Utilisée par contre sans CsA que ce soit avec de l'azathioprine [19] ou du MMF [20], la rapamycine ne semble pas être néphrotoxique.

## L'AVENIR : VERS DES COMBINAISONS IMMUNOSUPPRESSIVES À NÉPHROTOXICITE RÉDUITE

Dans les différentes études pilotes concernant l'efficacité et la tolérance des nouveaux agents immunosuppresseurs, l'objectif primaire a toujours été de prévenir le rejet aigu. Il est actuellement bien établi que celui-ci constitue un facteur de risque majeur pour le développement d'un rejet chronique. Ainsi par son contrôle espère-t-on prévenir la dysfonction chronique du greffon rénal et améliorer la fonction rénale à long terme du moins telle est la perspective que nous offre la panoplie grandissante des agents immunosuppresseurs actuellement disponibles. Malheureusement une relative pénurie en organes nous impose d'utiliser des reins provenant de donneurs dits marginaux par exemple atteints d'hypertension artérielle, âgés ou quelques fois encore prélevés chez des « non-heart-beating donors ». La susceptibilité accrue de ces organes à une toxicité rénale médicamenteuse nous fait rechercher des combinaisons thérapeutiques sélectionnées qui en limiteraient le risque.

## Traitements inducteurs sans inhibiteurs des calcineurines

Deux approches thérapeutiques ont à ce jour été essayées pour suppléer à l'utilisation des inhibiteurs des calcineurines à savoir d'une part l'usage d'anticorps polyclonaux anti-lymphocytaires ou d'anticorps monoclonaux contre le récepteur de l'interleukine 2 en association avec des stéroïdes et du MMF et d'autre part une combinaison de rapamycine, stéroïdes avec de l'azathioprine ou du MMF. La première alternative n'a, à ce jour, été testée que dans des essais non-randomisés.

En 1998, le groupe de Zanker et al à Munich publiait les résultats préliminaires d'une étude réalisée chez 12 patients âgés de plus de 50 ans ayant reçu un rein provenant d'un donneur âgé et greffés sans traitement d'induction par inhibiteur des calcineurines [21]. À ce jour, 55 patients (moyenne d'âge 64 ± 5 ans) ont été inclus dans ce protocole thérapeutique (W. Land, communication personnelle). Celui-ci comporte l'administration de gammaglobulines polyclonales anti-lymphocytaires (ATG), à raison de 4 mg/kg/jour pendant 10 jours, une corticothérapie initiale de 500 mg de méthylprednisolone réduite à une dose d'entretien de 20 mg/j après une semaine ainsi que de 2 g de MMF par jour. Dans cette étude, 14 patients (25,5 p. 100) ont fait un rejet aigu avec dans un cas une perte du greffon, dans 33 p. 100 des cas la prise de fonction du greffon n'était pas immédiate mais retardée. À un an la survie du greffon était de 92,2 p. 100. Le taux sérique basal d'acide mycophénolique était de 2,6 ± 1,8 ng/ml pour le groupe avec rejet versus 3,9 ± 0,8 ng/ml ($p < 0,001$) pour le groupe sans rejet aigu. L'incidence élevée d'antigénémie positive pour le CMV (50,9 p. 100) suggère que l'utilisation d'une combinaison comportant de l'ATG, du MMF et des stéroïdes permet d'atteindre un niveau efficace d'immunosuppression. L'expérience du groupe de Grinyo à Barcelone confirme cette approche [22]. Utilisant un protocole d'immunosuppression tout à fait identique chez 17 patients porteurs d'un greffon marginal, le taux de rejet aigu était de 24 p. 100 et la survie du greffon à six mois de 100 p. 100. Un échec thérapeutique défini par la nécessité d'introduire de la CsA était observé chez 30 p. 100 des patients.

L'efficacité d'un traitement d'induction par anticorps monoclonaux bloqueurs des récepteurs à l'interleukine 2 sans inhibiteurs des calcineurines a récemment été analysée dans un essai multicentrique auprès de 98 receveurs d'une première greffe de rein de cadavre ou de donneur vivant [23]. Ce protocole immunosuppresseur consistait en l'administration de Daclizumab 2 mg/kg en préopératoire puis 1 mg/kg à deux semaines d'intervalle pour une administration totale de cinq doses. Une dose journalière de 3 g de MMF était prescrite durant les six premiers mois puis réduite à 2 g par jour. Les doses de corticoïdes étaient laissées libres aux divers investigateurs. Un rejet aigu a été observé dans 44 cas (45 p. 100 des patients), 40 de ceux-ci ont bénéficié de l'adjonction d'un inhibiteur des calcineurines. Aucune perte de greffon n'a été répertoriée suite à un épisode de rejet aigu.

Des différents essais thérapeutiques concernant l'utilisation des bloqueurs des récepteurs à l'interleukine 2, l'on peut conclure que leur utilisation s'accompagne d'un taux relativement acceptable de rejet aigus du moins dans un groupe de patients âgés donc à risque immunologique plus faible. En l'absence de groupe contrôle dans ces différentes études, il est difficile d'affirmer que ce type d'approche s'accompagne d'une meilleure fonction rénale. Probablement comme le propose le groupe de Munich, faut-il alors être particulièrement attentif et adapter le MMF au monitoring thérapeutique.

Deux autres essais thérapeutiques ont récemment étudié l'efficacité d'un traitement inducteur où les inhibiteurs des calcineurines étaient remplacés par la rapamycine. Dans le premier essai multicentrique randomisé européen, deux groupes de patients ont été comparés à savoir un premier où la rapamycine était préscrite en association avec des corticoïdes et de l'azathioprine (n = 41) et un second combinant CsA, corticoïdes et azathioprine (n = 42) [19]. Le taux de rejet aigu était respectivement de 41 p. 100 pour les patients sous rapamycine versus 38 p. 100 pour ceux sous CsA. Les survies des greffons ainsi que celle des patients étaient comparables dans les deux groupes. La fonction rénale était meilleure dans le groupe traité par rapamycine, les anomalies lipidiques y étaient par contre plus prononcées. Dans le second essai thérapeutique multicentrique, randomisé, l'azathioprine était remplacée par du MMF. Le taux de rejet aigu était nettement inférieur au premier essai : 27,5 p. 100 pour les patients sous rapamycine et 18,4 p. 100 pour le groupe sous CsA [24]. Dans cette seconde étude, à partir du deuxième mois post-transplantation, la filtration glomérulaire était supérieure dans le groupe rapamycine.

Ces deux essais thérapeutiques suggèrent que le remplacement de la CsA par la rapamycine en conjonction avec des stéroïdes et du MMF et non avec de l'azathioprine permet d'obtenir un taux relativement raisonnable de rejets aigus. De plus l'absence de CsA permet d'obtenir une meilleure fonction rénale. Il reste par contre à démontrer que cet effet bénéfique puisse compenser l'hyperlipémie induite par la rapamycine, qui elle constitue un facteur de risque non négligeable pour le développement d'une dysfonction chronique du greffon.

## Traitements immunosuppresseurs de maintenance sans inhibiteurs des calcineurines

Bien que la conversion de la CsA vers des traitements comprenant de l'azathioprine a été proposée pour prévenir le développement d'une néphrotoxicité à la CsA, la plupart des patients sont malgré tout maintenus sous CsA. Le risque de développer un rejet aigu et de ce fait un rejet chronique est en effet considéré supérieur à celui de la toxicité chronique de la CsA [14-26]. L'avènement ces dernières années du MMF a fait se reposer la question d'un arrêt de la CsA dans les traitements immunosuppresseurs de maintenance. Le groupe de Ducloux et coll sur un nombre restreint de 6 patients atteints de néphrotoxicité histologiquement documentée a été parmi les premiers à démontrer la faisabilité d'une conversion CsA et azathioprine en MMF [27]. Très récemment, Smak Gregoor et coll ont comparé le devenir de 30 patients transplantés rénaux avec fonction rénale stable et passés de la CsA vers l'azathioprine à 34 patients passés de la CsA vers le MMF [28]. Dans cet essai randomisé, contrôlé où l'entièreté des patients était maintenue sous corticoïdes ; la créatinine sérique était après conversion plus basse dans les deux groupes. Onze patients dans le premier groupe devaient faire un rejet aigu contre seulement 4 dans le second. Une approche similaire a été réalisée par le groupe de Zanker à Munich où 43 patients à fonction rénale stable plus d'un an après la transplantation rénale ont été passés d'une monothérapie CsA ou FK-506 vers MMF [29]. Dans ce travail le passage en monothérapie MMF fut couronné de succès chez 34 patients avec pour ceux-ci une amélioration significative de la fonction rénale. Bien que ces données ne sont que limitées, elles suggèrent que l'arrêt de la CsA avec conversion vers le MMF apparaît plus sûre que celle vers l'azathioprine.

Les alternatives thérapeutiques en cas de néphrotoxicité induite par les inhibiteurs des calcineurines apparaissent donc multiples : introduction du MMF avec réduction ou arrêt des inhibiteurs des calcineurines, ou encore le passage vers un autre inhibiteur des calcineurines. Cette dernière alternative n'a été essayée que chez un nombre limité de malades, aussi est-il impossible d'en tirer de solides conclusions [12]. En 1997, Weir et coll rapportaient une série de 28 patients avec une altération progressive de la fonction rénale pour laquelle la thérapeutique suivante était instaurée : réduction de la CsA de 50 p. 100, remplacement de l'azathioprine par du MMF et observaient chez 21 patients une amélioration de la fonction rénale sans aucun épisode de rejet aigu [30]. Des résultats comparables ont été rapportés par d'autres groupes [31]. Il reste à démontrer quelle est la part d'amélioration de la fonction rénale qui revient à la réduction de la CsA, à l'introduction du MMF voire à une combinaison des deux. La réduction de la CsA à elle seule peut en effet suffire à améliorer la fonction rénale [32].

## CONCLUSION

Depuis près de deux décennies, les inhibiteurs des calcineurines malgré leurs néphrotoxicité n'ont cessé d'être la pierre angulaire de l'immunosuppression en transplantation d'organes. La part exacte de perte de fonction du greffon liée à cette néphrotoxicité n'a jamais été clairement établie. En l'absence d'études au long cours comparant des régimes immunosuppresseurs avec ou sans inhibiteurs des calcineurines, cette question restera irrésolue et qui plus est est d'ailleurs à l'heure actuelle probablement aussi surannée. L'émergence dans l'entretemps de nouveaux agents immunosuppresseurs non néphrotoxiques ont fait de ceux-ci de sérieux candidats au remplacement des agents néphrotoxiques.

### BIBLIOGRAPHIE

1. BENNETT WM, DEMATTOS A, MEYER MM ET AL. Chronic cyclosporine nephropathy: the Achilles'heel of immunosuppressive therapy. Kidney Int, 1996; **50**: 1089-1100.

2. MYERS B, SIBLEY R, NEWTON L ET AL. The long-term course of cyclosporine-associated chronic nephropathy. Kidney Int, 1988; **33**: 590-600.

3. VANRENTERGHEM YF. Which calcineurin inhibitor is preferred in renal transplantation: tacrolimus or cyclosporine? Curr Opin Nephrol Hypertens, 1999; **8**: 669-674.

4. SOLEZ K, VINCENTI F, FILO RS. Histopathologic findings from 2-year protocol biopsies from a U.S. multicenter kidney transplant trial comparing tacrolimus versus cyclosporine. Transplantation, 1998; **66**: 1736-1740.

5. ADER JL, ROSTAING L. Cyclosporin nephrotoxicity: pathophysiology and comparison with FK-506. Curr Opin Nephrol Hypertens, 1998; **7**: 539-545.

6. MEDINA J, CORDIER A, WOLF A. Cyclosporine A-induced contraction of isolated rat aortic smooth muscle cells. Life Sci, 1997; **61**: 327-332.

7. HUTCHINSON IV. An endothelin-transforming growth factor beta pathway in the nephrotoxicity of immunosuppressive drugs. Curr Opin Nephrol Hypertens, 1998; **7**: 665-671.

8. PETERS H, NOBLE NA, BORDER WA. Transforming growth factor-β in human glomerular injury. Curr Opin Nephrol Hypertens, 1997; **6**: 389-393.

9. KHANNA AK, CAIRNS VR, BECKER CG ET AL. Transforming growth factor (TGF)-β mimics and anti-TGF antibody abrogates the *in vivo* effects of cyclosporine. Transplantation, 1999; **67**: 882-889.

10. SHIN GT, KHANNA AK, DING R ET AL. *In vivo* expression of transforming growth factor-β1 in humans. Transplantation, 1998; **65**: 313-318.

11. HUTCHINSON IV. The mode of action of Prograf® (tacrolimus) and its significance for long-term graft survival. New Horizons in Kidn Transplant, 1997; **1**: 22-26.

12. HERNANDEZ-HERRERA G, DEL CASTILLO D, PEREZ R ET AL. Tacrolimus rescue therapy for cyclosporine-induced nephrotoxicity. Transpl Int, 1998; **11** (suppl 1): S104-S106.

13. HALLORAN P, MATHEW T, TOMLANOVICH S ET AL. Mycophenolate mofetil in renal renal allografts recipients: a pooled efficacy analysis of three randomized, double-blind, clinical studies in prevention of rejection. Transplantation, 1997; **63**: 39-47.

14. NASHAN B, MOORE R, AMLOT P ET AL. Randomised trial of basiliximab versus placebo for control of acute cellular rejection in renal transplant recipients. Lancet, 1997; **350**: 1193-1198.

15. NASHAN B, LIGHT S, HARDIE IR ET AL. Reduction of acute renal allograft rejection by daclizumab. Transplantation, 1999; **67**: 110-115.

16. KAHAN BD, RAJAGOPALAN PR, HALL M. Reduction of the occurrence of acute cellular rejection among renal allograft recipients treated with basiliximab, a chimeric anti-interleukin-2-receptor monoclonal antibody. Transplantation, 1999; **67**: 276-284.

17. KAHAN BD, JULIAN BA, PESCOVITZ MD ET AL. Sirolimus reduces the incidence of acute rjection episodes despite lower cyclosporine doses in caucasian recipients of mismatched primary renal allografts: a phase II trial. Transplantation, 1999; **68**: 1526-1532.

18. Kahan B for the Rapamune US Study Group. Efficacy of sirolimus compared with azathioprine for reduction of acute renal allograft rejection: a randomised multicentre study. Lancet, 2000; **356**: 194-202.

19. GROTH CG, BÄCKMAN L, Morales JM ET AL. Sirolimus (rapamycin)-based therapy in human renal transplantation. Transplantation, 1999; **67**: 1036-1042.

20. KREIS H, CISTERNE JM, LAND W ET AL. Sirolimus in association with mycophenolate mofetil induction for the prevention of acute graft rejection in renal allograft recipients. Transplantation, 2000; **69**: 1252-1260.

21. ZANKER B, SCHNEEBERGER H, ROTHENPIELER U ET AL. Mycophenolate mofetil-based, cyclosporine-free induction and maintenance immunosuppression. Transplantation, 1998; **66**: 44-49.

22. GRINYO JM, GIL-VERNET S, SERON D ET AL. Primary immunosuppression with mycophenolate mofetil and antithymocyte globulin for kidney transplant recipients of a suboptimal graft. Nephrol Dial Transplant, 1998; **13**: 2601-2604.

23. VINCENTI F, GRINYO J, RAMOS E ET AL. Can antibody prophylaxis allow sparing of other immunosuppressives?. Transplant Proc, 1999; **31**: 1246-1248.

24. KASISKE B, HEIM-DUTHOY K, MA JZ. Elective cyclosporine withdrawal after renal transplantation. JAMA, 1993; **269**: 395-400.

25. NEWSTEAD CG, JOHNSTON PA, WILL EJ, DAVISON AM. The case of withdrawal for cyclosporin after renal transplantation. Nephrol Dial Transplant, 1998; **13**: 28-31.

26. HELDERMAN J, GORAL S. Cyclosporin withdrawal: to be or not to be. Nephrol Dial Transplant, 1998; **13**: 31-33.

27. DUCLOUX D, FOURNIER V, BRESSON-VAUTRIN C ET AL. Mycophenolate mofetil in renal transplant recipients with cyclosporine-associated nephrotoxicity. Transplantation, 1998; **65**: 1504-1506.

28. SMAK GREGOOR PJH, VAN GELDER T, VAN BESOUW NM ET AL. Randomized study of the conversion of treatment with cyclosporine to azathioprine or mycophenolate mofetil followed by dose reduction. Transplantation, 2000; **70**: 143-148.

29. ZANKER B, ROTHENPIELER U, KUBITZA A ET AL. Nonnephrotoxic, nonatherogenic maintenance therapy in kidney-transplanted patients using MMF-monotherapy: a pilot study. Transplant Proc, 1999; **31**: 1142-1143.

30. WEIR MR, ANDERSON L, FINK JC ET AL. A novel approach to the treatment of chronic allograft nephropathy. Transplantation, 1997; **64**: 1706-1710.

31. HUESO M, BOVER J, SERON D ET AL. Low-dose cyclosporine and mycophenolate mofetil in renal allograft recipients with suboptimal renal function. Transplantation, 1998; **66**: 1727-1731.

32. MOURAD G, VELA C, RIBSTEIN J ET AL. Long-term improvement in renal function after cyclosporine reduction in renal transplant recipients with histologically proven chronic cyclosporine nephropathy. Transplantation, 1998; **65**: 661-667.

# GÉNÉTIQUE DE LA NÉPHROPATHIE DIABÉTIQUE : OÙ EN SOMMES-NOUS DANS LA RECHERCHE DES GÈNES DE SUSCEPTIBILITÉ ?

par

A. S. KROLEWSKI, D. P.K. NG, L. H. CANANI et J. WARRAM*

La néphropathie diabétique contribue de façon importante à la morbidité et à la mortalité prématurées dans le diabète de type 1 et le diabète de type 2 [1, 2] et représente l'une des complications les plus graves du diabète. Alors que l'identification de facteurs spécifiques impliqués dans son déclenchement et sa progression [3, 4] ont conduit à des mesures thérapeutiques qui modifient l'histoire naturelle de la maladie [5, 6], les interventions aujourd'hui disponibles (et plus spécialement le contrôle de la glycémie et de l'hypertension artérielle) sont encore loin d'atteindre le but ultime, c'est-à-dire l'éradication de cette complication. Cette carence est au mieux soulignée par le fait que la néphropathie diabétique est la cause la plus fréquente de traitement de suppléance rénale aux États-Unis. [7]. Alors que le diabète de type 2 devient plus fréquent parmi la population pédiatrique [8, 9], on peut s'attendre à ce que la situation se détériore encore à moins que des mesures cliniques plus efficaces soient trouvées.

Potentiellement, de telles mesures peuvent résulter des études sur les bases génétiques de la néphropathie diabétique. La connaissance des gènes qui prédisposent à la néphropathie diabétique devrait fournir une compréhension meilleure de la pathogénie de cette complication. En clinique, cette connaissance devrait nous permettre d'identifier les malades à haut risque de néphropathie diabétique. Enfin, de nouvelles cibles pour le développement de médicaments devraient en résulter, tout spécialement si les gènes trouvés sont nouveaux et n'ont pas été jusqu'à présent impliqués dans la pathogénie de la néphropathie diabétique. Dans ce texte, nous reverrons les connaissances actuelles sur les bases génétiques de la néphropathie diabétique. De façon plus spécifique, nous examinerons les preuves en faveur des

* Division de recherche, Joslin Diabetes Center and Department of Medicine, Harvard Medical School, Boston.

facteurs génétiques dans l'étiologie de cette complication et nous résumerons les études qui cherchent à découvrir les gènes de susceptibilité responsables.

## AGRÉGATION FAMILIALE DE LA NÉPHROPATHIE DIABÉTIQUE

Les preuves en faveur du rôle de facteurs génétiques dans l'étiologie de la néphropathie diabétique ont été tirées des études épidémiologiques et familiales [1, 10]. Le tableau I résume les études familiales qui ont utilisé les paires de germains avec diabète pour déterminer l'agrégation familiale de la néphropathie diabétique [11-15]. La plupart d'entre elles sont des comparaisons transversales qui se sont attachées à la prévalence de la néphropathie diabétique chez les germains selon la présence ou non d'une néphropathie chez le sujet index. Malgré les méthodes différentes utilisées et les différences dans les définitions de la néphropathie diabétique, toutes les études ont trouvé une agrégation familiale de cette complication, dans le diabète de type 2 comme dans le diabète de type 1. La force de cette agrégation est de façon remarquable identique à travers les différentes études à une exception, l'étude du Minnesota [11]. Cette exception représentait non seulement la plus petite étude, mais aussi l'une des plus vulnérables, peut-être du fait d'un biais d'identification qui tendait à augmenter l'association d'une néphropathie et du diabète.

La cohorte étudiée par Quinn et coll [13] a été la seule étude qui permette une estimation de l'agrégation familiale de la néphropathie diabétique, en utilisant le risque cumulatif, ce qui représente l'estimation la plus informative sur le risque de récurrence chez les germains. Le risque cumulatif de néphropathie diabétique après 30 ans de durée de diabète était de 71,5 p. 100 chez les germains des cas index avec néphropathie et seulement de 25,4 p. 100 chez les germains des cas index sans néphropathie [13]. La large différence dans le risque cumulé (46,1 p. 100) entre ces 2 groupes de germains ne pouvait pas être attribuée à des différences d'autres co-variables, indiquant que l'effet d'un gène majeur devait être responsable de l'agrégation familiale de la néphropathie diabétique [13].

La découverte d'une agrégation familiale de la néphropathie diabétique n'est pas restreinte aux études de paires de germains. En effet des études qui ont utilisé des paires de parents-enfants ou ont utilisé de grandes familles ont détecté une agrégation familiale de la maladie rénale [16-18]. Par exemple Fogarty et coll [19] ont utilisé 96 familles caucasoïdes atteintes de diabète de type 2 pour estimer l'héritabilité de l'excrétion urinaire d'albumine mesurée par le rapport albumine/créatinine (ACR). Dans ces 96 familles, il y avait 630 personnes avec diabète de type 2 et 639 personnes non diabétiques qui ont été examinées et ont eu des mesures de l'ACR urinaire. Une étude de variance a été utilisée pour estimer l'héritabilité et les corrélations génétiques pour l'ACR urinaire et la pression artérielle systolique et diastolique, après ajustement pour les co-variables pertinentes. Dans la collection totale de 6 480 paires de parents, l'héritabilité de l'excrétion urinaire d'albumine ($h^2$ = 0,27, p < 0,001) était identique à celle de la pression artérielle [19]. Parmi les membres diabétiques des familles, l'héritabilité était légèrement supérieure ($h^2$ = 0,31, p < 0,001). Cette observation fournit une preuve très forte

TABLEAU I. — ÉTUDES DE PAIRES DE GERMAINS SUR L'AGRÉGATION FAMILIALE DE LA NÉPHROPATHIE DIABÉTIQUE.

| | POPULATION | CAS INDEX | PRÉVALENCE DE LA ND CHEZ LES GERMAINS | OR (CI) |
|---|---|---|---|---|
| **Diabètes de type 1** | | | | |
| Seaquist et coll 1989 [11] | Caucasoïdes Minnesota. USA | Avec IRT (n = 26)<br>Sans ND (n = 11) | 82 p. 100 (29)<br>17 p. 100 (12) | 24 (4,04-145) |
| Borch-Johnsen et coll 1992 [12] | Caucasoïdes Danemark | Avec ND (n = 20)<br>Sans ND (n = 29) | 33 p. 100 (21)<br>10 p. 100 (30) | 4,9 (1,2-19,0) |
| Quinn et coll 1996 [13] | Caucasoïdes Boston | Avec ND (n = 38)<br>Sans ND (n = 72) | 71,5 p. 100* (44)<br>25,4 p. 100 (81) | 2,5 (1,3-8,0) |
| **Diabètes de type 2** | | | | |
| Foronatto et coll 1997 [14] | Caucasoïdes Italie | Avec ND (n = 56)<br>Sans ND (n = 78) | 47,1 p. 100 (74)<br>14,2 p. 100 (113) | 3,9 (1,93-9,01) |
| Canani et coll 1999 [15] | Sud du Brésil | Avec ND (n = 41)<br>Sans ND (n = 49) | 53,1 p. 100 (49)<br>25,7 p. 100 (58) | 3,2 (1,34-7,95) |

( ) nombre de propositus/germains diabétiques
* incidence cumulée après 30 ans de diabète
ND : néphropathie diabétique
OR : Odds Ratio ; CI : intervalle de confiance ; IRT : insuffisance rénale terminale

que l'excrétion urinaire d'albumine mesurée par l'ACR est un trait héritable chez les sujets caucasoïdes avec ou sans diabète [19].

En outre, une corrélation génétique significative a été trouvée entre l'ACR et la pression artérielle systolique ($r_g$ = 0,27) et la pression diastolique ($r_g$ = 0,26) dans toutes les paires de parents ($p < 0{,}001$). Dans les paires de parents diabétiques, ces valeurs étaient significativement plus élevées, 0,38 pour la pression systolique et 0,52 pour la pression diastolique. La corrélation génétique significative (mais non la corrélation avec les facteurs d'environnement) entre l'excrétion urinaire d'albumine et la pression artérielle, en particulier en présence de diabète, indique que ces traits partagent des déterminants génétiques communs [19]. Une hypothèse similaire a été proposée précédemment sur la base des études faites dans le diabète de type 1 [20-22].

Pour approfondir l'héritabilité de l'ACR, une analyse de ségrégation complexe a été effectuée sur les membres de ces 96 familles [23]. Des tests des rapports de probabilité ont été faits pour tester les hypothèses en rapport avec une transmission génétique. Il en ressort que les résultats sont plus en faveur d'un modèle Mendélien avec une hérédité multifactorielle qu'avec une hérédité Mendélienne seule. Ces analyses suggèrent que le meilleur modèle pour les taux d'ACR est multifactoriel, avec cependant un gène commun majeur. Quand les analyses ont été répétées pour les sujets diabétiques seulement, la preuve en faveur d'une hérédité Mendélienne s'est améliorée et le modèle avec un locus unique majeur et des effets multifactoriels additionnels s'est trouvé fortement renforcé. Les résultats de cette étude suggèrent que les taux d'excrétion urinaire d'albumine sont déterminés par un mélange de gènes avec des effets importants et moins importants, ainsi qu'avec d'autres co-variables comme le diabète et sa durée. Nos résultats sont bien concordants avec ceux dérivés des études de la néphropathie diabétique chez les indiens Pima [24].

## CRIBLAGE GÉNOMIQUE LARGE À LA RECHERCHE DE LOCUS DE SUSCEPTIBILITÉ À LA NÉPHROPATHIE DIABÉTIQUE

Une stratégie prometteuse pour identifier les gènes qui ont une influence majeure sur la néphropathie diabétique est de cribler le génome en utilisant des marqueurs génétiques disséminés le long du génome humain à des intervalles de 7 à 15 cM. Avec les progrès de la technologie moderne, cette tâche est aujourd'hui accessible dans les laboratoires de génétique moléculaire. Cependant la limitation essentielle a été la collection des familles permettant de telles études de liaison.

La stratégie la plus appropriée pour identifier une liaison entre des régions chromosomiques spécifiques et la néphropathie diabétique est une approche non paramétrique, basée sur la probabilité de partage d'allèles entre des germains, concordants ou discordants pour la néphropathie diabétique. Alors que les études de paires de germains concordantes, dénommées analyses de paires de germains atteints (« sib-pair analysis » ASP), ont été couramment utilisés dans les études génétiques, l'analyse de paires de germains discordantes (DSP) a été moins fréquemment utilisée et semble être plus efficace pour l'étude de la néphropathie diabétique [25].

### Analyse de paires de germains atteints de néphropathie diabétique

Un criblage génomique à la recherche de locus de la néphropathie diabétique a été effectué et mené à terme dans les familles d'Indiens Pima avec diabète de type 2 [26]. Les auteurs ont employé un scan de 6,4 cM et ont génotypé 88 paires de germains concordantes pour le diabète de type 2 et la néphropathie diabétique. La néphropathie a été définie par la présence d'un rapport protéine/créatinine ≥ 500 mg/g ou un rapport urinaire albumine/créatinine ≥ 300 mg/g. Les résultats positifs sont montrés dans la figure 1.

Les auteurs ont trouvé une liaison ($p < 0,01$, logarithme [LOD] > 1,18) entre 4 régions chromosomiques et la néphropathie diabétique. Le locus où la liaison est la plus forte est sur le chromosome 7q où 2 marqueurs voisins D7S1804 et D7S500 étaient liés à la fois par une analyse entre « two point » (LOD = 2,28 et 2,73 respectivement)

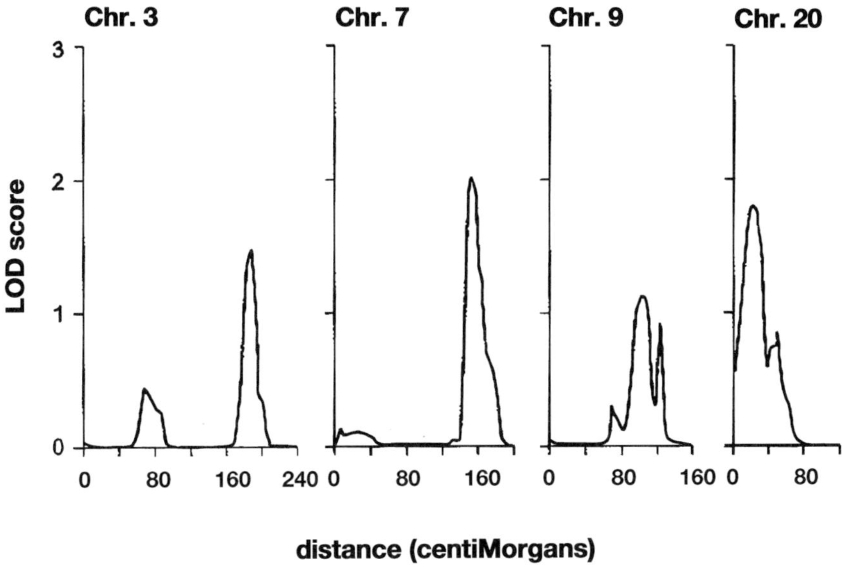


FIG. 1. — Résultats de l'analyse de liaison multipoint pour la néphropathie diabétique utilisant les paires de germains à partir des familles d'Indiens Pima avec diabète de type 2 (adapté d'après [26].

et par une analyse « multipoint » (LOD = 2,04). Des locus additionnels potentiellement liés à la néphropathie, ont été trouvés sur le chromosome 3q (multipoint LOD = 1,48) ; sur le chromosome 9q (multipoint LOD = 1,12) ; et sur le chromosome 20p (multipoint LOD = 1,83). Puisque cette étude était basée sur des paires de germains concordantes pour à la fois le diabète de type 2 et la néphropathie diabétique, on ne pouvait pas savoir si les signaux positifs étaient pour la néphropathie ou pour le diabète de type 2. Néanmoins, une étude génomique ultérieure pour le diabète de type 2 dans les familles d'Indiens Pima n'a pas montré de preuve de liaison avec le diabète de type 2 pour les différentes régions chromosomiques montrées dans la figure 1 [27].

## Analyse de paires de germains discordantes pour la néphropathie diabétique

Il y a plusieurs années, nous avons commencé un criblage génomique pour les locus de la néphropathie diabétique dans le diabète de type 1. Dans cette étude, nous avons utilisé 96 paires de germains discordantes (DSP), c'est-à-dire les 2 germains ayant un diabète de type 1 mais seulement l'un d'entre eux a une protéinurie ou a évolué vers l'insuffisance rénale terminale alors que l'autre a une normo-albuminurie après au moins 10 ans de diabète. La modélisation nous avait montré précédemment que l'étude DSP devait être plus efficace que celle de paires concordantes de germains pour détecter une liaison à la néphropathie diabétique

[25]. Jusqu'à présent, nous avons examiné 20 chromosomes en utilisant les 96 DSPs, un échantillon dont la taille nous permet une puissance de 90 p. 100 pour détecter l'effet d'un gène majeur. Dans cette étude, nous avons obtenu une preuve forte pour une liaison sur le chromosome 3q et en plus, des éléments suggérant une liaison sur 3 autres chromosomes [28] (Krolewsky et coll observation non publiée). Le Lod score maximum est atteint sur le chromosome 3q et le locus est plus proximal d'environ 20 cM (vers le centromère) par rapport au locus observé chez les Indiens Pima diabétiques avec néphropathie [28]. Nous n'avons pas trouvé de preuve dans nos DSPs de liaison sur les autres régions chromosomiques rapportées chez les Indiens Pima, c'est-à-dire les chromosomes 7q, 9q et 20p (Krolewsky et coll données non publiées).

Récemment nous avons rapporté des résultats préliminaires de liaison de régions chromosomiques candidates avec la néphropathie diabétique chez 108 DSPs caucasoïdes avec diabète de type 2. Jusqu'à présent, nous avons génotypé nos DSPs avec diabète de type 2 pour les marqueurs du chromosome 7 qui avaient fourni une liaison chez les Indiens Pima [26]. Nous avons trouvé une liaison (MLS = 1,7) chez nos DSPs exactement de même localisation (voir fig. 1) [29]. Au contraire, nous n'avons pas trouvé de liaison avec la région chromosomique identifiée chez les 96 DSPs avec diabète de type 1.

## Clonage positionnel des gènes de susceptibilité pour la néphropathie diabétique

Bien que nos résultats de liaison avec la néphropathie diabétique et les régions du chromosome 3q dans le diabète de type 1 et avec le diabète 7q dans le diabète de type 2 soient prometteurs, ils demandent à être confirmés par d'autres équipes ; cependant nous avons déjà commencé à développer des cartes physiques et transcriptionnelles de ces régions. Ces cartes détaillées sont nécessaires pour progresser dans la recherche des gènes de susceptibilité pour la néphropathie diabétique. La carte physique aide à ordonner les marqueurs génétiques et à préciser l'exacte distance entre les locus. De façon idéale, la carte physique s'étendra de façon à avoir une séquence génomique complète sur toute la région d'intérêt, un but qui sera atteint quand le séquençage du génome humain sera complet (http://www.nhgri.nih.gov/NEWS/sequencingconsortium.html). La carte transcriptionnelle est une carte annotée des gènes plus les autres éléments de la séquence qui modifient l'expression des gènes, comme les promoteurs et les éléments de régulation. Cela aidera pour identifier les éléments de séquence génomique en rapport avec les positions obtenues sur la carte physique qui sont corrélées aux signaux statistiques à partir des algorithmes localisant marqueur et haplotype. À partir de cette corrélation on peut raisonnablement inférer que les variants de ces éléments précis de séquence donnent naissance à des phénotypes cliniques différents.

Aujourd'hui nous avons développé une carte physique de la région intéressante en 3q21-q23 en assemblant un contig de 3 Mb BAC, comportant presque un tiers de ce qui a été séquencé dans le Projet Génome Humain (http://www.nhgri.nih.gov/NEWS/sequencingconsortium.html).Cela nous a permis d'identifier les positions exactes de beaucoup de gènes connus dans cette région, ainsi que de développer une carte dense des marqueurs génétiques incluant les microsatellites et les SNP (« single nucleotide polymorphisms »).

En utilisant des études d'association, nous avons déjà exclu le locus du récepteur de type I de l'angiotensine II (Antonellis et coll observations non publiées) et plusieurs locus voisins comme gènes candidats possibles pour la néphropathie diabétique en 3q (Ng et coll observations non publiées). Le reste du contig sera analysé de la même façon pour identifier le gène potentiel de la néphropathie diabétique.

Nous avons également fait un travail préliminaire sur la carte physique de la région du chromosome 7q en compilant les séquences qui ont été fournies par le Projet Génome Humain à partir de la région définie par les 3 marqueurs : D7S1804, D7S500 et D7S1824. Cette région de 13 cM (environ 11 Mb) a montré une liaison la plus forte au marqueur D7S500 (position 144 cM sur la carte génétique de Marshfield) comme liaison à la néphropathie diabétique chez les Indiens Pima aussi bien que dans les familles de la Joslin Clinic avec diabète de type 2. On peut s'attendre à ce que dans les 6 à 12 mois prochains, une séquence complète de cette région du chromosome 7q soit disponible pour tous les laboratoires. Nous utiliserons cette information pour identifier tous les marqueurs génétiques dans la région d'intérêt et pour génotyper ces marqueurs dans les familles existantes et dans de nouvelles familles, de façon à raccourcir la région à un intervalle critique de 3 Mb grâce à l'analyse de liaison et à l'analyse d'un déséquilibre de liaison.

On aura besoin d'une carte détaillée de cette région critique pour progresser dans le processus de localisation jusqu'au point où on peut tirer des conclusions sur certains gènes spécifiques ou sur certains éléments de séquence qui individuellement ou de façon épistatique pourraient être responsables de la susceptibilité à la néphropathie diabétique.

## EXAMEN DES GÈNES CANDIDATS POUR LA NÉPHROPATHIE DIABÉTIQUE

À côté du criblage du génome, une stratégie alternative employée actuellement par de nombreux groupes est l'approche « gène candidat ». À l'opposé du criblage du génome, qui ne requiert pas de connaissances préalables sur la localisation ou l'effet biologique du gène de susceptibilité, l'approche gène candidat est soutenue par une hypothèse puisqu'elle se focalise sur des protéines suspectées d'intervenir dans la pathogénie de la néphropathie diabétique. Les gènes codant ces protéines sont étudiés pour la présence de polymorphismes (SNP, insertion/délétion, marqueurs microsatellites), et une comparaison cas-témoin est effectuée pour évaluer s'il y a ou non une distribution différentielle des allèles et des génotypes de ces polymorphismes entre les patients diabétiques non apparentés qui ont développé une néphropathie (les cas), par rapport aux patients diabétiques non apparentés qui sont restés indemnes de néphropathie diabétique malgré une longue durée du diabète (les témoins). Puisque l'étude cas-témoin peut ne pas être dépourvue de biais relevant de la stratification de la population et peut potentiellement conduire à un résultat faussement positif, le test de déséquilibre de transmission (TDT) [30] a également été utilisé dans certaines études pour confirmer le résultat positif d'études cas-témoins. Alors que le criblage du génome détecte seulement des gènes qui ont des effets majeurs ou modérés, les études cas-contrôles et TDT permettent l'exploration de gènes qui exercent des effets majeurs ou mineurs [10].

La sélection des gènes à examiner en utilisant l'approche « gène candidat » est basée sur notre compréhension actuelle des voies par lesquelles l'hyperglycémie du diabète se transforme en manifestation de néphropathie diabétique (fig. 2). Bien que les mécanismes n'aient pas été totalement élucidés, on a avancé plusieurs hypothèses principales. Ces mécanismes sont liés à : 1) rôle joué par l'aldose réductase, enzyme clé de la voie des polyols ; 2) synthèse *de novo* de diacylglycérol (DAG) et activation secondaire de la protéine kinase Cβ (PCKβ) ; 3) glycation non enzymatique des protéines ; 4) stimulation du TGFβ et 5) stress oxydatif (voir pour revue [31-35]). Bien que ces mécanismes aient été antérieurement étudiés de façon indépendante, il y a beaucoup de preuves pour leur interconnexion [36] (fig. 1). En plus des protéines impliquées dans ces voies cellulaires, des gènes codant les protéines impliquées dans le contrôle de pression artérielle, de l'hémodynamique rénale et des déséquilibres métaboliques (par exemple l'hyperlipidémie) du diabète ont été également le sujet d'explorations. Plusieurs de ces gènes candidats qui ont retenu l'attention seront soulignés dans les paragraphes suivants.

## Enzymes de la voie des polyols

L'aldose réductase (*AKR1B1*, EC 1.1.1.21) est une enzyme monomérique, cytosolique, dépendant du NADPH qui catalyse la réduction d'un grand nombre de composés contenant un radical carbonyl pour former leurs alcools respectifs. Comme enzyme clé de la voie des polyols, l'aldose réductase convertit le glucose en sorbitol avec l'oxydation concomitante de la NADPH en NAPD+. Dans les tissus où la sorbitol déshydrogénase est exprimée avec l'aldose réductase, le sorbitol peut alors être oxydé pour former du fructose. Dans le diabète, on pense que les modifications biochimiques résultant du flux excessif de glucose dans les cellules, à travers la voie de polyols, conduit à la formation de la néphropathie diabétique [31]. La preuve en faveur de cette conclusion vient surtout d'études chez des rongeurs diabétiques, traités avec des inhibiteurs pharmacologiques de l'aldose réductase [37-41]. On a fait l'hypothèse que des différences de séquence d'ADN dans le gène codant l'aldose réductase pourraient influencer la susceptibilité aux complications tardives du diabète.

Le gène *AKR1B1* humain est localisé sur le chromosome 7q35 [42] et s'étend sur 18 kb. Comme son homologue chez le rat (14,1 kb), il consiste en 10 exons. Deux rares différences de séquence d'ADN ont été trouvées dans les exons du gène humain [43]. L'une d'entre elles, localisée dans l'exon 3, cause une modification d'un acide aminé (Lys → Glu) dans la protéine. D'autre part, des différences fréquentes de séquence d'ADN ont été trouvées dans la région promotrice.

Un polymorphisme de microsatellite (AC)n, localisé 2,1 kb en amont de *AKR1B1*, s'est trouvé associé à une rétinopathie de début précoce chez les malades diabétiques de type 2 chinois, résidant à Hong Kong [44]. Récemment plusieurs études ont cherché à déterminer si ce marqueur microsatellite (AC)n pourrait être un marqueur pour le risque de développement de néphropathie diabétique également. Des études chez les caucasoïdes [45] et chez les japonais [46, 47] atteints de diabète de type 2 n'ont jusqu'à présent pas détecté d'association de ce polymorphisme avec la néphropathie diabétique.

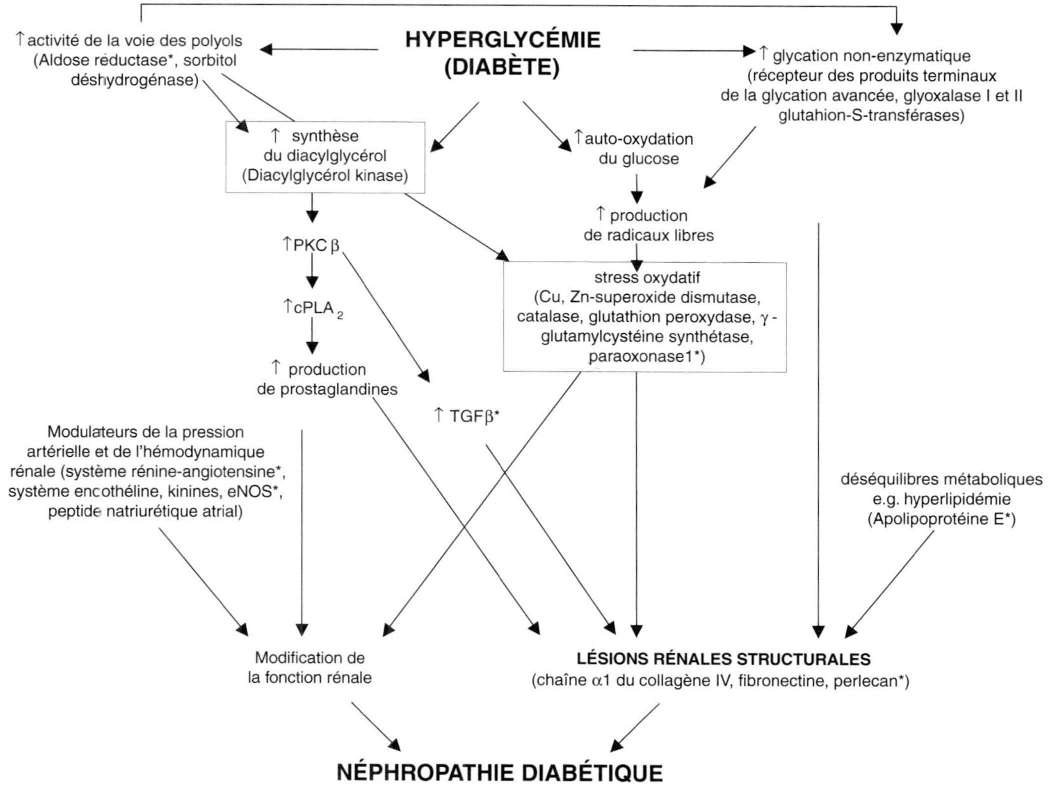


FIG. 2. — Voies impliquées dans le développement de la néphropathie diabétique (voir le texte pour le détail). Les gènes candidats potentiellement impliqués dans la susceptibilité génétique sont indiqués et ceux qui ont été rapportés dans la littérature sont désignés par une (*).

Les résultats tirés d'études cas-témoins chez des diabétiques de type 1 ont été contradictoires [43, 48-50]. Le travail initial d'Heesom et coll [48] a décrit un effet protecteur puissant de l'allèle Z+2 du marqueur microsatellite (AC)n, contre le développement de la néphropathie chez des caucasoïdes britanniques avec diabète de type 1. Par la suite, une autre étude de diabétiques de type 1 caucasoïdes au Royaume-Uni n'a pas confirmé ce résultat [50]. Plus récemment ce problème a été réexaminé dans une étude plus petite chez des sujets caucasoïdes ayant un diabète de type 1 en Australie, avec des résultats négatifs [51].

Aux États-Unis Moczulski et coll [43] ont employé à la fois une étude cas-témoins et une étude TDT dans leur exploration de la néphropathie chez des sujets caucasoïdes avec diabète de type 1. Les résultats de l'étude cas-témoin indiquent que les sujets porteurs de l'allèle Z-2 ont une augmentation légère mais significative du risque de néphropathie diabétique (OR = 1,7, 95 p. 100 C.I. 1,1-2,5). En outre, un polymorphisme d'un seul nucléotide (C-106T) localisé dans la région promotrice de *AKR1B1* a été examiné et de même a été trouvé associé à la néphropathie diabétique [43]. Bien que ces analyses ultérieures en TDT soient concordantes avec les résultats obtenus dans l'étude cas-témoins, la différence dans la transmission des allèles de risque n'était pas statistiquement significative. La difficulté dans l'interprétation de ce résultat négatif en TDT est la puissance réduite de la TDT par rapport à l'étude cas-témoins [52].

## eNOS (« Endothelial nitric oxide synthase »)

La dysfonction endothéliale est fréquente chez les patients diabétiques de type 1 et peut aggraver le développement de la néphropathie diabétique du fait d'une disponibilité diminuée du NO, ou du composant actif du facteur relaxant d'origine endothéliale (EDRF) ou du fait d'une inactivation accrue du NO. La glycation non enzymatique augmentée des protéines, conduisant à la formation des produits terminaux avancés de la glycation (AGEs) peut contribuer au dernier processus puisque les AGEs sont capables d'un effet inhibiteur et ainsi d'interférer avec l'action du NO [53]. Cet effet est probablement en rapport avec l'inactivation du NO par les espèces réactives de l'oxygène, générées au cours de la glycation non enzymatique.

Du fait de son rôle dans la production de NO, le gène de la NO synthase endothéliale (*NOS3*) a été considéré comme un gène candidat de susceptibilité à la néphropathie diabétique. Ce gène comprend 26 exons et est, de façon fortuite, localisé à proximité de gène de l'aldose réductase sur le chromosome humain 7q35 [54]. Cette région chromosomique a été identifiée dans les scans génomiques comme pouvant contenir un gène de susceptibilité à la néphropathie chez les patients ayant un diabète de type 2, à la fois chez les Indiens Pima [26] et chez les caucasoïdes [29].

Un polymorphisme (G894T) dans l'exon 7 de la *NOS3* a été étudié chez des patients avec un diabète de type 1 et une néphropathie [55] et des patients avec un diabète de type 2 et une microalbuminurie [56], et aucune association n'a été trouvée dans ces 2 études. Cependant la première étude avait montré des différences significatives dans les distributions d'allèles de 2 autres polymorphismes intragéniques, une substitution (T-786C) dans le promoteur et une petite a-délétion/b-insertion dans l'intron 4. L'allèle C et l'allèle de délétion-a ont été plus fréquents chez les patients souffrant d'une néphropathie avancée que chez ceux avec protéinurie ou chez les sujets témoins sans néphropathie diabétique. Les homozygotes pour l'allèle C de T-786C (OR = 2,8, 95 p. 100 CI = 1,4 à 5,6) et les porteurs de la délétion-a (OR = 2,3, 95 p. 100 CI = 1,4 à 4,0) avaient un risque multiplié par plus de 2 de développer une néphropathie diabétique avancée [55]. À l'appui de ces observations, les analyses en TDT de transmission de l'allèle de risque délétion-a à partir de patients hétérozygotes ont montré un excès significatif de néphropathie diabétique avancée dans la descendance (65 p. 100, p = 0,03) et une diminution presque significative de la normo-albuminurie dans la descendance (36 p. 100, p = 0,06) [55]. Les haplotypes définis par ces 2 polymorphismes ont été déterminés et on a examiné la transmission de ces haplotypes à partir des parents hétérozygotes. La transmission de l'haplotype de risque (C/a-délétion) est significativement accrue dans la descendance avec néphropathie diabétique (75 p. 100, p = 0,004), alors que la transmission de l'haplotype T/b-insertion était significativement augmentée dans la descendance avec normo-albuminurie (63 p. 100, p = 0,04). Aujourd'hui le mécanisme moléculaire qui est sous-jacent à l'association de ces haplotypes avec le risque de néphropathie n'est pas clair.

## Système rénine-angiotensine

Comme on l'a mentionné plus haut, il y a des preuves substantielles que l'hypertension artérielle essentielle et la néphropathie diabétique partagent une susceptibilité génétique commune [19]. Le traitement par les médicaments antihypertenseurs et les inhibiteurs de l'enzyme de conversion (IEC) sont également partie intégrale du traitement clinique moderne pour améliorer la progression de la néphropathie diabétique [6]. Ainsi, de nombreuses études ont cherché à déterminer si des polymorphismes des gènes codant les composants du système rénine-angiotensine, plus spécifiquement l'enzyme de conversion (*ACE*), la rénine (*REN*), l'angiotensinogène (*AGT*) et le récepteur de type 1 de l'angiotensine II (*AGTR1*) étaient associés à la néphropathie diabétique. Les résultats contradictoires de ces études ont été revus précédemment [10, 57]. Dans l'ensemble, les polymorphismes de ces gènes semblent associés à un effet minime ou à aucun effet sur le développement de la néphropathie diabétique.

## Apolipoprotéine E (APOE)

Les anomalies lipidiques ont un impact sur la progression de la néphropathie diabétique [58, 59]. L'APOE est une glycoprotéine de 299 acides aminés qui joue un rôle important dans le métabolisme lipidique. Il existe 3 isoformes communes (E2, E3 et E4) codées par 3 allèles (ε2, ε3 et ε4) dans l'exon 4 du gène de l'APOE [60]. Plusieurs études cas-témoins ont examiné l'association entre ce polymorphisme et la néphropathie du diabète de type 1 et de type 2, mais les résultats n'ont pas été concluants [61-68]. Pour clarifier cette association, Araki et coll ont conduit une large étude cas-témoin dont les résultats positifs ont été examinés ultérieurement dans une étude de familles TDT [69].

Dans l'étude cas-témoins, la fréquence des allèles des polymorphismes de l'APOE dans l'exon 4 était significativement différente dans les 2 groupes (tableau II), l'allèle ε2 étant plus fréquent dans les cas avec néphropathie diabétique avancée que chez les témoins normoalbuminuriques avec au moins 15 ans de durée du diabète de type 1. Les fréquences des génotypes étaient également significativement différentes dans les 2 groupes, ceux contenant l'allèle ε2 étant plus

TABLEAU II. — FRÉQUENCE DES ALLÈLES ET DES GÉNOTYPES APOE SELON LA PRÉSENCE OU NON D'UNE NÉPHROPATHIE (ND) (ADAPTÉ DE [69]).

| | SANS ND | AVEC ND |
|---|---|---|
| Allèles* | | |
| ε2 | 3 (13) | 9 (42) |
| ε3 | 82 (321) | 77 (343) |
| ε4 | 15 (58) | 14 (61) |
| Génotypes ϕ | | |
| ε2/ε2 | 0,0 (0) | 1,0 (2) |
| ε2/ε3 | 6,0 (12) | 14,0 (32) |
| ε2/ε4 | 0,5 (1) | 3,0 (6) |
| ε3/ε3 | 65,0 (127) | 61,0 (135) |
| ε3/ε4 | 28 (55) | 18,0 (41) |
| ε4/ε4 | 05 (1) | 3,0 (7) |

Les données sont en p. 100 (nombres) de chromosomes pour les allèles et en p. 100 (nombres) des patients pour les génotypes.
p = 0,002
ϕ p < 0,001 (test exact de Fisher)

fréquents parmi les cas (18 p. 100) que parmi les témoins (6,5 p. 100). Ainsi les porteurs de l'allèle ε2 avaient un risque relatif de 3,1 (95 p. 100 CI. 1,6-5,9) pour la néphropathie diabétique par rapport aux non-porteurs. Cette valeur est très comparable aux résultats antérieurs (OR 4,3, 95 p. 100 CI : 2,3-8,2) obtenus dans une large étude cas-témoins rapportée par Chowdhury et coll [61].

Pour être certain que l'association de la néphropathie diabétique avec l'allèle ε2 de l'APOE dans les études cas-témoins n'était pas une observation fortuite due à une stratification non reconnue de la population, l'association a été examinée de façon plus approfondie dans une étude TDT. Les fréquences de transmission à partir des parents hétérozygotes pour l'allèle ε2 de l'APOE à la descendance, avec ou sans néphropathie, sont montrées dans le tableau III. Comme cela est attendu pour un allèle de risque, l'allèle ε2 est transmis de façon préférentielle à la descendance avec néphropathie diabétique (p = 0,03) et transmis moins que les 50 p. 100 attendus à la descendance sans néphropathie diabétique. Avec le nombre disponible de familles témoins, la faible transmission de l'allèle ε2 à la descendance sans néphropathie n'est pas significativement différente de l'hypothèse nulle de 50 p. 100 mais elle est significativement différente de la transmission de l'allèle ε2 à la descendance avec néphropathie diabétique (test d'hétérogénéité p = 0,02). Ce mode de transmission avec une telle distorsion symétrique soutient fortement l'association de l'allèle ε2 de l'APOE à un risque accru de néphropathie diabétique.

Pour explorer la possibilité que l'association avec l'allèle ε2 pourrait être causée par un déséquilibre de liaison avec une autre différence de séquence de l'ADN

TABLEAU III. — FRÉQUENCES DE TRANSMISSION DE L'ALLÈLE ε2 DU POLYMORPHISME DE L'APOE À PARTIR DE PARENTS HÉTÉROZYGOTES À LEUR DESCENDANCE AVEC DIABÈTE, SELON LE STATUT RÉNAL DE LA DESCENDANCE (ADAPTÉ DE [69]).

| STATUT ND DANS LA DESCENDANCE | GÉNOTYPE PARENTAL | PARENTS HÉTÉROZYGOTES | ε2 TRANSMIS | | TEST DE MCNEMAR |
|---|---|---|---|---|---|
| | | | OUI | NON | P |
| Avec ND | | | | | |
| | ε2/ε3 | 51 | 32 | 19 | |
| | ε2/ε4 | 8 | 6 | 2 | |
| | Total | 59 | 38 (64 p. 100) | 21 (36 p. 100) | 0,03 |
| Sans ND | | | | | |
| | ε2/ε3 | 15 | 5 | 10 | |
| | ε2/ε4 | 5 | 2 | 3 | |
| | Total | 20 | 7 (35 p. 100) | 13 (65 p. 100) | 0,18 |

Test d'hétérogénéité : $\chi^2 = 5,3$, p=0,02

dans la même région, Araki et coll ont examiné la distribution de 4 SNPs supplémentaires flanquant l'APOE [69]. L'allèle ε2 de l'APOE était en déséquilibre significatif de liaison avec tous ces polymorphismes. Cependant la fréquence des allèles de ces SNPs était similaire chez les cas et chez les témoins, et les allèles étaient transmis de façon égale et non pas transmis des patients hétérozygotes à leur descendance avec et sans néphropathie.

En conclusion, l'étude cas-témoins et l'étude basée sur les familles fournissent une preuve forte que l'isoforme E2 de l'APOE elle-même augmente le risque de néphropathie diabétique. Cependant les mécanismes par lesquels cette isoforme entraîne la néphropathie diabétique, reste à déterminer [69].

## Considérations concernant les études gène candidat

Nous avons revu quelques résultats récents concernant plusieurs gènes candidats pour la néphropathie diabétique. On doit avouer que ces résultats sont loin d'être concordants et même franchement discordants dans certains cas. Bien que la cause de ces discordances ne puisse pas être déterminée de façon précise, on doit mentionner certaines explications de façon à aider dans l'interprétation des résultats obtenus et à guider les études ultérieures. Ces explications tiennent à la possibilité que l'impact des gènes candidats sur la néphropathie diabétique est mineur. Il est concevable que la détectabilité des contributions de ces gènes pourrait dépendre de beaucoup d'autres facteurs supplémentaires, comme le type de l'étude, l'ethnicité de la population étudiée ou les effets modulateurs de diverses conditions d'environnement (par exemple tabagisme, contrôle glycémique et contrôle de l'hypertension artérielle).

Si l'association est trouvée dans l'étude cas-témoins et confirmée par les études familiales, on peut en tirer que le polymorphisme de l'ADN est un marqueur de susceptibilité génétique à la néphropathie diabétique. Cependant les interprétations biologiques d'une telle association ne sont pas toujours claires. Cela peut être dû au polymorphisme lui-même incluant un allèle qui cause la maladie et qui directement influence l'expression ou la fonction d'un gène ou le produit d'un gène (par exemple par une modification d'acide aminé, une mutation du cadre de lecture ou une terminaison prématurée) ; l'association observée peut également résulter d'un déséquilibre de liaison entre le polymorphisme du marqueur et un polymorphisme causal. Ce phénomène est dû au fait que les allèles particuliers des polymorphismes qui sont très proches les uns des autres, ont une tendance à ségréger ensemble sur des générations successives [70]. C'est pourquoi, alors que l'association entre un polymorphisme et la néphropathie diabétique peut être démontrée, la confirmation que ce polymorphisme est réellement la cause de la susceptibilité génétique peut seulement être obtenue à partir d'études fonctionnelles *in vitro* et *in vivo* qui évaluent l'impact de ce polymorphisme sur la pathogénie de la néphropathie diabétique.

## Remerciements

Les études rapportées ont été soutenues par ASK et JHW (NIH grand DK-53534). D.N. et L.C. reçoivent des bourses de la Juvenile Diabetes Foundation (JDF # 3-2000-82 pour D.N. et JDF # 3-2001-343 pour L.C.).

## Bibliographie

1. Krolewski AS, Warram JH, Christlieb AR et al. The changing natural history of nephropathy in type I diabetes. Am J Med, 1985; **78**: 785-94.
2. Valmadrid CT, Klein R, Moss S et al. The risk of cardiovascular disease mortality associated with microalbuminuria and gross proteinuria in persons with older-onset diabetes mellitus. Arch Intern Med, 2000; **160**: 1093-100.
3. Alaveras AE, Thomas SM, Sagriotis A et al. Promoters of progression of diabetic nephropathy: the relative roles of blood glucose and blood pressure control. Nephrol Dialysis Transplant, 1997; **12**: S71-4.
4. Warram JH, Scott LJ, Hanna LS et al. Progression of microalbuminuria to proteinuria in type 1 diabetes: nonlinear relationship with hyperglycemia. Diabetes, 2000; **49**: 94-100.
5. Anonymous. The effect of intensive treatment of diabetes on the development and progression of long-term complications in insulin-dependent diabetes mellitus. The Diabetes Control and Complications Trial Research Group. N Engl J Med, 1993; **329**: 977-86.
6. Haider A, Oh P, Peloso PM. An evidence-based review of ACE inhibitors in incipient diabetic nephropathy. Can J Clin Pharmacol, 2000; **7**: 115-9.
7. Anonymous IV. Patient characteristics at the start of ESRD: data from the HCFA medical evidence form. Am J Kidney Dis, 1999; **34**: S63-73.
8. Rosenbloom AL, Joe JR, Young RS et al. Emerging epidemic of type 2 diabetes in youth. Diabetes Care, 1999; **22**: 345-54.

9. YOUNG TK, READING J, ELIAS B ET AL. Type 2 diabetes mellitus in Canada's first nations: status of an epidemic in progress. CMAJ, 2000; **163**: 561-6.

10. KROLEWSKI AS, Genetics of diabetic nephropathy: evidence for major and minor gene effects. Kidney Int, 1999; **55**: 1582-96.

11. SEAQUIST ER, GOETZ FC, RICH S ET AL. Familial clustering of diabetic kidney disease. Evidence for genetic susceptibility to diabetic nephropathy. N Engl J Med, 1989; **320**: 1161-5.

12. BORCH-JOHNSEN K, NORGAARD K, HOMMEL E ET AL. Is diabetic nephropathy an inherited complication? Kidney Int, 1992; **41**: 719-22.

13. QUINN M, ANGELICO MC, WARRAM JH ET AL. Familial factors determine the development of diabetic nephropathy in patients with IDDM. Diabetologia, 1996; **39**: 940-5.

14. FARONATO PP, MAIOLI M, TONOLO G ET AL. Clustering of albumin excretion rate abnormalities in Caucasian patients with NIDDM. The Italian NIDDM Nephropathy Study Group. Diabetologia, 1997; **40**: 816-23.

15. CANANI LH, GERCHMAN F ET AL. GROSS JL. Familial clustering of diabetic nephropathy in Brazilian type 2 diabetic patients. Diabetes, 1999; **48**: 909-13.

16. PETTITT DJ, SAAD MF, BENNETT PH ET AL. Familial predisposition to renal disease in two generations of Pima Indians with type 2 (non-insulin-dependent) diabetes mellitus. Diabetologia, 1990; **33**: 438-43.

17. FREEDMAN BI, TUTTLE AB, SPRAY BJ. Familial predisposition to nephropathy in African-Americans with non- insulin-dependent diabetes mellitus. Am J Kidney Dis, 1995; **25**: 710-3.

18. Anonymous. Clustering of long-term complications in families with diabetes in the diabetes control and complications trial. The Diabetes Control and Complications Trial Research Group. Diabetes, 1997; **46**: 1829-39.

19. FOGARTY DG, RICH SS, HANNA L ET AL. Urinary albumin excretion in families with type 2 diabetes is heritable and genetically correlated to blood pressure. Kidney Int, 2000; **57**: 250-7.

20. FAGERUDD JA, TARNOW L, JACOBSEN P ET AL. Predisposition to essential hypertension and development of diabetic nephropathy in IDDM patients. Diabetes, 1998; **47**: 439-44.

21. VIBERTI GC, KEEN H, WISEMAN MJ. Raised arterial pressure in parents of proteinuric insulin dependent diabetics. Brit Med J, 1987; **295**: 515-7.

22. KROLEWSKI AS, CANESSA M, WARRAM JH ET AL. Predisposition to hypertension and susceptibility to renal disease in insulin-dependent diabetes mellitus. N Engl J Med, 1988; **318**: 140-5.

23. FOGARTY DG, HANNA LS, WANTMAN M ET AL. Segregation analysis of urinary albumin excretion in families with type 2 diabetes. Diabetes, 2000; **49**: 1057-63.

24. IMPERATORE G, KNOWLER WC, PETTITT DJS ET AL. Segregation analysis of diabetic nephropathy in Pima Indians. Diabetes, 2000; **49**: 1049-56.

25. ROGUS JJ and KROLEWSKI AS. Using discordant sib pairs to map loci for qualitative traits with high sibling recurrence risk. Am J Hum Genet, 1996; **59**: 1376-81.

26. IMPERATORE G, HANSON RL, PETTITT DJ ET AL. Sib-pair linkage analysis for susceptibility genes for microvascular complications among Pima Indians with type 2 diabetes. Pima Diabetes Genes Group. Diabetes, 1998; **47**: 821-30.

27. HANSON RL, EHM MG, PETTITT DJ ET AL. An autosomal genomic scan for loci linked to type II diabetes mellitus and body-mass index in Pima Indians. Am J Hum Genet, 1998; **63(4)**: p. 1130-8.

28. MOCZULSKI DK, ROGUS JJ, ANTONELLIS A ET AL. Major susceptibility locus for nephropathy in type 1 diabetes on chromosome 3q: results of novel discordant sib-pair analysis. Diabetes, 1998; **47**: 1164-9.

29. FOGARTY DG, MOCZULSKI DK, MAKITA YS ET AL. Evidence for a susceptibility locus for diabetic nephropathy (DN) on chromosome 7q in Caucasian families with Type 2 diabetes. Diabetes, 1999; **48**: A47.

30. SPIELMAN RS, MCGINNIS RE, EWENS WJ. Transmission test for linkage disequilibrium: the insulin gene region and insulin-dependent diabetes mellitus (IDDM). Am J Hum Genet, 1993; **52**: 506-16.

31. LARKINS RG, DUNLOP ME. The link between hyperglycaemia and diabetic nephropathy. Diabetologia, 1992; **35**: 499-504.

32. HA H, KIM KH. Role of oxidative stress in the development of diabetic nephropathy. Kidney Int, 1995; **51**: S18-21.

33. ZIYADEH FN, HAN DC. Involvement of transforming growth factor-beta and its receptors in the pathogenesis of diabetic nephrology. Kidney Int, 1997; **60**: S7-11.

34. VLASSARA H. Recent progress in advanced glycation end products and diabetic complications. Diabetes, 1997; **46**: S19-25.

35. KOYA D, KING GL. Protein kinase C activation and the development of diabetic complications. Diabetes, 1998; **47**: 859-66.

36. NISHIKAWA T, EDELSTEIN D, BROWNLEE M. The missing link: a single unifying mechanism for diabetic complications. Kidney Int, 2000; **58**: S26-30.

37. BEYER-MEARS A, MISTRY K, DIECKE FP ET AL. Prevention of proteinuria, albuminuria and cataractogenesis in diabetes mellitus. Pharmacology, 1996; **52**: 292-302.

38. MCCALEB ML, MCKEAN ML, HOHMAN TC ET AL. Intervention with the aldose reductase inhibitor, tolrestat, in renal and retinal lesions of streptozotocin-diabetic rats. Diabetologia, 1991; **34**: 695-701.

39. MAUER SM, STEFFES MW, AZAR S ET AL. Effects of sorbinil on glomerular structure and function in long-term- diabetic rats. Diabetes, 1989; **38**: 839-46.

40. CRAVEN PA, DERUBERTIS FR. Sorbinil suppresses glomerular prostaglandin production in the streptozotocin diabetic rat. Metabolism, 1989; **38**: 649-54.

41. CHANG WP, DIMITRIADIS E, ALLEN T ET AL. The effect of aldose reductase inhibitors on glomerular prostaglandin production and urinary albumin excretion in experimental diabetes mellitus. Diabetologia, 1991; **34**: 225-31.

42. GRAHAM A, HEATH P, MORTEN JE ET AL. The human aldose reductase gene maps to chromosome region 7q35. Hum Genet, 1991; **86**: 509-14.

43. MOCZULSKI DK, SCOTT L, ANTONELLIS A ET AL. Aldose reductase gene polymorphisms and susceptibility to diabetic nephropathy in Type 1 diabetes mellitus. Diabetic Med, 2000; **17**: 111-8.

44. KO BC, LAM KS, WAT NM ET AL. An (A-C)n dinucleotide repeat polymorphic marker at the 5' end of the aldose reductase gene is associated with early-onset diabetic retinopathy in NIDDM patients. Diabetes, 1995; **44**: 727-32.

45. MOCZULSKI DK, BURAK W, DORIA A M ET AL. The role of aldose reductase gene in the susceptibility to diabetic nephropathy in Type II (non-insulin-dependent) diabetes mellitus. Diabetologia, 1999; **42**: 94-7.

46. MAEDA S, HANEDA M, YASUDA H T ET AL. Diabetic nephropathy is not associated with the dinucleotide repeat polymorphism upstream of the aldose reductase (ALR2) gene but with erythrocyte aldose reductase content in Japanese subjects with type 2 diabetes. Diabetes, 1999; **48**: 420-2.

47. ICHIKAWA F, YAMADA K, ISHIYAMA-SHIGEMOTO S ET AL. Association of an (A-C)n dinucleotide repeat polymorphic marker at the 5'-region of the aldose reductase gene with retinopathy but not with nephropathy or neuropathy in Japanese patients with Type 2 diabetes mellitus. Diabetic Med, 1999; **16**: 744-8.

48. HEESOM AE, HIBBERD ML, MILLWARD A ET AL. Polymorphism in the 5'-end of the aldose reductase gene is strongly associated with the development of diabetic nephropathy in type I diabetes. Diabetes, 1997; **46**: 287-91.

49. SHAH VO, SCAVINI M, NIKOLIC J ET AL. Z-2 microsatellite allele is linked to increased expression of the aldose reductase gene in diabetic nephropathy. J Clin Endocrinol Metab, 1998; **83**: 2886-91.

50. DYER PH, CHOWDHURY TA, DRONSFIELD MJ D ET AL. The 5'-end polymorphism of the aldose reductase gene is not associated with diabetic nephropathy in Caucasian type I diabetic patients. Diabetologia, 1999; **42**: 1030-1.

51. NG DP, CONN J, CHUNG SS ET AL. Aldose reductase (AC)n microsatellite polymorphism and diabetic microvascular complications in Caucasian Type 1 diabetes mellitus. Diabetes Res Clin Pract (In press).

52. MORTON NE, COLLINS A. Tests and estimates of allelic association in complex inheritance. Proc Natl Acad Sci USA, 1998; **95**: 11389-93.

53. BUCALA, R, TRACEY KJ, CERAMI A. Advanced glycosylation products quench nitric oxide and mediate defective endothelium-dependent vasodilatation in experimental diabetes. J Clin Invest, 1991; **87**: 432-8.

54. MARSDEN PA, HENG HH, SCHERER SW ET AL. Structure and chromosomal localization of the human constitutive endothelial nitric oxide synthase gene. J Biol Chem, 1993; **268**: 17478-88.

55. Zanchi A, Moczulski DK, Hanna LS et al. Risk of advanced diabetic nephropathy in type 1 diabetes is associated with endothelial nitric oxide synthase gene polymorphism. Kidney Int, 2000; **57**: 405-13.

56. Cai H, Wang X, Colagiuri S et al. A common Glu298-->Asp (894G-->T) mutation at exon 7 of the endothelial nitric oxide synthase gene and vascular complications in type 2 diabetes. Diabetes Care, 1998; **21**: 2195-6.

57. Doria A. Genetic markers of increased susceptibility to diabetic nephropathy. Horm Res, 1998; **50**: S 6-11.

58. Watts GF, Powrie JK, O'Brien SF et al. Apolipoprotein B independently predicts progression of very-low-level albuminuria in insulin-dependent diabetes mellitus. Metabolism, 1996; **45**: 1101-7.

59. Krolewski AS, Warram JH, Christlieb AR. Hypercholesterolemia--a determinant of renal function loss and deaths in IDDM patients with nephropathy. Kidney Int, 1994; **45**: S125-31.

60. Mahley RW. Apolipoprotein E: cholesterol transport protein with expanding role in cell biology. Science, 1988; **240**: 622-30.

61. Chowdhury TA, Dyer PH, Kumar S et al. Association of apolipoprotein epsilon2 allele with diabetic nephropathy in Caucasian subjects with IDDM. Diabetes, 1998; **47**: 278-80.

62. Hadjadj S, Gallois Y, Simard G et al. Lack of relationship in long-term type 1 diabetic patients between diabetic nephropathy and polymorphisms in apolipoprotein varepsilon, lipoprotein lipase and cholesteryl ester transfer protein. Nephrol Dial Transplant, 2000; **15**(12): p. 1971-1976.

63. Tarnow L, Stehouwer CD, Emeis JJ O et al. Plasminogen activator inhibitor-1 and apolipoprotein E gene polymorphisms and diabetic angiopathy. Nephrol Dialysis Transplant, 2000; **15**: 625-30.

64. Eto M, Horita K, Morikawa AH et al. Increased frequency of apolipoprotein epsilon 2 allele in non-insulin dependent diabetic (NIDDM) patients with nephropathy. Clin Genet, 1995; **48**: 288-92.

65. Kimura H, Suzuki Y, Gejyo FR et al. Apolipoprotein E4 reduces risk of diabetic nephropathy in patients with NIDDM. Am J Kidney Dis, 1998; **31**: 666-73.

66. Ukkola O, Kervinen K, Salmela PI et al. Apolipoprotein E phenotype is related to macro- and microangiopathy in patients with non-insulin-dependent diabetes mellitus. Atherosclerosis, 1993; **101**: 9-15.

67. Boizel R, Benhamou PY, Corticelli P et al. ApoE polymorphism and albuminuria in diabetes mellitus: a role for LDL in the development of nephropathy in NIDDM. Nephrol Dialysis Transplant, 1998; **13**: 72-5.

68. Vauhkonen I, Niskanen L, Ryynanen M et al. Divergent association of apolipoprotein E polymorphism with vascular disease in patients with NIDDM and control subjects. Diabetic Med, 1997; **14**: 748-56.

69. Araki S, Moczulski DK, Hanna L et al. APOE polymorphisms and the development of diabetic nephropathy in Type 1 diabetes. Diabetes, 2000; **49**: 2190-2195.

70. Pericak-Vance MA. Linkage disequilibrium and allelic association, in Approaches to gene mapping in complex human diseases, Haines JL and Pericak-Vance MA. Editors. 1998; Wiley-Liss: New York. p. 323-333.

# MALADIE DE FABRY : MANIFESTATIONS CLINIQUES ET PROGRÈS RÉCENTS DANS LA CORRECTION DU DÉFICIT ENZYMATIQUE

par

R. J. DESNICK*

La maladie de Fabry est une erreur innée du catabolisme des glycosphingolipides transmise de façon récessive liée à l'X due à une activité déficiente de l'enzyme lysosomale, α-galactosidase A (α-Gal A; fig. 1) [1]. Ce déficit enzymatique conduit à l'accumulation progressive de globotriasylcéramide (GL-3) et des glycosphingolipides apparentés ayant une extrémité terminale α-galactosyl, dans les lysosomes des cellules endothéliales et, à un moindre degré, des cellules épithéliales, périthéliales et des cellules musculaires lisses dans l'ensemble de l'organisme. Chez les hommes atteints de la forme typique, qui ont peu ou pas d'activité α-Gal A, le dépôt de glycosphingolipides dans l'endothélium vasculaire est responsable des manifestations cliniques principales de la maladie, y compris des angiokératomes, des acroparesthésies, de l'hypohidrose et des modifications de la cornée et du cristallin [1]. L'âge avançant, l'accumulation vasculaire progressive de glycosphingolipides conduit à l'insuffisance rénale, et aux atteintes cardiaques et cérébro-vasculaires [1]. Avant le développement de la transplantation rénale et de la dialyse, l'âge moyen de la mort chez les hommes atteints était de 41 ans dans une étude [2].

En plus du phénotype classique de la maladie de Fabry, des variants « rénaux » et « cardiaques » ont été identifiés. Les variants « rénaux » ont été identifiés récemment dans des centres d'hémodialyse où les malades avaient été diagnostiqués à tort comme atteints d'une glomérulonéphrite chronique [3]. Ces hommes avaient une activité α-Gal A basse ou absente et des manifestations cliniques minimes ou modérées de la maladie classique, mais avaient cependant développé une insuffisance rénale. Les « variants cardiaques » n'avaient pas non plus les manifestations classiques de la maladie, parmi lesquelles les acroparesthésies, les angiokératomes,

* Department of Human Genetics, Mount Sinai School of Medicine of New York University, New York, NY 10029.

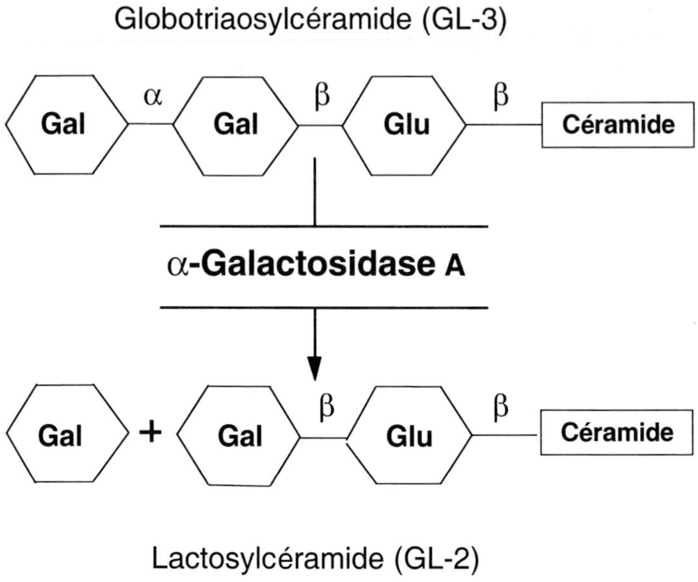


FIG. 1. — Le défaut métabolique dans la maladie de Fabry.

l'hypohidrose et les lésions cornéennes et cristalliniennes, mais se présentaient dans la 6e ou 7e décennie de la vie avec une cardiomégalie ou une myocardiopathie, une protéinurie discrète et une fonction rénale normale [1, 4]. Ces malades ont une activité α-Gal A résiduelle et ne développent pas de dépôt vasculaire endothélial de glycosphingolipides.

Jusqu'à présent, le traitement de la maladie de Fabry a été non spécifique et symptomatique. Récemment cependant, la disponibilité de l'α-Gal A recombinante humaine, produit par hyperexpression de l'ADNc humain dans des cellules ovariennes de hamster chinois (CHO) [5] et la génération de souris « Fabry » obtenues par invalidation du gène de l'α-Gal A [6] ont permis le développement [7] et l'évaluation clinique du traitement de remplacement enzymatique. Dans ce texte, nous allons décrire les manifestations cliniques et des formes classiques, « rénale », et « cardiaque », et nous soulignerons les résultats des études précliniques et des essais cliniques récents de correction du déficit enzymatique.

## LE PHÉNOTYPE CLASSIQUE DE LA MALADIE DE FABRY

Chez les hommes atteints qui n'ont virtuellement aucune activité enzymatique α-Gal A, les manifestations cliniques sont avant tout le résultat du dépôt progressif dans les lysosomes de GL-3 dans l'endothélium vasculaire. Le début survient habituellement dans l'enfance ou l'adolescence avec des accès périodiques de douleurs sévères des extrémités (acroparesthésies), l'apparition de lésions cutanées vasculaires (angiokératomes), hypohidrose, et les opacités caractéristiques cornéennes et cristalliniennes. Bien que la protéinurie puisse être détectée précocement, l'insuffisance rénale survient habituellement entre la 3e et 5e décennie de vie. Les manifestations principales sont présentées dans le tableau I et vont être discutées brièvement.

## Les douleurs (acroparesthésies)

Les accès épisodiques de brûlures et de douleurs très vives des extrémités distales commencent le plus souvent dans l'enfance ou au début de l'adolescence et témoignent du début clinique de la maladie. Ces accès dans les cas typiques durent entre quelques minutes et plusieurs jours et sont habituellement déclenchés par l'exercice, la fatigue, une émotion ou des variations rapides de température et d'humidité. Souvent la douleur irradie vers les extrémités proximales et d'autres parties du corps. Les accès de douleurs abdominales ou des flancs peuvent simuler une appendicite ou une colique néphrétique. L'âge avançant, les accès diminuent

TABLEAU I. — MALADIE DE FABRY : MANIFESTATIONS PRINCIPALES DANS LA FORME CLASSIQUE ET LES VARIANTS.

| MANIFESTATION | FORME CLASSIQUE | « VARIANT RÉNAL » | « VARIANT CARDIAQUE » |
|---|---|---|---|
| Âge au début | 4 à 8 ans | ?? | > 40 ans |
| Âge moyen à la mort | 41 ans | ?? | > 60 ans |
| Angiokératome | ++ | –/+ | – |
| Acroparesthésie | ++ | –/+ | – |
| Hypohidrose/ Anhidrose | ++ | –/+ | – |
| Opacité cornéenne/ Cristallinienne | + | –/+ | – |
| Cœur | Ischémie/MI* | HVG± | HVG/MI/ Myocardiopathie |
| Cerveau | AIT**/AVC*** | | |
| Rein | Insuffisance rénale | Insuffisance rénale | Protéinurie discrète |
| Activité α-Gal A résiduel | < 1 p. 100 | < 5 p. 100 | 1 à 10 p. 100 |

*IM : Infarctus du myocarde ; HVG± : Hypertrophie ventriculaire gauche ; AIT : Accident ischémique transitoire ; AVC : Accident vasculaire cérébral ; + = présent ; – = absent.

habituellement en fréquence et en sévérité ; cependant, chez certains malades, ils peuvent survenir plus souvent et la douleur peut être tellement vive et invalidante que le patient peut parler de se suicider. Comme la douleur est habituellement associée à une légère fièvre et à une élévation de la vitesse de sédimentation, ces symptômes ont fréquemment conduit à des diagnostics erronés, de rhumatisme articulaire aigu ou d'érythromélalgies. Les acroparesthésies résultent probablement du dépôt de glycosphingolipides dans les petits vaisseaux qui irriguent les cellules nerveuses périphériques. L'accumulation endothéliale de glycosphingolipides rétrécit la lumière vasculaire et les spasmes du vaisseau ou l'apparition d'infarctus déclenchent les douleurs très vives.

## Angiokératome et hypohidrose

Les angiokératomes apparaissent sous la forme d'amas d'angiectasies ponctiformes, allant du rouge foncé ou bleu foncé, siégeant dans les couches superficielles de la peau ; ces angiokératomes sont souvent l'une des manifestations les plus précoces de la maladie de Fabry. Le nombre et la taille de ces lésions vasculaires cutanées augmentent progressivement avec l'âge. Les lésions peuvent être plates ou légèrement surélevées et ne blanchissent pas à la pression. Il existe une hyperkératose modérée dans les lésions les plus grandes. Les amas de lésions sont les plus denses entre l'ombilic et les genoux, siègent le plus souvent dans les régions des hanches, du bas du dos et des fesses, des cuisses, du pénis et du scrotum, et ont une tendance à être symétriques. Cependant, il peut y avoir de grandes variations dans la distribution et la densité des lésions. La muqueuse buccale, la conjonctive et les autres muqueuses sont habituellement atteintes. Néanmoins on connaît certains patients qui n'ont pas de lésion cutanée ou quelques très rares angiokératomes. Bien que ces lésions puissent ne pas être facilement détectées chez certains malades, un examen attentif de la peau, tout spécialement du scrotum et autour de l'ombilic, peut révéler la présence de lésions isolées. En plus de ces lésions vasculaires, l'anhidrose ou plus communément, l'hypohidrose (diminution du débit de la sueur), est une constatation précoce et presque constante.

## Atteinte rénale

L'accumulation progressive de glycosphingolipides dans le rein interfère avec la fonction rénale, conduisant à l'insuffisance rénale. Pendant l'enfance et l'adolescence, des anomalies urinaires peuvent être observées : protéinurie, cylindres, hématurie microscopique et globules lipidiques biréfringents donnant des aspects caractéristiques de croix de Malte. La protéinurie, l'isosthénurie et une détérioration progressive des fonctions tubulaires [8] peuvent survenir avec l'âge. Occasionnellement une polyurie et un syndrome de diabète insipide néphrogénique, résistant à la vasopressine peut se développer. L'altération progressive de la fonction rénale survient habituellement entre la 3<sup>e</sup> et la 5<sup>e</sup> décennie, bien que l'insuffisance rénale ait été rapportée dès la 2<sup>e</sup> décennie [9]. La mort est due le plus souvent à l'urémie, à moins que l'hémodialyse chronique ou la greffe rénale ne soit instituée. L'âge moyen au décès chez les hommes hémizygotes dont l'insuffisance rénale n'avait pas été traitée, était de 41 ans dans une étude [2], mais parfois un homme atteint pouvait survivre jusqu'à la soixantaine.

## Manifestations cardiaques et vasculaires cérébrales

La plupart des hommes atteints développent une maladie cardiovasculaire ou cérébrovasculaire à un âge moyen. L'atteinte vasculaire progressive est la cause principale de morbidité et de mortalité, tout spécialement après traitement de l'insuffisance rénale par dialyse chronique ou transplantation. L'hypertrophie ventriculaire gauche, l'atteinte valvulaire cardiaque et les anomalies de la conduction cardiaque sont les manifestations les plus précoces. Une insuffisance mitrale peut être présente dans l'enfance ou l'adolescence. Des anomalies cardiaques, comme des variations du segment ST, une inversion de l'onde T, une tachycardie intermittente supraventriculaire, ou le raccourcissement de l'espace PR peuvent être dues à l'infiltration du système de conduction cardiaque. Des dépôts myocardiques peuvent être responsables de l'hypertrophie ventriculaire gauche. Des études échocardiographiques ont montré une incidence accrue de prolapsus de la valve mitrale et une augmentation de l'épaisseur du septum interventriculaire et de la paroi postérieure du ventricule gauche [10, 11]. En outre, une myocardiopathie hypertrophique obstructive secondaire à l'infiltration du septum interventriculaire par des glycosphingolipides a été rapportée [12]. L'hypertension artérielle, l'angor, l'ischémie myocardique et l'infarctus du myocarde, l'insuffisance cardiaque congestive et l'insuffisance mitrale sévère sont des manifestations plus tardives. Les complications cérébro-vasculaires sont dues avant tout à l'atteinte multifocale des petits vaisseaux ; elles peuvent également comprendre des thromboses, des accidents ischémiques transitoires, une ischémie dans le territoire de l'artère basilaire ou une dilatation de l'artère basilaire, des convulsions, une hémiplégie, une hémianesthésie, une aphasie, des désordres labyrinthiques ou une hémorragie cérébrale.

## Atteinte oculaire

La cornée, le cristallin, la conjonctive et la rétine peuvent être atteintes [13]. Des opacités cornéennes caractéristiques, observées seulement à l'examen à la lampe à fente, sont trouvées chez les hommes atteints de la forme classique et chez la plupart des femmes vectrices ; cette atteinte est absente dans la variante cardiaque. La lésion cornéenne la plus précoce est un trouble diffus de la couche sous-épithéliale. Avec le temps, des opacités apparaissent sous la forme de traînées courbes s'étendant de la partie centrale vers la périphérie de la cornée. De façon typique, ces opacités ont une couleur crème ; cependant leur teinte peut aller du blanc au brun doré et elles peuvent être discrètes. Les lésions cristalliniennes comprennent des dépôts capsulaires antérieurs granulaires ou sous-capsulaires, observés chez environ 30 p. 100 des hommes atteints, et une opacité lenticulaire, peut-être pathognomonique (la « cataracte de Fabry »). Les cataractes qui sont mieux observées par rétro-illumination, sont blanchâtres, faites de dépôts d'un fin matériel granulaire sur la capsule postérieure du cristallin ou à proximité. Ces lignes habituellement irradient à partir de la zone centrale vers le cortex postérieur. Ces lésions n'interfèrent pas avec l'acuité visuelle. Il existe également une dilatation anévrismale et une tortuosité des vaisseaux conjonctivaux et rétiniens.

### Autres manifestations cliniques

En plus des manifestations cliniques principales décrites plus haut, les hommes atteints peuvent avoir d'autres manifestations, gastro-intestinales, auditives et pulmonaires. Le dépôt de glycosphingolipides dans les petits vaisseaux de l'intestin et dans les ganglions autonomes de l'intestin peuvent entraîner des épisodes de diarrhée, des nausées, des vomissements, des douleurs des flancs ou une malabsorption intestinale. On a également décrit une achalasie et des diverticules jéjunaux qui peuvent conduire à des perforations de l'intestin grêle. Des études radiologiques peuvent mettre en évidence des plis coliques œdémateux et épaissis, une dilatation modérée de l'intestin grêle, un aspect granuleux de l'iléon, et la perte des haustrations coliques. Des anomalies de l'audition et de l'équilibration ont été également décrites. De plus, certains malades ont une atteinte pulmonaire qui se manifeste cliniquement par une bronchite chronique, un sifflement respiratoire ou une dyspnée. L'étude de la fonction respiratoire peut mettre en évidence un composant obstructif et une atteinte pulmonaire isolée a été rapportée, en l'absence de toute atteinte cardiaque ou rénale. Des œdèmes des extrémités inférieures peuvent être présents à l'âge adulte, en l'absence d'hypoprotidémie, de varice ou d'autres maladies vasculaires cliniquement significatives. On considère que ces anomalies sont dues au dépôt progressif de glycosphingolipides dans les vaisseaux et les ganglions lymphatiques. Des varices, des hémorroïdes et un priapisme ont également été rapportés.

## LES FEMMES HÉTÉROZYGOTES POUR LE PHÉNOTYPE CLASSIQUE

Les femmes hétérozygotes issues de familles avec le phénotype classique ont une évolution clinique et un pronostic significativement différents de ceux des hommes hémizygotes [1]. La plupart des femmes hétérozygotes ont peu de difficultés pendant la vie adulte à des âges où les hommes hémizygotes ont déjà une atteinte rénale, cérébro-vasculaire et/ou cardiaque sévère. Bien que la plupart des hétérozygotes biochimiquement démontrées restent relativement asymptomatiques le long de toute leur vie, l'âge avançant, certaines manifestent des symptômes mineurs de la maladie. Environ 70 p. 100 des hétérozygotes ont une dystrophie cornéenne, environ 30 p. 100 ont quelques lésions cutanées isolées et moins de 10 p. 100 ont des acroparesthésies.

Les anomalies rénales chez les hétérozygotes comprennent l'hyposthénurie, l'hématurie ou la leucocyturie microscopique, et les cylindres granuleux ou hyalins dans le sédiment urinaire, la protéinurie et d'autres signes d'atteinte rénale. Certaines hétérozygotes développeront une atteinte cardiaque avec l'âge. On a décrit quelques hétérozygotes (moins de 1 p. 100) qui développent une maladie aussi sévère que celle observée chez les hommes hémizygotes atteints. Au contraire, des hétérozygotes obligées (c'est-à-dire les filles des hommes hémizygotes atteints) sans manifestation clinique et avec des taux normaux d'$\alpha$-Gal A leucocytaire et des glycolipides normaux dans le sédiment urinaire ont été rapportées. En effet des jumelles monozygotes asymptomatiques et symptomatiques ont été décrites [14]. Une telle expression très variable est attendue chez les hétérozygotes dans une maladie liée à l'X, du fait d'une inactivation au hasard d'un chromosome X. L'examen ultrastructural du tissu rénal d'hétérozygotes dans des familles atteintes de la forme classique a également mis en évidence deux populations de cellules glomérulaires, interstitielles et vasculaires : l'une normale, l'autre avec des dépôts de glycosphingolipides [15]. Jusqu'à présent on dispose de peu d'informations sur les hétérozygotes parentes d'hommes avec les variants « rénal » ou « cardiaque ».

## LE « VARIANT RÉNAL »

Récemment des variants rénaux de la maladie de Fabry ont été identifiés parmi des patients japonais en hémodialyse chronique dont la maladie rénale avait été diagnostiquée à tort comme une glomérulonéphrite chronique [3]. Ces malades avaient une activité α-Gal A absente ou basse dans le plasma et une analyse ultérieure de l'ADN a identifié une mutation chez chaque malade dans le gène de l'α-Gal A. Cinq patients sur six n'avaient pas d'angiokératome, d'acroparesthésie, d'hypohidrose ou d'opacité cornéenne mais avaient une hypertrophie ventriculaire gauche, modérée à sévère (tableau I). Ces observations indiquent que les symptômes révélateurs de la maladie de Fabry classique peuvent ne pas être présents chez les patients qui développeront une insuffisance rénale, et que cette maladie peut être donc sous-diagnostiquée parmi les malades en dialyse ou transplantés. C'est pourquoi ces variants rénaux peuvent être identifiés par un « screening » des malades en hémodialyse chronique ou transplantés. Cela est important car ces malades avec insuffisance rénale sont exposés au risque de développer une maladie vasculaire du cœur ou du cerveau au cours du temps. En outre, la détection des variants rénaux permettra des études familiales pour identifier d'autres parents atteints avant qu'ils progressent vers l'insuffisance rénale, et facilitera une intervention précoce, y compris un traitement enzymatique de substitution (voir plus bas).

## LE « VARIANT CARDIAQUE »

Des hommes atteints avec activité résiduelle α-Gal A et un phénotype variant cardiaque ont été décrits qui étaient asymptomatiques pendant la plus grande partie de leur vie et qui n'avaient pas exprimé les manifestations classiques de la maladie, parmi lesquelles les acroparesthésies, les angiokératomes, les opacités cornéennes et cristalliniennes et l'hypohidrose [1]. Des études récentes ont décrit plusieurs malades avec une maladie cardiaque ou cardio-pulmonaire de révélation tardive [4, 16-22]. Ces variants cardiaques ont une cardiomégalie touchant la paroi postérieure du ventricule gauche et le septum interventriculaire, et des anomalies électrocardiographiques compatibles avec une cardiomyopathie. D'autres malades avaient une myocardiopathie hypertrophique et/ou des infarctus du myocarde. Ces malades avaient également une protéinurie discrète à modérée (tableau 1).

# ANATOMIE PATHOLOGIQUE

Chez les patients atteints d'une maladie de Fabry classique, des dépôts cristallins biréfringents de glycosphingolipides sont trouvés dans les lysosomes des cellules endothéliales, périthéliales et musculaires lisses des vaisseaux sanguins (fig. 2), et à un moindre degré, dans les cellules histiocytaires et réticulaires du tissu conjonctif. Des dépôts lipidiques sont également importants dans les cellules épithéliales de la cornée, des glomérules et des tubes rénaux, dans les fibres musculaires du cœur et les cellules ganglionnaires du système nerveux autonome.

Dans le rein, la lésion la plus précoce est due à l'accumulation de glycosphingolipides dans les cellules endothéliales et épithéliales du glomérule et de la capsule de Bowman, et dans l'épithélium des anses de Henle et des tubes distaux (fig. 3a). À des stades plus tardifs, et à un moindre degré, les tubes proximaux, les histiocytes interstitiels et les fibrocytes peuvent être également le siège d'une accumulation lipidique. Les cellules épithéliales tubulaires distales surchargées de graisse desquament et peuvent être détectées dans le sédiment urinaire [23]. On a montré que ces cellules représentent environ 75 p. 100 des cellules urinaires éliminées par un hémizygote [24].

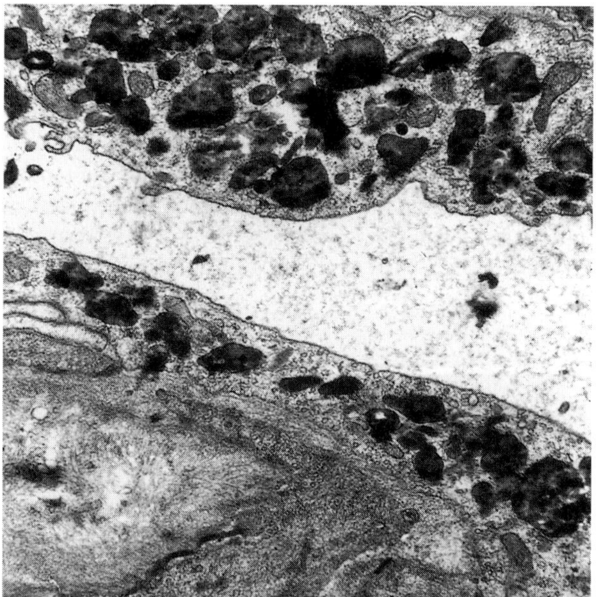

FIG. 2. — Micrographie électronique d'une section d'une artériole chez un homme atteint, montrant l'accumulation marquée d'inclusions concentriques lamellaires dans les lysosomes de l'endothélium vasculaire. Le dépôt lysosomal progressif du substrat glycosphingolipidique conduit au rétrécissement et éventuellement à l'occlusion de la lumière vasculaire.

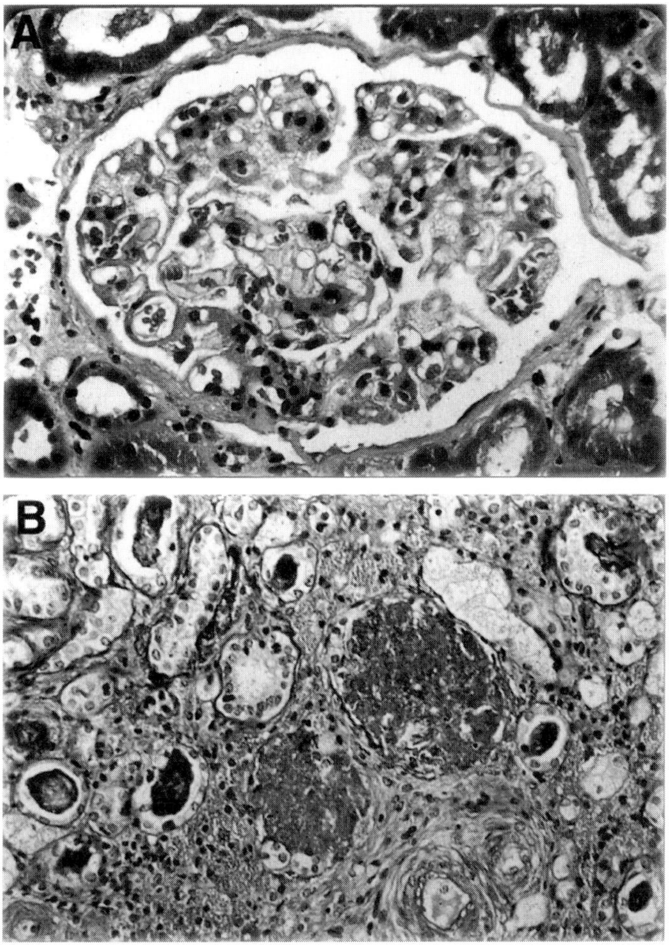



FIG. 3. — A) Photomicrographie d'un glomérule d'un homme atteint, âgé de 35 ans. B) Photomicrographie d'un homme atteint, âgé de 42 ans, en insuffisance rénale terminale. Fixation de Zenker, inclusion en paraffine et coloration hématéine et éosine.

De façon simultanée, les vaisseaux sanguins rénaux sont progressivement atteints et souvent de façon extensive. Une anomalie précoce est le dépôt artériel fibrinoïde qui pourrait résulter de la nécrose des cellules musculaires lisses sévèrement atteintes [15, 25]. D'autres lésions histologiques dans le rein sont les séquelles non spécifiques d'une maladie rénale avancée, avec une sclérose artériolaire importante, des glomérules atrophiques et fibreux, une prolifération pseudo-tubulaire de l'épithélium glomérulaire résiduel, une atrophie tubulaire et une fibrose interstitielle diffuse (fig. 3b). La taille des reins augmente au cours de la 3e décennie de la vie, suivie par une diminution dans la 4e et 5e décennie. L'atteinte rénale a été revue dans plusieurs articles de synthèse [8, 26-28].

Chez les hommes avec le variant cardiaque, le dépôt de glycosphingolipides a été mis en évidence dans les lysosomes des myocytes et des podocytes [1]. Les biopsies rénales ont révélé peu ou pas de dépôts de glycosphingolipides dans l'endothélium vasculaire, les cellules mésangiales ou les cellules interstitielles. L'atteinte vasculaire endothéliale a été absente de façon remarquable [4, 18].

## LES DÉFAUTS MÉTABOLIQUES ET GÉNÉTIQUES DANS LA MALADIE DE FABRY

### Le défaut métabolique

L'activité déficiente de l'exogalactosidase lysosomale, α-Gal A, conduit à l'accumulation progressive de GL-3 et des glycosphingolipides apparentés avec un résidu terminal α-galactosyl (c'est-à-dire le galabiosylcéramide et les glycolipides du groupe sanguin B) [29]. Brady et coll [30] ont été les premiers à identifier le déficit de l'activité galactosidase chez des hémizygotes atteints de la maladie de Fabry. En 1970, Kint a démontré ce déficit chez des hémizygotes en utilisant des substrats synthétiques [31]. Par la suite, des études spectroscopiques et enzymatiques ont révélé que le GL-3 du rein de Fabry avait une liaison $\alpha 1 \rightarrow 4$ dans le résidu terminal galactosyl [32, 33], confirmant donc la spécificité de l'enzyme.

Contrairement aux hémizygotes classiques qui n'ont aucune activité α-Gal A détectable, les variants cardiaques ont une activité résiduelle α-Gal A (de 1 à 10 p. 100 de la normale), concordante avec l'atténuation ou l'absence des manifestations cliniques caractéristiques [1, 4]. Bien qu'un nombre limité de cas aient été identifiés jusqu'à présent, les variants rénaux avaient une activité α-Gal A résiduelle dans le plasma ou les leucocytes, concordante avec leur phénotype intermédiaire [3].

### Le défaut moléculaire

Le gène α-Gal A a été isolé, séquencé [34, 36] et localisé à la région chromosomique Xq22,1 [37]. Les études des mutations dans des familles non apparentées atteintes de maladie de Fabry ont identifié une grande variété de lésions attestant de l'hétérogénéité de la maladie en génétique moléculaire. Plus de 160 mutations ont été identifiées, y compris des duplications, des délétions, des mutations faux-sens, des mutations non-sens, des mutations des sites d'épissage et des mutations complexes (Human Gene Mutation Database, http/archive.uwcmac.uk/uwcm/mg/hgmdO.html). La plupart des mutations sont privées, survenant seulement dans une famille. Cependant des mutations à dinucléotides CpG ont été trouvées dans des familles non apparentées d'éthnicité différente ou d'origine géographique différente. L'analyse haplotypique des allèles mutés qui sont survenus dans deux familles ou plus ont révélé que ceux avec des allèles nouveaux rares étaient probablement apparentés alors que ceux avec des mutations touchant les « hot spots » de dinucléotides CpG ne l'étaient pas [38]. La mutation N 15S a été trouvée chez plusieurs variants cardiaques non apparentés. D'autres mutations de variants cardiaques comprennent I91T, R112H,F113L, M296I, R301Q et G328R [39]. Dans les six variants rénaux décrits jusqu'à présent, tous avaient des mutations faux-sens [3].

Les efforts pour établir des corrélations génotypes/phénotypes ont été limités parce que la plupart des patients avec une maladie de Fabry ont une mutation privée et les tentatives pour prédire le phénotype demande une information clinique plus étendue chez des patients non apparentés avec le même génotype. Parmi les lésions moléculaires rapportées, les hémizygotes atteints de la forme classique ont une variété de mutations de l'α-Gal A comprenant des réarrangements petits ou grands du gène, des défauts d'épissage et des mutations faux-sens ou non-sens. Au contraire, la plupart des variants cardiaques ont des mutations faux-sens qui expriment une activité α-Gal A résiduelle. Il est intéressant de noter que trois mutations (R112H, R301Q et G328R) ont été identifiées chez des patients avec la maladie classique et des phénotypes cardiaques, suggérant que d'autres facteurs modificateurs sont impliqués dans l'expression de la maladie [38].

## DIAGNOSTIC

Le diagnostic de la maladie de Fabry chez les hommes hémizygotes peut être confirmé par la démonstration de l'activité α-Gal A déficient dans le plasma, les lymphocytes isolés ou les fibroblastes ou les lymphoblastes cultivés. Les hémizygotes atteints n'ont habituellement aucune activité α-Gal A décelable quand l'essai est effectué avec des substrats synthétiques pour α-Gal A, avec l'addition de α-N-acétylgalactosamine dans le mélange de la réaction, pour inhiber l'activité α-galactosidase B [40]. Les variants cardiaques et les autres hémizygotes atypiques peuvent avoir une activité enzymatique résiduelle détectable, allant de moins de 1 à 10 p. 100 de la normale. Puisque le gène codant α-Gal A subit une inactivation au hasard du chromosome X, le taux exprimé d'activité enzymatique chez les femmes hétérozygotes peut varier de façon significative, rendant la détection des vectrices difficile. Le diagnostic peut être établi de façon plus précise par la démonstration de la mutation dans le gène α-Gal A . Dans des familles informatives sans mutation identifiée, une analyse de liaison est possible utilisant des polymorphismes intragéniques d'un seul nucléotide et/ou des polymorphismes de séquences répétées étroitement liées au gène α-Gal A [1, 41]. Le diagnostic prénatal peut être effectué à partir de villosités chorioniques ou de cellules amniotiques, utilisant des techniques soit enzymatiques, soit moléculaires.

## TRAITEMENT

### Traitement médical

Dans la maladie de Fabry, la chronicité des manifestations cliniques entraîne un handicap sévère qui s'étend sur plusieurs années. Chez les jeunes hommes atteints, l'aspect le plus désespérant de la maladie est la douleur excruciante. De nombreux médicaments ont été essayés pour soulager ces douleurs [42]. À l'exception des analgésiques narcotiques comme la morphine [43, 44], qui sont partiellement efficaces, les agents analgésiques conventionnels ne sont pas bénéfiques. Cependant, l'administration prophylactique de faibles doses de diphénylhydantoïne fournit un soulagement en réduisant la fréquence et la sévérité des accès périodiques des douleurs vives et d'inconfort fréquent chez les hémizygotes et les hétérozygotes [45]. La carbamazépine a des effets similaires [46]. La combinaison de ces deux médicaments peut également réduire de façon significative la fréquence et la sévérité des douleurs. Des effets indésirables potentiels d'hypertrophie gingivale pour la diphénylhydantoïne et d'atteinte du système nerveux autonome dépendant de la dose, incluant rétention urinaire, nausées, vomissements et iléus, pour la carbamazépine, ont été rapportés [47].

Le traitement des malades en ce qui concerne les manifestations cardiaques, pulmonaires et vasculaires cérébrales reste non spécifique et symptomatique. La transplantation cardiaque d'une hétérozygote avec myocardiopathie arrivée au stade terminal a été rapportée [48]. On a fait la preuve d'une maladie obstructive pulmonaire chez des hémizygotes et des hétérozygotes âgés, avec une atteinte plus sévère chez les fumeurs; il est donc conseillé aux patients de cesser de fumer. Les malades ayant une maladie obstructive réversible respiratoire peuvent bénéficier d'un traitement bronchodilatateur. L'administration orale prophylactique d'anticoagulant est recommandée chez les malades qui ont eu des accidents vasculaires cérébraux ischémiques récidivants.

## Dialyse et transplantation rénale

Puisque l'insuffisance rénale est la complication tardive la plus fréquente et la plus grave chez les patients atteints de la forme classique et de la forme rénale, la dialyse chronique et/ou la transplantation sont devenues des traitements salvateurs. Contrairement à une publication ancienne défavorable [49], l'expérience plus récente a indiqué le bénéfice clair de la transplantation dans cette maladie [50-52]. La transplantation couronnée de succès corrige la fonction rénale et le rein transplanté reste indemne de dépôts endogènes de glycolipides en histopathologie (voir par exemple [53]), puisque l'activité normale α-Gal A de la greffe va cataboliser les substrats glycolipidiques endogènes. Cependant quelques études ont rapporté l'accumulation du substrat dans les reins de cadavres transplantés, sous forme de dépôts rares et isolés, observables seulement en microscopie électronique dans des cellules mononucléées infiltrant le rein transplanté [53] ou dans des cellules capillaires endothéliales non glomérulaires [54, 55]. Probablement ces cellules endothéliales étaient dérivées du receveur et étaient donc déficientes en α-Gal A [56]. Cependant, et de façon importante, la transplantation de reins à partir d'hétérozygotes qui peuvent déjà contenir un dépôt significatif de substrat doit être évitée. Dans un cas rapporté, la transplantation d'une greffe hétérozygote a conduit à la dysfonction rénale 5 ans plus tard [57]. C'est pourquoi tous les donneurs potentiels apparentés doivent être examinés de façon soigneuse pour bien écarter les hémizygotes et les hétérozygotes atteints, porteurs de la mutation, du don du rein. Puisque l'analyse enzymatique ne permet pas de faire le diagnostic fiable des hétérozygotes, il est nécessaire de démontrer l'absence d'une mutation spécifique α-Gal A ou de l'haplotype liée à la maladie chez les parents qui sont des donneurs potentiels. On a montré que la fonction immunitaire chez les hémizygotes était similaire à celle des autres malades urémiques, écartant toute contre-indication immunologique à la transplantation dans cette maladie [58]. Cependant la formation d'anticorps anti-α-Gal A a été démontrée à la suite d'un rejet aigu [59], chez un malade receveur chez lequel on a montré plus tard l'absence totale de la protéine enzymatique.

En plus du traitement de l'insuffisance rénale, on a cherché à savoir si la transplantation rénale pourrait apporter de l'α-Gal A normale capable de cataboliser le substrat [60]. De façon hypothétique, le rein normal pourrait métaboliser le substrat accumulé par captation et catabolisme dans l'allogreffe ou par libération de l'enzyme active dans la circulation, enzyme qui serait captée par d'autres tissus, comme l'endothélium vasculaire. Bien que l'on ait initialement rapporté des améliorations biochimiques et/ou cliniques (voir par exemple [49, 59-61]), aucun effet biochimique démonstratif n'a pu être mis en évidence [62, 63]. Plusieurs patients avec greffe fonctionnelle qui ont survécu 10 à 15 ans, sont décédés des complications vasculaires de la maladie [64] ou d'autres maladies indépendantes [53]. Ainsi l'utilisation des greffes rénales pour modifier la vitesse d'accumulation systémique du substrat n'est pas efficace et les patients greffés doivent être considérés comme des candidats à la thérapie enzymatique pour prévenir les complications tardives cardiaques et cérébro-vasculaires de la maladie.

## TRAITEMENT ENZYMATIQUE DE REMPLACEMENT

### Les premiers essais cliniques

Les premières études de remplacement enzymatique dans la maladie de Fabry ont démontré la faisabilité de cette approche thérapeutique [65-67]. Les efforts initiaux pour remplacer l'enzyme déficiente chez les hommes atteints avaient recours à l'administration de doses uniques de plasma frais normal contenant de l'α-Gal A active hautement sialylée [67, 68], ou de l'enzyme partiellement purifiée extraite du placenta humain [65]. La glycoforme plasmatique hautement sialylée était retenue dans la circulation plus longtemps que la glycoforme placentaire dont les oligosaccharides étaient partiellement arrangés dans les lysosomes placentaires (T1/2 d'environ 90 minutes versus10 minutes). De façon importante ces études de dose unique ont indiqué que l'enzyme perfusée par voie intra-veineuse, quelle qu'en soit la source, pouvait diminuer le taux de GL-3 accumulé dans le plasma.

Une étude pilote ultérieure a comparé la sécurité et l'efficacité de six doses (0,05 mg/kg chacune sur une période de trois mois) des glycoformes de l'α-Gal A humaine purifiée à partir de lysosomes spléniques ou du plasma [66]. Bien que les perfusions des deux glycoformes aient été bien tolérées, l'enzyme dérivée de la rate était rapidement épurée de la circulation (T1/2 environ 10 minutes) et diminuait de façon transitoire la concentration plasmatique circulante de GL-3 (< 1 heure), alors que l'enzyme dérivée du plasma, plus sialylée, avait une clairance plasmatique plus lente (T1/2 environ 70 minutes) et entraînait une déplétion plus prolongée et plus profonde de la GL-3 plasmatique circulante (> 36 heures). Il est intéressant de noter que deux doses d'enzymes dérivées du plasma, perfusées aux temps 0 et 48 heures, réduisaient le taux plasmatique de substrat à la normale [69]. Ces études ont démontré la faisabilité du traitement de remplacement enzymatique dans la maladie de Fabry ; cependant les obstacles limitants étaient l'incapacité à produire des quantités suffisantes d'enzyme normale purifiée et l'absence d'un modèle animal pour évaluer la pharmacocinétique et la pharmacodynamique nécessaire pour mettre sur pied des essais cliniques.

## Études précliniques

Ces obstacles ont été surmontés par l'isolement de l'ADNc de l'α-Gal A humaine [34] et son haut niveau d'expression dans les cellules CHO [5], ce qui fournissait une source d'enzyme humaine recombinante sécrétée de façon sélective qui était hautement sialylée et portait des résidus mannose-6-phosphates pour l'adressage lysosomal. En outre, la génération des souris avec invalidation du gène α-Gal A a permis d'évaluer le remplacement enzymatique dans un modèle animal de maladie de Fabry [6, 7].

Avec ces progrès, des études précliniques des quatres glycoformes recombinantes humaines ont été effectuées chez les souris déficientes. La pharmacocinétique et la biodistribution ont été déterminées pour les glycoformes qui différaient entre elles par leur contenu en acide sialique et en mannose-6-phosphate [7]. Les demi-vies plasmatiques des glycoformes étaient d'environ 2 à 5 minutes, les formes les plus sialylées circulant le plus longtemps. Les distributions tissulaires des glycoformes étaient identiques et dose-dépendantes. À la suite de doses intraveineuses de 1 ou 10 mg/kg, chaque glycoforme était surtout retrouvée dans le foie (environ 30 p. 100 de la dose), avec des taux plus faibles de chacune détectée dans le cœur, les poumons, la rate et les reins, mais non dans le cerveau. Des taux normaux ou supérieurs à la normale d'activité enzymatique étaient ainsi reconstitués dans le foie, la rate, le cœur, le poumon et le rein, à la suite de 8 doses de 10 mg/kg, de la glycoforme hautement sialylée, AGA-1, administrée tous les deux jours. Quatre jours plus tard, l'activité enzymatique AGA-1 était encore présente dans le foie et la rate, respectivement 30 et 10 p. 100 de l'activité retrouvée une heure après l'injection. De façon importante, le GL-3 était épuré du foie, du cœur, de la rate, du rein et du plasma d'une façon dose-dépendante. À la suite d'une dose unique ou répétée (toutes les 48 heures × 8) de l'enzyme, de 0,3 à 10 mg/kg, le GL-3 hépatique était épuré à toutes les doses alors que la déplétion de GL-3 dans la rate, le cœur, la peau et le rein nécessitait des doses plus élevées. Après une dose unique de 3 mg/kg, le GL-3 hépatique était épuré pour au moins quatre semaines alors que le GL-3 dans le cœur et la rate se réaccumulait en trois semaines, atteignant respectivement 30 et 10 p. 100 des taux avant tout traitement. Ces études animales précliniques ont fourni la preuve du concept de remplacement enzymatique et ont apporté des données pharmacocinétiques et pharmacodynamiques critiques pour établir des essais cliniques de remplacement enzymatique chez les patients avec une maladie de Fabry.

## La phase 1/2 de l'essai clinique

À partir des études précliniques, un essai clinique de phase 1/2 a été mené au General Clinical Research Center du Mount Sinai School of Medicine [70, 71]. Cette étude ouverte, à dose croissante, a inclu 15 hommes atteints qui ont reçu cinq doses d'α-Gal A recombinante humaine (r-hα-Gal A) produite dans des cellules CHO (Fabrazyme® agalsidase beta, Genzyme Corporation, Cambridge, MA) dans une des cinq modalités d'administration : 0,3, 1,0 ou 3,0 mg/kg tous les 14 jours, ou 1,0 ou 3,0 mg/kg toutes les 48 heures. L'enzyme a été bien tolérée et des réductions rapides et marquées du GL-3 plasmatique et tissulaire ont été observées par des moyens biochimiques, histologiques et ultrastructuraux. Le contenu moyen en GL-3 a diminué de 84 p. 100 dans le foie (n = 13) et a été nettement réduit dans le rein chez quatre des cinq patients qui avaient eu des biopsies rénales avant et après le traitement; De façon importante, les dépôts de GL-3 ont également été réduits dans l'endothélium vasculaire du rein, du cœur, de la peau et du foie, évalués en microscopie optique et électronique. En outre, on a observé une amélioration de la douleur, de la qualité de vie et de la fonction du système nerveux autonome chez ces malades. Ces résultats ont fourni des informations sur la relation entre la dose et la réponse et explorés des critères d'efficacité primaires pour un essai thérapeutique pivot de phase 3.

## L'essai thérapeutique clinique de phase 3

Ultérieurement, un essai thérapeutique multinational, en double aveugle, randomisé, contre placebo, de phase 3, a été mis sur pied. Cet essai pivot, soutenu par Genzyme Corporation, a inclu 58 malades et 8 centres dans quatre pays, dont la France [72, 73]. Chaque malade a reçu une perfusion de r-hα-Gal A ou de placebo toutes les deux semaines pendant vingt semaines. Le critère d'efficacité primaire était la clairance du GL-3 accumulé dans l'endothélium vasculaire du rein, l'organe à l'origine de la plus forte morbidité dans la maladie de Fabry. Vingt patients sur 29 (69 p. 100) traités par r-hα-Gal A ont atteint le point terminal primaire (c'est-à-dire des cellules endothéliales vasculaires rénales virtuellement normales à l'examen histologique) alors que huit des autres neuf malades traités avaient une diminution des dépôts rénaux vasculaires de GL-3. La biopsie du neuvième malade après traitement manquait et avait reçu un score de trois. Au contraire, aucun patient recevant le placebo n'avait atteint le critère primaire. Ces résultats étaient hautement significatifs ($p \leq 0,0001$). Le contenu en GL-3 des vaisseaux du cœur et de la peau a également été évalué. Par rapport au groupe placebo, la quantité de GL-3 a diminué de façon significative dans le cœur ($p \leq 0,001$) et la peau ($p \leq 0,001$) en réponse aux perfusions de r-hα-Gal A. Les perfusions d'enzyme ont été bien tolérées et les profils des événements indésirables dans les deux groupes ont été comparables, à l'exception de réactions transitoires, discrètes à modérées en rapport avec la perfusion, dans le groupe traité par r-hα-Gal A, réactions qui ont été traitées de façon symptomatique. Vingt malades traités sur 29 (83 p. 100) ont développé des anticorps IgG contre r-hα-Gal A comme on pouvait s'y attendre pour des malades atteints qui n'ont virtuellement aucune activité native α-Gal A et n'ont pas de protéine enzymatique décelable en immuno-essai. Cependant, la séroconversion n'a pas influencé l'efficacité du traitement.

## Les enseignements de l'étude d'extension de la phase 3

Après la fin de l'essai de phase 3, tous les 58 malades ont été inclus dans une étude ouverte d'extension. Tous les 29 patients traités par r-hα-Gal A ont continué à recevoir l'enzyme alors que les 29 patients originellement randomisés au groupe placebo ont reçu maintenant la r-hα-Gal A. Après six mois de traitement enzymatique, tous les 22 patients recevant initialement le placebo qui ont subi des biopsies, ont vu disparaître les dépôts de GL-3 de leurs cellules endothéliales vasculaires rénales (selon des critères histologiques), atteignant le critère d'efficacité primaire de score 0. Après douze mois de traitement enzymatique, 22 patients sur 23 qui avaient eu des biopsies rénales optionnelles gardaient un score 0 pour la clairance du GL-3 de l'endothélium vasculaire rénal. Au total 44 patients sur 45 (soit 98 p. 100) qui avaient reçu r-hα-Gal A pendant six ou douze mois ont atteint un score 0, indiquant que l'enzyme entraîne effectivement la clairance des dépôts vasculaires rénaux endothéliaux de GL-3. Des résultats identiques, c'est-à-dire un score 0, ont été trouvés pour la clairance du GL-3 de la peau (96 p. 100) et du cœur (75 p. 100) dans l'étude d'extension. Ainsi, cette étude a confirmé les résultats de l'essai de phase 3 en double aveugle et a démontré que les patients traités par l'enzyme pendant douze mois avaient poursuivi l'épuration du GL-3 de l'endothélium vasculaire dans le rein, le cœur, la peau, sites majeurs de dépôts pathologiques dans la maladie. Le traitement par r-hα-Gal A a été bien toléré ; l'incidence des effets indésirables et leur profil étaient similaires dans les deux groupes de traitement, sauf pour les réactions discrètes à modérées à la perfusion de r-hα-Gal A. La séroconversion IgG est survenue chez 55 patients sur 58 traités par l'enzyme ; cependant la clairance du GL-3 n'était pas altérée et les titres d'anticorps ont diminué au fur et à mesure que le traitement se poursuivait. Ces observations démontrent encore l'efficacité et la sécurité d'emploi de l'α-Gal A dans la maladie de Fabry.

À partir de ces études, on peut s'attendre à ce que le traitement de remplacement enzymatique soit disponible très prochainement pour les malades atteints de la maladie de Fabry. Comme cette maladie est congénitale et que l'accumulation de GL-3 commence *in utero*, le traitement doit commencer dès le début de l'enfance, dès que cela est possible. En outre, les patients transplantés ou dialysés doivent recevoir l'enzyme pour traiter et/ou pour éviter la morbidité et la mortalité associées à la maladie progressive cardiaque et cérébro-vasculaire. Ainsi, après des années de recherche, de développement et d'évaluation, un traitement spécifique des malades atteints de maladie de Fabry peut être réalisé.

## Remerciements

Les auteurs remercient les Docteurs Melissa Wasserstein et Kenneth H. Astrin pour leur aide dans le manuscrit. Ce travail a été soutenu en partie par une bourse (1-578) de March of Dimes Birth Defects Foundation, et par des bourses des National Institutes of Health, incluant une bourse de recherche (R29 DK 34045 Merit Award), une bourse pour le programme du Centre de Recherche Clinique du Mount Sinai (5 MO1 RR00071) provenant du National Center Research Resources, une bourse (5 P30 HD28822) pour le Mount Sinai Child Health Research Center, et enfin une bourse de recherche de la Genzyme Corporation.

## Bibliographie

1. Desnick RJ, Ioannou YA, Eng CM. α-Galactosidase A deficiency: Fabry disease. *In*: CR Scriver, AL Beaudet, WS Sly, D Valle, KE Kinzler and B Vogelstein (ed) The Metabolic and Molecular Basis of Inherited Diseases, 8th ed. New York, McGraw-Hill, 2001 : 3733-74.

2. Colombi A, Kostyal A, Bracher R et al. Angiokeratoma corporis diffusum – Fabry's disease. Helv Med Acta, 1967; **34**: 67-83.
3. Nakao S, Kodama C, Takenake T et al. Fabry disease: Detection of undiagnosed patients undergoing chronic hemodialysis. (*soumis*).
4. von Scheidt W, Eng CM, Fitzmaurice TF et al. An atypical variant of Fabry's disease with manifestations confined to the myocardium. N Engl J Med, 1991; **324**: 395-9.
5. Ioannou YA, Bishop DF, Desnick RJ. Overexpression of human a-galactosidase A results in its intracellular aggregation, crystallization in lysosomes and selective secretion. J Cell Biol, 1992; **119**: 1137-50.
6. Wang AM, Ioannou YA, Zeidner KM et al. Generation of a mouse model with α-galactosidase A deficiency. Am J Hum Genet, 1996; **59**: A208.
7. Ioannou YA, Zeidner KM, Gordon RE et al. Fabry disease. Preclinical studies demonstrate the effectiveness of a-galactosidase A replacement in enzyme-deficient mice. Am J Hum Genet, 2001; **68**: 14-25.
8. Pabico RC, Atancio BC, McKenna BA et al. Renal pathologic lesions and functional alterations in a man with Fabry's disease. Am J Med, 1973; **55**: 415-25.
9. Sheth KJ, Roth DA, Adams MB. Early renal failure in Fabry's disease. Am J Kidney Dis, 1983; **2**: 651-4.
10. Bass JL, Shrivastava S, Grabowski GA et al. The M-mode echocardiogram in Fabry's disease. Am Heart J, 1980; **100**: 807-12.
11. Goldman ME, Cantor R, Schwartz MF et al. Echocardiographic abnormalities and disease severity in Fabry's disease. J Am Coll Cardiol, 1986; **7**: 1157-61.
12. Colucci WS, Lorell BH, Schoen FJ et al. Hypertrophic obstructive cardiomyopathy due to Fabry's disease. N Engl J Med, 1982; **307**: 926-8.
13. Sher NA, Letson RD, Desnick RJ. The ocular manifestations in Fabry's disease. Arch Ophthalmol, 1979; **97**: 671-6.
14. Levade T, Giordano F, Maret A et al. Different phenotypic expression of Fabry disease in female monozygotic twins. J Inherit Metab Dis, 1991; **14**: 105-6.
15. Gubler MC, Lenoir G, Grunfeld JP et al. Early renal changes in hemizygous and heterozygous patients with Fabry's disease. Kidney Int, 1978; **13**: 223-35.
16. Bishop DF, Grabowski GA, Desnick RJ. Fabry disease: An asymptomatic hemizygote with significant residual a-galactosidase A activity. Am J Hum Genet, 1981; **33**: 71A.
17. Clarke JT, Knaack J, Crawhall JC et al. Ceramide trihexosidosis (fabry's disease) without skin lesions. N Engl J Med, 1971; **284**: 233-5.
18. Elleder M, Bradova V, Smid F et al. Cardiocyte storage and hypertrophy as a sole manifestation of Fabry's disease. Report on a case simulating hypertrophic non-obstructive cardiomyopathy. Virchows Arch A Patho Anat Histopathol, 1990; **417**: 449-55.
19. Ishii S, Sakuraba H, Suzuki Y. Point mutations in the upstream region of the alpha-galactosidase A gene exon 6 in an atypical variant of Fabry disease. Hum Genet, 1992; **89**: 29-32.
20. Nagao Y, Nakashima H, Fukuhara Y et al. Hypertrophic cardiomyopathy in late-onset variant of Fabry disease with high residual activity of a galactosidase A. Clin Genet, 1991; **39**: 233-7.
21. Ogawa K, Sugamata K, Funamoto N et al. Restricted accumulation of globotriaosylceramide in the hearts of atypical cases of Fabry's disease. Hum Pathol, 1990; **21**: 1067-73.
22. Sakuraba H, Oshima A, Fukuhara Y et al. Identification of point mutations in the a-galactosidase A gene in classical and atypical hemizygotes with Fabry disease. Am J Hum Genet, 1990; **47**: 784-9.
23. Desnick RJ, Dawson G, Desnick SJ et al. Diagnosis of glycosphingolipidoses by urinary-sediment analysis. N Engl J Med, 1971; **284**: 739-44.
24. Chatterjee S, Gupta P, Pyeritz RE et al. Immunohistochemical localization of glycosphingolipid in urinary renal tubular cells in Fabry's disease. Am J Clin Pathol, 1984; **82**: 24-8.
25. Pompen AWM, Ruiter M, Wyers JJG. Angiokertoma corporis diffusum (universale) Fabry, as a sign of internal disease: Two autopsy reports. Acta Med Scand, 1947; **128**: 234-55.

26. MOREL-MAROGER L, GANTER P, ARDAILLOU R ET AL. Histochemical study of a lipid thesaurismosis with renal, cutaneous and neurologic involvement. Its relation to Fabry's angiokeratosis and familial renal cytodystrophy. Bull Mem Soc Med Hop, Paris, 1966; **117**: 49-57.

27. MCNARY W, LOWENSTEIN L. A morphological study of the renal lesion in angiokeratoma corporis diffusum universale (Fabry's disease). J Urol, 1965; **93**: 641-648.

28. BURKHOLDER PM, UPDIKE SJ, WARE RA ET AL. Clinicopathologic, enzymatic, and genetic features in a case of Fabry's disease. Arch Pathol Lab Med, 1980; **104**: 17-25.

29. SWEELEY CC, KLIONSKY B. Fabry's disease. Classification as a sphingolipidosis and partial characterization of a novel glycolipid. J Biol Chem, 1963; **238**: 3148-50.

30. BRADY RO, GAL AE, Bradley RM ET AL. Enzymatic defect in Fabry's disease. Ceramidetrihexosidase deficiency. N Engl J Med, 1967; **276**: 1163-7.

31. KINT JA. Fabry's disease: alpha-Galactosidase deficiency. Science, 1970; **167**: 1268-9.

32. CLARKE JTR, WOLFE LS, PERLIN AS. Evidence for an a terminal α-D-galactopyranosyl residue in galactosylgalactosylglucosyl ceramide from human kidney. J Biol Chem, 1971; **246**: 5563-69.

33. HAKOMORI SI, SIDDIQUI B, LI YT ET AL. Anomeric structures of globoside and ceramide trihexoside of human erythrocytes and hamster fibroblasts. J Biol Chem, 1971; **246**: 2271-77.

34. BISHOP DF, CALHOUN DH, BERNSTEIN HS ET AL. Human α-galactosidase A. Nucleotide sequence of a cDNA clone encoding the mature enzyme. Proc. Natl Acad Sci USA, 1986; **83**: 4859-63.

35. BISHOP DF, KORNREICH R, ENG CM ET AL. Human α-galactosidase: Characterization and eukaryotic expression of the full-length cDNA and structural organization of the gene. *In* : R Salvayre, L Douste-Blazy and S Gatt (ed) Lipid Storage Disorders, ed. New York, Plenum, 1988; pp 809-22.

36. KORNREICH R, DESNICK RJ, BISHOP DF. Nucleotide sequence of the human α-galactosidase A gene. Nuc Acids Res, 1989; **17**: 3301-02.

37. SRIVASTAVA AK, MCMILLAN S, JERMAK C ET AL. Integrated STS/YAC physical, genetic, and transcript map of human Xq21.3 to q23/q24 (DXS1203-DXS1059). Genomics, 1999; **58**: 188-201.

38. ASHTON-PROLLA P, TONG B, SHABBEER J ET AL. Fabry disease: tewenty two novel mutations in the α-galactosidase A gene and genotype/phenotype correlations in severely and mildly affected hemizygotes and heterozygotes. J Invest Med, 2000; **48**: 227-35.

39. ENG CM, ASHLEY GA, BURGERT TS ET AL. Fabry disease: Thirty-five mutations in the α-galactosidase A gene in patients with classic and variant phenotypes. Mol Med, 1997; **3**: 174-82.

40. MAYES JS, SCHEERER JB, SIFERS RN ET AL. Differential assay for lysosomal alpha-galactosidases in human tissues and its application to Fabry's disease. Clin Chim Acta, 1981; **112**: 247-51.

41. CAGGANA M, ASHLEY GA, DESNICK RJ ET AL. Fabry disease: molecular carrier detection and prenatal diagnosis by analysis of closely linked polymorphisms at Xq22.1. Am J Med Genet, 1997; **71**: 329-35.

42. WISE D, WALLACE H, JELLINCK E. Angiokeratoma corporis diffusum: A clinical study of eight affected families. Q J Med, 1962; **31**: 177.

43. GORDON KE, LUDMAN MD, FINLEY GA. Successful treatment of painful crises of Fabry disease with low dose morphine. Pediatr Neurol, 1995; **12**: 250-1.

44. PHILIPPART M. Treatment of painful crises of Fabry disease with morphine. Pediat Neurol, 1995; **13**: 268.

45. LOCKMAN LA, HUNNINGHAKE DB, KRIVIT W ET AL. Relief of pain of Fabry's disease by diphenylhydantoin. Neurology, 1973; **23**: 871-5.

46. LENOIR G, RIVRON M, GUBLER MC ET AL. Fabry's disease. Carbamazepine therapy in acrodyniform syndrome. Arch Fr Pediatr, 1977; **34**: 704-16.

47. FILLING-KATZ MR, MERRICK HF, FINK JK ET AL. Carbamazepine in Fabry's disease: effective analgesia with dose-dependent exacerbation of autonomic dysfunction. Neurology, 1989; **39**: 598-600.

48. CANTOR WJ, DALY P, IWANOCHKO M ET AL. Cardiac transplantation for Fabry's disease. Can J Cardiol, 1998; **14**: 81-4.

49. MAIZEL SE, SIMMONS RL, KJELLSTRAND C ET AL. Ten-year experience in renal transplantation for Fabry's disease. Transplant Proc, 1981; **13**: 57-9.

50. DONATI D, NOVARIO R, GASTALDI L. Natural history and treatment of uremia secondary to Fabry's disease: an European experience. Nephron, 1987; **46**: 353-9.

51. Erten Y, Ozdemir FN, Demirhan B et al. A case of Fabry's disease with normal kidney function at 10 years after successful renal transplantation. Transplant Proc, 1998; **30**: 842-3.

52. Ramos EL, Tisher CC. Recurrent diseases in the kidney transplant. Am J Kidney Dis, 1994; **24**: 142-54.

53. Mosnier JF, Degott C, Bedrossian J et al. Recurrence of Fabry's disease in a renal allograft eleven years after successful renal transplantation. Transplantation, 1991; **51**: 759-62.

54. Faraggiana T, Churg J, Grishman E et al. Light- and electron-microscopic histochemistry of Fabry's disease. *Am J Pathol,* 1981; **103**: 247-62.

55. Friedlaender MM, Kopolovic J, Rubinger D et al. Renal biopsy in Fabry's disease eight years after successful renal transplantation. Clin Nephrol, 1987; **27**: 206-11.

56. Sinclair R. Origin of endothelium in human renal allograft. Br Med J, 1972; **4**: 15-16.

57. Popli S, Molnar ZV, Leehey DJ et al. Involvement of renal allograft by Fabry's disease. Am J Nephrol, 1987; **7**: 316-8.

58. Donati D, Sabbadini M, Capsoni F et al. Immune function and renal transplantation in Fabry's disease. Proc Eur Dialysis Transplant Assoc, 1984; **21**: 686-692.

59. Voglino A, Paradisi M, Dompe G et al. Angiokeratoma corporis diffusum (Fabry's disease) with unusual features in a female patient. Light- and electron-microscopic investigation. Am J Dermatopathol, 1988; **10**: 343-8.

60. Desnick RJ, Simmons RL, Allen KY et al. Correction of enzymatic deficiencies by renal transplantation: Fabry's disease. Surgery, 1972; **72**: 203-11.

61. Desnick RJ, Allen KY, Simmons RL et al. Fabry disease: correction of the enzymatic deficiency by renal transplantation. Birth Defects Orig Artic Ser, 1973; **9**: 88-96.

62. Clarke JT, Guttmann RD, Wolfe LS et al. Enzyme replacement therapy by renal allotransplantation in Fabry's disease. N Engl J Med, 1972; **287**: 1215-8.

63. Grunfeld JP, Le Porrier M, Droz D et al. Renal transplantation in patients suffering from Fabry's disease. Kidney transplantation from an heterozygote subject to a subject without Fabry's disease. Nouv Presse Med, 1975; **4**: 2081-5.

64. Kramer W, Thormann J, Mueller K et al. Progressive cardiac involvement by Fabry's disease despite successful renal allotransplantation. Int J Cardiol, 1985; **7**: 72-5.

65. Brady RO, Tallman JF, Johnson WG et al. Replacement therapy for inherited enzyme deficiency. Use of purified ceramidetrihexosidase in Fabry's disease. N Engl J Med, 1973; **289**: 9-14.

66. Desnick RJ, Dean KJ, Grabowski G et al. Enzyme therapy in Fabry disease: Differential in vivo plasma clearance and metabolic effectiveness of plasma and splenic a-galactosidase A isozymes. Proc Natl Acad Sci USA, 1979; **76**: 5326-30.

67. Mapes CA, Anderson RL, Sweeley CC et al. Enzyme replacement in Fabry's disease, an inborn error of metabolism. Science, 1970; **169**: 987-9.

68. Bishop DF, Kovac CR, Desnick RJ. Enzyme therapy XX: Further evidence for the differential *in vivo* fate of human splenic and plasma forms of a-galactosidase A in Fabry disease. Recovery of exogenous activity from hepatic tissue, in JW Callahan and JA Lowden (ed) Lysosomes and Lysosomal Storage Diseases, ed. New York, Raven Press, 1981: 381-94.

69. Desnick RJ, Dean KJ, Grabowski GA et al. Enzyme therapy XVII: Metabolic and immunologic evaluation of α-galactosidase A replacement in Fabry disease. Birth Defects Orig Artic Ser, 1980; **16**: 393-413.

70. Eng CM, Phelps R, Kim L et al. Enzyme replacement therapy in Fabry diseases: results of a phase I/II clinical trial. J Inherit Metab Dis, 2000; **23**: A222.

71. Eng CM, Banikazemi M, Gordon R et al. A phase 1/2 clinical trial of enzyme replacement in Fabry disease: Pharmacokinetic, substrate clearance, and safety studies. Am J Hum Genet, 2001; **68**: 711-722.

72. Eng CM, Cochat P, Wilcox WR et al. Enzyme replacement therapy in Fabry disease: results of a placebo-controlled phase 3 trial. Am J of Hum Genet, 2000; **67**: Suppl 2, 38.

73. Eng CM, Guffon N, Wilcox WR et al. A multicenter, randomized, double-blind, placebo-controlled study of the safety and efficacy of recombinant human a-galactosidase A replacement therapy in Fabry disease (soumis).

# ACTUALITÉS NÉPHROLOGIQUES
# DE L'HÔPITAL NECKER
# 2000

## INSUFFISANCE RÉNALE CHRONIQUE : COMPLICATIONS VASCULAIRES

Complications liées à l'athérosclérose dans l'insuffisance rénale chronique : épidémiologie et facteurs prédictifs, par P. JUNGERS, T. NGUYEN KHOA, D. JOLY, V. WITKO-SARSAT, G. CHOUKROUN et Z.A. MASSY (Paris)

Inflammation et stress oxydant dans l'insuffisance rénale terminale, par G.A. KAYSEN (Davis)

Lipoprotéines et altérations vasculaires dans l'insuffisance rénale chronique, par C. WANNER (Würzbourg)

Calcifications extra-osseuses chez le patient insuffisant rénal chronique, par T.B. DRÜEKE, M. TOUAM, D. THORNLEY-BROWN et S.G. ROSTAND (Paris, Birmingham)

## INSUFFISANCE RÉNALE

Physiopathologie des œdèmes et de l'insuffisance rénale aiguë dans le syndrome néphrotique idiopathique, par H.A. KOOMANS (Utrecht)

Évaluation de l'état d'hydratation des patients hémodialysés, par K.I.M. LEUNISSEN (Maastricht)

## TRANSPLANTATION

Stratégies d'immunosuppression en transplantation rénale au début du troisième millénaire, par D. ABRAMOWICZ, K.M. WISSING et N. BROEDERS (Bruxelles)

Importance clinique des anticorps HLA et non HLA en allotransplantation rénale, par S. SUMITRAN (Huddinge)

Transplantation rénale de patients immunisés dans le système HLA et immunoglobulines intraveineuses, par D. GLOTZ, C. ANTOINE, J.-P. HAYMANN, P. JULIA, A. DUBOUST et J. BARIETY (Paris)

## GLOMÉRULOPATHIES

Mycophénolate mofétil : y a-t-il des indications potentielles dans les maladies rénales (en dehors de la transplantation) ?, par M. LAVILLE, C. BADID, D. FOUQUE, A. DESMOULIERE et M. VINCENT (Lyon, Bordeaux)

## SYNDROME HÉMOLYTIQUE-URÉMIQUE



## PHYSIOPATHOLOGIE RÉNALE



## TUBULOPATHIES HÉRÉDITAIRES

# PLANCHES COULEURS

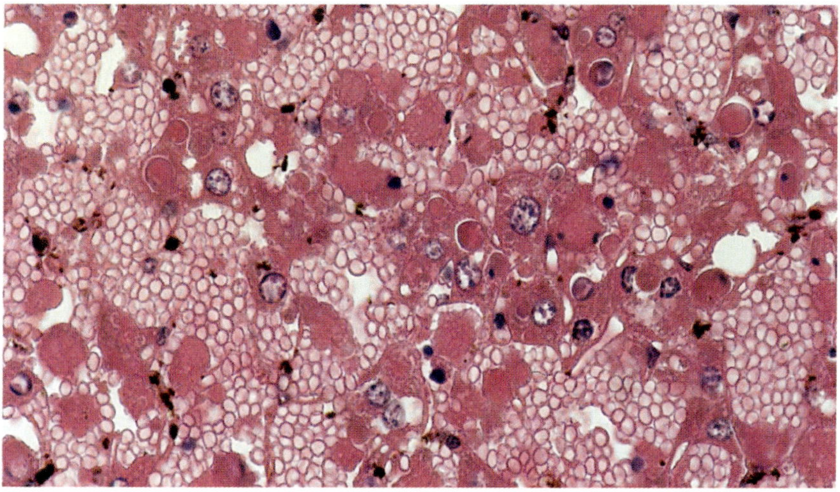

A

Jo2 H+6

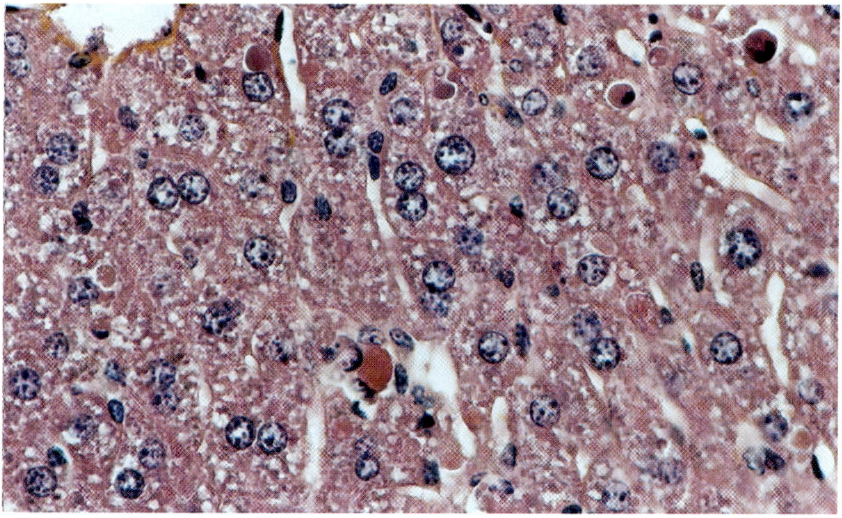

B

Jo2 H+6
+ zVAD.fmk

FIG. 1. — A- Destruction apoptotique du foie 6 heures après l'administration intraveineuse d'un anticorps agoniste du récepteur Fas/CD95. B- Effets protecteurs d'un peptide pan-inhibiteur de caspases zVAD-fmk.

FLAMMARION MÉDECINE-SCIENCES — ACTUALITÉS NÉPHROLOGIQUES 2001
(www.medecine-flammarion.com)

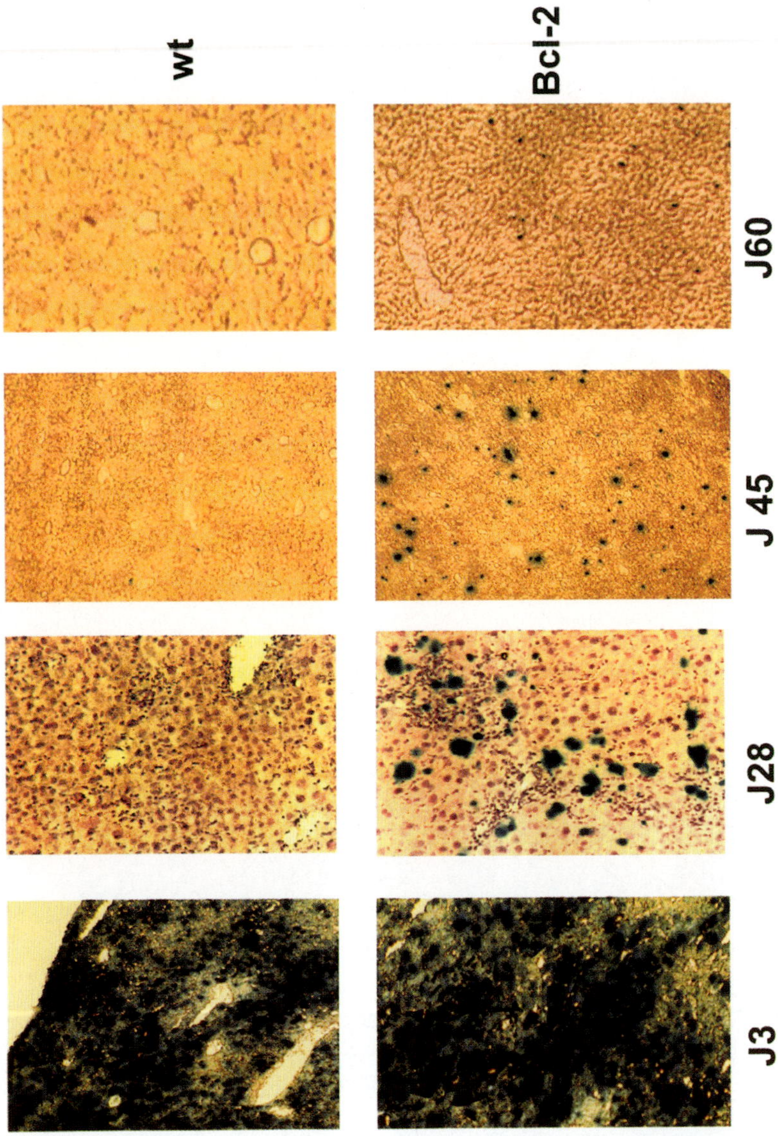


FIG. 2. — L'injection systémique d'une forte dose ($8 \times 10^9$ pfu) d'un adénovirus-LacZ recombinant de 1re génération transduit 95 p. 100 des hépatocytes chez la souris. Elle induit également une hépatite aiguë chez des souris sauvages, secondaire à la réaction immunitaire (en partie dépendante de la voie de Fas/CD95) qui élimine les hépatocytes infectés et fait disparaître l'expression du transgène LacZ en 28 jours. En revanche, cette même injection chez des souris transgéniques Bcl-2 (qui expriment fortement ce gène anti-apoptotique dans les hépatocytes et résistent à l'apoptose induite par Fas/CD95) entraîne une hépatite chronique. L'élimination des hépatocytes infectés se fait moins rapidement, expliquant ainsi la persistance du transgène jusqu'au 60e jour.

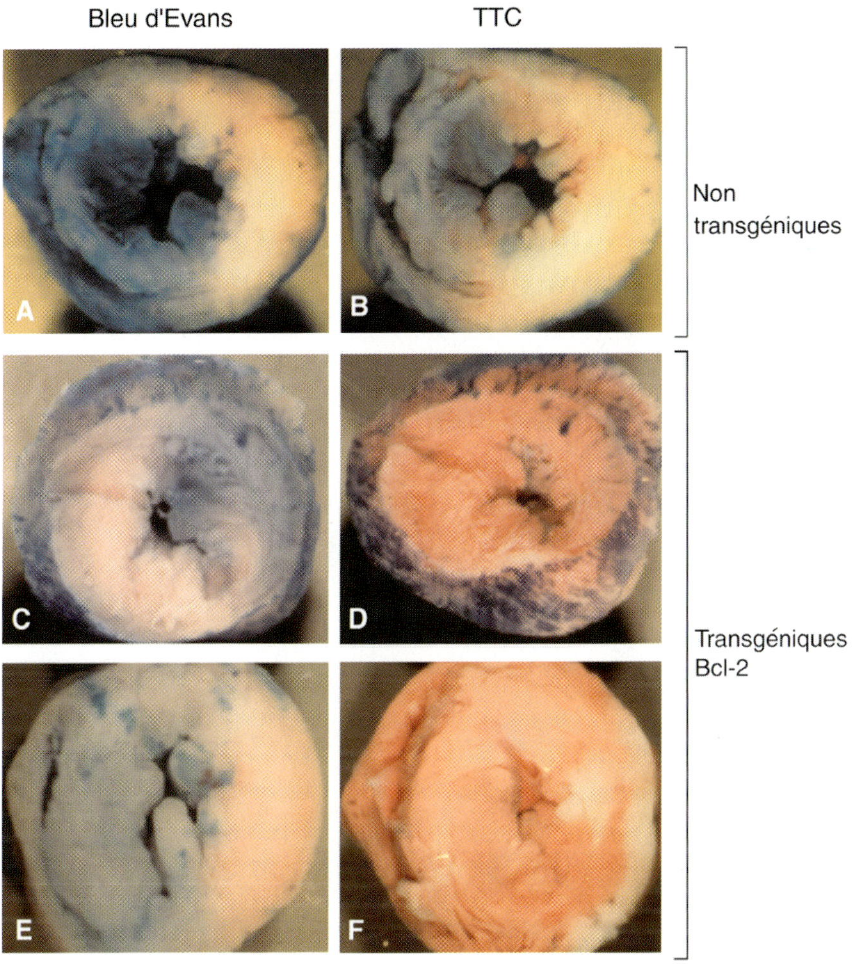


FIG. 3. — Sections transversales de cœurs de 2 souris transgéniques Bcl-2 (c/d et e/f) et d'un animal non transgénique de la même fratrie (a/b) ayant subi une occlusion de l'artère interventriculaire antérieure d'une heure suivie d'une reperfusion de 24 heures. La coloration au bleu d'Evans (a, c, d) visualise la zone ischémiée pendant la période d'occlusion ou zone à risque (zone restant non colorée par le bleu), et la coloration au TTC (b, d, f) de la même section cardiaque visualise la zone réellement infarcie (zone restant non colorée par le rouge TTC).

Le rapport zone infarcie/zone à risque est inférieur pour les animaux transgéniques comparé aux animaux non transgéniques.

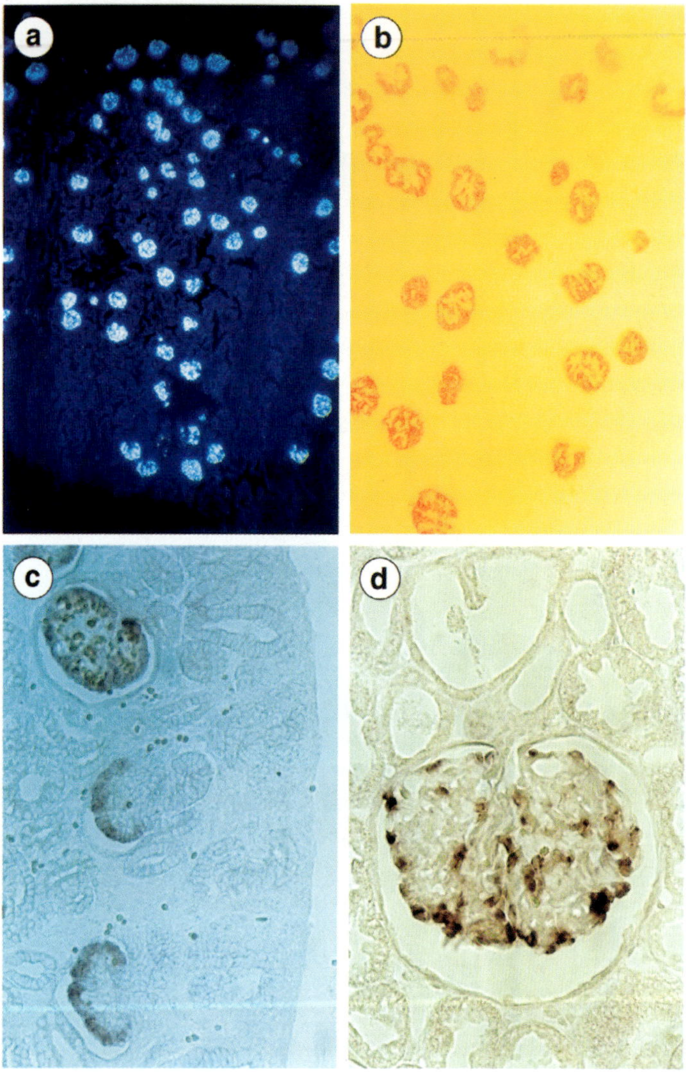


FIG. 4. — Analyse par hybridation *in situ* de l'expression du gène *NPHS2* en utilisant des ribosondes anti-sens marquées au [$^{35}$S]UTP (a) ou à la digoxigénine (b-d). Dans le rein fœtal (a-c), l'expression est détectée dans les futurs glomérules, dès le stade de corps en S tardif, puis dans les glomérules immatures. Dans le rein mature (d), les podocytes à l'exclusion des autres cellules glomérulaires expriment fortement *NPHS2*. Aucun marquage n'est détecté dans les autres cellules rénales. Grossissement original : (a) X35 ; (b) X75 ; (c) X175 ; (d) X300.

Compo : Nord Compo

Achevé d'imprimer par Corlet, Imprimeur, S.A. - 14110 Condé-sur-Noireau (France)
N° d'Éditeur : 10569 - N° d'Imprimeur : 53744 - Dépôt légal : mai 2001 - *Imprimé en U.E.*